TRAITEMENT DES MALADIES CHRONIQUES

PAR LA

MÉDECINE
VÉGÉTALE

DU

DOCTEUR A. NARODETZKI

de la Faculté de Médecine de Paris
Ancien interne à l'Hôpital Saint-Louis,
Spécialiste, Lauréat, membre des Sociétés savantes, etc.

Traité théorique et pratique, indispensable dans toutes les familles

Enseignant la MÉDECINE et l'HYGIÈNE

Pour connaître, se préserver, soigner et guérir
toutes les maladies

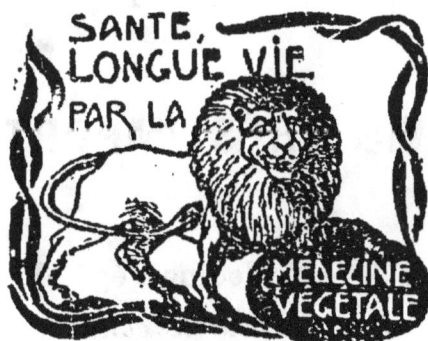

38ᵉ ÉDITION

En vente : Pharmacie VIVIENNE, 16, rue Vivienne, Paris
et dans toutes les Librairies.

La Médecine Végétale

La Médecine Végétale est un ouvrage scientifique à la portée de tous, qui renferme l'étude claire et détaillée de chaque maladie et son traitement basé sur les dernières découvertes et perfectionnements scientifiques. Chaque traitement a été étudié avec soin et n'a été présenté au public que lorsque son efficacité a été reconnue.

Le malade a donc toutes garanties que le traitement par la Médecine Végétale est le plus efficace. Aucun remède n'a jamais atteint les qualités et les vertus curatives de la Médecine Végétale.

AVIS TRÈS IMPORTANT

Le Succès de la Médecine Végétale a fait surgir une quantité d'imitations; pour les éviter, il faut s'assurer que la Médecine Végétale ⸪ *le nom du Dr NARODETZKI et l'adresse de la Pharmacie Vivienne :*

16, rue Vivienne, 16, PARIS

LA

MÉDECINE VÉGÉTALE

La Médecine Végétale

La Médecine Végétale est un ouvrage scientifique à la portée de tous, qui renferme l'étude claire et complète de chaque maladie et son traitement, basé sur les dernières découvertes et perfectionnements scientifiques. Chaque traitement a été étudié avec soin et n'a été présenté au public que lorsque son efficacité a été reconnue.

Le malade a donc toutes garanties que le traitement de la Médecine Végétale est le plus efficace. Aucun remède n'a jamais atteint les qualités et les vertus curatives de la Médecine Végétale.

❋❋

AVIS TRÈS IMPORTANT

Le Succès de la Médecine Végétale a fait naître une quantité d'imitations, pour le réel il faut s'assurer que la Médecine VÉGÉTALE porte le nom du D' NARODITZKI et l'indication de la Pharmacie Vavinox.

Adresse : Vavinox, 10, PARIS

LA

MÉDECINE VÉGÉTALE

LA
MÉDECINE VÉGÉTALE

Traité théorique et pratique
indispensable dans toutes les familles

Enseignant la MÉDECINE et l'HYGIÈNE

Pour connaître, se préserver, soigner et guérir
toutes les maladies

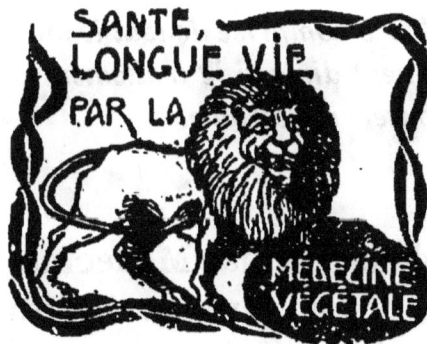

SANTÉ, LONGUE VIE PAR LA MÉDECINE VÉGÉTALE

38ᵉ ÉDITION

En vente: Pharmacie VIVIENNE, 16, rue, Vivienne Paris
et dans toutes les librairies

LA MÉDECINE VÉGÉTALE
est le plus puissant régénérateur
DE L'HUMANITÉ

❖

La Médecine Végétale *est le plus puissant de tous les moyens employés pour conserver et rétablir la santé. C'est la méthode la plus efficace pour guérir les ma'adies chroniques et s'assurer une longue vieillesse : ceci sans l'intervention de la chirurgie sanglante, sans drogues nuisibles, sans tous les poisons dont la Médecine ordinaire fait usage au plus grand détriment des malades.*

La Médecine Végétale *permet à chacun d'acquérir des notions claires et pratiques sur toutes les maladies et sur les soins à y apporter dans chaque cas.*

La Médecine Végétale *est également précieuse à toute personne bien portante, car elle enseigne très clairement afin d'être comprise de tout le monde sans étude spéciale, comment diriger le traitement d'une maladie et comment conserver la santé.*

🜊 🜊 🜊

Les Produits de la **Médecine Végétale** ne sont pas des drogues ordinaires, mais des préparations Scientifiques qui suppléent aux fonctions naturelles de la vie.

La **Médecine Végétale** aide la nature et guérit toutes les maladies.

PRÉFACE

« Guérissez-nous ! » demandent les malades à leurs médecins, et, il faut bien l'avouer, jusqu'à présent, c'est ce à quoi les docteurs réussissent le moins.

Sans doute la médecine a fait depuis quelques années d'immenses progrès. Les savants ont ouvert les cadavres, ils ont reconnu l'organe dont la maladie avait causé la mort. Ils se sont dit alors : « Soignons l'organe » mais, en réalité, ce dernier n'avait pas été seul atteint par la maladie.

L'économie toute entière avait été profondément troublée.

Le seul organe, qu'il s'agisse du foie, des poumons, du cœur ou de l'estomac, que l'on déclarait atteint, était simplement celui qui avait le plus réagi sous l'influence nocive.

Puis les savants ont regardé dans un microscope et ont reconnu que notre corps se composait de cellules. De sorte que chacun de nos organes est un assemblage de cellules qui travaillent toutes à un même but : respirer, pour les poumons ; digérer pour l'estomac, etc. Quand on déclarait un organe malade, il s'agissait en réalité des cellules composant cet organe. On étudia leurs altérations — et, au point de vue de la guérison, on ne fut pas plus avancé qu'avant.

Pasteur, par une immortelle découverte, alla plus loin encore. Il découvrit les microbes qui amènent les maladies aiguës, infectieuses, contagionnantes.

Mais tout cela était de la science pure et non la guérison. Et les malades réclamaient toujours : « Guérissez-nous ».

Ils appelaient le docteur pour les guérir. Celui-ci, comme l'on dit en langage médical, « soignait les symptômes. » Aviez-vous la diarrhée, vite il recourait au bismuth, aux agents constipants ; étiez-vous constipés, il employait les purgatifs ; souffriez-vous, il ordonnait des calmants ; toussiez-vous, il fallait

1

prendre des expectorants; aviez-vous la fièvre, ingérez de la quinine, etc.

Mais ils laissaient agir la cause du mal ne pouvant l'atteindre. « Quand guérirai-je? » répétait le malade.

Le médecin répondait par des noms savants de maladies, parlait de pathogénie, de pronostic et de thérapeutique rationnelle.

Deux mois, trois mois se passaient et le malade ne guérissait point.

Alors on faisait appel à un docteur célèbre, à un spécialiste au nom retentissant. On prenait une grande consultation et..... on restait aussi malade qu'avant.

Vous tous qui me lisez, avouez-le, n'est-ce pas ce que vous avez vu cent fois autour de vous et dont vous avez peut-être souffert vous-mêmes?

Sans doute, dans une maladie aiguë, l'affaire est vite réglée. On sait bientôt si c'est la mort ou la santé. Mais tous ces malheureux qui traînent péniblement leur maladie chronique. Ils réclament à tous les médecins la santé, la précieuse santé et vont sans se lasser de l'un à l'autre. Pourquoi aucun remède, aucun système médical, ne parvient-il à la procurer?

C'est que jusqu'à présent, la médecine s'est livrée à des recherches théoriques, elle ne s'est pas occupée de guérir.

La médecine classique, pour soigner les malades, a bien inventé une foule de systèmes. Chaque jour elle préconise des milliers de médicaments qui encombrent les pages de nos journaux. « Un seul bon ferait bien mieux mon affaire » pense, en soupirant, le malade. En attendant, les hôpitaux sont encombrés, les malades chroniques attendent la mort au milieu de souffrances chaque jour renouvelées. Est-il possible que la nature en imposant ce lourd fardeau des maladies chroniques à la pauvre humanité ne lui ait pas fourni de remèdes? Cette pensée obséda notre conscience de chercheur. Certes le remède devait exister, il était impossible qu'on ne le trouvât point. Le tout était de chercher avec opiniâtreté, sans découragement. Et nous nous sommes mis à cette recherche ardue qui se poursuivit pendant des années.

Le succès devait couronner nos efforts : « La Médecine Végétale était créée. » Mais, avant de vous la définir, nous voulons vous dire par quel raisonnement nous y fûmes conduit.

On ne doit pas considérer nos organes isolément, séparés les uns des autres. Notre moi forme un tout, dont chaque partie se prête un mutuel appui, chaque organe concourt à une fonction spéciale différente pour chacun. Notre moi est une immense société de cellules ; et chaque cellule travaille pour le bien de la communauté.

Durand de Gros et Herbert Spencer, ces maîtres de la pensée, en ont justement fait la remarque.

Notre tube digestif apporte les aliments à notre être, c'est comme l'agriculture dans un Etat. Notre sang les charrie, les transporte à tous nos organes ; telles sont les routes et les chemins de fer dans une nation bien organisée. Nos nerfs enfin sont comme les fils électriques qui partent de Paris pour transmettre les ordres aux provinces. Ils partent du cerveau et envoient des ordres à nos muscles. Ces organes forment un tout complet. Dans les maladies chroniques, ce n'est pas un seul organe qui est malade. Le public, dans sa rigoureuse logique, le sait bien lorsqu'il dit : « Il a le sang vicié. »

C'est le sang qui transporte les humeurs âcres, les poisons, les éléments nuisibles à nos organes. Ainsi s'altère le principe vital qui règle les destinées de notre organisme.

Les médecins en ont une vague conscience, qui parlent de diathèse, de constitution, de tempérament. Ils vous diront très bien que si vous avez un rhumatisme articulaire, chronique, en réalité tout l'organisme est atteint d'un mal diathésique, le rhumatisme.

D'autres ont la diathèse urique qui donne la goutte ; d'autres la diathèse arthritique sur laquelle se greffent les tumeurs et les cancers ; d'autres la diathèse scrofuleuse qu'envahissent si aisément les bacilles tuberculeux. Et les hémophiles ont un sang trop limpide que ne peuvent contenir des vaisseaux trop faibles, les hémorragies sont pour eux redoutables ; le principe vital s'enfuit avec le sang.

Mais pourquoi, s'ils sont si bien renseignés, les médecins portent-ils leur traitement sur un seul organe?

Tout l'individu est malade, il faut traiter l'économie toute entière, le principe vital.

Ils sont égarés par la vaine théorie des maladies des organes telles qu'ils les ont apprises étudiants.

On aura beau, dans une maladie de foie ou de cœur, traiter ces organes et uniquement eux, ils n'en resteront pas moins malades. Nous en attestons tous les malades chroniques. Et non seulement la maladie s'aggrave dans ces organes, mais ceux qui semblaient intacts au début et remplissaient encore suffisamment leurs fonctions s'altèrent à leur tour, se refusent à travailler.

C'est étonnant, dira le médecin au bout de quelque temps, je n'avais d'abord que l'estomac malade, voici maintenant le foie pris. A quelque temps de là, il reconnaîtra, avec stupeur, que les reins ne fonctionnent plus normalement. Puis ce sera le tour du foie, des poumons, du cerveau et tous nos organes successivement seront atteints dans leurs fonctions; ainsi le dyspeptique devient jaune ictérique. Puis ses urines contiennent de l'albumine, indice que ses reins ne fonctionnent plus. Plus tard, il a des palpitations, des douleurs cardiaques, le cœur se prend. Enfin des maux de tête, des vertiges, de l'insomnie, le cerveau souffre.

C'est qu'en réalité le mal n'était pas localisé à l'estomac ou au foie..., il était répandu dans tout l'organisme. *Le sang était vicié, le principe vital était atteint.* Vous ne voyiez qu'un organe malade, alors qu'en réalité le malade entier qui venait consulter était atteint.

Vous n'aviez traité qu'une portion de son être, quand il fallait s'adresser à tout l'individu, donner un médicament qui, charrié par le sang, se répande dans tout l'organisme, guérisse en même temps l'estomac, les intestins, le foie, les reins, le cœur, les poumons, le cerveau.

Car il fallait guérir le principe vital atteint dans son essence, alors que vous n'avez traité qu'un organe. C'est très bien, me direz-vous, mais le remède? Le remède, il est dans la *médecine végétale.*

Nous le voyons, ce mot de végétal vous fait sourire. Votre idée n'est pas neuve, direz-vous. Les anciens allaient par les bois, par les prairies, par les plaines et par les montagnes à la recherche des simples. Ils cueillaient des plantes aromatiques, d'autres amères, d'autres insipides au goût, d'autres répugnantes, et ces herbes diverses, ils les faisaient sécher et, les jetant dans l'eau bouillante, ils en composaient des tisanes.

Ces tisanes, j'en ai pris, nous objecterez-vous, et elles ne m'ont rien fait. Nous sommes pleinement d'accord avec vous sur ce point, les tisanes n'ont point d'action. Mais est-ce à dire que les plantes n'en ont point. Le seul fait de faire bouillir ces plantes ou de les ébouillanter simplement ou de les faire mariner dans l'eau froide ne suffit pas à en retirer les principes actifs. Vous n'avez dans l'eau de la tisane que les matières colorantes, l'arome des substances inertes, sans effet aucun.

Il faut une chimie savante qui manie l'alambic, extraie les sucs végétaux, les sépare les uns des autres, les recueille sans les altérer.

C'est un laboratoire infiniment délicat que celui de la nature. Il faut être insensé pour s'imaginer retirer au moyen d'eau simple les principes actifs que recèle une plante. Ces sorciers dont on se moque tant en avaient pourtant quelque idée autrefois. Ils ne disaient pas simplement : « Vous irez acheter telle herbe chez le droguiste et en ferez une tisane. » Mais ils disaient : « Vous irez cueillir telle plante à telle époque, parce que suivant qu'elle pousse dans la plaine ou dans la montagne, dans les prairies ou dans les bois, une même plante a des propriétés différentes. »

Ils disaient encore : « Vous la cueillerez à telle heure du jour ou de la nuit, parce que ses propriétés changent suivant qu'elle reçoit le soleil ou s'imprègne du froid nocturne. »

Et ils ne disaient pas : « Vous la ferez sécher ou bouillir, mais la prendrez fraîche. » Et souvent ils ordonnaient de la manger immédiatement, telle que, simplement pilée.

Et nous, qui possédons une science chimique évoluée, nous leur serions inférieurs? Non, non! Il importe, par des préparations appropriées très spéciales et très complexes, de s'emparer des éléments particuliers de la plante, rejeter les éléments nuisibles, conserver soigneusement ceux qui ont une action vitale.

Nous introduisons ainsi dans l'organisme malade non pas des matières colorantes, de vagues parfums, des substances inertes comme en contiennent les tisanes, mais des principes actifs des substances organiques réellement efficaces. C'est comme une sève où la vie bat son plein, possédant une force calorique, une force dynamique, une liqueur vitale infiniment plus efficace que la liqueur organique tirée du règne animal par Brown-Séquard.

Et vous tous, chers malades qui me lisez, hésiterez-vous un seul instant? Vous vous êtes déjà adressés à la médecine ordinaire sans en éprouver le moindre soulagement. Vous êtes allés partout et toujours votre appel a été vain. Et nous, nous venons vous dire : « Abandonnez ces drogues dangereuses, ces breuvages nauséabonds, ces remèdes à double tranchant qui prétendent guérir et qui tuent lentement. Abandonnez cette médecine qui, non contente de vous avoir empoisonnés marque aujourd'hui son impuissance en vous déclarant incurables. »

Ne recourez pas au bistouri du chirurgien. Il enlève l'organe, il vous mutile, sans réussir à vous guérir. Il fait de vous un être incomplet mais toujours malade, car la maladie ne réside pas dans un organe, elle est dans l'économie toute entière. Pour vous guérir, le chirurgien devrait enlever successivement tous vos organes, car la maladie les frappe tous, aucun n'est resté absolument sain : le principe vital lui-même est atteint. Si vous vous refusez à nous croire, écoutez le langage des chirurgiens les plus célèbres. Ils ne mettent point de

voile pour déguiser leurs pensées et parlent avec une franchise
brutale.

Velpeau, le plus grand chirurgien de son époque, disait que
sur plus de trois mille tumeurs opérées par lui, il avait à
peine obtenu quelques guérisons.

L'immortel Dupuytren était plus explicite encore : « Opérer
une tumeur, ce n'est pas la guérir, c'est comme le bois coupé
dont on laisse les racines, il se développe avec plus de force
que jamais. »

Et ne dites pas que les chirurgiens sont plus avancés
aujourd'hui. Billroth, le grand opérateur de Vienne, connu
dans le monde entier par ses travaux et qui vivait il y a quelques années, Billroth lui-même avouait que l'opération guérit
à peine trois malades sur cent.

Consultez les statistiques de nos modernes chirurgiens ; ils
connaissent l'antisepsie, la plaie guérit bien, mais la récidive
est rapide ; le mal, surexcité trop souvent par l'opération,
redouble ses ravages. On coupe et on recoupe ; à force de couper, la tumeur finit par être déclarée inopérable. Le patient
meurt plus tôt après avoir souffert davantage du fait des opérations.

Car la tumeur, la plaie suppurante, la fistule intarissable
constituent le mal apparent. Mais la maladie est plus profonde, plus cachée. En enlevant ce qui paraît au jour on a
fait comme ce démolisseur qui s'imaginait avoir détruit une
maison parce qu'il en avait renversé la façade.

Nous ne cessons de le répéter infatigablement. C'est le
principe vital qui est atteint, c'est l'économie toute entière.
C'est elle qu'il faut traiter. Donnez au sang des substances
vivifiantes. Qu'il charrie avec elles la santé à tous nos
organes au lieu de transporter tous ces poisons chimiques,
prétendus remèdes qui affaiblissent les cellules et empirent le
mal. Il ne faut pas craindre de le redire sans cesse : « Pour
guérir, il faut suivre la nature dont les merveilles sont inépui-
sables. » Pour guérir, il faut savoir extraire les sucs des végétaux, sucs bienfaisants où se condensent les forces dynami-

ques de l'univers. Car, pour les constituer, les nuages ont répandu leur eau, le soleil a livré ses chauds rayons, l'électricité atmosphérique a laissé échapper ses effluves. Et la terre nourricière, à qui tous les êtres sont redevables de la vie, a livré ses principes vitaux.

Ces principes nous les avons retirés de la plante et nous vous disons : Vous tous, malades désespérés, réputés incurables, abandonnés de la médecine officielle, si vous voulez la guérison, nous connaissons *le remède à vos maux*, il est dans le principe vital et le suc des plantes que possède la médecine végétale.

La guérison est là à votre portée, immédiate, feuilletez ce livre, lisez votre maladie et vous serez convaincus. La pensée est mère de l'action, la conviction sera donc pour vous la guérison, car vous la trouverez dans la nature médicatrice, principe de l'Univers, origine de tous les êtres.

———

DEUXIÈME PRÉFACE

Ce livre a pour but de faire connaître le traitement des maladies par la *Médecine Végétale* et sa méthode dépurative régénératrice, dont la réputation a grandi de jour en jour aussi bien en France qu'à l'étranger, et de vulgariser tout ensemble la *Médecine et l'Hygiène*, deux sciences des plus utiles et que tout le monde devrait connaître; car elles nous enseignent le moyen de nous guérir et peuvent nous préserver de quantité de maladies et prolonger la vie humaine.

J'ai jugé utile de corriger, de compléter et d'augmenter l'ancienne édition, et de présenter au lecteur la *Médecine Végétale* en un livre très complet où il trouvera toutes les explications sur le corps humain, ses maladies et tous les soins à donner pour conserver la santé, se préserver des maladies et les guérir.

Je donne dans cette nouvelle édition une plus large place à l'hygiène, pour combattre les causes qui peuvent altérer la santé; à la Médecine générale, l'on trouvera, avec une étude très éclairée pour le traitement des maladies chroniques, des notions aussi utiles et aussi indispensables pour combattre les maladies aiguës. J'indique également les moyens de combattre les accidents les plus communs et les plus fréquents.

Avec cette nouvelle édition, la *Médecine Végétale*, sera le trésor du foyer et de la famille digne d'être consulté par tous et que chacun devra posséder.

Le succès chaque jour grandissant de la *Médecine Végétale* prouve que c'est la seule méthode qui a rendu et rendra de grands services aux malades et aux médecins, parce que c'est la *méthode idéale*, dans les maladies chroniques que la Médecine ordinaire, impuissante à guérir, abandonne et où elle a toujours échoué!

La majorité des médecins (même ceux qui se sont montrés au début très hostiles à notre Médecine Végétale) a été obligée de reconnaître qu'il n'y a pas de maladies que l'on ne puisse soigner par les sucs des plantes et que le résultat s'obtient plus vite; aussi ont-ils, pour la plupart, commencé à abandonner cette foule de remèdes de l'ancienne médecine ordinaire, ces drogues chimiques qui empoisonnent le corps et délabrent l'estomac; ils prescrivent de plus en plus les sucs et les sèves des plantes sous la forme très scientifique qui est l'extrait fluide. Ils ont enfin reconnu, et tout homme scientifique et impartial le fera comme eux, que les sucs des plantes, en un mot les végétaux, ont plus d'affinité physiologique avec notre nature que les autres et que la *Médecine Végétale est la plus naturelle, la plus efficace, la plus puissante et la seule capable de guérir les maladies chroniques et en général toutes les maladies, parce qu'elle régénère et purifie le sang sans fatiguer le malade.* Elle élimine du corps tous les poisons, toutes les âcretés, toutes les toxines, toutes les fermentations que la maladie et les microbes ont développés.

Pour rendre toutes les notions et toutes les explications sur la médecine et l'hygiène plus faciles et plus simples, j'ai omis, à dessein, les superflus scientifiques et évité avec intention les termes techniques tout à fait inutiles. C'est dans un langage naturel avec des termes d'une grande clarté et d'une extrême simplicité que je donne la description de chaque maladie et de son traitement par la bienfaisante *Médecine Végétale.*

Le lecteur se rend facilement compte comment s'altère la santé et ce qu'il faut pour se préserver et se guérir. Il voit et apprécie les causes auxquelles la Médecine Végétale doit sa supériorité; il constate, à la simple lecture, que cette méthode est la plus efficace pour se guérir et c'est avec confiance qu'il entreprend le traitement, assuré qu'il est du succès.

Les procédés modernes, les dernières découvertes scientifiques que j'ai faites et ne cesse d'appliquer à l'extraction des sucs et des sèves des plantes, ainsi qu'à la préparation des médicaments de la *Médecine Végétale,* me permettent de dire que j'ai fait revivre la médecine par les sucs des plantes, qui est la seule Médecine vraie, sous une forme thérapeutique telle, que de toutes les méthodes, la *Médecine Végétale* constitue la *seule Méthode biologique* qui guérit les maladies chroniques et même celles qui, jusqu'ici, étaient considérées comme incurables et abandonnées par la Médecine ordinaire.

J'ai la certitude que le lecteur partagera cette conviction, et c'est avec une confiance éclairée par les explications contenues dans ce livre qu'il répandra autour de lui les conseils d'hygiène qui en font partie ; il fera connaître le plus possible la Médecine Végétale parce qu'il saura qu'en faisant cela il rend un immense service à ses semblables.

LE CORPS HUMAIN
SES ORGANES INTERNES ET EXTERNES
ET LEUR FONCTIONNEMENT

1. — Pour guérir une maladie et comprendre pourquoi et comment nous devenons malades, il faut connaître les conditions indispensables pour conserver la vie et la santé. La description du corps humain nous expliquera son fonctionnement et nous permettra de comprendre pourquoi une maladie se produit.

Le corps humain comprend la tête, le tronc et les membres.

Dans son ensemble le corps humain comprend une partie osseuse qui constitue le squelette, une partie molle formée de muscles et une partie liquide.

LA PARTIE OSSEUSE

2. — **LE SQUELETTE, LES OS.** — Le squelette de notre corps comprend deux cent treize os. Les os sont formés d'une substance cartilagineuse unie à des substances minérales telles que carbonate et phosphate de chaux.

La substance cartilagineuse est molle et élastique mais les substances minérales donnent aux os la dureté et la solidité nécessaires. Chaque os est couvert d'une membrane fibreuse que l'on appelle *périoste*. Les os sont percés d'une grande quantité de petits trous. Une partie des substances molles principa-

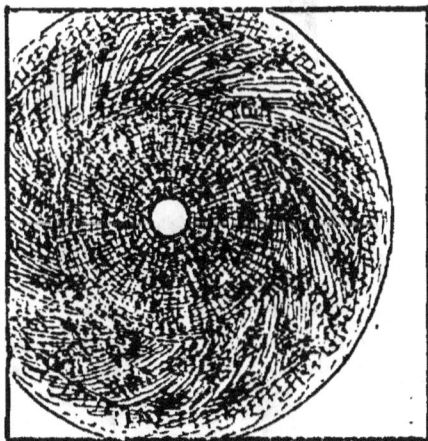

Fig. 1. — Tissu osseux.

lement les muscles, est attachée fortement à cette charpente osseuse. Dans la cavité formée par le squelette se trouve les organes les plus importants.

3. — LES CARTILAGES. — Les cartilages sont des os mous, ils ne contiennent pas de substances minérales. Au début de la vie tous les os sont des cartilages, mais pendant la croissance il se produit le phénomène que l'on appelle ossification, c'est-à-dire les cartilages retiennent des substances minérales, se solidifient, durcissent et deviennent des vrais os. L'ossification est complète à l'âge de 25 ans.

Les os et les cartilages sont réunis entre eux au moyen de bandes solides élastiques ou ligaments, ce qui fait que le squelette forme un appareil mobile et s'articule selon notre volonté.

Il y a des os longs, des os plats et des os courts.

4. — LES OS DE LA TÊTE. — Les os de la tête sont au nombre de huit le *frontal* ou l'os du front, le *temporal* au nombre de deux pour les tempes, l'os *pariétal* au nombre de deux pour les côtés et la partie supérieure; l'*occiput* ou l'os occipital et deux os placés à la base; le *sphénoïde* et l'*eth. noïde*, ces os sont plats et reliés entre eux pour former une sorte de boîte que l'on nomme crâne qui communique avec le canal vertébral (voir page 15) par l'os occipital.

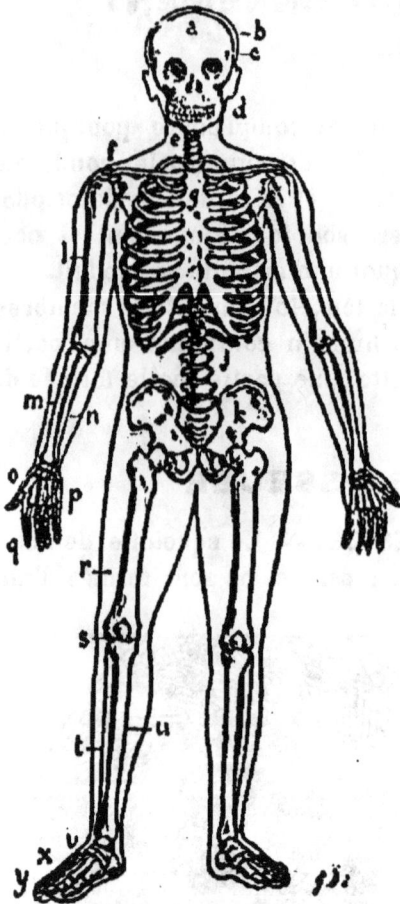

Fig. 2. — Squelette de l'homme.

a os frontal. — *b* pariétal. — *c* temporal. — *d* maxillaire inférieur. — *e* vertèbres cervicales. — *g* clavicule. — *g* sternum. — *h* côtes. — *i* omoplate. — *f* vertèbres lombaires. — *k* os iliaque. — *l* humerus. — *m* radius. — *n* cubitus. — *o* carpe. — *p* métacarpe. — *q* phalanges. — *r* fémur. — *s* rotule. — *t* péroné. — *u* tibia. — *v* tarse. — *x* métatarse. — *y* orteils.

5. — LES OS DE LA FACE. — Les os de la face sont courts et comprennent : *les deux os maxillaires supérieures, les deux* *os du palais, les deux os de la pommette* ou *os malaires*, *l'os du nez*, qui forme la voûte nasale, le *maxillaire inférieur*; c'est sur les deux maxillaires que se trouvent posées les dents. Tous ces os sont solidement liés entre eux. On y trouve creusée la cavité nasale et les deux cavités d'orbite de l'œil. La cavité nasale est divisée en deux par la cloison nasale; elle communique avec la bouche

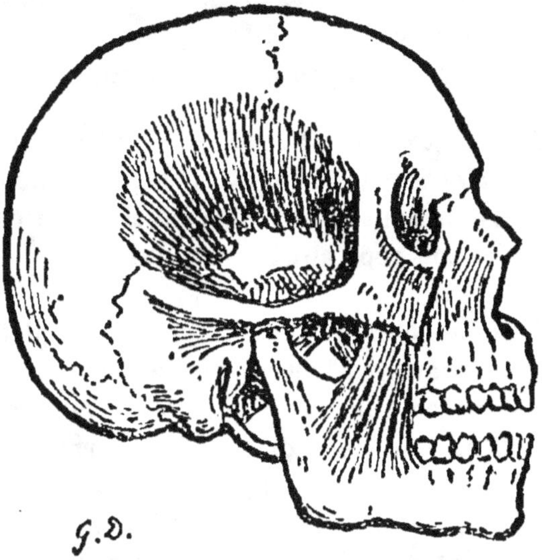

Fig. 3. — Les os de la tête (boîte cranienne)

par la cavité pharyngienne qui se trouve derrière les deux fosses nasales.

6. — LES OSSELETS DE L'OUIE. — Les osselets au nombre de quatre, se trouvent dans l'épaisseur de l'os temporal. Chaque osselet est pourvu de petits muscles qui ont pour but de tendre le tympan.

Le crâne est posé sur la colonne vertébrale.

7. — LES OS DE LA COLONNE VERTÉBRALE. — La colonne vertébrale est formée de trente-deux os ayant la forme d'un anneau appelés vertèbres. Les vertèbres sont placés les uns sur les autres et unis par des ligaments très élastiques et très solides. Entre chaque vertèbre il y a une sorte de coussinet formé par un cartilage; grâce à l'élasticité des ligaments et à la souplesse qu'ont les cartilages, la colonne

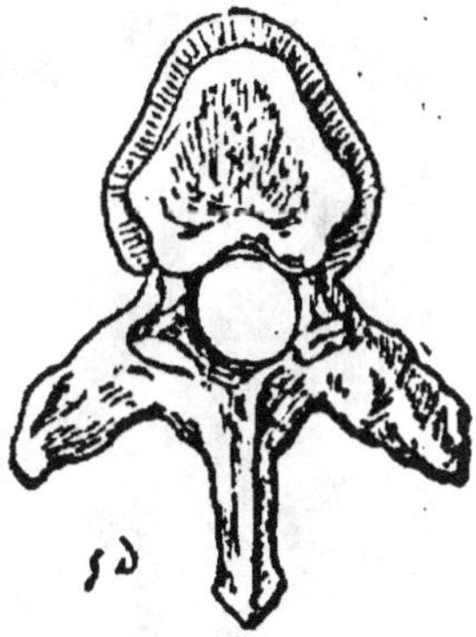

Fig. 4. — Vertèbre ou os de la colonne vertébrale.

vertébrale peut exécuter des mouvements dans tous les sens. La colonne vertébrale soutient la tête, les organes de la poitrine et du ventre. Les vertèbres, étant percés d'un trou, forment un long canal, le canal vertébral, qui s'étend de la première vertèbre cervicale jusqu'au sacrum où est logée la moelle épinière.

8. — LES COTES. — Elles partent des vertèbres thoraciques se contournent vers le *sternum* et forment la cage thoracique. Les côtes sont au nombre de douze. Les cinq côtes supérieures n'ont pas de cartilages, les sept autres ont des cartilages et s'appellent les fausses côtes.

Les côtes et les fausses côtes s'appuient sur un os plat, le *sternum* qui se trouve en avant et au milieu de la poitrine. La colonne vertébrale est posée sur un os plat *le sacrum* et se termine par le *coccyx*, un tout petit os ayant la forme d'une queue rudimentaire.

En arrière, la colonne vertébrale est pourvue d'épines (Épine du dos, épine dorsale), les muscles du dos et des reins sont attachés à ces épines.

9. — L'ÉPAULE. — L'épaule fait partie du tronc et se compose : 1° d'un os mince et plat de forme triangulaire, l'*omoplate*, placé en arrière ; 2° de la *clavicule* qui est un os long. L'omoplate sert de point d'attache à différents muscles ; il s'articule avec l'os du bras — dans la cavité articulaire de la tête humérale — et avec la clavicule. La clavicule se trouve en avant à la partie supérieure de la poitrine et de chaque côté. On sent ces deux os sous la peau. Au-dessous de la clavicule se trouvent les côtes et les fausses côtes.

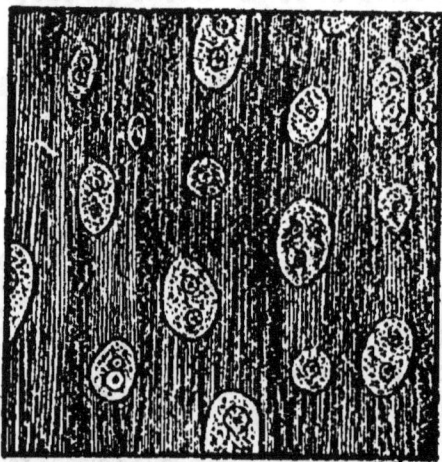

Fig. 5. — Tissu cartilagineux.

10. — LE BASSIN. — Le bassin est la cavité intérieure que forme la réunion du *sacrum* avec les os *illiaques*, deux os larges les plus gros du corps humain. Les os illiaques ont de chaque côté une cavité arrondie où vient s'emboîter l'os de la cuisse — dans la cavité articulaire de la tête fémorale. — En avant ces deux os s'articulent entre eux et forment la *partie pubienne* du bassin; en arrière, ils se rencontrent avec le sacrum. Comme on voit, debout ou assis toute la partie supérieure de notre corps est supportée par le bassin.

11. — LES BRAS. — Le bras a un seul os long et creux, l'*humérus*, l'avant-bras a deux os, le *cubitus*, du côté du petit doigt, et le *radius* du côté du pouce. Le coude est l'extrémité supérieure du cubitus. Le radius se croise avec le cubitus, ce qui permet de tourner la main et le poignet à droite et à gauche.

12. — POIGNET. — Le poignet est formé de huit petits os disposés sur deux rangs fortement unis ; on les nomme les *os du carpe*.

13. — LA MAIN. — La main a cinq os nommés *métacarpiens*, chaque os porte un doigt. Les doigts des mains ont trois petits os allongés qui s'appellent en comptant de la main vers l'extrémité du doigt : *phalange, phalangine, phalangette.*
Le pouce n'a que deux os, phalange et phalangine.

14. — LA CUISSE. — La cuisse a un os long : *fémur*. La jambe a deux os : *tibia* et *péroné*. Le tibia est placé en dedans, le péroné est placé en dehors. La *rotule* est un os court et constitue la saillie du genou. On appelle la *cheville* ou malléole les extrémités inférieures des tibia et péroné.

15. — LES PIEDS. — Au pied on trouve sept os que l'on appelle *os du tarse*; c'est sur les os du tarse que s'appuient les os de la jambe et le poids de tout notre corps. Le pied lui-même a cinq os que l'on nomme *os métatarsiens* auxquels se trouvent attachés les doigts. Le talon est formé d'un os métatarsien faisant saillie en arrière. De même que pour les doigts de la main, les doigts des pieds ont trois os que l'on désigne sous les noms de phalange, phalangine et phalangette en les désignant du pied vers l'extrémité du doigt, le pouce n'a que deux os, phalange et phalangine.

16. — ARTICULATIONS. — Le squelette est pourvu d'articulations par la réunion mobile des os et des cartilages. La tête de ces os est garnie de cartilages qui sont mous et couverts d'une membrane, ce qui évite le frottement des os. Cette membrane, la *synovie*, sécrète un liquide visqueux, comme le blanc d'œuf, qui humecte la jointure, ce qui facilite le mouvement. La synovie est couverte par un tissu fibreux très résistant ; grâce à cette disposition les os peuvent s'articuler, le membre se livrer à la mobilité selon son rôle. Les os, qui ont un grand effort à supporter, sont pourvus de liens très solides que l'on nomme *ligaments*.

17. — MUSCLES. — Les muscles constituent la chair qui occupe l'espace compris entre la peau et les os. La chair musculaire est formée de fibres qui se contractent sous l'influence de la volonté. Les muscles se terminent par des cordons ou

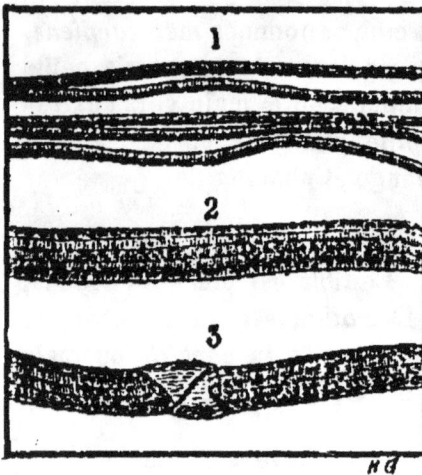

FIG. 6. — Tissu musculaire strié.
1. Fibres musculaires striées ;
2.-3. Les mêmes réunies en faisceaux.

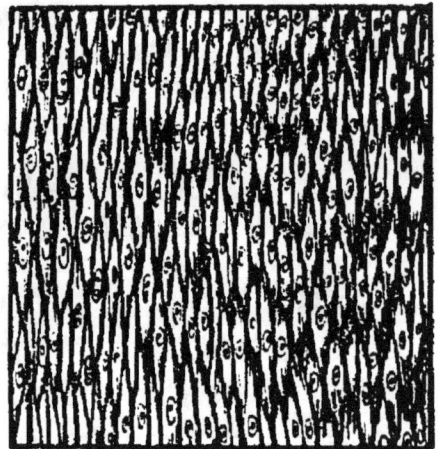

FIG. 7. — Tissu musculaire lisse.

tendons avec lesquels ils sont attachés aux os. Quelques muscles sont attachés directement sous la peau. Par leur jeu, sous l'action de notre volonté, les muscles ouvrent ou ferment les cavités du corps telles que la bouche, les paupières, font mouvoir la langue, les yeux, servent à l'émission de la voix, donnent à la face son expression et peignent les sentiments et les passions.

La mastication des aliments, les mouvements de la mâchoire inférieure se font par les muscles ; il en est de même des mouvements involontaires de l'estomac et de l'intestin ; les muscles donnent aux membres leur forme et leur volume et les font mouvoir. Les muscles forment généralement une masse rouge, charnue, mais dans l'estomac et les intestins, ils forment une membrane mince de fibres blanchâtres et sont logés dans l'épaisseur de ces organes. Les muscles des membres sont enveloppés d'une membrane blanche transparente, que l'on appelle *aponévrose*, qui les isole les uns des autres.

Le *muscle deltoïde* commence à l'épaule et se termine attaché par son tendon à la partie supérieure de l'humérus. A la partie intérieure du bras se trouve le muscle connu de tout le monde, *le biceps*; il s'attache par un tendon large à la partie supérieure du radius. Les *muscles pectoraux* forment le devant de la poitrine ; ils sont placés en haut de la paroi thoracique. Le *diaphragme* est un muscle large qui sépare la poitrine du ventre ; au-dessus de lui se trouvent le cœur et les poumons, au-dessous l'estomac, le foie, les intestins ; il est traversé par l'œsophage.

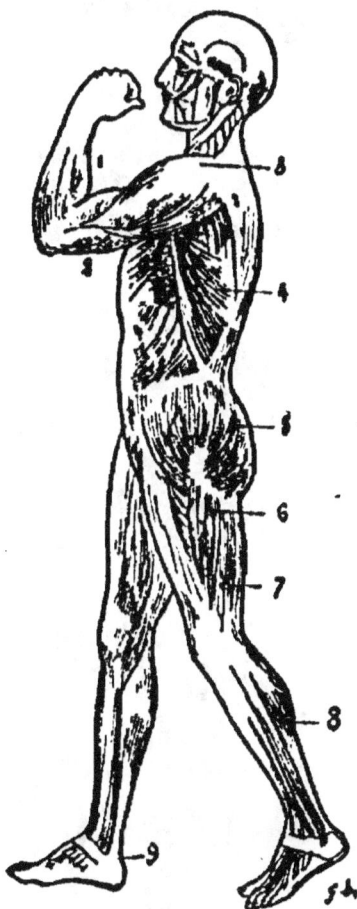

Fig. 8. — Musculature.

1, biceps. — 2-4, muscles pectoraux. — 3, muscle deltoïde. — 5-6, muscles de la cuisse et de la hanche. — 8, muscles du mollet. — 9, tendon d'Achille.

CIRCULATION DU SANG

18. — APPAREIL CIRCULATOIRE. — La circulation consiste dans un mouvement continuel du sang dans l'appareil circulatoire; dans son ensemble le système circulatoire est chargé des échanges organiques au moyen de la circulation du sang. Le sang apporte aux organes les éléments néces-

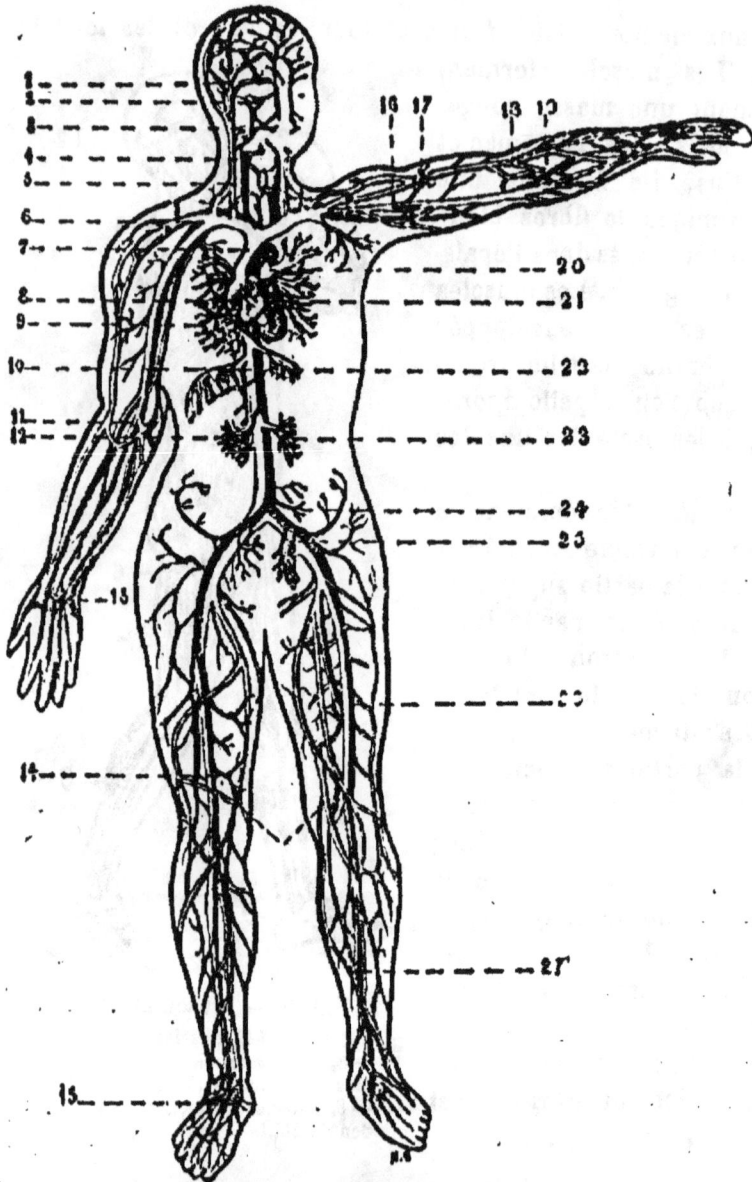

Fig. 9. — Appareil de la circulation. — Distribution des artères
et des veines dans le corps humain.

1, artères et veines temporales. — 2, artères et veines ophtalmiques. — 3, veine
faciale et artère faciale. — 4, veine jugulaire. — 5, artère carotide. — 6, artères
sous-clavières. — 7, veine cave supérieure. — 8, oreillette droite et ventricule
droit. 9, veine sus-hépatique. — 10, veine cave inférieure. — 11, artère radiale.
— 12, veine porte. — 13, artère palmaire. — 14, artères fémorales, veine fémorale.
— 15, artère pédieuse et ses veines. — 16, veine basilique. — 17, veines humérales.
— 18, artère cubitale et ses veines. — 19, artères et veines interosseuses. —
20, veine sous clavière. — 21, oreillette gauche et ventricule gauche. — 22, artère
cœliaque, origine des artères du foie, de l'estomac et de la rate. — 23, artère
aorte. — 24, artères et veines mésantériques. — 25, artère iliaque. — 26, veine
fémorale. — 27, artère tibiale et ses veines.

saires et élimine les résidus non utilisables. L'appareil circulatoire comprend le cœur et les vaisseaux (artères, veines
capillaires). C'est le cœur qui met en mouvement les liquides qui
circulent dans les vaisseaux, c'est-à-dire le *sang et la lymphe*.

19. — LE CŒUR. — Le cœur est un réservoir musculaire
rond, un peu allongé, divisé par une cloison en deux parties :
le cœur droit et le cœur gauche. Chaque partie est divisée à
son tour en deux autres parties, la partie supérieure qui est
l'oreillette, et la partie inférieure, le *ventricule*. Le cœur se dilate
pour recevoir le sang et en se contractant il chasse le sang
dans les artères.

Le cœur droit ne communique pas avec le cœur gauche, mais
chaque oreillette et chaque ventricule du même côté communiquent ensemble par
un orifice, l'orifice *auri-
culo-ventriculaire*, qui
est muni d'une soupape
ou *valvule* pour empê-
cher le reflux du sang.

De chaque ventricule
part un gros vaisseau.
Celui qui part du ven-
tricule gauche est *l'ar-
tère aorte*, celui du
ventricule droit *l'artère
pulmonaire*.

L'artère pulmonaire
se divise en deux bran-
ches qui se rendent
dans les poumons.

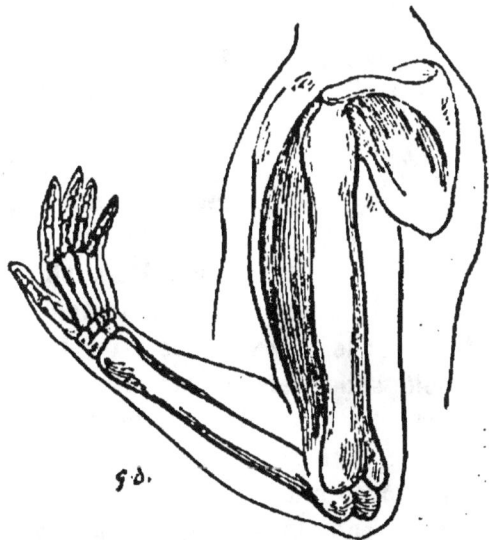

Fig. 10. — Muscle biceps contracté.

Dans chaque oreil-
lette débouchent deux grosses veines : dans l'oreillette gauche,
ce sont la *veine cave inférieure* et la *veine cave supérieure* ;
dans l'oreillette droite les deux *veines pulmonaires* ; les orifices
de ces vaisseaux sont munis de soupapes ou valvules.

Le cœur est placé au milieu de la cage thoracique, derrière le
sternum et est suspendu par de gros vaisseaux entre les deux
poumons, la partie large en haut et la pointe en bas qui repose
sur le diaphragme ; les parois intérieures du cœur sont couvertes

d'une membrane mince et lisse nommée l'*endocarde*. Extérieurement le cœur est couvert par une membrane nommée *péricarde*. Le sang circule dans les vaisseaux parce que la pression qu'exerce chaque partie du cœur est inégale; à l'une des extrémités des vaisseaux se trouve une cavité (ventricule) qui exerce une pression forte, tandis qu'à l'autre extrémité se trouve une cavité du cœur (oreillette) qui exerce une pression faible, et c'est ainsi que, des artères où la pression est forte, le sang passe dans les veines où la pression est de plus en plus faible.

Le cœur chasse le sang et le force à pénétrer jusqu'aux plus petits vaisseaux dans l'épaisseur intime de tous nos organes. Le sang qui arrive aux poumons des différentes parties du corps est brun et ne possède pas les qualités nécessaires à l'entretien de la vie. Dans les poumons il se trouve au contact de l'air, qu'amène la respiration, et devient rouge vermeil. Il est vivifié et possède toutes les qualités indispensables à la vie, on le nomme *artériel* parce qu'il est distribué dans tout le corps par les artères tandis que le sang noir est appelé sang *veineux* parce qu'il est ramené au cœur par les veines. La circulation du sang se fait de la manière suivante : le sang, qui arrive des veines capillaires du poumon, passe dans l'oreillette gauche, s'accumule dans le ventricule gauche : c'est le sang artériel épuré par les poumons et qui va se rendre dans tout l'organisme en s'écoulant dans l'artère aorte, ensuite dans toutes ses ramifications et, de là, arrive jusque dans les vaisseaux capillaires.

De là, le sang pénètre dans les veines où il change de couleur (sang veineux) et, revient dans le cœur gauche. Pour cela le sang veineux arrivé de tout le corps par les veines s'écoule dans l'oreillette droite qui le chasse par une brusque contraction dans le ventricule droit et pénètre dans les poumons à travers les artères pulmonaires où il redevient rouge clair et passe dans le cœur gauche.

On appelle la *grande circulation*, celle que le sang accomplit

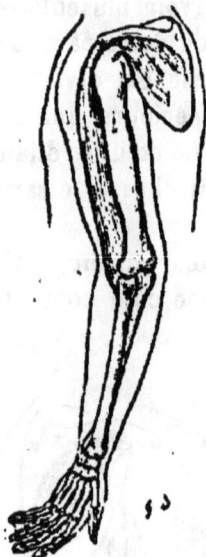

Fig. 11.
Muscle biceps relâché.

dans les vaisseaux sanguins du corps. La *petite circulation* est le chemin parcouru par le sang à travers les poumons pour recevoir l'action vivifiante de l'air et reprendre la couleur rouge qu'il doit avoir dans les artères.

Le cœur chez les adultes, se dilate et se contracte environ soixante-quinze fois par minute; on compte qu'il y a quatre pulsations cardiaques pour une respiration; à chacune de ces contractions, lorsque le sang passe des oreillettes dans les ventricules, il se produit un bruit qui se révèle à l'extérieur par le *choc du cœur*, dû au changement de consistance du muscle cardiaque en contraction. Si on applique l'oreille sur la poitrine contre la paroi thoracique, dans la région du cœur, on entend, pendant le battement,

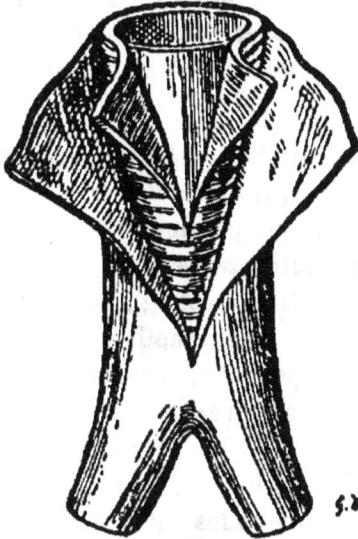

Fig. 12. — Artère et ses trois tuniques disséquées.

deux sons claquants : le *premier bruit*, dû à la tension des valvules auriculo-ventriculaires, le *second bruit*, qui est dû au redressement brusque des valvules aortiques et pulmonaires.

Ces bruits du cœur sont très importants, leur transformation en souffles permet de reconnaître une maladie de cœur. Chez les malades fébricitants le nombre des battements de cœur est augmenté ainsi que la température du corps, parce que la fièvre résulte d'une action exagérée des nerfs *vaso-dilatateurs* et qui sont en même temps *calorifiques* (Cl. Bernard).

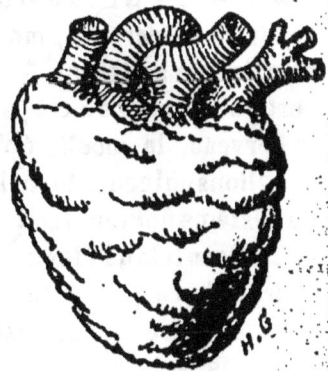

Fig. 13
Cœur graisseux chez les buveurs d'alcool.

20. — LES ARTÈRES. — Les artères sont des canaux ramifiés en forme d'arbre, à parois très épaisses, qui portent le sang dans le corps, tandis que les veines sont des canaux également ramifiés, mais dont les parois sont au contraire minces, qui ramènent le sang vers le cœur. Les artères et les veines sont désignées sous le nom de *vaisseaux sanguins*. Les artères communiquent avec les veines par de très petits vaisseaux très fins disposés en réseaux appelés *vaisseaux capillaires*, et c'est par ces vaisseaux capillaires que le sang des artères pénètre dans nos organes.

21. — VAISSEAUX LYMPHATIQUES. — Outre les vaisseaux sanguins, il existe des vaisseaux lymphatiques qui contiennent un liquide blanchâtre appelé la *lymphe* (liquide non utilisé du sang), qui a traversé les parois des capillaires, et le suc nutritif appelé *chyle*, provenant des matières alimentaires. Ce dernier ne se trouve que dans les vaisseaux lymphatiques de l'estomac et des intestins. De place en place les vaisseaux lymphatiques sont pourvus de renflements nommés *glandes* ou *ganglions lymphatiques*. Les deux liquides — lymphe et chyle — sont versés dans le sang par les vaisseaux lymphatiques qui communiquent avec les grands vaisseaux sanguins par le canal thoracique.

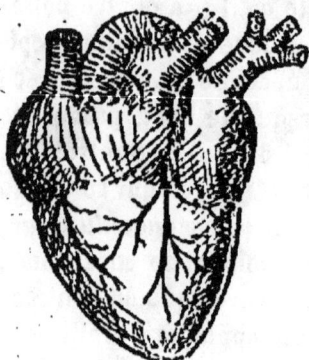

Fig. 14. — Cœur sain.

22. — LE SYSTÈME NERVEUX. — Le système nerveux se divise en *cerveau, moelle épinière et nerfs*. Le tissu nerveux se présente soit sous forme de grandes masses accumulées en certaines parties du corps telles que le cerveau, la moelle épinière, les ganglions qui constituent les centres du système nerveux, soit sous forme de cordons tels que les nerfs qui parcourent le corps. Le tissu nerveux est une masse molle, grise ou blanche, très riche en albumine et en graisse et contient du phosphore et du soufre.

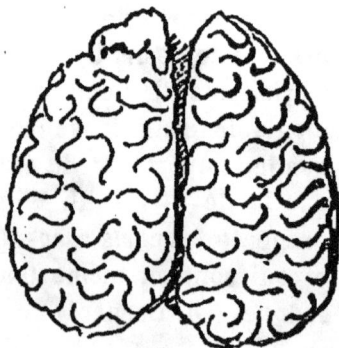

23. — LE CERVEAU. — Le cerveau est l'appareil central du système nerveux, il est en masse arrondie composée de subs-

Fig. 15. — Cerveau sain.

tance grise et blanche et remplit toute la cavité du crâne. Son poids est de 1300 à 1500 grammes. Le cerveau est le siège de l'âme et de nos facultés intellectuelles. Le cerveau est partagé en deux moitiés égales appelées *hémisphères cérébraux*. Il est enveloppé par trois membranes : la *dure-mère*, la *pie-mère* et l'*arachnoïde*, entre lesquelles se trouve un liquide aqueux.

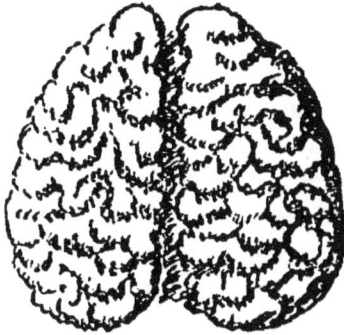

Fig. 16. — Cerveau chez l'alcoolique.

La surface du cerveau est inégale et présente de nombreuses saillies ou bosselures appelées *circonvolutions* qui sont séparées par des creux appelés *anfractuosités*. Le degré d'intelligence est proportionné au nombre de circonvolutions. La substance du cerveau est grise extérieurement et blanche à l'intérieur; la couche grise corticale est la plus importante et c'est dans cette substance que s'accomplissent toutes les fonctions du système nerveux et sont élaborées toutes les manifestations intellectuelles, pensées, sensations, volonté ; tandis que la masse intérieure du cerveau préside aux mouvements volontaires. Le cerveau est pourvu de filets nerveux qui forment des nerfs plus ou moins gros et qui sortent du crâne par des ouvertures : ce sont les *nerfs craniens*. Les nerfs craniens, au nombre de douze paires, sont des nerfs sensitifs, qui président aux organes des sens, ou des nerfs moteurs. Les nerfs sensitifs communiquent immédiatement au cerveau l'impression de tout mouvement extérieur, à son tour le cerveau transmet ces impressions aux muscles par les nerfs moteurs.

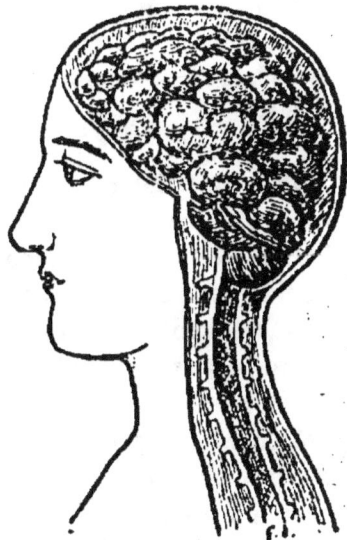

Fig. 17. — Cerveau, cervelet et la moelle allongée.

C'est du cerveau que partent tous les nerfs qui reçoivent ou commandent les impressions du goût, de l'odorat, de la vision, de l'ouïe. Ils servent également à la sensibilité du visage, du cou et en partie aux fonctions de l'estomac et des organes thoraciques, aux mouvements des yeux et des paupières, du visage, des mâchoires, de la langue, du larynx, de l'œsophage, etc.

24. — LE CERVELET. — Le cervelet se trouve situé au-dessous du cerveau et en est séparé par un sillon, il est composé de substance grise et de substance blanche. La substance grise formée de nombreuses lamelles se trouve à l'extérieur. La limite intérieure de la masse grise forme de nombreux plis et présente une figure particulière nommée *l'arbre de vie*. Le cervelet est le centre génital ; il a également pour but de coordonner les mouvements de locomotion. Le cerveau et le cervelet sont enveloppés par trois membranes protectrices appelées *méninges*, qui baignent dans un liquide nommé *céphalo-rachidien*.

25. — LA MOELLE ALLONGÉE. — Le cerveau est continué par la *moelle allongée* qui traverse le trou occipital creusé à la base du crâne et par la moelle épinière qui se trouve logée dans le canal vertébral. Les fibres nerveuses qui relient le cerveau et la moelle épinière se trouvent croisées dans la moelle allongée. C'est pourquoi lorsqu'une moitié du cerveau est malade ou blessée les symptômes se présenteront sur la moitié opposée du corps.

26. — LA MOELLE ÉPINIÈRE. — Elle a la forme d'un long cordon nerveux aplati ; elle est protégée par les trois membranes, les *méninges*, comme le cerveau, et baigne dans le liquide céphalo-rachidien. Elle s'étend de la tête à la seconde vertèbre lombaire : la terminaison, qui s'appelle la *queue de cheval*, est un appendice de la moelle épinière et qui est formée de filets nerveux. Dans son commencement la moelle épinière présente une portion renflée nommée *bulbe rachidien* qui se trouve en partie dans le crâne et en partie dans le canal vertébral. Le *nœud vital* se trouve sur cette portion de la moelle. En effet, si l'on coupe la moelle à cet endroit, la mort survient aussitôt. La moelle épinière est divisée en deux parties par un sillon postérieur et un intérieur. Au centre se trouve un canal très fin qui parcourt la moelle épinière dans toute sa longueur. A la surface on distingue les cordons. La moelle épinière est constituée, comme le cerveau, de substance grise et de substance blanche. La substance grise se trouve ici à l'intérieur et la masse blanche à l'extérieur. Les deux communiquent avec les substances blanche et grise du cerveau. Chaque moitié de la moelle épinière possède trente et une paires de nerfs. Chaque nerf est pourvu de deux racines: les racines antérieures renferment des filets moteurs, les racines postérieures les filets sensitifs. La moelle épinière conduit les incitations nerveuses et constitue le centre des manifestations réflexes. Elle a donc pour fonction de distribuer les mouvements et la sensibilité.

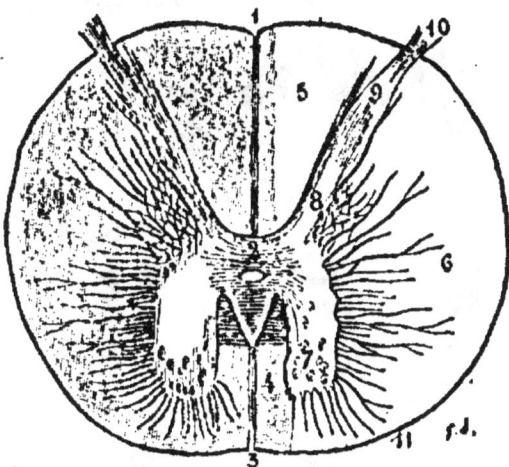

FIG. 18. — Moelle épinière de l'homme, section transversale.

1, sillon médian postérieur. — 2, canal central de la moelle. — 3, sillon médian antérieur. — 5, cordons postérieurs. — 6, cordon antéro-latéral. — 7, cornes antérieures. — 8, cornes postérieures. — 9, substance gélatineuse de la corne postérieure. — 10, racine postérieure. — 11, racines antérieures.

27. — LES GANGLIONS NERVEUX. — Ce sont de petites masses arrondies de substance nerveuse qui se trouvent au-devant de la colonne vertébrale. Groupés par deux et placés les uns au-dessus des autres, les ganglions nerveux forment de faibles groupes de cellules nerveuses ou centres nerveux qui communiquent, par des filets nerveux, avec le cerveau et la moelle épinière, qui sont les grands centres nerveux. Toutes les fonctions ayant pour but la nutrition et le maintien de l'organisme telles que la digestion, la circulation, la sécrétion et excrétion des liquides naturels toutes les fonctions qui s'accomplissent indépendamment de la volonté sont sous la dépendance des ganglions nerveux et de leurs nerfs. C'est ainsi que, sans que notre volonté intervienne, la digestion, la circulation, le battement du cœur s'accomplissent normalement. On appelle ces fonctions des ganglions *système nerveux végétal* ou *ganglionnaire* parce que c'est la seule fonction que l'on connaisse aux végétaux. C'est la vie *végétale* de l'organisme, qui est actionnée par les ganglions, tandis que la *vie animale*, qui comprend les fonctions volontaires sensitives et intellectuelles, est sous la dépendance du système *nerveux animal*, formé par le cerveau et la moelle épinière.

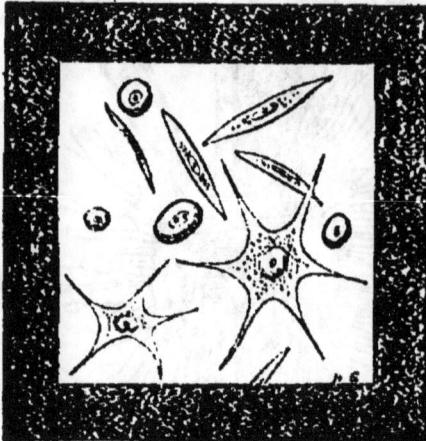

Fig. 19. — Cellules nerveuses.

Les ganglions nerveux, qui forment le système nerveux végétatif, sont situés en dehors du canal vertébral. Ils sont reliés aux divers viscères des cavités thoracique et abdominale et président aux mouvements et fonctions de ces organes. A cet effet, les nerfs de ces ganglions se rendent dans les intestins et diverses glandes chargées des sécrétions naturelles, dans les vaisseaux et le cœur où s'effectue la circulation du sang. *L'assimilation* et la *désassimilation* sont sous leur dépendance.

28. — LES NERFS. — Ce sont des cordons blanchâtres formés de substance nerveuse. Ils partent tous du centre nerveux qu'ils mettent ainsi en relation avec toutes les parties de notre individu. *Les nerfs sensitifs* transmettent la sensibilité, les *nerfs moteurs* transmettent le mouvement. Il y a des *nerfs mixtes* qui transmettent et la sensibilité et le mouvement.

Si l'on coupe les nerfs, la communication avec le cerveau, la moelle épinière et les ganglions cesse, il y a perte de sensibilité et de mouvement.

Les nerfs craniens prennent naissance dans la partie du centre nerveux renfermée dans la boîte cranienne. Ils sont au nombre de douze paires dont la plupart servent aux organes des sens. Le *nerf olfactif* donne la sensation spéciale des odeurs; le *nerf optique* transmet les impressions lumineuses que reçoit la rétine; le *nerf moteur oculaire commun* donne le mouvement aux muscles auxquels il se distribue, par exemple au muscle releveur de la paupière; le *nerf pathétique*, préside aux mouvements

de rotation et de regard oblique; le *nerf moteur externe* préside
aux mouvements de l'œil en dehors. Le *nerf trijumeau* préside
essentiellement à la sensibilité des trois grandes régions de la
face, front, joues, menton d'où son nom de trijumeau ou trifa-
cial. *Le nerf facial* qui préside au mouvement de la face constitue
essentiellement le nerf de l'expression. Le *nerf acoustique*
donne les perceptions de l'ouïe.

Le *glosso-pharyngien*, nerf mixte,
préside aux mouvements du pharynx,
à la sensibilité générale de l'isthme
du gosier et à la sensibilité générale et
spéciale de la base de la langue. *Le*
pneumo-gastrique, nerf mixte, donne
sensibilité et mouvement aux trois
grands organes cœur, poumons, estomac et à leurs dépendances.

Le *spinal* est le nerf moteur de la
phonation et de la mimique. Le *grand*
hypoglosse est le nerf moteur pour la
langue.

29. — LES NERFS RACHI-
DIENS. — Ils comprennent trente et
une paire de nerfs qui se détachent de
la moelle épinière; ce sont des nerfs
mixtes dans tout leur trajet, excepté
au niveau de leurs racines : les racines postérieures sont sensitives, les
racines antérieures motrices. Ils se
divisent et s'étendent par de nom-

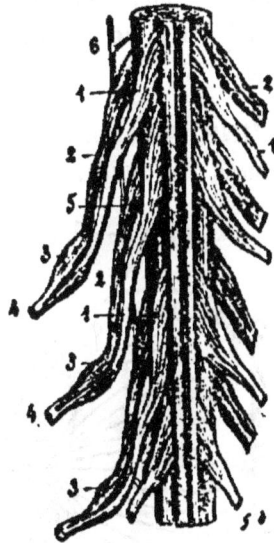

Fig. 20.
Racines rachidiennes.

1, racines antérieures. — 2, racines postérieures. — 3, ganglions des racines posté-
rieures. — 4, nerfs mixtes
formés par la réunion de
deux racines. — 5, 6, filaments qui existent entre les
racines postérieures.

breux rameaux à la partie postérieure de la tête, au cou
à la nuque, au dos, aux bras, à la poitrine, aux jambes.

Le système nerveux exige des matériaux albuminoïdes ; ces
actes de nutrition produisent dans les nerfs un dégagement de
chaleur et de force qui se manifeste par des courants électriques.
Le fonctionnement spécial de l'appareil nerveux consiste essentiellement dans le phénomène nommé *réflexe* qui consiste en
ceci : lorsque la terminaison d'un nerf est excitée, cette irritation
se transmet par une fibre centripète à une *cellule nerveuse* centrale qui la réfléchit par une fibre centrifuge sur un organe ou

sur une glande. Sans l'appareil nerveux la vie n'existerait pas. Toutes les parties du corps sont sous sa dépendance.

Le cerveau est le siège de la perception ou sensation. Sous l'influence d'un agent extérieur, l'action lui est transmise par les nerfs périphériques et par la moelle. La perception ne se produit pas dans le sommeil parce que le cerveau est en état de repos. C'est dans la couche grise corticale des circonvolutions cérébrales que se trouvent localisées nos facultés intellectuelles et instinctives.

LES SENS. — Les organes des sens sont au nombre de cinq: la *vue*, l'*ouïe*, l'*odorat*, le *goût* et le *toucher*.

30. — LA VUE. — Le sens de la vue nous permet de juger des propriétés lumineuses, de la couleur, forme et position des objets qui nous entourent. Le principal organe de la vision est l'œil. Il se compose d'une membrane très sensible à la lumière, la *rétine*, sur laquelle vient se faire l'impression des rayons lumineux des images pour les transmettre au cerveau. Pour arriver à la rétine, les rayons des objets extérieurs traversent tous les milieux transparents de l'œil, l'appareil de dioptrique de l'œil, qui comprennent la *cornée*, l'*humeur aqueuse*, le *cristallin* et le *corps vitré*.

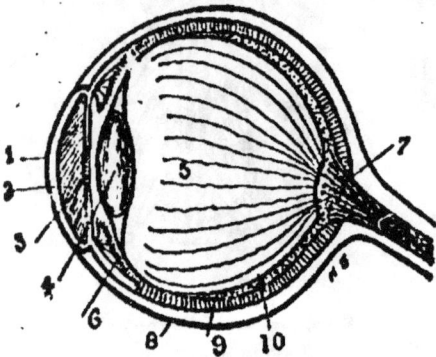

Fig. 21. — Globe de l'œil (coupe verticale).

1, cornée transparente. — 2, chambre intérieure. — 3, iris. — 4, cristallin. — 5, corps vitré. — 6, procès ciliaires. — 7, nerf optique. — 8, sclérotique. — 9, choroïde. — 10, rétine.

31. — LA CORNÉE TRANSPARENTE. — Elle est une surface brillante, ronde, transparente que l'on voit à la partie antérieure de l'œil.

L'*humeur aqueuse* est un liquide analogue à l'eau tenant en dissolution une toute petite quantité d'albumine et des sels, elle est comprise dans la *chambre noire* c'est-à-dire entre la cornée et le cristallin.

32. — LE CRISTALLIN. — Il se compose d'une membrane enveloppante ou capsule du cristallin et d'un contenu ou corps du cristallin; il amène sur la rétine l'image des objets.

33. — LE CORPS VITRÉ. — Il est formé de tissus collagènes contenus dans un sac mince transparent, la *membrane hyaloïde*. Le corps vitré est creusé en avant pour loger le cristallin. La cornée transparente, le cristallin et le corps vitré constituent le milieu de l'œil et forment une série de trois lentilles que l'on peut assimiler à une seule lentille ayant le même pouvoir convergent total. Les rayons lumineux partis d'un point extérieur viennent tomber en divergeant sur la cornée et convergent, après avoir traversé cette lentille, sur la rétine pour y représenter en miniature les objets extérieurs. L'œil est protégé par deux enveloppes protectrices : la *sclérotique et la choroïde.*

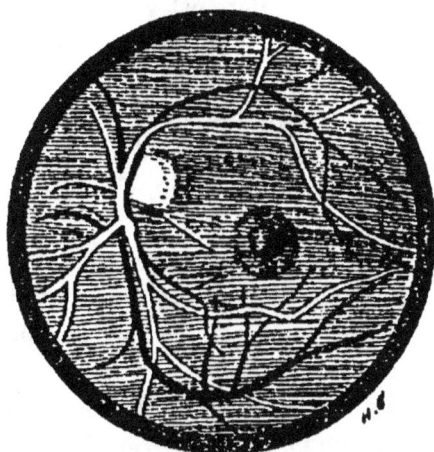

Fig. 22. — Fond de l'œil vu avec l'ophtalmoscope.

La *sclérotique* est la charpente principale de l'œil, la membrane destinée à maintenir la forme du globe. D'une couleur blanche bleuâtre et opaque, elle présente en avant une ouverture circulaire dans laquelle se trouve encadrée la *cornée.*

34. — LA CHOROIDE. — Elle est une membrane qui tapisse la sclérotique, mais au niveau de la ligne de jonction de la sclérotique et de la cornée, elle se sépare de ces membranes pour entrer dans la chambre intérieure, *chambre obscure* de l'œil, et former au-devant du cristallin un diaphragme appelé *iris.* La couleur de l'iris varie selon les individus. La choroïde est tapissée à sa face interne par une couche de cellules pigmentaires. Le pigment de la face interne de la choroïde joue un rôle important dans la vision. La rétine étant transparente, les rayons lumineux arrivent jusque sur le pigment choroïdien, qui absorbe les plus irritants et sert de miroir réflecteur pour les autres rayons qui impressionnent alors la rétine.

35. — L'IRIS. — Il est un véritable diaphragme fixé par son pourtour extérieur. Son centre forme un espace vide et rond. C'est cette ouverture ronde centrale, qui correspond au centre du cristallin, qui constitue ce qu'on appelle *la pupille*. La pupille se dilate quand l'objet fixé est très éloigné et se rétrécit quand l'objet regardé est très rapproché. Cette propriété de l'iris de s'élargir ou de se resserrer lui permet de ne laisser entrer dans l'œil qu'une quantité déterminée de lumière. Aussi quand la lumière est vive, la pupille devient petite, elle devient au contraire très grande lorsque la lumière diminue d'intensité. La volonté est impuissante à produire les mouvements de l'iris, mais on obtient la dilatation soit en regardant un objet très éloigné, en regardant dans le vide, soit avec des agents médicamenteux; la fève de Calabar rétrécit, la belladone dilate la pupille.

A la partie supérieure de l'angle externe de l'œil est placée la *glande lacrymale* qui sécrète les larmes, liquide incolore, alcalin, contenant surtout du chlorure de sodium.

Les larmes s'étalent par les seuls mouvements de l'orbiculaire qui produisent le clignement et se répandent sur toute la surface du globe de l'œil.

La sécrétion des larmes est continue et se trouve sous la dépendance du *nerf lacrymal*. Les larmes s'évaporent en grande partie; le restant s'accumule dans l'angle interne de l'œil et de là se rend dans les *canaux lacrymaux*, le *sac lacrymal* et le *canal nasal* pour arriver jusque dans les fosses nasales. Dans les narines les larmes se dessèchent pour former croûtes et mucosités.

La face antérieure du globe de l'œil est revêtue d'une membrane muqueuse, la *conjonctive*, qui en se prolongeant passe sur la face interne des paupières.

LE SENS DE L'AUDITION ou de L'OUIE. — Il a pour effet de faire percevoir les ondes sonores que les corps en vibration produisent dans l'air ou dans l'eau. Le sens de l'ouie réside dans l'appareil auditif qui est l'oreille et qui comprend l'*oreille externe*, l'*oreille moyenne* et l'*oreille interne*.

86. — L'OREILLE EXTERNE. — Elle comprend le pavillon

de l'oreille ou *conque*, que l'on voit de chaque côté de la tête et le conduit auditif externe formé par un cornet acoustique; il est peu sensible par lui-même. Le pavillon de l'oreille sert à recueillir les ondes sonores à les concentrer; il ne sert que peu à renforcer les sons et ceux qui en sont privés n'éprouvent pas de modification sensible dans la finessse de l'ouïe, mais il a une grande utilité pour juger de la *direction* des sons. En effet, si on aplatit fortement le pavillon contre la tête, on est désorienté quant à la direction dans laquelle viennent les sons. *Le conduit audilif externe* transmet les sons par la *colonne d'air* qui se trouve dans son intérieur et les parois cartilagineuses et osseuses qui le forment. Ce conduit auditif est remarquable par sa sensibilité toute spéciale; à son entrée se trouvent des poils de fortes dimensions et dès que ces poils sont touchés ou dès qu'une excitation se porte un peu plus profondément, il survient soit

l'envie de vomir, soit un sentiment de malaise et de trouble général qui nous avertit du danger que court l'appareil de l'audition. Dans ce canal se trouvent les glandes cérumineuses qui secrètent le *cérumen*.

Le cérumen a pour effet de retenir le *corps* qui pourrait s'introduire dans le fond du conduit au-

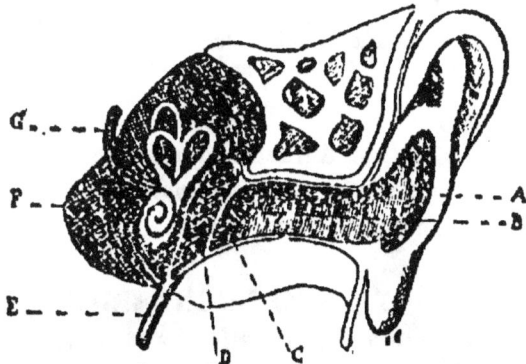

Fig. 23. — Appareil de l'ouïe chez l'homme.
a pavillon de l'oreille. — *b* conduit auditif externe. — *c* membrane du tympan. — *d* caisse du tympan. — *e* trompe d'Eustache. — *f* limaçon. — *g* nerf acoustique.

ditif externe et nuire au fonctionnement du tympan. Les sons et les bruits rassemblés dans l'oreille externe sont transmis à la membrane du tympan qui est au fond du conduit auditif.

87. — L'OREILLE MOYENNE OU CAISSE DU TYMPAN.

— Le tympan est destiné à recevoir les vibrations sonores ; la caisse du tympan contient une chaîne d'osselets qui facilitent la transmission des ondes sonores. Chez l'Homme, la chaîne des osselets est formée de 4 petits os (*marteau, enclume*, os *lenticulaire* et *étrier*) articulés et se trouve entre

2

la membrane du tympan et la membrane de la fenêtre ovale, *l'oreille interne.*

L'oreille moyenne comprend en plus deux organes : en arrière, les *cellules mastoïdiennes*, en avant la *trompe d'Eustache.* Les cellules mastoïdiennes sont des cavités irrégulières remplies d'air destinées à augmenter la cavité tympanique.

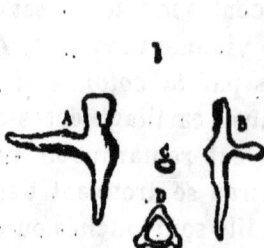

Fig. 24. — Osselets de l'ouïe vus séparément

a marteau. — b enclume. — o os lenticulaire. — d étrier

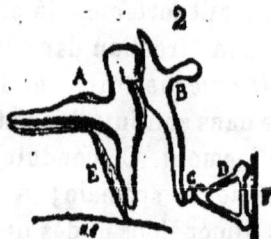

Fig. 25. — Osselets de l'ouïe vus dans leur position naturelle.

e membrane. — f fenêtre ovale du tympan.

La trompe d'Eustache est un canal long qui va de la caisse du tympan à la partie nasale du pharynx pour établir communication entre ces deux cavités.

88. — L'OREILLE INTERNE. — Elle comprend : *les sacs membraneux (Utricule et sacsule)*, les *canaux semi-circulaires* et le *limaçon* ; le nerf auditif vient s'y terminer. Le *limaçon* est un canal circulaire tout particulier, long et très compliqué, s'enroulant comme un escalier en spirale. Le limaçon est l'organe essentiel de la perception musicale ; c'est dans le limaçon que se trouvent les organes de *Corti*, petits organes articulés au nombre de trois ou quatre mille.

L'oreille interne, ou labyrinthe dans lequel se trouve un liquide, reçoit les terminaisons du nerf auditif, ou nerf de la huitième paire, qui sont ébranlés par les vibrations de ce liquide dans lequel ils baignent.

89. — LE SENS DU TOUCHER. — Il nous permet de comprendre la pression que les corps exercent sur nos téguments et la chaleur de ces corps. Le sens du toucher comprend tout le tégument externe, mais il est spécialement développé à la pulpe des doigts, sur les lèvres et sur la langue. Il a pour organe les terminaisons nerveuses intra-épidermiques pour la sensation de chaleur et les papilles dermiques nerveuses qui contiennent des corpuscules destinées à donner les impressions de contact et de compression. Le dos de la main est plus apte à apprécier les différences de température; la paume de la main (pulpe de doigts) est plus apte à apprécier la forme des corps. Ici l'épiderme forme des papilles creuses en lignes concen-

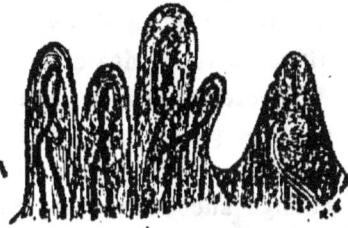

Fig. 26. — Papilles vasculaires et nerveuses de la pulpe des doigts.

triques qui sont remplis par les dermes et dans lesquelles se terminent les nerfs spéciaux du toucher.

40. — L'ODORAT. — Le sens de l'odorat, ou sens olfactif, nous permet la perception des odeurs et a pour siège les fosses nasales. L'olfaction ne siège que dans la partie supérieure des fosses nasales, où se trouve distribué le *nerf olfactif*, nerf de la sensibilité spéciale qui donne la sensation des odeurs, tandis que les parties inférieures des fosses nasales, où se trouvent les rameaux du nerf trijumeau, sont le siège de la sensibilité générale et président à la nutrition de la muqueuse olfactive. Ce nerf sert d'une manière indirecte à l'olfaction tout en étant indispensable à l'intégrité de ce sens.

41. — LE SENS DU GOUT. — Le sens du goût nous permet de recevoir les impressions spéciales produites par certaines substances sapides.

Le sens du goût a pour siège la surface de la langue. Ces sensations sont localisées dans les papilles linguales, petites saillies qui se trouvent en grande quantité et où viennent se distribuer les nerfs du goût. Les principaux agents nerveux sont le nerf lingual et le glosso-pharyngien.

42. — LA PEAU. — La peau protège l'organisme contre les blessures et les influences nuisibles; elle élimine des matières liquides et gazeuses et constitue le principal organe du toucher. La peau couvre toute la surface du corps et se trouve liée avec les membranes muqueuses qui garnissent l'intérieur de nos organes. La peau se compose de deux couches superposées : du *derme* et de l'*épiderme*.

Le *derme* forme un tissu destiné à supporter l'épiderme. Le derme renferme des vaisseaux sanguins, des nerfs, des organes glandulaires et des éléments musculaires lisses.

L'*épiderme* est la partie extérieure de la peau. Il est formé dans la partie qui touche au derme des cellules cylindriques, constituant ce que l'on appelle corps muqueux, dont la forme change successivement et finit à la surface extérieure par des cellules aplaties cornées, des simples plaques, la *couche cornée*, qui est la partie extérieure de la peau. Dans la partie tout à fait superficielle de l'épiderme la couche cornée se sépare de l'épiderme, se détache et tombe sous forme de petites écailles de pellicules ou cellules desséchées, ce qu'on appelle la *couche furfuracée*, furfure qui s'enlève au moindre frottement. Outre cette desquamation, l'épiderme est pourvu de bourgeons particuliers qui produisent les poils, les ongles. Les follicules pileux sont toujours accompagnés de glandes sébacées et se trouvent dans le derme. Les ongles ne sont autre chose que des poils modifiés et agglomérés sous forme d'écailles. Le poil est vivant, surtout vers la base; quand il blanchit, c'est toujours par son extrémité libre et cette décoloration est due surtout à la présence d'air entre les éléments qui le composent.

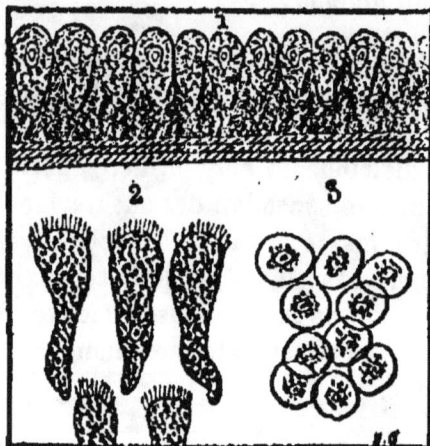

Fig. 27. — Tissu épidermique ou épithélial.

1, épithélium cylindrique. — 2, épithélium à cils vibratiles. — 3, épithélium pavimenteux.

La peau possède un pouvoir d'absorber faible, mais elle est très perméable aux gaz et les miasmes pénètrent très facilement dans l'organisme par la peau. La peau est pourvue d'organes secréteurs: ce sont les glandes sudoripares et les glandes sébacées. Les glandes sudoripares sont très nombreuses : 2 à 3 millions et très irrégulièrement disséminées. La quantité de sueur secrétée par les glandes sudoripares est très variable. On évalue la sueur de 24 heures à 1 kilogr. 300, contenant 15 à 20 grammes de parties solides; mais, sous l'influence d'un exercice violent, la sécrétion peut s'élever à 400 grammes par heure au lieu de 40 à 50 grammes; la grande quantité de parties solides ainsi éliminée explique l'affaiblissement que provoque une transpiration prolongée.

Les glandes sébacées se trouvent sur presque tous les points des téguments et secrètent le *sébum* qui est un mélange de matières grasses et albumineuses. Le sébum imbibe les poils et graisse toute la surface de l'épiderme, ce qui augmente, son imperméabilité.

La glande mammaire est formée par la réunion de 15 à 20 glandes sébacées.

La peau est pourvue d'une grande sensibilité, qui nous prévient des dangers qui nous menacent, grâce aux papilles qui se trouvent immédiatement sous l'épiderme et contiennent des filets nerveux sensitifs. Sous la peau se trouve un tissu adipeux d'épaisseur variable suivant les individus et qui donne aux formes du corps leur rondeur agréable.

48. — L'APPAREIL RESPIRATOIRE. — Il préside à la fonction de la respiration dont le but est d'introduire dans notre sang le corps nécessaire à la vie, l'*oxygène*, qui est pris dans l'air atmosphérique et d'éliminer du sang l'*acide carbonique*, qui peut devenir nuisible. Pendant la respiration, la cage thoracique est alternativement agrandie et diminuée. L'introduction de l'air et son expulsion se font par les mouvements de l'inspiration et de l'expiration : pendant l'inspiration, l'air est attiré à l'intérieur; pendant l'expiration il est expulsé dehors. L'appareil respiratoire comprend les *fosses nasales*, le *larynx*, la *trachée*, les *bronches* et les *poumons*.

44. — LES FOSSES NASALES. — Les fosses nasales sont une cavité qui débouche en arrière par deux ouvertures dans l'arrière-gorge ou pharynx où se croisent le canal alimentaire et le canal respiratoire. Cette cavité est divisée en deux par une cloison et se termine extérieurement par les deux narines.

45. — LES NARINES. — Les narines sont garnies intérieurement d'une muqueuse où se trouvent les glandes qui contribuent à maintenir la surface toujours humide. Les narines possèdent le sens de l'odorat et sont garnies intérieurement de nombreux poils qui empêchent le passage des poussières et autres corps étrangers qui flottent dans l'air que nous inspirons.

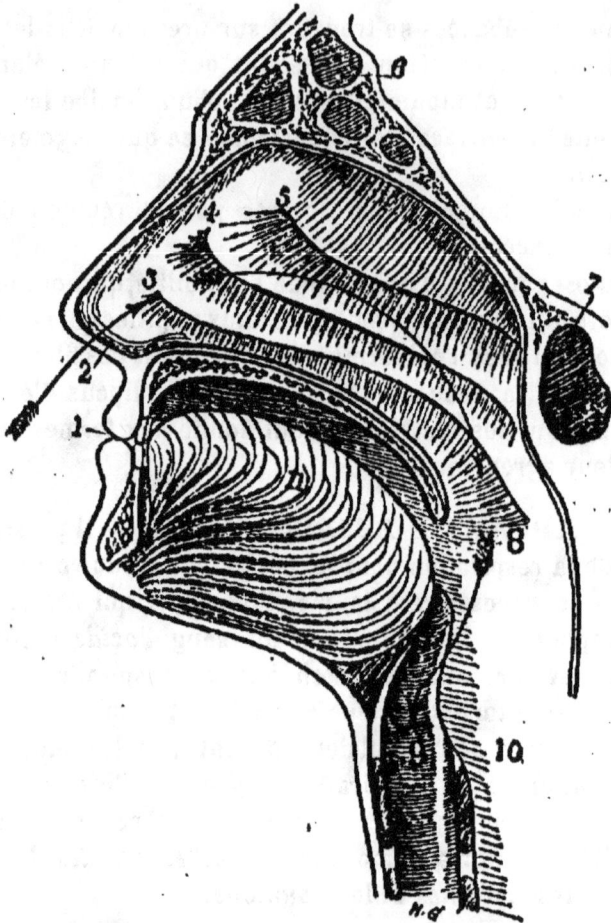

FIG. 28. — Organe de l'odorat et respiration.

1, bouche. — 2, ouverture des fosses nasales. — 3, cornet inférieur. — 4, cornet moyen. — 5, cornet supérieur. — 6, sinus frontaux. — 7, sinus sphénoïdal. — 8, ouverture postérieure des fosses nasales. — 9, larynx.

Les fosses. — Les fosses nasales préparent l'air de la respiration en le mettant dans le même état de chaleur et d'humidité que la surface pulmonaire avec laquelle il va se trouver en contact. Pour cela, les fosses nasales sont tapissées par une muqueuse riche en sang et par suite très chaude; comme on le voit, la respiration normale doit se faire par les narines et non par la bouche. Il y a même danger e respirer par la bouche quand on se trouve dans un milieu très froid et très sec.

46. — LE LARYNX. — Le larynx est l'organe essentiel de la voix et du chant; comme toutes les parties de l'appareil respiratoire il est remarquable par son élasticité. Formé de cartilages et de tissus élastiques et musculaires, cette élasticité ramène toujours le canal à sa forme primitive. Au milieu de ces cartilages, il y a un espace vide pour le passage de l'air.

Le larynx n'est qu'une portion modifiée de la trachée formant trois rétrécissements appelés cordes vocales; le rétrécissement inférieur constitue la véritable *glotte* et le *véritable orifice phonateur*; selon que la glotte se rétrécit plus ou moins par ses muscles et les vibrations des bords de la glotte, le chant et la parole acquièrent diverses intonations. La glotte est munie d'un couvercle, *épiglotte*, qui bouche l'orifice du larynx lorsque nous avalons des aliments et les empêche ainsi de pénétrer dans le larynx.

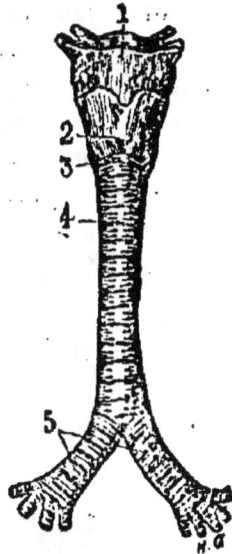

Fig. 29. — Canal qui conduit l'air aux poumons.

Larynx. — 4, trachée-artère. — 5, bronches.

47. — LA TRACHÉE. — La trachée est un tube cylindrique formé de cartilages qui le maintiennent constamment ouvert. Il fait suite au larynx et se trouve placé au-devant de l'œsophage. Par l'action des muscles du cou la trachée *descend pendant l'inspiration* et son calibre devient plus large. *Pendant l'expiration*, elle *monte*, s'allonge et se rétrécit.

48. — LES BRONCHES. — Les bronches sont deux conduits qui partent de la trachée et se rendent dans les poumons. Dans les poumons les bronches se divisent en plusieurs rameaux qui se terminent en culs-de-sac ou ampoules. Chaque cul-de-sac ou ampoule est formé de plusieurs cavités ou alvéoles séparées par une cloison. L'échange et l'absorption des gaz se font à travers ces cloisons.

49 — LES POUMONS. — Ils sont placés dans la cage thoracique au nombre de deux ; l'un est placé à droite, l'autre à gauche. Les deux poumons sont formés par un tissu mou, spongieux, qui comprend l'ensemble des ramifications bronchiques et les vaisseaux qui font circuler le sang. Chaque lobe du poumon est formé par la réunion de plusieurs *lobules* et chaque lobule est formé par les ampoules ou culs-de-sac accolés les uns sur les autres. Le sommet de chaque ampoule se continue avec une ramification bronchique.

L'air arrive des poumons et sort environ 18 fois à la minute. Pour y pénétrer, il passe par les fosses nasales, l'arrière-gorge, le larynx, la trachée et les bronches. Le mouvement respiratoire est facilité par une membrane séreuse formée de deux feuillets : un feuillet adhère aux poumons, c'est la *plèvre pulmonaire*, l'autre aux côtes et au diaphragme, c'est la *plèvre pariétale* (voir respiration cutanée,).

Nous introduisons par jour dans notre poumon 10 mètres cubes d'air, (dix mille litres), et nous expulsons une quantité d'air un peu moins forte. Nous retenons environ 1/50 de l'air inspiré. L'air inspiré perd l'oxygène qui est remplacé en grande partie par l'acide carbonique ; sur 1/5 d'oxygène que les 10 mètres cubes d'air contiennent et qui donnent en poids 2 kil. 1/2 d'oxygène environ, le poumon retient 750 grammes, ou

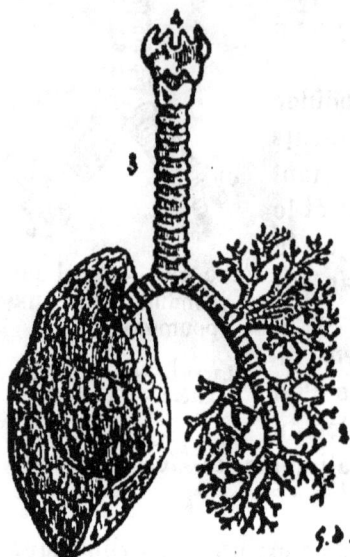

Fig. 30. — Poumons et trachée-artère de l'homme.

1, poumon droit. — 2, bronches et ramuscules bronchiques. — 3, trachée-artère. — 4, larynx ou organe de la voix.

en volume 530 litres. En échange, l'air expiré contient 850 gr. d'acide carbonique, en volume 400 litres.

L'acide carbonique expiré provient du sang veineux qui se débarrasse de ce produit d'excrétion et se charge d'oxygène pour passer à l'état de sang artériel.

50. — L'APPAREIL DIGESTIF. — Il a pour but de nourrir

le corps. A cet effet, il transforme les aliments, de manière à les rendre plus aptes à passer dans l'économie, à être absorbés, à en retirer tous les principes nourriciers (ce que l'on appelle *assimilation*) et à rejeter au dehors la partie non utilisée.

Il y a des aliments qui sont directement absorbés, mais la majeure partie déposée dans le tube digestif doit subir l'action des succs sécrétés par les organes diges-tifs et se modifier pour pouvoir être absorbée, empor-tée par la circu-lation, afin de pas-ser dans l'écono-mie. Aussi les substances ali mentaires que nous absorbons parcourent diver-ses parties du ca-nal digestif et sont soumises à diver-ses actions méca-niques et chimi-ques qui les flui-difient et les transforment.

L'appareil di-gestif est un long tube qui com-mence à la bou-che et finit à l'a-nus. Il comprend la *cavité buccale*, *les dents*, *les glan-des salivaires*, *les amygdales*, *le pharynx*, *l'œso-phage*, *l'estomac*, *l'intestin grêle*, *le gros intestin* et *le rectum*.

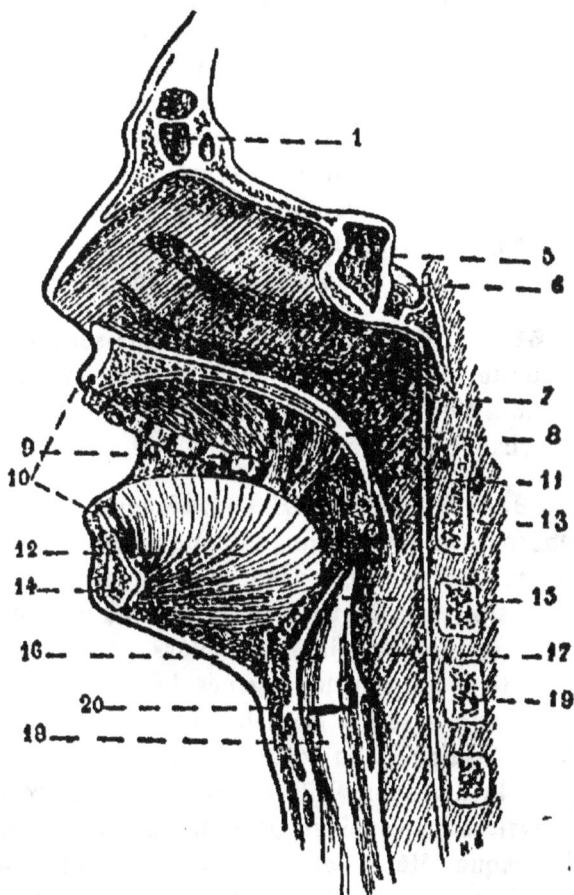

Fig. 31. — Bouche et pharynx.

1, sinus frontaux. — 2, cornet supérieur. — 3, cornet moyen. — 4, cornet inférieur. — 5, sinus sphénoïdal. — 7, ouverture de la trompe d'Eustache. — 8, voile du palais. — 9, pilier antérieur du voile. — 10, ouverture buccale. — 11, pilier postérieur. — 12, langue. — 13, amygdale. — 14, mâchoire inférieure. — 15, portion du pharynx. — 16, épiglotte. — 20, cavité du larynx.

51. — LA BOUCHE. — La bouche est limitée à l'entrée par les deux lèvres. Elle communique aussi bien avec l'appareil respiratoire qu'avec le tube digestif. La cavité buccale est recouverte par une muqueuse riche en papilles et en glandes. On y voit la saillie des mâchoires, les dents, la partie intérieure des joues, la langue et la voûte du palais. La langue repose sur le plancher de la cavité buccale. Le plafond de la cavité buccale est formé par le palais dont la partie antérieure est osseuse (*palais dur*) et la partie postérieure molle. Cette partie molle du palais, qui forme avec la racine de la langue l'isthme du palais, est appelée *voile du palais* ; au milieu est pendue *la luette* et sur les côtés se trouvent deux plis, les piliers qui descendent vers la langue et l'isthme du gosier; c'est entre ces deux piliers que se trouve de chaque côté une glande appelée l'*amygdale*.

52. — LES DENTS. — Les dents sont au nombre de 32 chez l'adulte, 16 à chaque mâchoire : en avant les 4 incisives, en dehors à droite et à gauche une canine, et encore plus en dehors, de chaque côté, les molaires.

53. — LA LANGUE. — La langue est formée d'une masse charnue ou muscle lingual, auquel elle doit sa mobilité et sa forme, qui est recouverte d'une épaisse muqueuse (muqueuse linguale), sur laquelle se trouve les glandes salivaires et une foule de petites saillies, appelées papilles linguales ou papilles gustatives qui sont les organes du goût.

La langue sert à la gustation, au langage, à la mastication, à la déglutition et au toucher. La salive joue un très grand rôle dans la digestion. Elle est sécrétée par trois paires de glandes salivaires. La principale paire, la *glande Parotide*, se trouve située de chaque côté de l'oreille au-dessous de la peau. Elles déversent la salive dans la bouche par un orifice placé sur la paroi interne de la joue.

54. — LA GLANDE SOUS-MAXILLAIRE se trouve de chaque côté et sous la mâchoire inférieure, *la glande sub-linguale* de chaque côté et sous la langue.

Les aliments solides introduits dans la bouche subissent la première phase de la digestion, la *mastication*, qui a pour but de diviser les aliments solides par les dents, *l'insalivation*, qui a pour but d'humecter et de modifier les aliments solides par

— 13 —

la salive, la *déglutition*, qui a pour but de les porter vers le pharynx pour passer dans l'estomac par l'œsophage.

La mastication chez l'homme est mixte et participe à la fois de celle des carnivores et de celle des herbivores, vu la nature mixte de son alimentation. La mastication est indispensable pour que les aliments puissent être digérés. Pour la viande et les matières azotées la mastication n'a pas besoin d'être poussée très loin mais on doit procéder à une très longue mastication pour les aliments végétaux, car la plupart des matières nutritives

végétales se trouvent renfermées dans des capsules ou enveloppes en général très réfractaires à l'action des sucs digestifs. La mastication doit être très longue afin de déchirer les cellules. Pendant la mastication l'action

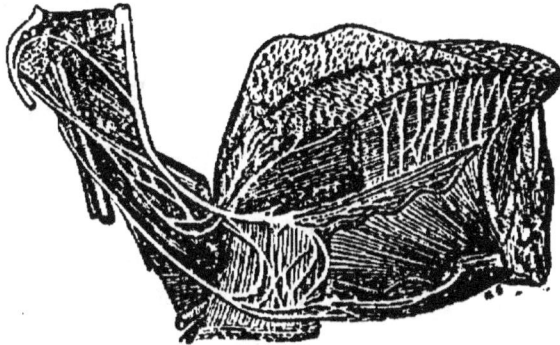

FIG. 32. — Langue avec ses papilles et ses nerfs.

des mâchoires divise les aliments, tandis que la langue, les lèvres et les joues poussent et maintiennent les substances alimentaires entre les dents.

L'insalivation se fait par les glandes salivaires et autres glandes disséminées dans la cavité buccale : glandes des joues, glandes des lèvres, de la langue, de la voûte palatine et celles du voile du palais.

La salive est un peu différente suivant qu'elle provient de telle ou telle glandes. La salive parotidienne est très liquide et renferme du phosphate et du carbonate de chaux. Aussi cette salive mêlée à des matières coagulables pendant la nutrition, laisse-t-elle précipiter son phosphate de chaux qui se dépose entre les dents et à leur surface et forme le *tartre dentaire*. La *salive sous maxillaire* est filante, visqueuse et alcaline, la *salive sublinguale* est très épaisse et très visqueuse.

La salive est alcaline. Elle renferme une substance organique azotée appelée *ptyaline* ou *diastase animale* qui possède la propriété de transformer *l'amidon*, substance insoluble, en *glycose* ou *sucre*, substance soluble.

55. — DÉGLUTITION. Quand l'aliment a été assez broyé et mêlé à la salive pour pouvoir glisser à la manière des liquides, il est soumis à une pression depuis la cavité buccale jusqu'à l'orifice cardiaque de l'estomac : il quitte la cavité buccale pour suivre le canal pharyngien et œsophagien.

L'œsophage est un long tube musculeux très extensible. Il constitue la continuation du pharynx, s'étend le long du cou, traverse le diaphragme, pénètre dans la cavité abdominale et se continue avec l'estomac. L'endroit où il se termine s'appelle *cardia*. Il amène les aliments de la gorge à l'estomac.

56. — L'ESTOMAC. — L'estomac est une poche où séjournent les aliments qui y arrivent par la déglutition. Certains aliments ne font que traverser l'estomac, les autres s'arrêtent en général dans l'estomac d'autant plus longtemps qu'ils sont plus difficilement attaquables; les aliments que l'estomac ne peut attaquer restent dans sa cavité très longtemps. L'estomac, situé dans l'abdomen transversalement au-dessous du diaphragme, se termine à chaque extrémité par un orifice. L'orifice droit se nomme *pylore*, l'orifice gauche *cardia*. Dans sa moitié gauche, qui renferme la cardia, l'estomac est intimement relié à la rate; dans sa moitié droite, par le *pylore*, il est relié à l'intestin grêle.

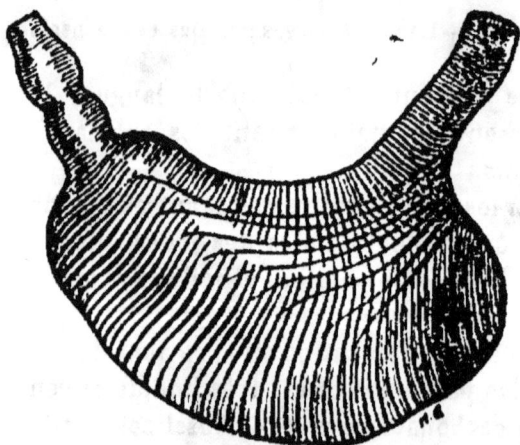

FIG. 33. — Estomac, fibres musculaires

L'estomac comprend une couche musculaire qui produit les mouvements péristaltiques de l'estomac et une muqueuse assez épaisse qui sécrète le suc gastrique. Les contractions péristaltiques de la couche musculaire sont excessivement douces et lentes. Elles transportent le contenu de l'estomac du cardia au pylore et de là, dans l'intestin. Les aliments qui se trouvent dans l'estomac subissent une sorte de brassage qui les mêle au suc gastrique.

Dans la muqueuse qui tapisse l'intérieur de l'estomac, se trouve une grande quantité de glandes, parmi lesquelles se trouvent les glandes cylindriques qui sécrètent le suc gastrique qui digère les m tières albumin ides.

Le *suc gastrique* est un liquide très tenu contenant du phosphat de soude et du chlorure de sodium et une matière organique nommée *pepsine*. La pepsine agit sur les matières albuminoïdes des aliments et les transforme en *albuminose* ou *peptone*.

L'estomac est l'organe essentiel et principal de la digestion d'une certaine catégorie d'aliments; c'est là que les aliments surtout les albuminoïdes, se transforment et se liquéfient pour devenir des albumines ou liquides spéciaux, nommés *peptones*, éminemment propres à être absorbés par la muqueuse intestinale. Lorsque la digestion gastrique est terminée, l'estomac contient une sorte de bouillie claire très complexe formée de peptones ou matières digérées par la pepsine, des matières amylacées transformées en sucre par la salive, des corps gras légèrement émulsionnés par les mouvements et d'autres matières qui résistent à l'action du suc gastrique.

C'est ce mélange de diverses substances et de la grande quantité de suc gastrique qui constitue la bouillie nommée *chyme*.

Le chyme quitte l'estomac, traverse le pylore et passe dans l'intestin.

57. — L'INTESTIN GRÊLE. — Il fait suite à l'estomac, sa longueur est de 5 à 7 mètres. Pour se loger il est enroulé dans la partie centrale de la cavité du ventre et maintenu dans cette position par les deux feuillets d'une membrane appelée *péritoine*. On distingue trois parties : le *duodenum*, le *jejunum* et l'*iléon*.

La muqueuse de l'intestin grêle possède un très grand nombre de glandes, de plis et vélosités. Elle absorbe les sucs alimentaires utiles à nos organes avant leur arrivée dans le gros intestin. L'intestin sécrète les sucs entériques et pancréatiques. Le suc entérique est sécrété par les glandes de *Lieberkühn* et sous l'influence des acides. Ce liquide est destiné à achever la transformation des albuminoïdes en peptones et à délayer le contenu intestinal.

58. — LE SUC PANCRÉATIQUE. — Entre la rate et le duodenum se trouve une glande longue, plate, formée de lobules en grappes, que l'on appelle pancréas.

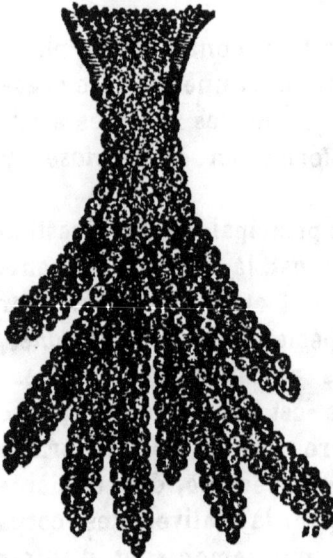

Fig. 34. — Glande pepsique composée.

Le pancréas sécrète le suc pancréatique qui s'écoule dans le duodenum. Le suc pancréatique, semblable à la salive, est un liquide alcalin qui contient un ferment nommé pancréatine. Le suc pancréatique agit sur les amidons et les transforme en sucre, sur les albuminoïdes et les transforme en peptones, sur les graisses qu'il émulsionne, c'est-à-dire les délaie et divise tellement, qu'elles restent longtemps en suspension et peuvent être absorbées par les villosités intestinales. Les aliments modifiés par les sucs entériques et pancréatiques, parcourent l'intestin grêle sous l'influence de ces mouvements péristaltiques qui sont toujours lents et faibles. Si pour une cause quelconque ce mouvement est exagéré, nous éprouvons des douleurs connues sous le nom de coliques.

L'estomac absorbe très peu de son contenu. Au contraire, dans l'intestin l'absorption se fait avec une très grande rapidité. La richesse ou la pauvreté du sang en principes à absorber et l'état de la circulation influent beaucoup sur , rapidité et l'intensité de l'absorption.

59. — LE GROS INTESTIN. — Il a une longueur d'un mètre environ, il est dépourvu de villosités et prend le nom de cœcum dans la partie qui fait suite à l'intestin grêle. Le cœcum à la forme d'un cul de sac et se trouve placé dans la partie inférieure du flanc droit. Il est pourvu d'un prolongement ayant la forme d'une plume d'oie de 5 à 8 centimètres de longueur que l'on appelle appendice iléocœcal. La partie qui vient après le cœcum porte le nom de côlon. Le gros intestin se termine par le rectum et débouche à l'extérieur par l'orifice que l'on nomme l'anus.

Le gros intestin reçoit le résidu de la digestion destiné à être expulsé, chez l'homme l'action digestive du gros intestin est nulle. Cependant les substances qui ont échappé à l'absorption sont reprises par le courant sanguin et le gros intestin peut très bien absorber des liquides que l'on y introduit directement.

La défécation est l'acte final qui consiste à rejeter le résidu de la digestion et les *débris de l'épithellum* dont l'ensemble est désigné sous le nom de *fèces*. L'expulsion des matières fécales est facilitée par les mucosités qui humectent les parois de l'intestin et par les contractions de l'anus.

60. — LE FOIE. — Le Foie est un énorme viscère qui occupe la partie supérieure droite de la cavité de l'estomac. Il exerce une action sur la composition du sang, la formation et destruction des globules, surtout des globules rouges, et a pour fonction spéciale de produire du sucre. Le foie peut être considéré comme composé de deux glandes distinctes qui se pénètrent réciproquement: la *glande biliaire* qui sécrète la *bile* et le *foie glycogénique* qui produit du sucre qu'il verse dans les veines sus-hépatiques. Ce sucre se produit aux dépens d'une matière *glycogène* ou amidon animal et d'un ferment *diastasique*, analogue à la diastase salivaire, qui transforme le glycogène en glycose, comme la diastase fait pour l'amidon végétal. Cette fonction *glycogénique* du foie se trouve réglée par le système nerveux. Aussi en pratiquant une piqûre à la quatrième ventricule on provoque le *diabète artificiel*.

La bile s'écoule dans l'intestin grêle par le canal *cholédoque*. La bile est neutre ou légèrement alcaline. Elle est nécessaire à la digestion intestinale et l'absorption, elle est indispensable pour aider la chute des anciens éléments et la restauration des nouveaux.

Les aliments ingérés sont modifiés par l'appareil digestif, il en résulte un suc alimentaire pour nourrir notre sang. Les aliments liquides sont immédiatement avalés. L'eau, les sels solubles, le sucre ne subissent aucune modification avant de se mêler au sang; les aliments solides subissent la mastication qui se fait par les muscles masticateurs des maxillaires et des dents. La salive humecte et ramollit les aliments mâchés et transforme l'amidon végétal en sucre. La partie liquide des aliments avalés (Eau, sels dissous, le sucre) est absorbée par les vaisseaux sanguins de la paroi stomacale, qui forment par leur réunion un conduit nommé *porte veine*, et se mélange au sang qu'il rencontre dans les ramifications de la *porte veine* Ce mélange est transporté par la porte veine dans le foie qui le transforme en glycose ou sucre. Le sang qui sort du foie répand ce glycose dans tous nos organes où sa consommation donne la chaleur indispensable à la vie.

La partie restante des aliments est transformée en une bouillie alimentaire nommée *chyle*, les albuminoïdes sont dissouts par le suc gastrique, les corps gras ingérés sont maintenus liquides grâce à la température assez élevée de l'estomac (30 à 40 degrés).

Le chyle ou la partie utile de nos aliments solides est absorbée par les vaisseaux chylifères qui appartiennent au système lymphatique, qui absorbe les corps gras.

Tout ce qui reste dans l'estomac après l'absorption est chassé dans le duodenum.

L'estomac contient une grande quantité de gaz formée par l'air avalé avec la salive, de l'acide carbonique et de la vapeur d'eau qui se forment pendant la digestion.

Dans le duodenum le bol alimentaire est mélangé à la bile, au suc pancréatique et suc intestinal et se transforme en un liquide soluble, qui est absorbé par les vaisseaux chylifères lesquels le versent dans le sang.

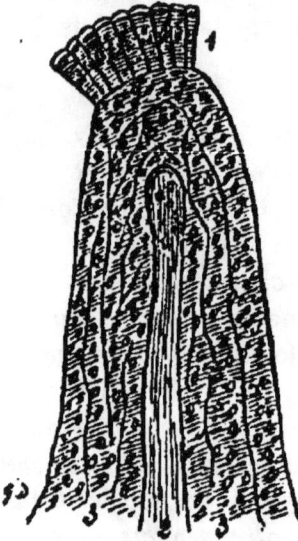

FIG. 35. — Villosités intestinales pendant l'absorption.
1, épithélium cylindrique à la surface de la villosité. — 2, vaisseau chylifère central. — 3, vaisseaux sanguins.

61. — DE LA NUTRITION. — La nutrition est l'ensemble des actes qui assurent notre existence et apportent à l'organisme les matériaux nécessaires pour reconstituer tout ce qui est usé. La nutrition comprend la digestion, l'absorption, la circulation.

Tous les éléments anatomiques sont baignés dans le sang, c'est dans le sang qu'ils trouvent les matériaux dont ils ont besoin pour *assimiler* et abandonnent dans ce même milieu, les substances qui ne leur sont plus utiles résultant de la *désas-*

similation. Pour que la nutrition se fasse normalement, la composition de son milieu, qui est le sang, ne doit pas subir de grandes modifications, sinon, les éléments de nos tissus subiront des modifications et il résultera une altération matérielle dans la fonction de l'organe. Pour que la composition du milieu intérieur reste la même, certaines substances sont emmagasinées et mises en réserve pour ne reparaître dans le sang que selon le besoin de nos tissus. C'est ainsi que la glycose provenant de la digestion intestinale se fixe dans le foie, que la graisse s'accumule dans les cellules adipeuses et y reste comme réserve pour fournir au besoin de la combustion. Outre les substances propres à être assimilées, le sang apporte aux tissus le gaz oxygène qui, par la combinaison avec les matériaux, constitue la source de toutes les activités nutritives et fonctionnelles. Le sang fournit donc le combustible et le gaz comburant dont les phénomènes d'oxydation ou de combustion sont l'origine des différentes forces déga-

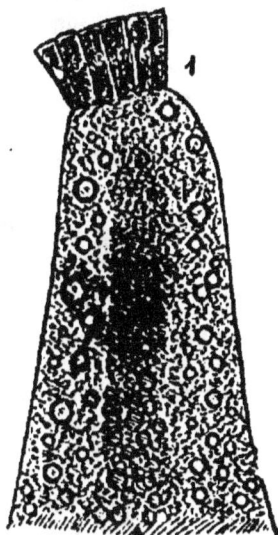

FIG. 36. — Villosité pendant la résorption intestinale; la graisse envahit le corps de la villosité.

gées par les éléments anatomiques tels que : contraction musculaire, courant nerveux, etc... Chaque élément anatomique vivant, possède la propriété commune, la faculté ou le pouvoir d'attirer à lui tous les principes indispensables à son existence et qui sont contenus dans le sang qui le baigne. Il se les incorpore pour un certain temps, puis il les rejette après leur avoir fait subir des modifications. L'organisme tout entier est donc le siège d'une perpétuelle circulation de matières et d'un mouvement nutritif indispensable à la manifestation de toutes les autres propriétés, sensibilité, contractibilité, etc...

L'acte par lequel les principes nutritifs deviennent semblables à l'élément vivant et sont incorporés à ce même élément es désigné sous le nom *d'assimilation*. L'acte par lequel les principes qui étaient incorporés à l'élément vivant cessent d'être semblables à celui-ci et sont rejetés porte le nom de *désassimilation*.

62. — L'ASSIMILATION. — L'assimilation est un acte ou phénomène chimique d'un mécanisme intime spécial, un *acte vital*, que seule la substance vitale possède. C'est ainsi que le globule sanguin qui baigne dans le sérum sanguin attire à lui et assimile surtout les sels de potasse; or, le sérum sanguin en contient très peu mais est très riche en sel de soude. Chaque élément choisit dans le milieu intérieur ses substances qu'il incorpore.

63. — LA DÉSASSIMILATION. — La désassimilation est un phénomène chimique d'oxydation qui transforme la substance que l'élément anatomique doit rejeter; l'oxydation est accompagnée d'un dégagement de chaleur qui produit les différentes forces, telles que la chaleur, le travail mécanique du muscle, phénomène de conduction nerveuse, etc...

L'APPAREIL GÉNITO-URINAIRE. — Les reins, la vessie, le canal de l'urètre constituent *l'appareil urinaire* chargé de la sécrétion urinaire et de son émission. *L'appareil génital* comprend les testicules, le pénis, la matrice et le vagin et préside à la fécondation et la reproduction de l'espèce.

64. — LES REINS. — Les reins au nombre de deux se trouvent de chaque côté de la colonne vertébrale, au-dessus d'eux se trouvent placés deux petites glandes nommées *capsules surénales*.

Chaque rein débouche dans la vessie par un conduit nommé *Uretère.* L'urine sécrétée par les reins passe par l'uretère dans la vessie où elle s'accumule. Les reins ne forment aucun principe nouveau et l'*urée* que l'on trouve dans l'urine était primitivement dans le sang.

65. — LA VESSIE. — La vessie est un réservoir où passe l'urine sécrétée par les reins. Elle occupe la partie supérieure du bas-ventre, entre les deux conduits uretères, et possède un orifice dans la partie appelée *col de la vessie*. La vessie est tapissée d'un épithélium et formée de *couches musculaires*. Les muscles de la vessie sont en contraction lente mais très élastique, ce qui permet à la vessie d'être très dilatable et de laisser accumuler une grande quantité d'urine; ses dimensions sont variables. Vide, elle occupe un petit espace mais se dilate à mesure qu'elle s'emplit et peut contenir 500 à 600 grammes de liquide.

Quant la vessie est trop pleine, il se produit une irritation de la fibre musculaire qui se contracte et la vessie laisse sortir l'urine. Lorsque la vessie est enflammée, les parois musculaires sont moins élastiques, la réaction se fait plus vite et les besoins d'uriner sont plus fréquents. L'urine traverse le col de la vessie, la prostate, et pénètre dans le canal de l'urètre, où l'urine se trouve en contact de la *muqueuse* prostatique qui est très sensible. C'est l'action de l'urine sur cette muqueuse qui provoque la sensation ou le besoin d'uriner.

66. — L'URÈTRE.

— L'urètre, chez l'homme, est un canal membraneux de 15 cent. de longueur et sert à l'expulsion de l'urine et du sperme. Il commence à la vessie, traverse la prostate et s'étend jusqu'au gland, à sa partie postérieure il est entouré par la prostate; c'est dans cette partie que débouchent les canaux des vésicules séminales. Cette partie prostatique est le siège de prédilection de la blennorrhagie chronique, de la spermatorrhée et des pollutions nocturnes, le canal se termine par le méat urinaire qui est une fente verticale de 5 à 7 mill. ayant deux lèvres appliquées l'une à l'autre.

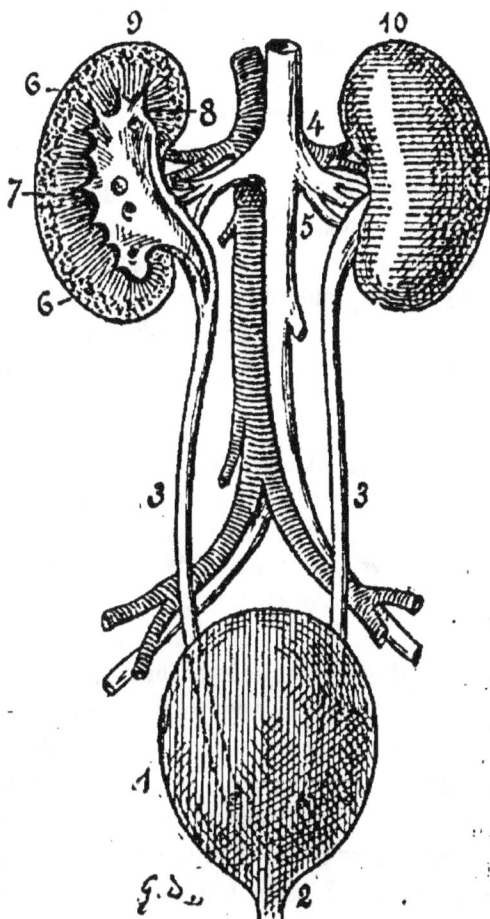

Fig. 37. — Appareil de la secrétion urinaire. 1, vessie. — 2, col de la vessie. — 3-3, urétères. — 4, artère renale. — 5, veine renale. — 6, substance corticale. — 7, substance tubuleuse ou médullaire. — 8, calices. — 9, rein droit, coupe verticale. — 10, rein gauche entier.

L'urètre se dilate facilement et on peut y passer aisément

une bougie grosse comme le petit doigt, mais à l'état de repos, ses parois sont très rapprochées.

67. — LA PROSTATE. — La prostate est un organe dur composé de tissus fibreux, de glandes et muscles. Étant traversée par l'urètre, la prostate l'entoure de façon à pouvoir l'oblitérer complétement, ce qui permet la rétention de l'urine dans la vessie à l'état de repos. Quand la prostate s'hypertrophie, elle forme un obstacle au passage de l'urine et constitue une cause principale de rétention d'urine chez les vieillards.

La prostate occupe la partie postérieure de la verge, il est facile de constater sa présence sous la peau par le toucher.

L'urètre se prolonge jusqu'au gland et débouche au dehors par l'orifice nommé le *méat urinaire*.

L'expulsion de l'urine nommée miction, se fait par l'urètre ; chez la femme le canal de l'urètre est court et se dilate facilement, il débouche à la partie supérieure de l'entrée du vagin.

L'APPAREIL GÉNITAL DE L'HOMME — Il comprend les *testicules* et l'ensemble des *canaux excréteurs*.

68. — LE TESTICULE. — Le testicule ou glande séminale est la partie la plus importante de l'appareil génital de l'homme. Il prépare et sécrète la matière fécondante, le *sperme*. Il comprend deux glandes enfermées dans une poche nommée bourse, qui est divisée en deux par une cloison. *La bourse* est placée au-dessus de la racine de la verge et la peau qui la couvre se nomme *scrotum*. Le testicule est la partie principale de la génération chez l'homme et produit les filaments spermatiques ou spermatozoïdes, éléments indispensables à la reproduction de l'espèce. L'intérieur du testicule est composé de canaux séminifères où se forment les spermatozoïdes. Le testicule est pourvu de deux canaux différents qui débouchent dans les deux *vésicules séminales*, sorte de réservoirs qui reçoivent et conservent le sperme.

Les deux vésicules séminales sont situées dans la partie inférieure du bassin entre la prostate et la vessie. Elles sécrètent un liquide ressemblant au blanc d'œuf qui se mélange intimement au sperme. Les vésicules séminales débouchent dans l'urètre par un canal qui y amène le sperme.

La verge ou le penis est située entre le testicule et le pubis ;

cylindrique et allongé, le corps du penis est formé par deux corps caverneux et l'urètre, ces deux corps caverneux sont séparés par une paroi inférieure, formant sillon, dans lequel est logé l'urètre, par où est expulsé le sperme et l'urine. L'extrémité du penis est recouverte par une partie un peu renflée nommée *gland*, à cause de sa ressemblance avec le fruit du chêne. La partie intérieure du gland est la partie la plus sensible de l'organe génital masculin. Au sommet du gland s'ouvre l'urètre. Le gland est recouvert d'une muqueuse fine légèrement rosée. Le penis est recouvert par une peau très fine d'une extrême mobilité, au bout du penis la peau qui le recouvre se ro!onge et forme u nrepli

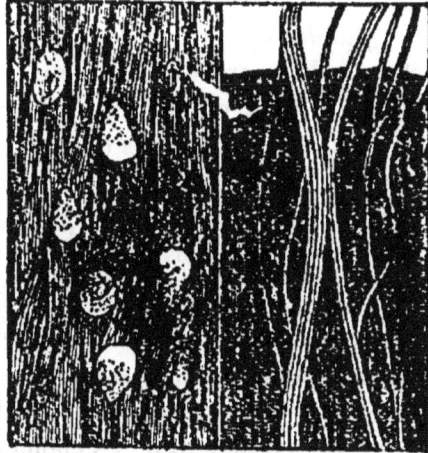

Fig. 33
Tissu conjonctif   Tissu conjonctif
cellulaire.   fibreux.

nommé *prépuce*, qui recouvre le gland en partie ou complètement. Lorsque le prépuce est long, son extrémité se rétrécit et entoure le gland si étroitement qu'il ne reste qu'une petite ouverture de la grosseur d'un pois pour la sortie de l'urine et du sperme; il devient tout à fait impossible de mettre le gland à nu et faire passer le prépuce en arrière du gland (voir phimosis et circoncision).

69. — LA PROSTATE. — La prostate est formée de plusieurs glandes en grappe dont l'ensemble a la grosseur et la forme d'une châtaigne ordinaire, la grosse extrémité se trouve en haut. Elle est placée entre la vessie et le rectum et entoure le col de la vessie et une partie de l'urètre, elle est traversée par le canal éjaculateur qui vient des vésicules séminales et débouche dans l'urètre.

La prostate est formée d'une substance compacte dure au toucher que l'on peut facilement sentir en introduisant le doigt dans l'anus. La prostate secrète un liquide blanc visqueux transparent et communique avec l'urètre par des canaux excréteurs au nombre de 10 ou 15. Dans les maladies de l'urètre te la blennorrhagie, la prostate s'enflamme, acquiert un volume considérable et rend difficile la miction et la défécation. Souvent chez l'homme âgé, la prostate augmente de volume, devient dure et met obstacle au passage de l'urine.

Les glandes de Cooper sont deux petites glandes jaune rougeâtre de la grosseur d'un petit pois situées en avant de la prostate. Elles sécrètent un liquide incolore, visqueux qui se rend dans l'urètre par des canaux excréteurs.

Les glandes de Littre sont très nombreuses; elles sécrètent un liquide épais, transparent qui se mélange à celui des glandes de Cooper et de la prostate, pour diluer le sperme et faciliter son expulsion.

Le sperme est le liquide fécondant sécrété par les testicules. C'est un liquide épais, opaque, d'une odeur spéciale et qui renferme une grande quantité de petits corpuscules nommés *spermatozoïdes* qui constituent l'élément fécondant.

Lors de son évacuation, il est fluidifié par les liquides sécrétés par la prostate, les glandes de Cooper et de Littre, les muqueuses de l'urètre et les vésicules séminales.

Les spermatozoïdes ou animalcules spermatiques sont de petits filaments visibles au microscope. Ils sont doués d'une très grande mobilité et en mouvement continuel. Leur vitalité est très grande. Dans les organes génitaux de la femme, ils peuvent vivre plusieurs jours tout en conservant leur propriété fécondante et leur mobilité. Le mucus de la leucorrhée et de la blennorrhagie n'a aucune influence sur eux; les liquides acides ainsi que l'urine les tuent rapidement. Les spermatozoïdes apparaissent à l'époque de la puberté et ne disparaissent qu'à un âge très avancé. Le sperme sans spermatozoïdes ne possède plus la faculté de reproduction.

L'APPAREIL GÉNITAL DE LA FEMME. — Il comprend les *ovaires*, la *trompe*, la *matrice*, le *vagin*.

70. — LES OVAIRES, sont logés dans le bassin de chaque côté de la matrice et ont la forme d'une amande; comme les autres organes de la cavité abdominale, les ovaires sont recouverts du péritoine. L'ovaire est constitué par des vésicules closes, *vésicules de Graaf*, qui produisent des *ovules* ou petits œufs.

De chaque extrémité interne de l'ovaire, part un cordon musculeux nommé ligament de l'ovaire qui maintient l'utérus dans sa position.

A l'époque de la puberté, tous les mois à peu près, une ou deux de ces vésicules de Graaf se développent complètement, se rompent et leur contenu s'échappe ainsi que l'ovule; la chute de l'ovule provoque une petite hémorragie qui est la menstruation; l'écoulement périodique du sang au dehors est appelé règles ou *menstrues*.

Ensuite, la vésicule de Graaf revient sur elle-même et se cicatrise. Après chaque époque de la menstruation, la surface de l'ovaire garde une petite cicatrice qui se fait sur le point d'où se sont détachés les ovules. L'ovule expulsé de l'ovaire peut tomber dans le péritoine et y disparaître. S'il y a fécondation, on aura une grossesse extra-utérine ou péritonéale qui n'est pas un cas normal; mais, dans les conditions normales, la fécondation de l'ovule par le sperme a lieu soit quand l'ovule se trouve dans le pavillon de la trompe et arrive à la matrice où il donne naissance à un nouvel être. Dans le cas contraire, il disparaît en se dissolvant dans le mucus des parties génitales. Deux ovules peuvent se détacher ensemble; dans ce cas, la conception donne une grossesse double. L'ovule arrivée à son développement est formée d'une enveloppe transparente; l'intérieur que l'on appelle *vitellus* est formé de petites granulations et d'un liquide contenant de l'albumine et de la graisse. Dans le vitellus, on voit le noyau nommé *vésicule germinative* qui est formé d'un liquide transparent dans lequel on distingue un noyau encore plus petit nommé *tache germinative*. La *trompe* de *Fallope* ou trompe utérine sont deux conduits qui vont des ovaires à la matrice. L'extrémité interne de la trompe s'ouvre dans la cavité de l'utérus par un orifice arrondi. Du côté externe, la trompe se termine par un orifice arrondi nommé *pavillon* qui a sur ses bords des franges dentelées.

71. — LA MATRICE OU L'UTÉRUS est un organe creux, musculeux, de peu de volume à l'état normal. Il a la forme d'une poire un peu aplatie, la grosse extrémité dirigée en haut, la petite en bas. La grosse extrémité constitue le corps, la petite le col.

L'utérus reçoit l'ovule fécondé et sert à la formation du fœtus, puis l'enfant. L'embryon se développe aux dépens de l'œuf qui a été nourri, agrandi et transformé peu à peu à l'intérieur de l'utérus. Puis, il se forme les membres, ensuite le fœtus entièrement développé. La grossesse dure neuf mois ou quarante semaines.

Le col et l'ouverture de la matrice sont contenus dans le vagin et peuvent être vus à l'examen au spéculum.

La matrice repose par sa position inférieure dans le vagin. Elle reçoit les ovules par deux orifices placés à la partie supérieure ; elle est maintenue dans sa position par les ligaments. Le col de la matrice est dur et saillant. A sa partie inférieure, le col s'ouvre par une fente transversale et se divise en deux parties ou lèvres. Chez la femme qui a eu plusieurs enfants, le col tend à s'effacer et s'aplatit. Au sommet du corps de l'utérus, s'ouvrent, en haut, l'orifice des deux trompes ; en bas, l'orifice interne du col. Pendant la grossesse, le col se ramollit et les bords de son orifice deviennent très dilatables au moment de l'accouchement pour permettre le passage de l'enfant. Durant la grossesse, la matrice augmente considérablement en volume. Au moment de l'accouchement, elle se contracte et expulse l'enfant par le vagin et la vulve. Chez les femmes bien soignées, l'appareil génital reprend sa conformation normale quelques semaines après l'accouchement. La grossesse commence à la conception et se termine avec l'accouchement. La conception et la formation du fœtus dans l'utérus ne peuvent se produire que par la pénétration du spermatozoïde dans l'œuf ou ovule féminin détaché.

72. — LE VAGIN est le conduit membraneux de 9 à 12 centimètres de longueur, dans lequel se trouve le col de la matrice. Il s'allonge et s'élargit facilement. Les parois du vagin sont molles et très rapprochées l'une de l'autre. Large dans la partie interne, le vagin est très étroit dans sa partie extérieure. Chez la femme vierge, l'ouverture du vagin est obturée par une membrane appelée *hymen* qui ne laisse qu'un petit orifice à la partie supérieure. L'absence d'hymen ne doit pas être considérée comme preuve de non virginité ; chez plusieurs vierges, l'hymen disparaît naturellement à l'âge de 22 à 25 ans, de même qu'il peut être détruit par des causes accidentelles ; chez d'autres, il n'a jamais existé. Sa présence, d'autre part, ne peut constituer un signe absolu de virginité, il peut résister ou fléchir sans se déchirer au premier rapport sexuel. Déchiré par violence, l'hymen laisse des saillies irrégulières nommées *caroncules myrti-formes.*

Dans l'intérieur des grandes lèvres, à l'entrée du vagin, se trouve un organe nommé *bulbe*; sa partie moyenne est placée entre le clitoris et le méat urinaire. Comme le clitoris, c'est un organe érectible qui sécrète un liquide visqueux destiné à humecter les parois de la vulve. Le liquide s'échappe sous l'influence des sensations voluptueuses ou désirs vénériens, comme le sperme pendant l'éjaculation, mais il ne possède ni la composition ni les propriétés de ce dernier.

73. — LA VULVE constitue l'ensemble des organes génitaux extérieurs; elle se compose de deux *grandes lèvres*, de deux *petites lèvres*, du *pénil* ou *mont de Vénus*, du *clitoris*, du vestibule de la vulve, du méat urinaire, de l'orifice du vagin, de la membrane hymen, de la fosse naviculaire.

Les *petites lèvres* et les *grandes lèvres* sont placées l'une à droite, l'autre à gauche de la vulve, et sont rapprochées de telle sorte qu'elles cachent et protègent les autres parties de cet orifice, en formant des bourrelets saillants et arrondis.

Le *pénil* ou *mont de Vénus* est la partie arrondie et saillante qui se trouve au-dessus des grandes lèvres, qui à partir de l'époque de la puberté se recouvre de poils.

Le *clitoris* est un petit organe érectile analogue à la verge de l'homme, qui est placé dans la partie supérieure du vestibule de la vulve, à l'extrémité des petites lèvres et la réunion des grandes lèvres qui le cachent. Sa longueur est de 3 à 5 millimètres. On trouve aussi des clitoris très volumineux. La structure interne du clitoris est semblable à celle du pénis. Il se compose de deux corps caverneux capables d'érection. Le clitoris est l'organe le plus sensible de l'appareil génital chez la femme, et susceptible d'érection quand on l'excite. Il est le siège des sensations voluptueuses chez la femme.

L'urètre, chez la femme, est plus court que celui de l'homme et se trouve dans la paroi supérieure du vagin. Il va presque en ligne droite depuis le col de la vessie jusqu'au vestibule de la vulve, et où il s'ouvre au-dessus du clitoris entre les deux petites lèvres.

Le *méat urinaire* est un orifice arrondi; il est situé au-dessus de l'orifice vaginal.

Le clitoris et le bulbe du vagin, par leur érection, ont pour but de provoquer chez la femme le désir des rapprochements sexuels.

74. — LE PLACENTA est un organe plat, arrondi, qui fait communiquer l'enfant avec la mère par l'intermédiaire du cordon ombilical, et assure l'échange du sang entre les deux organismes. Après l'accouchement, on lie le cordon ombilical à une faible distance du ventre de l'enfant et on le sectionne. La petite portion restée sur le corps de l'enfant tombe du quatrième au huitième jour, et forme une dépression circulaire au milieu du ventre qui est l'*ombilic*.

Les seins ou glandes mammifères sont deux grosses glandes placées dans la région supérieure de la poitrine, et se trouvent en relations intimes avec les organes génitaux. Le développement du sein commence à la puberté. Il n'est entièrement développé que chez la femme adulte. Il a la forme ovoïde et est plus ou moins volumineux. Au milieu de la face antérieure, se trouve un prolongement appelé *mamelon* qui est entouré par l'auréole généralement plus foncée.

Les canaux lactifères s'ouvrent à la pointe du mamelon par de petits orifices. Après l'accouchement, les glandes sécrètent le lait nécessaire à l'allaitement du nouveau-né.

COMMENT SE CONSERVENT
LA VIE ET LA SANTÉ

75. — Nous avons fait la description de l'organisme humain; nous allons maintenant voir comment nos organes se conservent, comment nous arrivons à conserver la santé, comment la vie se transporte et se forme dans chaque organe. Les cellules de nos organes sont en mouvement continuel et s'usent. Pour que la machine humaine puisse fonctionner et vivre, il faut lui fournir des matériaux capables de remplacer les cellules usées, réparer nos organes, et fournir la chaleur nécessaire à la vie.

L'élément qui contient cesmatériaux indispensables pour vivre, c'est le sang. De sa composition, de sa richesse dépendent, en effet, la force de l'organisme et notre santé en général. Le sang circule et pénètre partout, chaque organe puise dans le sang les substances spéciales dont il a besoin pour refaire les particules usées et abandonne tout ce qui lui est inutile.

Si chaque organe trouve dans le sang les substances nécessaires en quantité et qualité correspondantes à celles qui ont été usées et éliminées, l'équilibre normal se rétablit et les

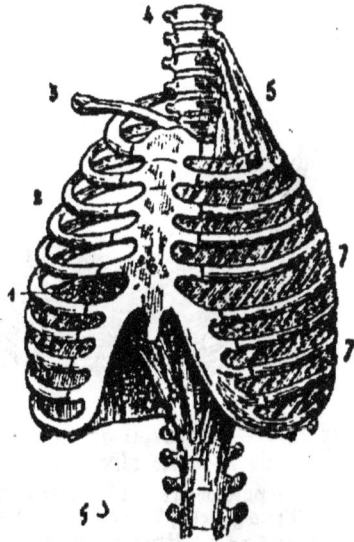

Fig. 39. — Thorax de l'homme.
1, diaphragme. — 2, côtes. — 3, clavicule droite. — 4, colonne vertébrale. — 5, muscles scalènes, élévateurs des deux premières côtes. — 6, sternum. — 7-7, muscles intercostaux.

organes restent sains et en pleine force. Si la qualité et la quantité des substances dépassent ce qui a été usé, les forces augmentent. Si, au contraire, elles sont insuffisantes, il y a diminution de forces: les organes se reconstituent, mais ils n'ont plus la même force qu'ils avaient; ils deviennent faibles et, par là, aptes à contracter des maladies.

Les aliments que nous absorbons fournissent au sang tous les principes nécessaires à sa composition ; mais, pour que le sang puisse les absorber, il faut que ces aliments soient digérés afin de transformer les principes utiles en un liquide facilement absorbable.

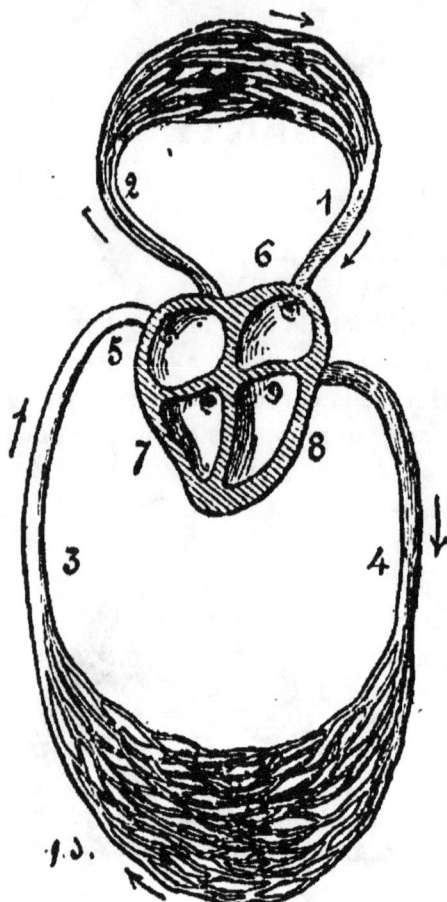

Fig. 40. — Appareil de la grande et de la petite circulation.

1, veine pulmonaire, qui ramène au cœur (oreillette gauche) le sang artériel dans les poumons. — 2, artère pulmonaire partant du ventricule droit et portant aux poumons le sang veineux. — 3, veine cave ramenant le sang veineux dans l'oreillette droite. — 4, artère aorte partant du ventricule gauche et portant le sang artériel dans toutes les parties du corps. — 5, oreillette droite. — 6, oreillette gauche. — 7, ventricule droit. — 8, ventricule gauche.

76. — IMPURETÉ ET PAUVRETÉ DU SANG. — Comme on vient de le voir, la richesse du sang dépend et de la qualité des aliments et de la digestion ; si l'estomac fonctionne bien, si la digestion se fait facilement, si, d'autre part, les aliments sont de bonne qualité et en quantité suffisante, le sang sera riche en bons matériaux pour reconstituer les cellules usées : s'il n'y a pas de cause pour troubler et altérer le sang, notre santé sera bonne. Mais si la qualité des aliments est mauvaise ou en quantité insuffisante, si la digestion est mauvaise, ils fournissent au sang des matériaux faibles et mauvais qui ne peuvent reconstituer que des cellules faibles. La circulation se fera mal, nous aurons des organes *affaiblis et sans vigueur.*

77. — LES CAUSES DES MALADIES. — Proviennent de la pauvreté du sang qui reconstitue des cellules faibles, de l'excès de travail, des exercices trop actifs et des excès qui affaiblissent nos organes, même si l'alimentation est de bonne qualité. Le sang reste quand même pauvre et les maladies surviennent; car lorsque l'organisme est fatigué, la digestion devient longue et pénible, l'estomac fonctionne mal et malgré la bonne qualité des aliments, le sang n'y trouve pas les matériaux nécessaires à sa richesse et se charge d'impuretés; les organes commencent à fonctionner de plus en plus irrégulièrement d'où un affaiblissement général. C'est ainsi que le surcroît de travail, auquel la vie moderne nous oblige, use nos forces et nos organes; cet affaiblissement nous prédispose à des maladies; les soins hygiéniques bien appliqués peuvent, dans une certaine mesure, protéger le corps et empêcher plusieurs maladies.

78. — POUR GUÉRIR LES MALADIES. — Le meilleur moyen de se guérir est celui que la nature a mis à notre disposition. Il permet de rétablir et conserver la santé. Pour cela, lorsque le sang est chargé d'âcretés et d'impuretés qui peuvent en troubler la circulation, lorsque la nature cherche à chasser et fait sortir les humeurs sur la peau en formant des boutons ou par d'autres voies et secrétions telles que : la sueur, l'urine, il faut aider la nature à rétablir la santé, à purifier le sang, non pas avec des drogues nuisibles, mais par une médication naturelle et douce composée de plantes qui sont toujours bienfaisantes. Tel est le principe de la *Médecine végétale.*

Par les éruptions, qui ne sont que l'excès d'humeurs sorties par la peau, par les irritations et inflammations, qui se produisent dans toutes les maladies, la nature nous montre qu'il faut purifier le sang, reconstituer sa richesse en principes nutritifs et empêcher son affaiblissement pour retrouver la santé.

Pour guérir les maladies, plusieurs méthodes ont été imaginées, mais toutes ont été abandonnées car elles étaient fausses et contraires à la nature. L'utilité de la *Médecine végétale* apparaît ici dans toute sa clarté et sa supériorité parce qu'elle a pour base, non pas des substances nuisibles, mais des végétaux, des sucs et des sèves de plantes créés par la nature elle-même pour combattre nos maladies. La supériorité de son traitement dépuratif est manifeste parce qu'il purifie le sang avec des plantes qui agissent comme *dépuratifs* et *toniques* à la fois.

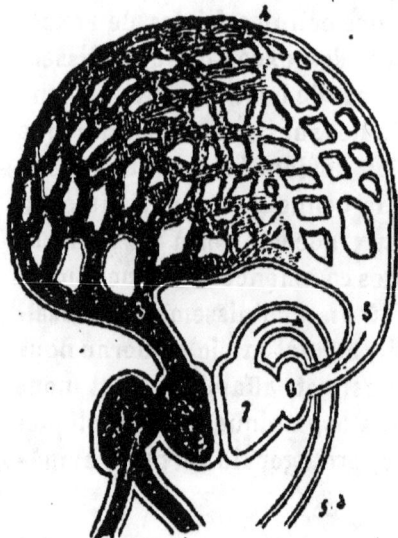

FIG. 41. — Circulation à travers le poumon.

1-2, cœur droit, sang veineux. — 3, artère pulmonaire avec ses branches qui transportent le sang veineux vers le poumon. — 4, nappe sanguine du poumon. — 5, veines pulmonaires qui ramènent le sang artériel. — 6-7, cœur gauche (sang artériel).

Le traitement végétal agit et pénètre dans la masse du sang et tous nos organes, chasse au dehors, par les intestins et les voies urinaires, les humeurs et principes irritants. En continuant le traitement dépuratif de la *Médecine végétale* le temps nécessaire — temps variable selon l'impureté et la pauvreté du sang — celui-ci élimine chaque jour une certaine quantité d'humeurs et se trouve en peu de temps purifié et régénéré. Tous les vices du sang, les engorgements qui entravaient la circulation disparaissent et les maladies les plus chroniques, qui provenaient de cette profonde altération du sang, se trouvent complètement guéries.

La Médecine végétale, par son traitement dépuratif, arrête et supprime la sécrétion des mauvaises humeurs et guérit toutes les maladies chroniques occasionnées, presque toujours, par l'impureté et l'âcreté du sang. La *Médecine végétale* guérit même lorsque le malade est atteint de plusieurs maladies à la fois....

Lorsque le malade est atteint d'une maladie incurable, ou même lorsque dans des cas désespérés le malade commence le traitement de la *Médecine végétale* trop tard, pour obtenir une guérison définitive, les effets bienfaisants de cette méthode donneront à son sang une pureté et une richesse telles que le mal ne pourra plus faire de progrès et lui procurera un soulagement certain. La *Médecine végétale* pourra donc, même dans ces cas, prolonger pendant fort longtemps son existence.

79. — LES MÉDICAMENTS employés pour traiter les maladies sont fournis par les végétaux et les minéraux. Les produits chimiques sont des substances étrangères qui provoquent dans l'organisme des perturbations fonctionnelles. Leur usage prolongé ou l'abus font plus de mal que de bien, très souvent les dégâts qu'ils ont causés persistent fort longtemps et même toute la vie. Ce sont surtout l'estomac, le foie et les intestins qui en souffrent. Avec des médicaments à base de végétaux, on peut agir sans crainte, les effets produits sont réparateurs et le résultat est obtenu sans aucun trouble ni lésion : cela s'explique facilement lorsque l'on veut se souvenir que les végétaux sont des remèdes naturels et qu'ils ont une affinité physiologique avec notre propre substance. Bien dosés, admirablement sélectionnés et employés selon nos

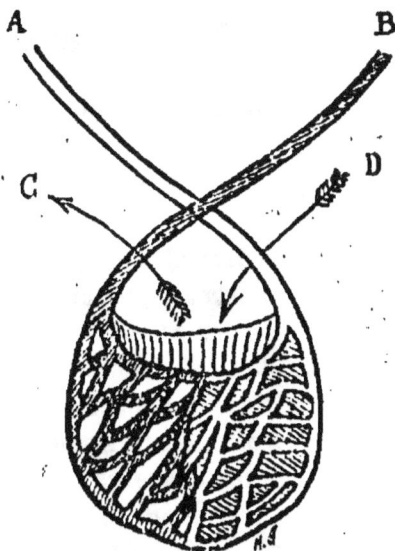

Fig. 42. — Vésicule pulmonaire. Circulation du sang et de l'air.

a sang rouge ramené par la veine pulmonaire. — *b* sang noir ramené par l'artère pulmonaire. — *c* sortie de l'air. — *d* entrée de l'air.

indications, les malades en retirent toujours un grand profit et une guérison définitive.

La *Médecine végétale* a sur l'organisme une action douce et bienfaisante, elle n'amène aucune irritation, aucun trouble, aucune altération ou affaiblissement et son traitement dépuratif et régénérateur est infaillible. Les cures admirables qu'elle a obtenues, le succès toujours croissant qu'elle acquiert auprès du grand public sont des preuves suffisantes pour que nous puissions conseiller franchement aux malades de s'adresser à la *Médecine végétale* en toute confiance; ils en obtiendront : *guérison, force, vigueur et santé.*

80. — AVIS TRÈS IMPORTANT. — Lorsque l'amélioration est grande, le malade ne ressent en général plus rien et se croit guéri. Il est indispensable de ne pas cesser le traitement, car, en général, le sang n'est pas complètement purifié et régénéré. En arrêtant trop tôt l'usage des médicaments on risque une rechute qui pourrait redevenir aussi grave que la maladie à son apogée.

MALADIES

81. — On divise les maladies en deux catégories : les maladies chroniques et les maladies aiguës.

Les maladies aiguës sont toujours accompagnées de fièvre, leur marche est rapide et leur durée qu'elle que soit l'issue, est de 40 jours environ ; les maladies chroniques sont rarement accompagnées de fièvre, leur marche est très lente, elles peuvent durer quelquefois des années. Les soins hygiéniques et l'action bienfaisante d'un bon traitement peuvent abréger considérablement la durée de ces maladies. Les maladies chroniques forment dans ce volume, un livre à part où toute maladie est décrite avec tous les renseignements indispensables à une bonne et prompte guérison. Les maladies aiguës sont placées à la suite et par ordre alphabétique. Le malade et son entourage y trouveront toutes les instructions et le meilleur traitement pour les guérir.

MALADIES CHRONIQUES

82. — MALADIES DE LA PEAU. — La mission que nous nous sommes proposée, en écrivant ce livre, est de vulgariser les moyens de guérir toutes les maladies qui ont pour cause les *vices du sang*, et de les prévenir même aux premiers symptômes avec la médecine végétale, afin d'éviter les ravages manifestes qu'elles occasionnent en les transmettant à nos générations. La race humaine s'affaiblit tous les jours en donnant naissance à un nombre considérable de sujets scrofuleux et rachitiques : la cause principale et essentielle de tant de ravages existe dans la *masse du sang*. L'hérédité joue un très grand rôle dans toutes ces affections et on peut dire sans exagération que tous ces scrofules, ces rachitismes dépendent des pères et mères chez qui le sang s'est altéré et qui ont transmis à leurs descendants du sang vicié, qui engendre les maladies.

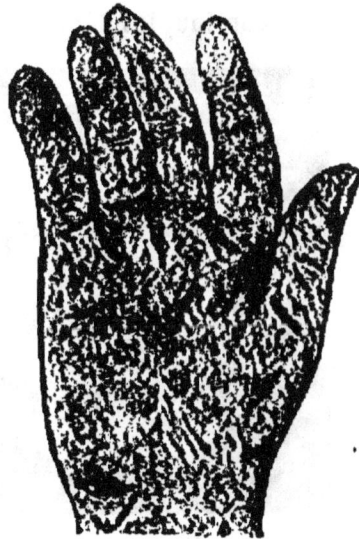

Fo. 43. — Eczéma kératodermatique.

Toutes les maladies de la peau, quel que soit leur siège, ont pour cause unique une disposition générale : *vice du sang*. Elles sont l'expression d'une diathèse goutteuse, herpétique, syphilitique ou arthritique, mais la cause fréquente qui provoque les maladies de la peau est le mauvais fonctionnement du tube digestif. Si l'estomac digère mal, si le foie est malade, le produit de la digestion sera vicié, le sang s'altère ; d'où un trouble général dans la nutrition de nos organes et de la peau.

Les maladies de la peau sont aiguës ou chroniques. Dans les cas aigus que l'on nomme éruptions cutanées, le mal arrive à son développement en 2 ou 3 semaines, ensuite il va en diminuant et la guérison arrive assez vite.

Les maladies de la peau sont caractérisées par des éruptions, boutons, pustules, plaques, rougeurs qui apparaissent sur la peau accompagnées de cuissons, démangeaisons, quelquefois même de douleurs. Ces éruptions sont produites par l'âcreté et les humeurs dont le sang est saturé et qu'il rejette vers la peau. Et à mesure que le sang s'en débarrasse, ces impuretés se renouvellent et l'envahissent de nouveau. Toutes ces manifestations naissent, vivent et se perpétuent d'une manière chronique ; elles sont rebelles aux traitements généralement employés comme Iodure, arsenic, mercure qui, sans guérir les malades, altèrent les fonctions des organes digestifs, produisent le dépérissement et fatiguent les malades en ruinant leur constitution ; les purgatifs à jeu continu, les dépuratifs de toutes espèces qui sont mal digérés, les tisanes, cataplasmes, une foule de pommades astringentes et même caustiques sont toujours sans aucun résultat et nuisent dans tous ces cas.

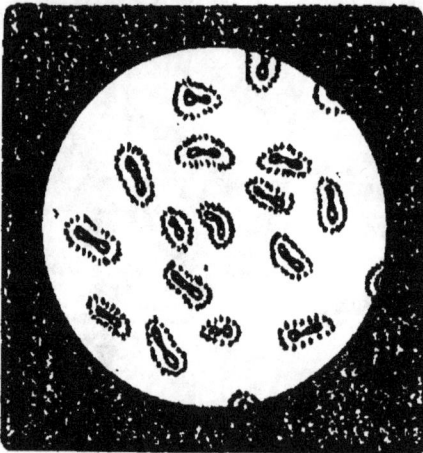

Fig. 41. — Pneumocoques.

Nous voyons tous les jours surgir une foule de formules de toute nature plutôt externes qu'internes. Erreur funeste que nous ne cesserons de combattre ; les médicaments externes seuls, pommades, topiques de toute espèce s'adressent exclusivement à la lésion, mais ne peuvent pas guérir la cause, la source même de la maladie étant dans le sang. Le traitement externe peut soulager momentanément, mais guérir jamais. Il adoucit la peau mais ne fait pas disparaître la maladie ; seul un traitement dépuratif interne est capable de guérir. En effet il faut bien se pénétrer de ceci : ces maladies ont leur siège dans le sang, et pour les guérir, il faut détruire les humeurs nuisibles et toutes les impuretés qui viennent du dedans et se trouvent dans le sang. En un mot, il faut purifier le sang. Si les dépuratifs employés jusqu'à ce jour n'ont jamais guéri radicalement et ont souvent eu le grave inconvénient de faire fixer le mal sur les muqueuses ou même sur un organe sain et, par là, provoquer une maladie grave avec des accidents de toute nature, c'est parce que leur composition est désastreuse, mal . étudiée et avec des substances mal associées.

83. — LE DÉPURATIF PARNEL de la *Médecine végétale* est un traitement dépuratif d'une efficacité remarquable, qui s'adresse à la cause même, qui purifie le sang, rétablit la nutrition ainsi que les fonctions digestives. Son action est infaillible sur la masse du sang. Les résultats admirables, les cures inespérées qu'il obtient tiennent uniquement à ce que le Dépuratif Parnel de la *Médecine végétale* purifie réellement le sang, améliore la vicieuse nutrition et reconstitue le terrain affaibli. Le malade retrouve une nouvelle énergie de résistance, une vitalisation nouvelle. Avec le dépuratif Parnel de la *Médecine végétale*, on ne connaît pas de fausses guérisons qui réapparaissent à la peau quelques semaines après, mais des guérisons réelles et radicales parce qu'il est le véritable purificateur et rénovateur non pas d'un organe, mais de tous nos tissus et de tout notre sang. Son action puissante sur les organes empêche et prévient toute altération par l'infection et les microbes qui sont la cause fréquente des maladies. L'organisme entier se trouve régénéré, la composition du sang est heureusement modifiée, ce qui empêche le développement des germes pathologiques graves. L'harmonie physiologique, qui était troublée, redevient normale.

Le dépuratif Parnel de la *Médecine végétale* empêche la formation des poisons, des toxines et des ferments anormaux qui intoxiquaient le sang.

En peu de temps, toutes les impuretés et fermentations sont éliminées progressivement, l'assimilation se fait normalement, le corps entier est rafraîchi et rajeuni, le manque d'appétit disparaît ainsi que l'anémie et l'organisme se trouve dans un état de santé parfaite; et cela sans secousse ni perturbation, mais en suivant le sens de la nature. Après la guérison, il n'y a pas à redouter que le mal se porte ailleurs. Il n'y a pas d'accidents à craindre, parce que le dépuratif Parnel de la *Médecine végétale* est à base végétale et peut être très bien supporté et bien digéré. Il facilite la digestion, fortifie l'estomac et rétablit les fonctions du tube digestif. Il aide la nature à éliminer les sécrétions âcres par les voies urinaires, intestinales et cutanées. Le dépuratif Parnel de la *Médecine végétale* a rendu la santé à des milliers de malades, qui avaient déjà subi des traitements prescrits par les médecins spécialistes les plus célèbres pendant de longs mois sans obtenir de résultat. Le dépuratif Parnel de la *Médecine végétale* guérit en quelques semaines toutes les maladies de la peau, l'herpétisme, boutons, démangeaisons, eczémas, dartres, acnés, clous, furoncles, abcès, herpès lichen, prurigos, rougeurs de la peau, mieux et plus rapidement que les autres méthodes d'un emploi aléatoire. Le traitement ne débilite pas et permet de continuer son travail.

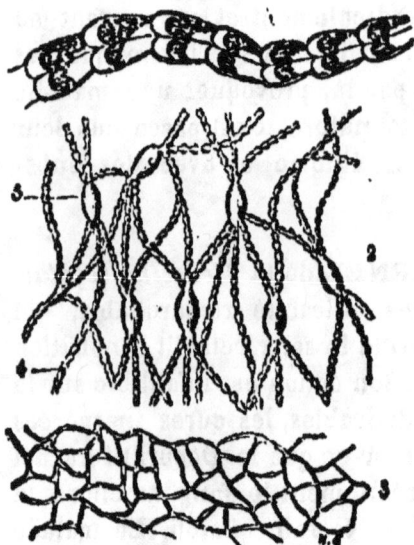

Fig. 45. — Vaisseaux et ganglions lymphatiques

1, vaisseau lymphatique ouvert, pour voir la disposition de ses valvules. — 2-4, vaisseaux lymphatiques. — 3, réseau lymphatique. — 5, ganglions lymphatiques.

Le dépuratif Parnel de la *Médecine végétale* s'adresse aussi bien aux vieillards qu'aux enfants; aux personnes robustes qu'à celles qui sont anémiées et affaiblies. Il est très agréable et facile à prendre, d'une digestion facile, n'empêche nullement de s'occuper de ses affaires aussi bien chez soi qu'au dehors. C'est le remède idéal des *maladies de la peau*.

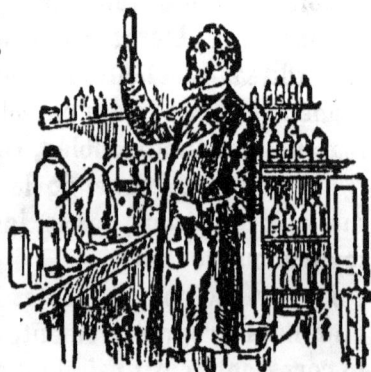

Fig. 46

Des milliers de guérisons radicales, même dans les cas les

plus rebelles, nous permettent d'affirmer 98 guérisons sur 100 malades.

Le dépuratif Parnel se prend à la dose d'une grande cuillerée à soupe avant chaque repas.

84. · AVIS POUR SUIVRE LE TRAITEMENT EN VOYAGE. — Pour faciliter l'expédition à l'étranger ainsi que pour ceux qui n'aiment pas les médicaments liquides : nous préparons le dépuratif Parnel en pilules qui sont de la même composition que le dépuratif liquide. On doit prendre deux pilules à chaque repas.

Dans toutes les maladies de la peau, il est très utile de veiller au bon fonctionnement de l'appareil digestif et des voies urinaires, éviter la constipation et s'assurer une évacuation régulière, soit par le dépuratif Parnel seul et au besoin par l'*élixir Spark* et la *Tisane orientale*. Avoir soin de laver la bouche assez souvent et nettoyer les dents avec le *dentifrice Rodol*, parce que les substances qui restent autour des dents se décomposent assez vite dans la bouche, et ont une très mauvaise influence sur l'état général. Comme régime, nous conseillons le *Régime Biologique* qui est excellent. Il faut éviter les viandes salées, la charcuterie, le gibier faisandé, le poisson de mer, supprimer les alcools. Le vin sera toujours bu coupé avec beaucoup d'eau. Manger peu pour bien digérer. On s'évite une fermentation nuisible qui donne des gaz, malaises, gonflement, ballonnement. Manger lentement, couper la viande en petits morceaux, écraser les légumes pour les transformer en purées, bien mastiquer les aliments avant de les avaler. Éviter toute substance irritante à la peau, telle que vinaigre de toilette et autres articles de parfumerie qui contiennent des acides. Il faut se servir de produits et savons doux. *En résumé, si vous avez une affection de la peau depuis de longues années, si vous avez essayé sans succès plusieurs méthodes, employez la Médecine végétale en toute confiance : elle vous guérira.*

85. — ECZÉMAS-DARTRES. — De toutes les maladies de la peau, la plus répandue et la plus dangereuse est l'eczéma : c'est une affection superficielle et inflammatoire de la peau et des membranes muqueuses. L'eczéma se présente sous deux formes distinctes *eczéma à l'état aigu* et *eczéma chronique*.

A l'état aigu l'eczéma débute par une éruption de petits boutons qui rendent la peau rouge, la partie malade gonfle et le malade éprouve une sensation de chaleur et de démangeaisons.

A l'état chronique, les éruptions eczémateuses présentent des particularités importantes suivant leur siège, leur étendue, l'âge du sujet, etc.

Dans son évolution, l'eczéma passe par trois périodes.

Période de formation. — Dans les cas les plus fréquents, on voit apparaître un nombre considérable de vésicules ou des phlyctènes (ampoules) ; d'autres fois, l'eczéma débute par une éruption de petites papules grosses comme une tête d'épingle, de coloration rose. Souvent aussi,

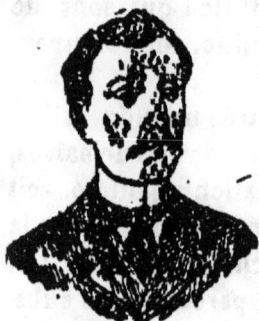

FIG. 47.

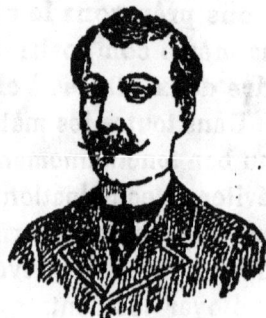

FIG. 48.

la surface garde sa coloration normale, mais se desquame et tombe sous forme de poussière fine; on voit alors apparaître des fissures et le suintement caractéristique s'établit.

Période de suintement. — La lésion primitive aboutit toujours à des exulcérations ou des fissures qui laissent suinter un liquide abondant, gommeux, jaunâtre qui empèse le linge et se concrète en croûtes; après la chute des croûtes, on aperçoit une surface excoriée rouge semée de petits points.

Période de desquamation. — Après un temps variable, la surface excoriée se dessèche, se cicatrise et devient le siège d'une desquamation épidermique incessante; la peau est luisante, les lamelles qui s'en détachent sont d'abord assez larges, puis deviennent de plus en plus petites et minces. L'eczéma est accompagné de sensation de chaleur et démangeaisons. L'eczéma siège par tout le corps, mais ses points de prédilection sont les jambes, les mains, les avant-bras, les aisselles et les parties génitales. Comme toutes les autres maladies de

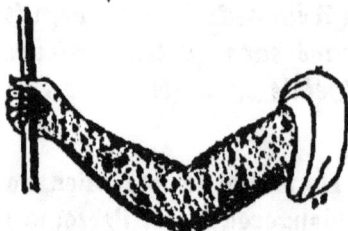

FIG. 49. — Lichen (dartres).

la peau, l'eczéma résulte d'une seule et unique cause: vice
du sang de nature arthritique, goutteuse, scrofuleuse, herpétique
ou syphilitique.

86. — L'ECZÉMA DES JAMBES. — Il est le plus fréquent
et le plus grave ; il est aussi le plus difficile à guérir. L'eczéma
des jambes peut être considéré comme étant le point de départ
des plaies et ulcères variqueux ; cette maladie si fréquente est
une complication grave des varices, parce qu'elle donne lieu trop
souvent à la gangrène et surtout parce qu'elle tient au lit des
personnes dans la force de l'âge. Ces ulcères se produisent à la
suite d'une hémorragie, d'un coup, d'une chute ou dans le cours
d'un eczéma. Leur guérison est très difficile à obtenir. Cependant
ils guérissent grâce au traitement de la médecine végétale, sans
exiger le repos tout à fait absolu.

87. — LES ECZÉMAS DE LA FACE. — Ils se présentent
sous formes de croûtes ; ils succèdent le plus souvent à la suite
d'un eczéma du cuir chevelu.

L'eczéma des oreilles est très fréquent et persistant; il dure fort
longtemps, alors que l'eczéma primitivement étendu à la face ou
au cuir chevelu a disparu, et se cantonne dans les nombreux
replis de l'oreille où il se complique de fissures parfois très douloureuses; d'autre fois, il envahit le conduit auditif, provoquant
des bourdonnements très pénibles et une surdité très accentuée.

L'eczéma des paupières s'observe surtout chez les lymphatiques et les strumeux et est caractérisé par la rougeur, de l'épaississement, des démangeaisons du bord libre des paupières qui,
parfois tuméfiées, sont recouvertes de fines croûtelles jaunâtres ; il entraîne, quand il n'est pas bien soigné, la chute,
l'atrophie ou la déviation des cils et des conjonctivites eczémateuses très graves.

88. — ECZÉMAS DES LÈVRES. — Ils sont fréquents et
très rebelles à cause du mouvement des lèvres et de leur irritation par les sécrétions nasales, la salive, les aliments. Ils s'observent chez les femmes de préférence. Ils sont caractérisés par
des lésions suintantes ou sèches fendillées, craquelées, occupant
à la fois le bord rouge des lèvres et de la peau avoisinante, se
localisant aux commissures où ils constituent des fissures, des
rhagades très douloureuses.

L'eczéma de la lèvre supérieure est souvent lié à un coryza chronique ou à un eczéma des fosses nasales, provoquant un écoulement irritant. En se desséchant, les pustules forment croûtes agglutinant les poils et provoquent des démangeaisons parfois vives ; il s'observe chez les sujets arthritiques et lymphatiques, et est caractérisé par un épaississement, une induration marquée de la lèvre.

L'EOZÉMA DU SEIN et du mamelon. — Il s'observe chez les femmes enceintes, les accouchées et les nourrices. Il est très tenace, rebelle et récidive, et peut se compliquer d'abcès.

89. — LES EOZÉMAS DES PARTIES GÉNITALES. — Il sont extrêmement fréquents et des plus pénibles ; chez l'homme, l'eczéma occupe surtout les bourses qui s'hypertrophient, s'épaississent, s'excorient, deviennent rouges et squameuses ; *les démangeaisons* sont *intenses*, quelquefois atroces, surtout au lit ; des bourses, l'eczéma s'étend à la face interne des cuisses, à la verge, au gland, au prépuce, au périnée, à l'*anus* et remonte vers le sacrum en formant des fissures, des rhagades fort douloureuses. Beaucoup d'eczémas des bourses sont dus au contact de l'urine diabétique, d'où l'indication absolue d'examiner l'urine. Chez la femme, l'eczéma des parties génitales provient fréquemment de la propagation à la vulve d'un eczéma vaginal et peut être entretenu par un écoulement leucorrhéique (voir flueurs blanches); il occupe surtout les grandes lèvres ; il peut gagner la face interne des cuisses, le périnée, l'anus, etc. Il est généralement accompagné de démangeaisons très pénibles. (Voir prurit).

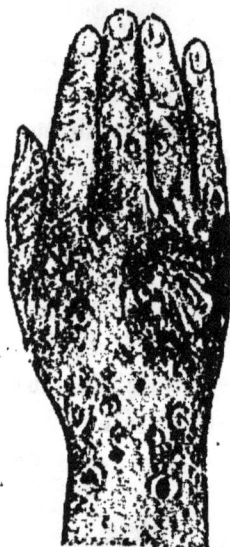

Fig. 50
Gale pustuleuse.

90. — LES EOZÉMAS DES MAINS ET DES PIEDS. — Ils sont très fréquents et très tenaces en raison de leur localisation sur les régions découvertes ou exposées à des causes d'irritation multiples. Il existe des crevasses, des fissures, des gerçures souvent très douloureuses, un épaississement de la peau. L'eczéma des mains et des pieds existe surtout chez les arthritiques et les strumeux.

91. — TRAITEMENT DES ECZÉMAS. — Le traitement classique des maladies de la peau en général et de l'eczéma en particulier comprend les purgatifs, les préparations sulfureuses et en particulier les préparations à base d'arsenic; tous ces médicaments doivent être rejetés de l'arsenal thérapeutique comme moyens inefficaces, inutiles ou dangereux car ils provoquent une grande irritation du tube digestif, et amènent de graves désordres dans notre organisme en reportant le mal à l'intérieur. En plus de cela, l'arsenic est un poison. Le traitement dépuratif de la *Médecine végétale* ne possède aucun de ces inconvénients et présente l'avantage de s'adresser à la constitution du sujet, à son état diathésique (arthritisme, névropathie, scrofule, etc.), de plus il est très simple et très facile à suivre.

Le malade prendra le *dépuratif Parnel* à la dose de une à deux cuillerées à bouche avant les repas pour les adultes, et de une à deux cuillerées à café ou à dessert pour les enfants, selon l'âge.

Pour combattre les troubles gastro-intestinaux, la constipation et rendre la digestion facile, prendre l'*élixir Spark* (une à deux cuillerées à café au milieu ou après chaque repas, soit deux cuillerées à café avant de se coucher; toujours dans un peu d'eau).

Le traitement externe consiste à appliquer matin et soir ou bien le soir seulement la *pommade Parnel* n° 1 ou bien la *pommade Parnel* n° 2 ; il est préférable d'alterner ces deux pommades et d'employer un jour l'une, un jour l'autre. En cas de démangeaisons, il faut saupoudrer les endroits enduits de ces pommades avec la *poudre dermatique Jener*.

Pour les eczémas qui sont accompagnés de démangeaisons très vives, souvent insupportables, comme les eczémas localisés aux parties génitales (bourses, vulve, etc.), il faut lotionner la partie malade avec l'*eau résolutive Soker* avant l'application des *pommades* et de la *poudre*.

Nous ne saurions trop insister sur ce *point capital* que le vrai traitement *est basé sur notre dépuratif Parnel* qui attaque la cause même des eczémas, cause qui réside toujours dans le sang. Sous l'influence de ce traitement dépuratif végétal, l'eczéma guérit relativement vite sans laisser de traces sur la peau. Il purifie le sang, modifie les diathèses arthritiques, scrofuleuses, herpétiques, goutteuses et syphilitiques; le sang est complètement et radicalement régénéré, les humeurs purifiées.

L'état actuel de la science ne possède rien qui puisse rivaliser avec le dépuratif Parnel et ce traitement végétal est très efficace dans toutes les maladies provenant d'un vice du sang.

Ce traitement dépuratif doit être continué pendant quelques semaines ; la durée dépend naturellement de l'ancienneté de la maladie et du tempérament du malade. Mais quels que soient le tempérament et l'ancienneté du mal, le malade se guérira sûrement et radicalement. Ce traitement convient à tous les tempéraments, à toutes les maladies de la peau. Les expériences faites à l'hôpital Saint-Louis et dans plusieurs autres hôpitaux, ont confirmé l'efficacité et les résultats merveilleux que l'on obtient avec ce précieux traitement.

93. — RÉGIME ET HYGIÈNE DES ECZÉMATEUX. —

L'hygiène des eczémateux est assez sévère ; presque tous digèrent mal et ont l'estomac dilaté ; ils doivent surveiller le régime alimentaire, supprimer les aliments gras et prendre peu de féculents. Les eczémateux doivent exclure de leur alimentation les excitants et particulièrement les liqueurs fortes, l'alcool, le vin pur, les poissons de mer, les coquillages, les crustacés, les salaisons, le gibier faisandé, la charcuterie, le porc salé, les fromages fermentés, les épices, en un mot tous les aliments qui sont d'une digestion difficile.

Dans les maladies de la peau, chez tous les eczémateux, il faut obtenir la régularité des garde-robes. C'est pourquoi nous insistons sur l'usage régulier de l'*élixir Spark* qui est le plus précieux spécifique des fonctions digestives et intestinales. Il est bon de prendre du lait, des compotes, pruneaux cuits, légumes verts cuits, miel, etc. Voir Régime Biologique . Il ne faut pas oublier que la plupart des maladies de la peau sont sous la dépendance du tube digestif et du système nerveux. Avec une bonne hygiène, il faut éviter les mets vinaigrés et épicés et tout ce qui irrite l'estomac, manger doucement, bien mastiquer et longtemps les aliments avant de les avaler. Enfin, il faut une grande tranquillité d'esprit, ne pas épuiser le système nerveux. Le meilleur réparateur des nerfs qui les tonifie et leur fournit les aliments réparateurs c'est le *Triogène For* ou le *Vin Galar* dont les effets sont remarquables. Avec ce traitement on obtient des résultats réellement surprenants même dans des cas très rebelles.

93.- ACNÉ. — On désigne sous le nom d'acné la plupart des lésions et troubles des glandes sébacées. Dans l'épaisseur de la peau, il existe un grand nombre de petits organes ou follicules qui sécrètent une partie grasse. Lorsque la sécrétion est très épaisse elle ne peut sortir par l'orifice de ces glandes et les dilate ; il se forme des boutons avec une petite inflammation qui se vident après quelques jours d'existence et laissent après eux des taches rouges. Les boutons apparaissent sur le visage, les épaules et la poitrine. Il existe plusieurs variétés d'acnés.

94. — ACNÉ SÉBACÉE, BOUTONS. — C'est la forme la plus fréquente. Elle occupe de préférence le visage, le dos, le thorax et s'observe généralement sur des sujets à peau grasse,

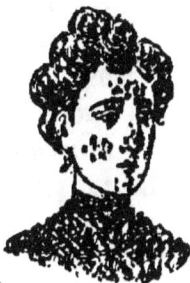

brillante, séborrhéique. Son évolution est assez lente, procédant par poussées successives, chez des sujets lymphatiques ; l'acné laisse souvent des cicatrices blanches ou brunes au visage. Les sujets atteints d'acné sébacée ou acné vulgaire sont le plus souvent des jeunes gens

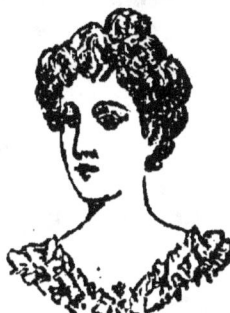

Fig 51.

Fig. 52

âgés de 15 à 25 ans, du sexe féminin peut-être plus fréquemment, à tempérament lymphatique, arthritique ou strumeux, présentant des troubles gastro-intestinaux, dyspepsie, dilatation de l'estomac, constipation, une menstruation défectueuse, l'anémie, les migraines ainsi que des troubles génito-urinaires.

95. — L'ACNÉ ROSACÉE, couperose. — C'est une inflammation très profonde des follicules qui détermine la dilatation des vaisseaux capillaires. Le sang donne à la peau un aspect rougeâtre qui fait croire à des habitudes d'intempérance. On trouve des boutons au nez, sur les joues, le front, le menton ; les joues sont gonflées, épaisses, sillonnées par de petites veines dilatées. On éprouve une sensation de chaleur fort incommode, la rougeur augmente au moment de la digestion ; plus tard, la figure et le nez sont hypertrophiés, le nez devient volumineux, irrégulier et parsemi de mamelons, les veines y sont dilatées, la coloration est livide et l'aspect peu agréable. Les femmes en sont atteintes plus souvent que les hommes.

96. — Le traitement végétal de l'ACNÉ guérit sûrement et radicalement toutes les variétés de l'acné. On prendra une à deux cuillerées à soupe de *dépuratif Parnel* avant chacun des deux principaux repas. Pour combattre les troubles gastro-intestinaux, constipation, dyspepsie, il faut faire usage de l'*Élixir Spark* à la dose de une à deux cuillerées à café après chaque repas dans un peu d'eau. Tous les soirs avant de se coucher, toucher tous les boutons d'acné avec une petite éponge ou un tampon de ouate hydrophile imbibée d'*Eau résolutive Soker* qui tonifie le tissu dermatique, laisser sécher, appliquer la *pommade Parnel* n° 1, et saupoudrer avec la *Poudre dermatique Jener*. Le matin, on enlève la pommade et la poudre avec un peu d'eau tiède. Se laver à l'eau chaude. Pour la journée, il faut simplement saupoudrer avec la *Poudre dermatique Jener*. Quand l'acné est complètement disparue, on doit continuer le *dépuratif Parnel* un certain temps pour bien purifier le sang et régulariser toutes les fonctions par l'*élixir Spark*. On devra aussi se préoccuper également de l'état général et combattre l'anémie, l'état nerveux, l'arthritisme. Voir ces maladies.

L'hygiène doit être assez sévère. Il faut supprimer les boissons alcooliques, ainsi que les coquillages, poissons de mer, viande de porc, les épices, etc., ainsi qu'il sera expliqué dans notre Régime Biologique.

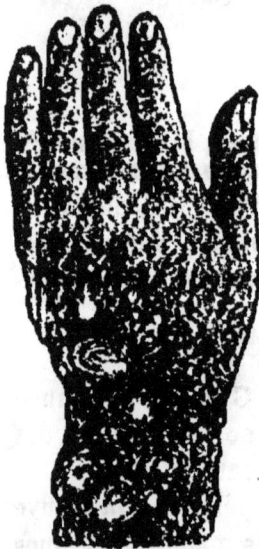

Fig. 53
Dermatite herpétiforme

97. — L'HERPÈS. — C'est une lésion cutanée caractérisée par de petites élevures épidermiques se transformant rapidement en vésicules transparentes, petites, pleines d'un liquide, le plus souvent réunies par groupes, entourées d'une auréole rouge. Ces vésicules crèvent et laissent à leur place des croûtes. L'herpès peut se développer sur toutes les régions du tégument, sur les muqueuses et autour des orifices naturels. Il existe plusieurs variétés d'herpès dont les plus fréquentes sont l'*herpès labial* ou *facial* et l'*herpès génital*.

98. — L'HERPÈS LABIAL ou FACIAL. — Il peut siéger à la face, aux lèvres, sur les muqueuses et autour des orifices naturels. Précédé généralement de sensations diverses, tensions, élancements, démangeaisons, cuisson et même un peu de fièvre, il se caractérise par des taches rosées légèrement surélevées, puis finement papuleuses, et enfin, en quelques heures, vésiculeuses; rapidement, le liquide des vésicules se trouble, se dessèche et des croûtes apparaissent fines, jaunâtres, noirâtres qui tombent. La peau d'abord rosée reprend rapidement sa coloration normale. L'évolution est très rapide et ne dure guère que 6 à 8 jours. Cet herpès apparaît généralement dans le cours d'affections fébriles, telles que bronchite, pneumonie, grippe, fièvres typhoïdes, etc.; (boutons de fièvre) chez certains sujets prédisposés, il survient à propos de causes banales, un refroidissement, une indigestion, un surmenage, une émotion.

99. — L'HERPÈS GÉNITAL. — Il est localisé aux organes génitaux. Il survient chez les femmes jeunes, sujettes à des pertes, assez souvent aux moments des règles; il est précédé de malaises, fièvre et envahit les grandes et petites lèvres, la face interne des cuisses, le périnée, l'anus. Les vésicules forment des groupes isolés, puis confluents, d'où le nom d'*herpès vulgaire confluent*, et occupent toute la région génitale. Leur évolution est rapide et s'accompagne d'un gonflement des grandes et petites lèvres, la douleur est vive et les plus légers mouvements sont pénibles; les ganglions de l'aine peuvent s'engorger et deviennent douloureux. L'*herpès génital récidivant* se présente avec les mêmes caractères que le précédent, mais diffère par la particularité que, chez l'homme, il occupe le *gland* et surtout le *prépuce* qui est tuméfié et œdématié; chez la femme, il siège sur la portion vaginale de la vulve. Précédé généralement par de la cuisson, du prurit, de la douleur, il forme quelque groupes de vésicules qui donnent lieu à de petites ulcérations nommées chancre volant. Cette variété d'herpès récidive, est très fréquente et s'observe chez les syphilitiques et arthritiques nerveux de préférence. L'herpès génital est une affection des plus tenaces et des plus rebelles.

100. — LE TRAITEMENT VÉGÉTAL DE L'HERPÈS. — Il modifie le terrain ainsi que l'état diathésique, c'est pourquoi il finit toujours par guérir celte désespérante maladie.

Il faut prendre le *dépuratif Parnel* (une à deux cuillerées à soupe avant chaque repas) pour dépurer le sang et modifier l'état général. Après le repas ou le soir en se couchant deux cuillerées à café d'*élixir Spark* pour combattre l'irritation générale et

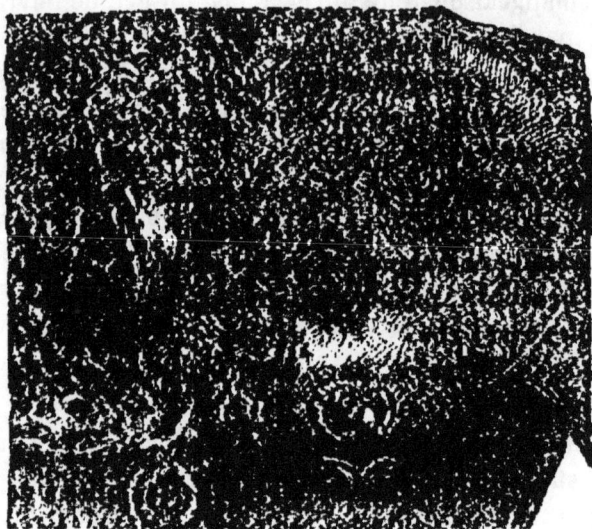

Fig. 51. — Dermatite herpétiforme en cocarde.

régulariser les fonctions digestives. Comme traitement local, on lotionnera une ou deux fois par jour à l'*Eau résolutive Soker* et on saupoudrera avec la *poudre dermatique Jener* immédiatement après la lotion. Il faut observer le Régime Biologique.

Le traitement pour les enfants consiste à lotionner les boutons avec de l'*Eau résolutive* coupée de son volume d'eau bouillie et saupoudrer avec la *Poudre dermatique Jener*. Fortifier les enfants avec le *Sirop Leber*, iodotannique phosphate.

101. — LES ENGELURES. — Elles sont trop connues pour qu'il y ait lieu de les décrire. Ce sont en somme des engorgements avec inflammation des vaisseaux lymphatiques de la peau. Pratiquement, on les divise en *engelures simples* non ulcérées et en *engelures ulcérées*. Les engelures siègent surtout aux mains, pieds, joues, nez et oreilles. On les observe surtout dans la seconde enfance, l'adolescence et la vieillesse, chez des sujets scrofuleux et lymphatiques. Les sujets prédisposés devront prendre, dès le commencement de l'hiver et même un peu avant, des précautions très grandes contre le froid. Ils porteront des vêtements chauds, des gants et des chaussures larges et bien faites; ils auront soin d'interposer entre les orteils du coton hydrophile renouvelé chaque jour; ils éviteront les brusques changements de température, la chaleur vive des cheminées, les chaufferettes. **Pour les engelures non ulcérées ou engelures simples**, il faut faire usage de la *pommade Parnel* n° 1 surtout le soir en se couchant. Après la guérison, pour se préserver, il est bon de se laver les mains avec de l'eau et un peu de teinture de benjoin et de les frotter avec du citron.

Pour les engelures ulcérées, il faut les lotionner avec de l'*Eau résolutive Soker*, bien essuyer les plaies et enduire pour la nuit avec la *pommade Parnel* n° 1. Les bains astringents locaux pour les mains et les pieds sont très efficaces; on les prépare en faisant bouillir 50 gr. de feuilles de noyer dans deux litres d'eau. Si malgré cela les engelures s'ulcèrent davantage, il faut prendre le *dépuratif Parnel* pour combattre l'âcreté du sang. Lorsque les engelures persistent, on peut être certain qu'elles sont causées par un état scrofuleux ou lymphatique et le *dépuratif Parnel* devient indispensable pour améliorer la santé générale; l'huile de foie de morue et le *Sirop iodotannique Leber* conviennent également à ces tempéraments.

102. — L'IMPÉTIGO OU GOURME. — C'est une affection fréquente caractérisée par une éruption de vésico-pustules dont le contenu est jaune doré épais. Cette humeur se sèche rapidement et forme des plaques et des croûtes plus ou moins épaisses, ressemblant à du miel, jaunâtres, brunâtres qui se détachent facilement mais se reproduisent très vite. Les vésico-pustules sont réunies en petits groupes plus ou moins nombreux ou bien forment de vastes placards épais. Leur évolution se fait par poussées successives et s'accompagne quelquefois de fièvre légère, de malaises, d'embarras gastrique, de courbature, parfois aussi d'engorgement des vaisseaux et ganglions lymphatiques; leur durée est de huit à douze jours. Quand les croûtes sont détachées, il persiste le plus souvent certaine rougeur des téguments. L'impétigo s'observe surtout sur la face, le cou et le cuir chevelu. Il provoque un léger degré de démangeaison; c'est une affection très fréquente de l'enfance et de l'adolescence surtout chez les sujets lymphatiques et scrofuleux et s'accompagne des glandes au cou. L'impétigo survient chez les enfants blonds lymphatiques ou à la suite des troubles

digestifs; mais on peut l'observer également chez l'adulte particulièrement après les excès de boisson, les émotions morales, la suppression des règles, etc. L'impétigo est contagieux et la contamination peut provenir, non seulement d'un autre sujet atteint d'impétigo, mais encore d'un foyer de suppuration quelconque que le
sujet se sera inoculé. Cette contagion d'impétigo se traduit par
l'existence fréquemment constatée de petites épidémies de
famille, d'école, de maison. Dans le temps, on croyait que le mal

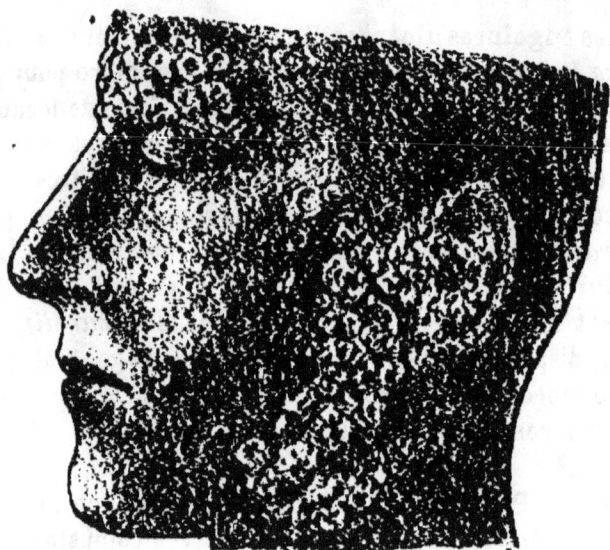

FIG. 55. — Impétigo contagieux généralisé.

pouvait rentrer et se porter ailleurs et qu'il était dangereux de
soigner la gourme. Mais ce préjugé a fait son temps et il est
prouvé au contraire qu'il faut soigner la gourme et guérir la scrofule et le lymphatisme ; sinon on s'expose à de graves maladies.
Plusieurs enfants ont succombé d'une méningite ou autre maladie
grave parce qu'on n'a pas soigné la gourme. On ne risque absolument rien lorsque le traitement est bien compris et a pour but
de tarir la source des humeurs.

103.—Traitement de l'impétigo ou gourme : Pour les adul-
tes donner tous les jours deux à trois cuillerées à bouche de
Dépuratif Parnel. Comme fortifiant on donnera le *Triogène
For* qui est le meilleur des toniques.

Pour les enfants donner tous les jours avant les repas une
cuillerée de *Sirop Leber*, dans la journée du *Triogène For*.

Pour détacher les croûtes et les faire tomber il faut les laver avec de l'eau de guimauve et mettre de petits cataplasmes adoucissants faits avec de l'eau de guimauve et farine de lin ou mieux fécule de pomme de terre. Matin et soir on appliquera une petite couche de *pommade Parnel* n° 1. Les adultes prendront l'*Elixir Spark* pour combattre les troubles gastro intestinaux. Ce traitement modifie la constitution du sujet, le guérit rapidement et radicalement en le mettant à l'abri d'une atteinte ultérieure. Pour éviter tout frottement et grattage couvrir la partie malade d'un pansement.

104. — LE LUPUS VULGAIRE. — Il est caractérisé par la production au niveau du derme de petites nodosités désignées sous le nom de tubercule lupique. Ce tubercule est petit, arrondi du volume d'un grain de millet, sa couleur est rouge jaunâtre et donne à la masse un aspect comparé à celui du sucre d'orge. Le tissu du tubercule lupique est d'une grande mollesse, friable, il n'est pas douloureux à la pression; le siège le plus fréquent du lupus est le nez et les joues; on le trouve également au niveau de la lèvre supérieure, des oreilles, des paupières. Les muqueuses, le plus souvent atteintes, sont la conjonctive palpébrale, la muqueuse nasale, les

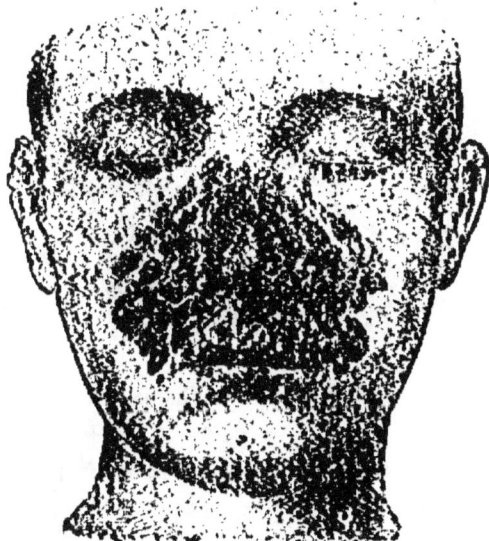

Fig. 56. — Lupus vulgaire du centre de la face.

gencives. C'est une affection des plus graves par ce seul fait que c'est une tuberculose qui peut être le point de départ des tuberculoses viscérales (pulmonaires ou ganglionnaires). En outre, il donne lieu quand il est mal soigné à des cicatrices, à des déformations et à des mutilations souvent affreuses. Le lupus est la plus grave et la plus terrible des maladies cutanées.

105. — LE TRAITEMENT VÉGÉTAL du Lupus compte plusieurs cas très satisfaisants et l'on doit l'adopter avant tout autre. Purifier complètement le sang avec le *Dépuratif Parnel* (avant chaque repas une cuillerée à soupe), après les repas et dans la journée le *Triogène l'or* ou *Vin Galar* comme tonique. Le traitement externe consiste en lotions avec *l'Eau résolutive Soker ;* après la lotion, appliquer la *Pommade Parnel n° 1.*

106. — DÉMANGEAISONS. PRURIGO, PRURIT. — Ce sont des affections cutanées, caractérisées par un symptôme commun : la démangeaison.

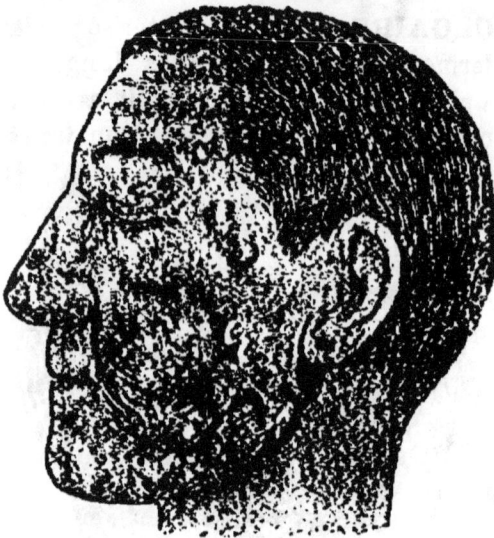

Fig. 57. — Lupus erythémateux.

On l'observe dans une foule d'affections de la peau : eczéma, psoriasis, lichen, etc., mais s'il existe sans lésion de la peau, le *prurigo* constitue une maladie essentielle due à un trouble de l'innervation de la peau. On connaît plusieurs variétés de prurigo.

107. — LE PRURIGO DE HEBRA. — C'est une maladie fréquente apparaissant le plus souvent dans la première et la deuxième enfance et ayant une durée très longue. Il débute par des poussées successives de petites papules pâles, rouges ou rosées, dures, peu saillantes, s'excoriant par le grattage ; apparaissant sur tout le corps. Ces poussées papuleuses sont très souvent précédées ou accompagnées d'urticaire. A un degré plus avancé, le *prurigo de Hebra* se caractérise par l'existence de nombreuses papules excoriées et de lésions de grattage : la peau devient sèche, rugueuse, tendue, pigmentée, surtout aux jambes et aux bras. Sur la face, au front, aux joues, les lésions sont croûteuses, eczémateuses. Les causes du prurigo sont : l'hérédité, l'arthritisme, le lymphatisme, scrofule, syphilis, en un mot les vices du sang.

108. — PRURIT GÉNÉRALISÉ. — Il est généralisé par des démangeaisons violentes survenant le jour, ou plus souvent la nuit, sous l'influence du chaud et du froid ou d'émotion, de frayeur. Au début, il n'y a pas de lésions, mais bientôt le besoin de gratter devient si impérieux que le malade produit par ce grattage des raies, rougeurs, papules, croûtes, etc. La démangeaison cesse momentanément quand la peau est excoriée, déchirée, saignante. Ce prurit finit par entraîner un état de nervosité extrême, de l'insomnie, la perte de l'appétit, l'amaigrissement et un état moral des plus inquiétants. Il s'observe chez des rhumatisants, goutteux, névropathes, mais très souvent le prurit est provoqué par une inflammation des voies digestives, maladies de l'estomac, du foie, par des affections de l'utérus, des ovaires, des reins, des nerfs.

109. — PRURIGO DES VIEILLARDS OU PRURIT SÉNILE. — Cette affection est très rebelle; elle apparaît vers l'âge de 60 ans; les démangeaisons sont violentes, intolérables, surtout la nuit, et occupent le corps entier; la peau est sèche, fanée, ridée, quelquefois presque normale. Le prurit sénile est souvent sous la dépendance d'une diathèse goutteuse.

Dans le prurigo et prurit ano-vulvaire, les démangeaisons sont localisées surtout à la vulve, quelquefois au vagin, gagnant la face interne des cuisses, le périnée et l'*anus*. Ce prurit s'observe à tous les âges, mais plus fréquemment aux approches de l'âge critique.

Le prurigo et prurit des parties ano-génitales de l'homme occupe surtout les *bourses*, l'anus, le *prépuce*

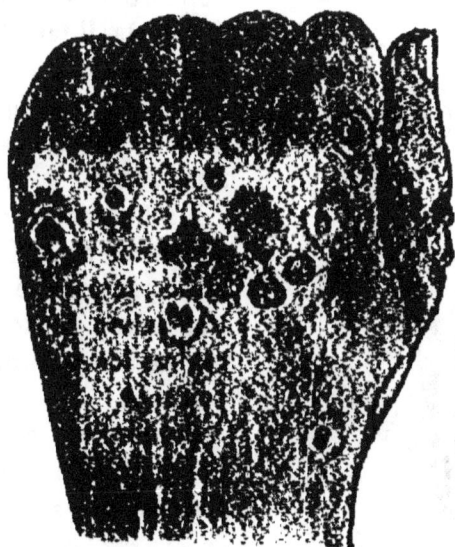

Fig. 58. — Érythème hydroa.

et le gland; il est parfois intolérable, surtout la nuit, et provoque par le grattage une irritation très vive, un épaississement du scrotum, un suintement rectal. Quand il siège à l'anus, il est souvent dû à la présence d'hémorroïdes ou de fissures anales. Le prurit des mains et des pieds est très rare, mais fort pénible et très rebelle; la cause est la même que dans le prurit généralisé.

110. — TRAITEMENT VÉGÉTAL. des démangeaisons Prurigo, Prurit. — Comme dans toutes les affections cutanées, il faut attaquer la cause même de la maladie qui est dans la masse sanguine, faire sortir l'humeur et les âcretés qui provoquent la démangeaison, rétablir toutes les fonctions et calmer le système nerveux. Prendre à l'intérieur le *Dépuratif Parnel* une cuillerée à soupe avant les repas pour purifier la masse sanguine et modifier l'état constitutionnel du malade. L'*Élixir Spark* (1 à 2 cuillerées à café dans un peu d'eau sucrée après les repas) est précieux dans les manifestations gastro-intestinales si fréquentes dans le prurigo.

Si les démangeaisons sont trop violentes, ou prendra 1 à 2 cuillerées à soupe de *Sédatif Tiber* avant de se coucher. Cette médication agit sur le système nerveux, calme les démangeaisons et procure un repos réparateur. Pour le prurigo ano-

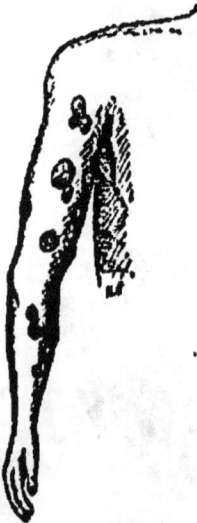

vulvaire des parties génitales, des mains et des pieds, il faut lotionner les parties atteintes avec l'*Eau résolutive Soker;* après cette lotion, le malade appliquera la *Pommade Parnel nº 1* et saupoudrera avec la *Poudre dermatique Jener.*

Il est essentiel de surveiller l'alimentation : s'abstenir de boissons alcooliques, viandes salées, le porc, le poisson de mer, etc., en un mot suivre le Régime Biologique qui est le régime idéal pour les malades et même les bien portants.

Prendre de grands bains avec le sel de Pérou (toujours tièdes, jamais trop chauds) deux fois par semaine.

Fig. 59
Psoriasis (plaques)

111. — LE PSORIASIS. — C'est la maladie la plus fréquente après l'eczéma. Il est caractérisé par des éléments squameux blancs nacrés recouvrant une surface rouge luisante et présentant un pointillé hémorragique à peu près constant. Ces plaques blanches se détachent par le grattage sous forme de lamelles ou poussières blanchâtres. Il débute à tout âge, mais particulièrement entre 10 et 25 ans. Il se localise spécialement aux coudes, genoux, membres, au tronc, *cuir chevelu*, au front, sternum, aux fesses, etc. Il se présente sous diverses formes par poussées successives. Le psoriasis disparaît quelquefois pendant des mois, puis reparaît. Les démangeaisons sont généralement peu marquées, mais quelquefois cependant le prurit est intense. Les causes les plus fréquentes sont l'hérédité et la diathèse herpétique. Les poussées de psoriasis sont souvent occasionnées par des excès de régime, maladies d'estomac, du foie, les émotions, les frayeurs, les chocs nerveux. Le psoriasis, que l'on nomme dartre sèche (l'eczéma est désigné sous le nom de dartre humide) est une maladie rebelle de longue durée.

112. — LE TRAITEMENT VÉGÉTAL du Psoriasis. — Il donnera aux psoriasiques la guérison radicale et définitive sans crainte de récidive. On prendra avant chaque repas une cuillérée à bouche de *Dépuratif Parnel.*

Après chaque repas, l'*élixir Spark* pour guérir la constipation et les troubles digestifs, le soir en se couchant *deux cachets sédatifs Tiber* avec un peu d'eau. Pour appliquer le traitement externe, il faut avant tout enlever les squames, décaper en un mot les placards psoriasiques. Pour arriver à ce résultat, on prendra des bains prolongés, simples, savonneux ou amidonnés, on se frictionnera bien les régions malades de façon à en détacher les amas épidermiques. Après on appliquera le médicament externe qui consiste à mettre le soir en se couchant la *Pommade Parnel n° 1* qu'il faut alterner avec la *Pommade Parnel n° 2.* Lorsque les démangeaisons sont violentes, il faut bien saupoudrer sur la pommade avec la *Poudre dermatique Jener.*

Les bains seront renouvelés tous les deux ou trois jours dans le courant du traitement. A défaut de bains, on peut employer des frictions avec une brosse et du savon noir; on frotte toutes les plaques avant d'appliquer les pommades.

Les sujets atteints de psoriasis doivent user très modérément de tous les aliments susceptibles de provoquer une excitation de la peau et suivre le Régime Biologique; ils doivent éviter les excès de tout ordre, les émotions, le surmenage.

113. — L'URTICAIRE. — C'est une des affections les plus communes de la peau, caractérisée par l'apparition de plaques rosées ou blanches, presque dures, donnant lieu à une sensation de chaleur, de cuisson et de démangeaison semblables à celles que produisent les piqûres d'orties. L'urticaire se localise sur toute la surface cutanée et sur les muqueuses. Si on s'abstient de gratter, la démangeaison cesse et tout se calme et redevient naturel, mais si on gratte ou frotte la peau, la démangeaison devient douloureuse et pénible. Les démangeaisons apparaissent quelquefois plusieurs fois dans la même journée.

Lorsque la démangeaison apparaît brusquement et occupe une grande partie de la peau, elle est accompagnée de fièvre ortiée.

Outre les causes externes, telles que piqûres d'ortie, de puces, punaises, mouches, l'urticaire est provoquée par l'inflammation des organes digestifs chez des arthritiques et nerveux. Elle est très commune surtout chez ceux qui sont soumis à une alimentation irrégulière et défectueuse (mauvais lait, mauvaise nourriture); il faut encore signaler ici l'influence de la *prédisposition* (l'idiosyncrasie); chez un grand nombre de sujets, l'urticaire est déterminé par l'absorption de certains liquides ou aliments tels que: poissons de mer, coquillages, moules, écrevisses, homards, escargots, charcuterie, jambon, gibier, viandes salées, fromages, fraises. Outre la fièvre ortiée, l'urticaire peut provoquer des malaises, la diarrhée, vomissements, et se montrer très rebelle si on ne lui applique pas un traitement approprié.

114. — TRAITEMENT VÉGÉTAL de l'Urticaire. — En cas d'éruption, pour calmer les démangeaisons faire des lotions avec de l'eau vinaigrée ou de l'eau chargée de borate de soude, ensuite saupoudrer la peau avec la *Poudre dermatique Jener.* Supprimer tout aliment qui provoque l'urticaire, et adopter le Régime Biologique qui est le régime idéal. Pendant quelques jours, il faut suivre un régime sévère, diète lactée et l'*Elixir Spark* qui est le meilleur médicament pour combattre la prédisposition. On obtient ainsi la guérison complète et définitive de cette maladie assez gênante et pénible. Les personnes nerveuses devront prendre en outre le *sédatif Tiber* pour calmer leur état neurasthénique. Nous conseillons des bains d'amidon, des bains au borate de soude (60 gr. par bain) ou encore mieux des bains au sel du Pérou; au sortir du bain, il faut avoir soin de frotter doucement et vivement le malade avec un linge tiède et fin, puis saupoudrer avec la *Poudre dermalique Jener*.

115. — ICHTYOSE. — Cette affection de la peau est caracté. risée par la sécheresse de la peau qui se détache par squames, par lamelles minces ou épaisses, blancs, grisâtres ou noirâtres. La peau est ridée, les ongles sont ternes et cassants, les poils sont secs, atrophiés et la transpiration est diminuée. L'ichtyose est très souvent héréditaire; elle est l'apanage des goutteux, nerveux et arthritiques, mais peut être occasionnée par l'action des susbtances irritantes sur la peau. La *Médecine végétale* compte quantité de guérisons. Chez plusieurs malades traités en vain depuis des années, le résultat obtenu a dépassé toutes prévisions.

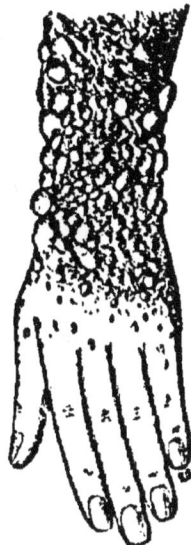

116. — TRAITEMENT VÉGÉTAL de l'ichtyose. — Matin et soir, prendre le *Dépuratif Parnel* et la *Poudre altérante Darcet*. L'alimentation sera chargée de corps gras, exercice, massage, gymnastique. Tous les soirs, laver le corps avec de l'eau tiède et du savon, et appliquer ensuite une couche de *Pommade Parnel n° 1*. Le malade portera la nuit une chemise de flanelle très longue. Tous les trois jours, un bain savonneux. Après le bain, essuyer l'humidité et graisser le corps avec de la *Pommade Parnel*.

FIG. 60
Dermatite Herpétiforme.

117. — LE LICHEN. — Il est caractérisé par des papules rosées ou rouges et brillantes. Très petites et fines au début, ces papules ou saillies, s'étalent, se réunissent en groupes, et forment des plaques qui se couvrent plus tard de fines squames. Le lichen occasionne des démangeaisons très intenses, souvent même intolérables, provoquant ainsi des besoins de grattage, de l'insomnie, une excitation nerveuse et même des crises nerveuses quand le sujet atteint est névropathe.

Le lichen s'observe chez les arthritiques, nerveux, rhumatisants, diabétiques et albuminuriques.

118. — LE TRAITEMENT VÉGÉTAL du Lichen comprend le *dépuratif Parnel* et la *poudre altérante Darcet* aux repas. Lotionner les parties malades avec *l'eau résolutive Soker*, graisser avec la *Pommade Parnel n° 2*, saupoudrer avec la *Poudre Dermatique Jener*. Combattre la constipation et activer les fonctions digestives avec l'*Élixir Spark*. Des bains chauds au sel du Pérou. Régime Biologique.

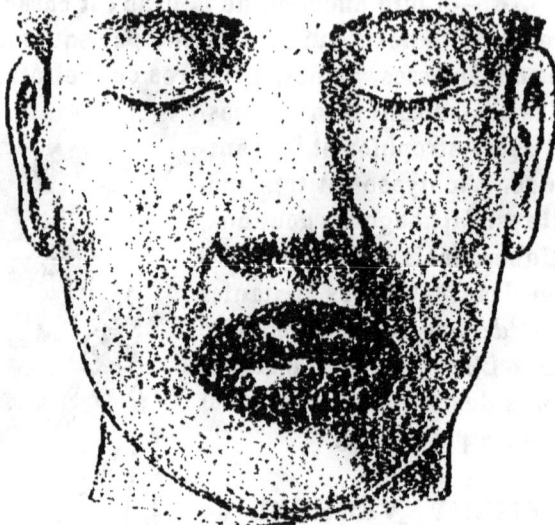

Fig. 61. — Erythéme hydroa.

119. — L'ECTHYMA. — C'est une affection caractérisée par l'éruption de pustules arrondies, assez larges et présentant un point central noir. La formation des pustules est accompagnée de douleurs et d'élancements. Quelques jours après, les pustules se rompent, le pus se concrète et forme croûte jaune ou brunâtre. Après sa chute, il reste une tache rougeâtre qui persiste longtemps.

120. — TRAITEMENT VÉGÉTAL de l'ecthyma. — Laver soigneusement les boutons avec *l'eau résolutive Soker* et appliquer une couche de *Pommade Parnel*; suivre un bon régime de nourriture. Purifier le sang avec le *dépuratif Parnel*. Comme fortifiant, le *Triogène For* ou le *Vin Galar* est indispensable.

121. — SCROFULE, VICES DU SANG. — La scrofule est un vice profond du sang qui se traduit dans tout l'organisme par une disposition maladive particulière; le sang, affaibli dans ses principes essentiels, ne nourrissant plus d'une façon suffisante les différents organes du corps, il en résulte une grande faiblesse pour l'individu, laquelle peut entraîner les conséquences les plus graves. La scrofule se déclare souvent après des maladies débilitantes comme la rougeole, la variole, les suppurations prolongées. Un scrofuleux, par sa nature même, est remarquablement disposé à toutes les maladies intercurrentes. N'ayant pas un tempérament assez énergique pour résister à toutes les causes nocives qui l'environnent, la moindre atteinte devient chez lui prétexte aux plus graves complications. Cette malheureuse affection frappe la moitié de l'humanité. En effet, tous les faibles de constitution, tous ceux qui ont une tendance facile à contracter les maladies, qui souffrent de la gorge, des amygdales, tous les lymphatiques sont scrofuleux.

Les individus atteints du vice scrofuleux sont toujours débiles, mais tandis que les uns paraissent avoir de l'embonpoint, d'autres sont maigres. Les premiers ont la scrofule torpide les seconds la scrofule irritative. Dans le premier cas, la tête de l'individu est volumineuse, son nez et sa lèvre supérieure tuméfiés, son menton aplati, ses amygdales exubérantes, ses tissus mous et sans vigueur. L'enfant est sujet aux angines et aux coryzas. Dans le second cas, la peau est très blanche et tellement fine qu'elle laisse apercevoir par transparence les veines qui circulent au-dessous d'elle; la partie blanche de l'œil a une teinte bleue, les dents s   .es. les cheveux mous. Dans ce dernier cas, les enfants sont très s jets aux amygdalites, aux rhumes de cerveau,   ix maux d'yeux, aux éruptions impétigineuses de la face et de la tête. Tous sont faibles et peu énergiques, ils évitent la peine; leurs instincts génitaux s'éveillent tard, la menstruation est douloureuse.

La scrofule peut se développer à tous les âges. Elle se manifeste ordinairement dès le début de la vie et sa fréquence va en augmentant jusqu'à la puberté. Elle est plus commune chez les filles que chez les garçons. Les symptômes ne se manifestent ordinairement qu'à la suite de maladies qui ont débilité l'organisme; les malades sont abattus, ils éprouvent des douleurs vagues dans les membres, dans les articulations; ils perdent leur appétit et maigrissent. Puis viennent les engorgements des ganglions, de l'aisselle, de l'aine, etc.; les ulcérations des muqueuses, le lupus, les arthrites, les abcès froids par suite de la suppuration des ganglions du cou et qui laissent des cicatrices indélébiles; les lésions articulaires et osseuses, les tumeurs blanches, enfin la scrofule testiculaire, génito-urinaire, cérébrale, etc...; les enfants scrofuleux sont sujets aux éruptions impétigineuses de la tête et de la face vulgairement appelées croûtes de lait, aux gourmes, au suintement du nez, écoulement des oreilles, de la vulve ; les doigts sont le siège d'engelures ulcérées, les ganglions s'engorgent, les yeux sont atteints d'une ophtalmie scrofuleuse, les os sont souvent atteints de périostites, osteites, tumeurs blanches, plaies, fistules, etc. Enfin, il survient les taches à la peau, surtout au nez et aux joues, l'eczéma et autres altérations vésiculeuses qui ulcèrent la peau. La scrofule se transmet par hérédité. Elle est héréditaire quand l'enfant naît de parents scrofuleux, quand il est issu de parents trop âgés, ou de mariages consanguins, ou bien de parents affectés dans leur vie de syphilis, de tuberculose, en un mot d'une maladie débilitante. La scrofule est acquise quand l'enfant est dans des conditions hygiéniques mauvaises, quand son allaitement est insuffisant ou artificiel, quand il manque d'air et d'exercice, quand il travaille trop prématurément. La scrofule est également favorisée dans son développement par l'humidité, le manque d'air et de lumière, le manque d'exercice, l'entassement des individus dans des espaces resserrés, alimentation insuffisante. En un mot, par toutes les conditions de nature à provoquer la débilité de l'organisme. La scrofule est une maladie de très longue durée. On prescrit dans cette maladie de l'iode, de l'iodure de potassium, mais ces médicaments, très longs à guérir, irritent et délabrent l'estomac.

122. — TRAITEMENT VÉGÉTAL de la scrofule et vices du sang. — Il doit être préféré parce qu'il donne des résultats absolument remarquables. Il s'attaque à la masse du sang qu'il reconstitue et régénère, il détruit le principe même de la scrofule qui est dans le sang et les accidents de cette affection disparaissent. Le malade prendra le *Dépuratif Parnel* avant les repas, et le *Triogène For* après les repas. Ce tonique est indispensable comme fortifiant idéal pour redonner au sang sa force et sa richesse. Pour éliminer le vice du sang, il faut tenir le tube digestif dans un état de liberté permanent et éviter la constipation. A cet effet, on fera usage de l'*Elixir Spark* dont un emploi régulier amène un bien-être favorable au rétablissement de la santé. Le scrofuleux devra surtout s'attacher à donner à son sang des principes nutritifs capables de le régénérer ; et dans ce but, un régime composé de viandes rôties, de poissons, de légumes verts est nécessaire, boire du bon vin mais naturellement sans excès. Un exercice modéré excite l'appétit et précipite les effets bienfaisants du traitement. Les bains froids en été, les bains chauds en hiver, bains d'eau salée donnent à la peau de la tonicité. Les frictions sèches, ou à l'eau de Cologne sur tout le corps, matin et soir, sont très recommandées. Autant que possible, habiter au grand air, séjour prolongé à la campagne, au bord de la mer.

Aux enfants, il faut donner aux repas du *Sirop Leber* qui est très efficace, c'est le meilleur remède pour tonifier et fortifier les enfants. Dans la journée donner du *Triogène For*.

123. — GLANDES, ADÉNITES, Écrouelles. — A l'état normal se trouvent dans tout l'organisme et placés souvent très superficiellement sous la peau, des corpuscules lymphatiques de la grosseur d'un grain de millet chez les individus sains ; il faut une cause morbide, une piqûre infectée par exemple, pour provoquer leur engorgement. Chez les scrofuleux, au contraire, ces corpuscules ou ganglions, et principalement ceux situés dans la région du cou, s'engorgent sans cause plausible vers l'âge de la puberté. C'est l'inflammation de ces ganglions qui communiquent avec les vaisseaux lymphatiques et leur engorgement qui constitue les glandes.

Les glandes sont donc l'expression d'un vice du sang très profond. Au début, les ganglions enflammés, ceux du cou surtout, au

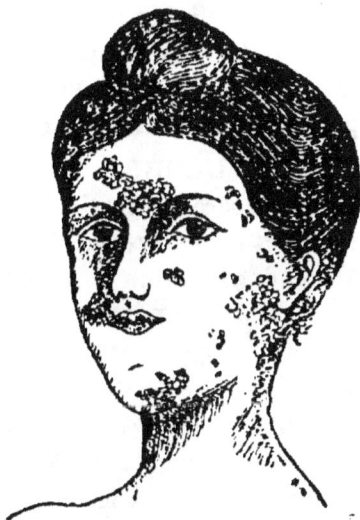
Fig. 62. — Gourme de la face.

lieu de prendre la tendance de diminuer, persistent à grossir, deviennent du volume d'un pois, d'une noisette. Ils sont durs et roulent sous les doigts ; mais bientôt ces glandes se ramollissent, se gorgent de pus jusqu'à ce que la peau, cédant à une pression forte, laisse sortir ce pus au dehors ; la plaie se guérit lentement, mais laisse des cicatrices ; puis le même phénomène se reproduit toujours, suivi d'une nouvelle cicatrice dont la trace est généralement indélébile. Le sujet offre cet aspect particulier qu'on appelle, selon les pays, humeurs froides, écrouelles, coutures, etc. Ces marques caractéristiques du mauvais tempérament sont une gêne pour l'établissement des jeunes filles, car on sait que ce mal atteint la santé générale et qu'il est transmissible aux enfants. Il est possible d'empêcher cette mauvaise terminaison et d'obtenir une guérison avec un traitement convenable qui conjure des suites fâcheuses.

124. TRAITEMENT VÉGÉTAL des glandes. — Le meilleur moyen de purifier le sang, et de transformer en quelque sorte la constitution du sujet est de faire usage du *Dépuratif Parnel*, mais il ne faut pas oublier que, pour obtenir ce résultat, il faut une grande constance, car une transformation de cette nature ne peut être réalisée que lentement. Comme reconstituant, le *Triogène For* ou *Vin Galar* après chaque repas. Sur les glandes, appliquer la *Pommade fondante Darcet* ou l'*emplâtre fondant Darcet*. Prendre des bains salins. Ce traitement réussit toujours. Il convient également pour les glandes occasionnées par la syphilis, chancre, herpès, etc.

125. — ULCÈRE SCROFULEUX. — C'est une plaie qui tend à s'accroître continuellement. Le sang étant profondément vicié, les abcès provoqués par la scrofule sont des plaies prêtes à prendre la forme et la marche de l'ulcère, c'est-à-dire qu'elles n'ont pas la moindre tendance à la cicatrisation.

126. — TRAITEMENT VÉGÉTAL de l'ulcère scrofuleux. — Il faut tenir la plaie dans la plus grande propreté. Lotionner la plaie avec de l'*eau résolutive Soker*, essuyer légèrement et saupoudrer avec la *Poudre Cicatrisante Leber* qui hâte la cicatrisation, couvrir la plaie avec une bonne couche de coton hydrophile et fixer avec une bande en toile. Comme traitement interne, il faut prendre le *Dépuratif Parnel* et le *Triogène For*.

127. — OREILLONS. — Très fréquent chez les scrofuleux, l'oreillon est le gonflement inflammatoire de la glande parotide située derrière l'oreille. La suppuration survient, devient abondante et s'éternise si le sujet a le sang profondément vicié. L'oreillon est une maladie épidémique assez fréquente chez les enfants et les jeunes gens. Le gonflement prenant tout le pourtour de l'oreille, l'ouverture de la bouche et la mastication des aliments deviennent difficiles.

128. — TRAITEMENT VÉGÉTAL des oreillons. — Le traitement végétal est le même que pour les glandes. Il faut garder la chambre, et même repos au lit; pour éviter que le mal se porte aux testicules chez les garçons, se tenir au chaud, envelopper le cou avec une bonne couche de coton hydrophile et une bande de flanelle, cataplasmes chauds; s'il y a fièvre, prendre selon l'âge du malade de 10 à 50 centigrammes de sulfate de quinine deux fois par jour. En cas de douleur, on peut prendre une cuillerée à café ou à dessert de sirop de chloral. Laver la bouche avec de l'eau bouillie additionnée d'alcool de menthe ou d'élixir dentifrice, toucher la gorge avec un mélange de glycérine 30 grammes, acide salicylique 0,50 centigrammes, borax 4 grammes. Maladie sans gravité, elle guérit en quelques jours, souvent aussi elle peut se compliquer d'une maladie plus grave telle que l'albuminurie, endocardite; après la guérison, il est toujours très utile de faire prendre aux enfants du *Sirop Leber* iodo-tannique phosphaté comme tonique reconstituant.

129. — AMYGDALITES. — A la suite d'un chaud et froid au moindre courant d'air ou froid aux pieds, les amygdales s'engorgent chez les individus atteints de scrofule. Si cette affection se renouvelle trop fréquemment, les amygdales s'hypertrophient et leur volume devient une gêne sérieuse pour la respiration. L'amygdalite est très fréquente surtout chez les enfants. La déglutition devient douloureuse, il y a de la fièvre, on trouve des points blancs dans la gorge. Elles sont souvent précédées et accompagnées d'un rhume de cerveau et rhume de poitrine. Les amygdales, même hypertrophiées ou dégénérées, constituent une précieuse barrière qui arrête les germes d'une foule de maladies et les poussières nuisibles qui se trouvent dans l'air inspiré. L'ablation des amygdales, que l'on a tort de pratiquer si fréquemment, présente donc un très grave inconvénient de laisser pénétrer par la bouche et le pharynx des germes et microbes nuisibles et de provoquer de graves maladies. On doit donc conserver les amygdales, d'autant plus que les amygdalites peuvent être soignées avec grand succès lorsque le traitement est bien choisi et convenablement appliqué. Les poussières et les microbes que les amygdales retiennent produisent par leur séjour prolongé une décomposition formant une masse blanche qui se dépose sur les amygdales et les rendent très sensibles. Il suffit d'empêcher la formation de cette décomposition et de toute inflammation par un bon traitement pour s'éviter une opération sanglante.

180. — TRAITEMENT VÉGÉTAL des amygdalites. — Laver la gorge et se gargariser plusieurs fois par jour avec le *gargarisme antiseptique Jener.* Laisser fondre dans la bouche 8 à 10 *pastilles antiseptiques Jener* par jour. Pour bien nettoyer la cavité amygdalienne, il faut la toucher 2 à 4 fois par jour avec un pinceau ou une boulette de coton hydrophile fixée sur une tige que l'on trempera dans le gargarisme antiseptique ou collutoire suivant : borate de soude 4 grammes, acide salicylique 0,50 centigrammes, miel rosat 15 grammes, glycérine 15 grammes, mêlez ; combattre la scrofule et fortifier l'enfant avec le *Sirop Leber* iodo-tannique phosphaté.

181. — OZÈNE, PUNAISIE. — Elle est caractérisée par une inflammation chronique de la muqueuse des fosses nasales, suivie quelquefois d'un écoulement purulent, l'ozène est la plus désagréable des complications de la scrofule. Incommodant toutes les personnes qui l'entourent par son odeur nauséabonde, le malade en est réduit à vivre seul et ne tarde à être hanté par des idées de suicide.

Au début de la maladie, la sécrétion nasale est visqueuse et s'écoule en partie dans la gorge, le malade mouche beaucoup. Peu à peu, la sécrétion devient plus épaisse et forme d'énormes croûtes qui restent dans le nez. En se mouchant, le malade arrive à les expulser, leur odeur est nauséabonde et très pénétrante, mais l'odorat s'étant aboli, le malade ne se rend pas compte de la mauvaise odeur qui se dégage.

182. — TRAITEMENT VÉGÉTAL de l'Ozène. — L'ozène guérit très bien avec le traitement végétal. Faire de fréquents lavages avec de l'eau bouillie et une petite quantité de glycérine. Priser souvent la *poudre cicatrisante Leber* que l'on peut mélanger avec du marc de café ou du café grillé et finement moulu. *Dépuratif Parnel* avant les repas. *Elixir Spark* après les repas.

183. — LE ZONA. — C'est une affection herpétique ; l'éruption est accompagnée d'une sensation de brûlure, de cuisson et de picotements. Les vésicules contiennent un liquide qui dessèche et laisse une ulcération souvent très profonde. Le zona s'observe sur les joues, sur les côtés du thorax, sur la conjonctive et partout où il y a des nerfs sensitifs. Il occasionne des douleurs ayant un caractère névralgique. La cause la plus fréquente du zona est une altération du sang, l'arthritisme et l'herpétisme.

134. — LE TRAITEMENT VÉGÉTAL du Zona. — Il consiste à prendre le *Dépuratif Parnel* avant les repas, l'*Elixir Spark* après les repas. Deux fois par jour, saupoudrer les croûtes avec la *poudre dermatique Jener* et couvrir avec un tampon d'ouate. Respecter les croûtes. Régime Biologique.

135. — MALADIES DU CUIR CHEVELU. — Les maladies qui atteignent le cuir chevelu sont multiples. Toutes les affec-

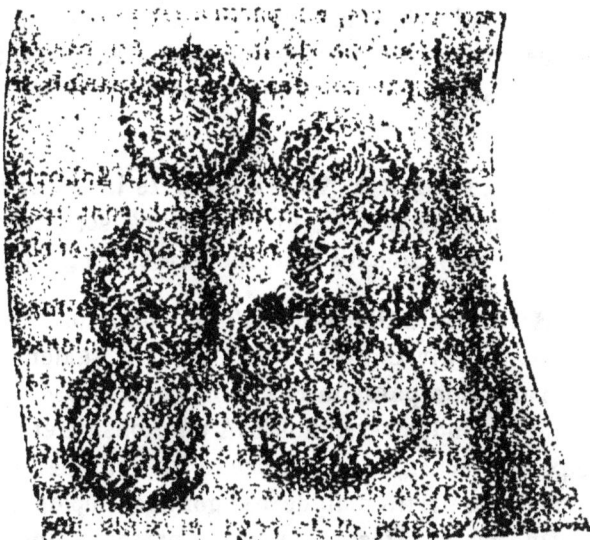

Fig. 63. — Trichophytie cutanée.

tions du cuir chevelu négligées ou mal soignées occasionnent la destruction progressive de la chevelure ; aussi, ne saurait-on trop tôt y porter remède, car le temps fait chaque jour son œuvre et le mal s'aggrave. Toute calvitie, la plus simple chute des cheveux est toujours produite par une affection quelconque du cuir chevelu, bien que la maladie ne s'annonce par aucun signe extérieur.

136. — TRAITEMENT VÉGÉTAL du cuir chevelu. — Lorsqu'on s'aperçoit que les cheveux tombent ou qu'il y a boutons et démangeaisons, on doit faire usage d'une bonne lotion pour fortifier la racine; la chute des cheveux étant provoquée par un parasite, il faut que la lotion soit en même temps un puissant antiseptique. Le *Régénérateur Spark* répond à ces desiderata on doit le préférer à tout autre produit, vu les résultats très satisfaisants qu'il a donnés; son efficacité est prouvée par une expérience de plusieurs années.

137. — SÉBORRHÉE, *eczéma du cuir chevelu.* — Le cuir chevelu est très fréquemment le siège d'eczéma séborrhéique l'affection est caractérisée par une desquamation de l'épiderme et une sécheresse de cheveux. Il se présente sous forme de croûtes tenaces, les cheveux tombent; l'eczéma gagne les parties voisines du cuir chevelu, en particulier le front, les tempes et les oreilles, etc... L'eczéma de la barbe est caractérisé par une rougeur très vive, par une desquamation parfois très abondante.

138. — TRAITEMENT VÉGÉTAL de la Séborrhée. — Le *Régénérateur Spark* et la *Pommade Spark* sont très efficaces dans toutes ces maladies du cuir chevelu et les guérissent.

139. — HERPÈS TONSURANT, *tricophyton tonsurant.* — Son siège est le cuir chevelu; on l'observe également dans la barbe; cette affection parasitaire et très contagieuse se manifeste par des plaques rondes ressemblant à une tonsure et sur laquelle les cheveux sont ternes, secs et brisés à un demi-centimètre environ de la base; la partie malade est gonflée, l'épiderme s'enlève sous la forme de croûtes et la peau présente une coloration bleuâtre et d'un aspect rugueux. Le parasite forme une gaine aux cheveux, les casse : ces plaques, par leur union, peuvent amener la calvitie; le parasite se rencontre dans les cheveux, dans les pellicules et dans les poussières.

140. — TRAITEMENT VÉGÉTAL de l'Herpès tonsurant. — Le traitement avec le *Régénérateur Spark* et la *Pommade Spark* guérit cette maladie plus vite et mieux que tout autre traitement.

141. — SYCOSIS DE LA BARBE. — Le sycosis se présente à la barbe, à toutes les parties garnies de poils avec des altérations spéciales; cette affection débute par de la rougeur et par une desquamation très fine; bientôt les poils s'altèrent, deviennent

ternes, cassants et se recouvrent d'un petit duvet blanchâtre qui
n'est autre qu'une poussière champignonneuse. Dans certains
cas même, il recouvre tout le poil et lui forme une gaîne complète. Les poils perdent leur adhérence avec les follicules pileux,
s'arrachent très facilement et tombent très souvent spontanément. **Traitement végétal :** lotionner avec le *Régénérateur
Spark* et graisser avec la *Pommade Spark*.

142. — ALOPÉCIE. *Chute des cheveux. Calvitie.* — L'alopécie est la chute partielle ou totale des cheveux ou des poils ;
quand elle est définitive, elle constitue la *calvitie*. L'alopécie
peut survenir à la suite de certaines maladies du cuir chevelu
telles que l'eczéma, psoriasis, séborrhée, sycosis, favus, etc. Les
variétés les plus importantes sont *l'alopécie syphilitique* et l'*alopécie progressive*. L'alopécie syphilitique survient dans la période
secondaire de la syphilis, les cheveux deviennent secs, ternes ;
les sourcils et toutes les régions pilaires sont plus ou moins
atteintes par la chute. Le *traitement* de cette variété d'alopécie
doit consister en la médication dépurative interne de la syphilis et
en traitement externe directement appliqué sur le cuir chevelu
pour fortifier la racine. Le malade prendra 2 à 4 cuillerées à
bouche de *Dépuratif Parnel* aux repas ; les *pilules spécifiques
Leber* une à deux fois par jour. Frictionner le cuir chevelu tous
les soirs avec le *Régénérateur Spark* à l'aide d'une petite éponge
et appliquer la *Pommade Spark* immédiatement après la friction. Le *triogène For* est très utile comme reconstituant et fortifiant général. La guérison est obtenue en quelques semaines.

L'alopécie progressive, alopécie prématurée, pytiriasique (*Py-
tiriasis capitis*) est un état sénile prématuré du cuir chevelu
survenant vers 25 à 35 ans, quelquefois même plus tôt, chez les
hommes le plus souvent. Les femmes en effet soignent mieux
leur chevelure, n'ont pas les coiffures nuisibles des hommes et
font moins d'excès de toutes sortes ; à ces causes adjuvantes de
l'alopécie progressive, nous ajouterons l'hérédité, l'arthritisme
et ses innombrables manifestations, les migraines, l'obésité, les
troubles dyspeptiques, la constipation, la chlorose, l'anémie,
l'état nerveux, les excès de travail, abus des lavages de la tête, etc.

143. — TRAITEMENT VÉGÉTAL de l'alopécie. — Bien
appliqué il donne des résultats absolument remarquables : fric-

tionner le cuir chevelu avec le *Régénérateur Spark* et appliquer la *Pommade Spark* après la friction. S'il y a âcreté de sang, prendre le *Dépuratif Parnel*; combattre l'anémie par le *Triogène For*.

144. — LA PELADE. — C'est une affection très fréquente caractérisée par l'apparition dans le cuir chevelu ou la barbe d'une ou de plusieurs plaques dénudées dont la forme est plus ou moins arrondie. Leur volume va en s'agrandissant et dans certains cas peut s'étendre à tout le cuir chevelu, à la barbe, à la moustache, aux sourcils, aux cils et à tous les poils du corps. La place qu'occupent les plaques est lisse, blanche, complètement nue, comme si on avait fait arracher tous les cheveux ou poils. La pelade est une affection parasitaire et contagieuse. Elle est occasionnée par un parasite végétal, un champignon nommé *Tricophyton tonsurante* qui se loge sous la peau et attaque les parties munies de poils et fait tomber les cheveux et les poils de la barbe. La pelade se contracte par l'usage de la tondeuse, du rasoir, des brosses, peignes ou par le contact des animaux, chiens, chats, etc. Le parasite ne détruit pas la racine, les cheveux et les poils repoussent d'autant plus vite que le traitement est bien approprié, mais on ne doit pas le négliger, car les rechutes et les récidives dans la pelade sont très fréquentes; en outre, le mal peut devenir très ancien; la racine se détruira et la peau restera pour toujours dénudée, les cheveux ne pouvant plus repousser. Pour se guérir, on emploie l'onguent citrin, des lotions au sublimé, la pommade au précipité, mais ces médicaments donnent rarement entière satisfaction.

145. — TRAITEMENT VÉGÉTAL de la pelade. — Il est très efficace et a déjà guéri des milliers de malades; il agit quelle que soit l'ancienneté de la pelade. On doit tout d'abord couper les cheveux très courts, pour faciliter le traitement, raser les plaques de pelade tous les 2 ou 3 jours, laver et savonner la tête tous les jours avec le savon de goudron et panama. Tous les jours, il faut aussi lotionner les cheveux et la barbe avec le *Régénérateur Spark*, laisser sécher et badigeonner les plaques de pelade à l'aide d'une petite brosse à dent pas trop dure ni trop douce, imbibée de la *Lotion Vivifiante Rock*.

LES HÉMORROIDES

146. — LES HÉMORROIDES. — Ce sont des varices qui siègent à l'orifice de l'anus où elles forment des tumeurs ou bourrelets de volume et consistance variables. Tant qu'elles ne provoquent qu'un léger écoulement de sang et à des intervalles éloignés on peut s'abstenir d'y toucher. Mais lorsqu'elles mettent un obstacle à la défécation et tendent à dégénérer, quand les saignées peuvent affaiblir, quand les douleurs sont violentes et enlèvent le sommeil, l'appétit et sont une gêne pour les occupations habituelles ; quand par le suintement odorant qu'elles provoquent, par les attitudes gauches qu'elles forcent à prendre en marchant, elles constituent une vraie maladie, un supplice de chaque jour, il faut recourir à un traitement convenable et bien approprié pour s'en débarrasser sous peine de voir survenir des complications graves, telles que fistules, fissures, chute du rectum, etc..; de voir la digestion et les grandes fonctions de l'économie s'altérer, le moral s'affecter et conduire à l'hypocondrie. Les tempéraments sanguins et bilieux y prédisposent, la grossesse et l'âge de retour rendent cette affection fréquente chez la femme ; mais comme cause prédisposante, il faut citer une alimentation abondante surtout en viandes noires, l'usage des liqueurs fermentées, la constipation habituelle, les inflammations du gros intestin, la station assise prolongée, l'usage des purgatifs drastiques, l'abus des lavements chauds, les engorgements du foie. La formation des tumeurs hémorroïdales ne s'opère pas d'une manière brusque ; mais par une série de congestions vers l'anus et l'extrémité inférieure du rectum, que l'on appelle *fluxions* hémorroïdales, et une ou plusieurs tumeurs rouges apparaissent au fondement. Les malades re̶ ̶e̶n̶ ̶ent un malaise général, des crampes d'estomac, des flat̶ ̶o̶r̶i̶és, de la constipation, des douleurs lombaires, des mouvements spasmodiques dans l'abdomen. Bientôt il se manifeste de la pesanteur, de la chaleur dans la région anale ; le malade accuse une sensation de corps étrangers dans le rectum, un besoin fréquent d'aller à la selle. La région anale est douloureuse et la douleur est violente, intolérable et s'étend vers le scrotum, la hanche, la vessie. Elle est plus vive au moment de la défécation. Ces symptômes se dissipent au bout de deux à quatre jours. Dans l'intervalle des fluxions, les tumeurs disparaissent, se flétrissent et ne forment qu'un repli de la peau ; quelquefois, au contraire, les tumeurs deviennent volumineuses et gênent la défécation ; dans certains cas elles fournissent un flux muqueux nommé *hémorroïdes blanches*. Dans la période de fluxion, les hémorroïdes se présentent sous la forme de tissus violacés résistants, disparaissant par la pression pour reparaître une fois la pression cessée. La région anale et les parties voisines ont une coloration rouge. Les malades éprouvent des envies fréquentes d'aller à la garderobe ; ils se livrent à des efforts accompagnés de douleurs vives. La marche et la station sont difficiles. L'écoulement du sang commence ordinairement par un suintement qui augmente jusqu'au troisième jour et, de là, il va en décroissant ; il tarit vers le 5ᵉ ou 6ᵉ jour pour revenir ensuite à des époques qui ont fait comparer ce flux au flux menstruel. Le sang est tantôt rouge, tantôt noir. Cet écoulement n'occasionne aucune souffrance, mais peut prendre le caractère d'une hémorragie qui jette le malade dans le marasme, l'anémie et peut conduire à une issue fatale. Le vrai flux hémorroïdal n'existe pas sans tumeurs, mais les tumeurs peuvent exister sans flux, ce sont des *hémorroïdes sèches*. Il arrive que les tumeurs hémorroïdales, sorties par l'anus au moment de l'évacuation, sont étranglées par le sphincter anal, ne rentrent pas seules et s'enflamment ; le malade accuse alors une sensation de chaleur brûlante à la partie intérieure du rectum. Les tumeurs augmentent de volume et sont distendues ; le moindre contact occasionne de vives douleurs, le patient est dans l'impossibilité de s'asseoir. Lorsque les hémorroïdes ont été souvent le siège d'une inflammation, il reste à la suite un écoulement de mucosités blanches, connues sous le nom d'*hémorroïdes blanches*. Le flux hémorroïdal n'offre pas d'inconvénient quand il s'agit d'une personne forte et sanguine, à cou court, à face congestionnée, à tempérament apoplectique mais quand la perte du sang est considérable et que le sujet est débile et anémique, elle présente un réel danger et il faut la supprimer par un traitement énergique et bien appliqué, si l'on veut éviter des conséquences funestes.

147. — TRAITEMENT VÉGÉTAL des Hémorroïdes. — Il a pour but de purifier et d'activer la circulation du sang, de s'opposer aux craintes de congestions. A cet effet, on prendra l'*Elixir Ducase* à chaque repas. Pour combattre la cause individuelle — constipation, inflammation intestinale, engorgements du foie — qui a provoqué l'éclosion de la maladie, il faut prendre l'*Elixir Spark*. Faire couler sur la région anale, au moyen d'un bock, 4 à 5 litres d'eau froide, ensuite graisser le fondement avec la *Pommade Péruvienne* du Dʳ *Balton*; appliquer sur la pommade un tampon de coton imbibé d'eau froide et couvrir avec un linge. Le soir en se couchant introduire dans le gros intestin un *Suppositoire Kost*. L'action astringente de cette pommade et suppositoire rendra aux parois veineuses leur contractibilité, leur force et leur calibre primitif, les démangeaisons cessent ; l'amélioration est grande et très sensible dès le début. Quelques semaines, pendant lesquelles le malade continue à vaquer à ses occupations habituelles, suffisent pour que les tumeurs hémorroïdales flétries soient réduites à l'état d'un repli de peau désormais inerte et indolore. Ce *traitement* a toujours donné des résultats très satisfaisants même dans des cas rebelles.

148. — HYGIÈNE, SOINS GÉNÉRAUX *des personnes atteintes d'hémorroïdes.* — Lorsque les hémorroïdes s'accompagnent d'un flux sanguin abondant, il en résulte un état d'anémie; il faut alors recourir à un régime fortifiant composé de viandes, de laitage, de poissons, de légumes verts; mais lorsqu'il n'y a pas de dépérissement, de pertes de forces, il n'est pas utile de modifier le régime habituel; cependant, il faut toujours éviter les aliments excitants et échauffants, les épices, les salaisons, la charcuterie et les légumes secs dont la digestion est difficile. Le meilleur régime dans ce cas est le Régime Biologique. Les hémorroïdes étant le résultat de la congestion veineuse du gros intestin, chacun comprendra de quelle importance il est d'éviter l'encombrement *du tube digestif* et d'assurer son état de vacuité sans en exciter l'inflammation. Du reste, la constipation *est une des causes les plus fréquentes de cette infirmité*; le malade doit donc chercher à la conjurer.

Le seul remède qui convient dans cet état, c'est un laxatif doux et inoffensif qu'on puisse continuer journellement et pendant longtemps, jusqu'à ce que sous son influence la cause même du mal ait disparu. L'élixir Spark est ce remède idéal.

La marche ou exercice modéré est favorable à l'évolution des hémorroïdes. Ce qui est gênant, *c'est la station assise* trop prolongée. On peut y obvier en se servant *d'une chaise cannée ou en paille*, mais il faut éviter avec soin les coussins moelleux et chauds. Si le paquet hémorroïdal *gonflé de sang* est sorti et douloureux, il faudra tout de suite *procéder à sa réduction*, afin d'éviter l'étranglement au collet. Pour cela, on le recouvrira d'un petit coin de *toile imbibée d'huile* et avec l'extrémité des doigts on le malaxera délicatement en refoulant la tumeur. Si ce moyen ne réussit pas après *quelques minutes, il ne faut pas insister* afin de ne pas amener *d'inflammation* ; alors on fait prendre un bain de siège chaud, on couche le malade et on applique à l'anus *des cataplasmes chauds de farine de lin pour recommencer ensuite la malaxation avec les doigts huilés*. Il est rare que ce moyen ne suffise pas. Mais, en dehors de ces cas où la congestion a amené une inflammation douloureuse, il faut toujours faire usage des *préparations froides* qui ont une action tonique et curative précieuse.

Matin et soir, faire des *lotions froides* avec 2 ou 3 litres d'eau sur le *fondement*. Les lavements chauds, en cas de crise, rendront un très grand service. Injecter le lavement par petite quantité, afin de le garder une demi-heure. Le malade fera bien de prendre l'habitude d'aller à la *selle* le soir avant de se coucher.

149. — LES FISSURES à l'anus sont des ulcérations, des écorchures allongées qui se développent dans les plis de l'anus à la suite de la constipation, des diarrhées prolongées, des hémorroïdes; ces fissures gênent le malade pour s'asseoir, pour aller à la selle et produisent souvent une douleur intolérable et un état de spasme de l'anus pendant et après l'évacuation. Le malade redoute tant ces douleurs qu'il se retient. Le traitement chirurgical a l'inconvénient d'être douloureux, de retenir le malade au lit et de manquer souvent son but.

150. — LE TRAITEMENT VÉGÉTAL des fissures offre de grandes chances de succès et droit être préféré à tout autre surtout à une opération qu'il est bon d'éviter. Matin et soir, appliquer la *Pommade Péruvienne* du D' Ballon et l'introduire avec le doigt le plus profondément possible, afin que les fissures se trouvent en contact avec la *pommade péruvienne*, couvrir avec un linge après avoir graissé extérieurement. Après chaque évacuation, laver avec de l'eau froide. Le soir avant de se coucher introduire dans le gros intestin un *Suppositoire Kost*. Eviter la constipation avec le plus grand soin et prendre tous les jours l'*Elixir Spark* pour entretenir la liberté du ventre. Comme dépuratif général de la masse sanguine, le *Dépuratif Parnel* à chaque repas.

151. — LES FISTULES sont des ulcères en forme de canal étroit, profond, entretenus par un état local d'inflammation. Lorsque les fistules ont deux orifices, l'un à la peau, l'autre sur un point plus ou moins élevé de l'intestin, elles sont dites *complètes*.

Souvent ces fistules n'ont qu'un orifice ; si cet orifice unique s'ouvre dans l'intestin, les fistules sont dites *borgnes internes*; si, au contraire, elles s'ouvrent uniquement au dehors, elles sont dites *borgnes externes*. Les fistules reconnaissent pour cause la constipation, les inflammations des intestins en général, la diarrhée, la dysenterie, les hémorroïdes, les abcès, les furoncles.

152. — LE TRAITEMENT VÉGÉTAL des Fistules possède plusieurs exemples de guérison, et on doit l'employer avec confiance et de préférence à tout autre traitement. Souvent, dès la première semaine, on observe une amélioration très marquée. Il consiste à cicatriser, au niveau de l'orifice de la fistule, avec l'*Eau Résolutive Soker* au moyen d'une petite éponge ou tampon d'ouate.

Combattre la constipation avec l'*Elixir Spark*. Purifier le sang et régulariser sa circulation avec le *Dépuratif Parnel*; comme tonique prendre le *Triogène For*; dans la fistule, faire des injections avec de l'eau de feuilles de noyer. Tous les soirs introduire dans le gros intestin un *Suppositoire Kost*.

153. — VARICES. — On entend par varices le gonflement, la dilatation des veines de la jambe et des cuisses, qui sont devenues flexueuses sous la pression du sang. Elles se montrent à la surface de la peau sous forme de longues ficelles noires dessinant des zigzags nombreux, rassemblés en pelotons épais qui font saillie sous la peau et rendent la marche pénible. Elles tiennent à un relâchement des parois des veines qui manquent alors de tonicité suffisante pour se contracter et faire remonter le sang jusqu'au cœur; les veines restent démesurément dilatées, le sang s'y coagule et se décompose; cette faiblesse est souvent héréditaire, mais elle peut être engendrée par la grossesse, par des tumeurs internes, qui compriment les vaisseaux, par l'engorgement des organes qui pèsent sur les veines et gênent la circulation de retour par le stationnement. Tant que les varices n'ont pas acquis des dimensions exagérées, elles n'occasionnent que de la gêne, de la pesanteur du membre le soir, on peut les supporter facilement. Mais dès qu'elles s'accompagnent d'un gonflement des chevilles du pied et en général du bas de la jambe, après le travail de la journée, bien que ces symptômes aient disparu le lendemain au réveil, il faut s'occuper d'y porter remède, car bientôt d'autres complications plus graves pourront survenir telles que l'hémorragie, la phlébite et l'ulcère variqueux. Lorsqu'elles sont volumineuses, les parois des veines par trop distendues se rompent et laissent échapper du sang.

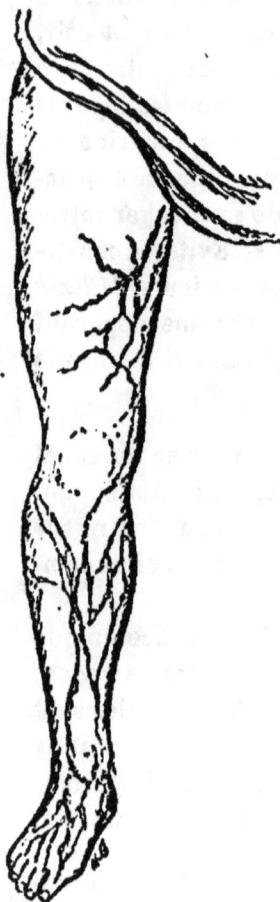

Fig. 64. — Varices de la cuisse, de la jambe et du cou de pied.

Ces hémorragies répétées affaiblissent le malade et peuvent aller quelquefois jusqu'à la syncope et la mort ; à la suite d'un coup, d'une fatigue, d'un choc, il peut survenir une inflammation ou des plaies, ce qui donne lieu à une phlébite ou ulcère variqueux, deux complications très sérieuses.

154. — LE TRAITEMENT VÉGÉTAL des Varices est très efficace et le malade n'est pas astreint à garder le repos absolu. Pour empêcher les varices de se dilater et devenir volumineuses, pour prévenir l'ulcération, il faut porter un bas de varices.

Afin d'éviter toute ulcération, purifier le sang et activer la circulation avec l'*Elixir Ducase* qui est le spécifique éprouvé des varices. Si à la suite d'une fatigue excessive ou d'un accident, les jambes sont gonflées, le repos pendant quelques jours devient indispensable. On. mettra sur les parties douloureuses des cataplasmes.

Les *Extraits végétaux* qui forment la base de l'*Elixir Ducase* ont une action stimulante sur les tuniques vasculaires et les nerfs vaso-moteurs. Son usage assouplit les tuniques et les valves des veines, rétablit la circulation. Son efficacité dans les varices est merveilleuse.

Pour que le bas des varices rende réellement service, il faut qu'il soit d'un tissu souple et que sa pression soit régulière et suffisante ; ce n'est que dans ces conditions que le variqueux pourra marcher et supporter la fatigue sans danger. Nous nous chargeons de fournir les bas de varices en tissu élastique anglais de première qualité. Il faut avoir soin de nous donner les mesures exactes ou nous envoyer un vieux bas.

Pour les troubles digestifs et la constipation, on prendra l'*Elixir Spark*; en cas de faiblesse d'anémie, le *Triogène For* est le meilleur tonique.

En cas de blessures ou d'hémorragies, il faut appliquer un tampon d'ouate

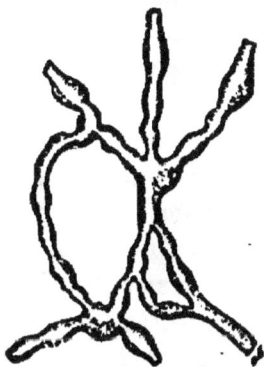

Fig. 65. — Veines qui ont perdu leur résistance (grossissement).

ou, à défaut, un linge plié en deux ou quatre sur la place même de la blessure ou de l'hémorragie et serrer un peu fortement avec une bande.

155. — LA PHLÉBITE. — C'est l'inflammation de la veine variqueuse, accident qui peut se produire à la suite d'un coup, d'une chute, d'un refroidissement, d'un accouchement dans lequel l'antisepsie a été négligée. Le malade éprouve de la pesanteur, des douleurs. Il y a de l'œdème parce que le sang circule mal dans la veine malade. Cette inflammation donne lieu à de la suppuration, à la formation de caillots qui peuvent remonter dans la circulation, de là, dans le cœur, et produire une *embolie* qui cause la mort instantanée. Dans la phlébite, à la suite de couches, c'est l'inflammation des grosses veines du bassin qui provoque une enflure douloureuse du membre inférieur.

156. — TRAITEMENT de la phlébite. — Le malade gardera le repos absolu. Il faut immobiliser le membre, éviter tout mouvement qui peut provoquer le détachement des caillots et causer des embolies mortelles. Le membre à immobiliser doit reposer horizontalement dans l'extension sur un muscle, le corps sera à plat sur le lit. Le membre sera placé dans une gouttière bien et uniformément garnie qui doit remonter jusqu'à la racine de la cuisse. Il est bon de passer autour du corps, au niveau de la partie inférieure du tronc, une alèze que l'on fixe au matelas à ses extrémités pour éviter la flexion involontaire du bassin sur la cuisse, cause de fréquentes embolies. Les premiers jours, lorsque les douleurs sont vives, il faut enduire avec de l'axonge laudanisée, belladonnée ou iodée et belladonnée, soit des compresses humides avec une solution de chlorure de sodium 2 gr., de chloral 0,50 centigr. pour 100 gr. d'eau bouillie et couvrir d'ouate. Lorsque l'œdème et les douleurs diminuent, ce qui a lieu généralement au bout de 8 à 10 jours, il faut faire appliquer des compresses faites avec de l'eau saline naturelle que l'on étendra de quatre fois son volume d'eau bouillie et couvrir de gutta-percha. Ce compresses devront être enlevées le matin; on saupoudrera ensuite la place avec la *Poudre Dermatique Jener* ou avec le mélange suivant : résorcine 1 gr. ; talc, craie préparée, magnésie calcinée de chaque substance 25 gr. Continuer ce traitement pendant 15 jours. Après 25 jours d'immobilisation, on peut permettre une immobilisation partielle et progressive si la température est restée normale, si les veines paraissent indolentes et si l'œdème décroît.

Les premiers jours, les mouvements seront purement passifs : tels que mobilisation partielle des articulations des orteils et du pied; la deuxième semaine, il faut faire des massages légers sur les masses musculaires, mais il faut éviter la région du gros vaisseau ; on permettra une mobilisation plus active des articulations, mais sans les fléchir. Après 40 jours on peut enlever la bande du genou et l'alèze du tronc, continuer les massages avec beaucoup de prudence pour ne pas toucher la région du gros vaisseau et la malade pourra faire quelques pas et remuer un peu le membre. Porter un bas de varice ou envelopper la longueur du membre avec une bande de flanelle souple. Un régime doux, ni alcool, ni excitants, éviter toute imprudence pouvant avoir des conséquences graves, *Elixir Ducase* avant le repas, l'*Elixir Spark* après les repas.

157. — L'ULCÈRE VARIQUEUX. — C'est la complication fréquente et pour ainsi dire fatale des varices. En effet, les tissus qui recouvrent les varices étant mal nourris par un sang stagnant, deviennent faibles ; il se forme des plaies qui suppurent et ces ulcérations tendent à s'accroître plutôt qu'à se cicatriser et durent des mois et des années forçant le malade à un repos absolu. Les ulcères variqueux occasionnent de grandes souffrances.

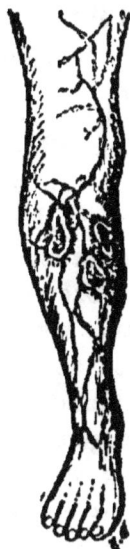

Fig. 66.
Ulcères variqueux.

158. — LE TRAITEMENT VÉGÉTAL de l'Ulcère Variqueux est très efficace, la guérison s'obtient sans que le malade soit astreint à garder le repos absolu. Matin et soir lotionner la plaie variqueuse avec l'*Eau Resolutive* Soker et saupoudrer ensuite avec la *Poudre Cicatrisante Leber* mélangée avec une quantité égale de sucre en poudre, couvrir avec une compresse de linge bien propre, envelopper le tout avec une bonne couche de coton hydrophile et fixer avec une bande sans trop serrer. Il est utile de comprimer légèrement le membre malade avec une bande roulée et cela assez longtemps. Il faut tenir la plaie dans une propreté antiseptique absolue et toujours couverte pour éviter tout contact d'air. Contrairement au repos absolu que l'on conseille et qui est plutôt nuisible, il faut, pour hâter la guérison, un exercice modéré et masser doucement les bords de la plaie. Porter un bas de varice et éviter tout ce qui peut gêner la circulation. En cas de grossesse ou de relâchement abdominal, il faut porter une ceinture. L'*Elixir Ducase* pour la circulation du sang doit être pris régulièrement avant chaque repas et l'*Elixir Spark* après chaque repas ou le soir en se couchant; ces deux médicaments sont indispensables pour purifier le sang et éliminer les humeurs âcres. Le *Triogène For* ou *Vin Galar* est indiqué toutes les fois qu'il y a atonie, faiblesse ou anémie.

159. — LE VARICOCÈLE. — Il est dû à une dilatation variqueuse des veines qui accompagnent le cordon testiculaire, et forme d'un côté ou de deux côtés une saillie assez considérable avec bosselures. Le malade éprouve une sensation de gêne, de pesanteur au testicule se propageant le long du cordon, augmentant après les exercices violents, la fatigue; dans certains cas, il y a des douleurs vives. Le siège de cette affection est à gauche; l'inflammation du foie et toute cause qui occasionne une mauvaise circulation du sang dans les parties basses, amène petit à petit l'engorgement veineux qui aboutit, à la longue, aux varices et aux varicocèles, qui n'en sont qu'une localisation. La tumeur peut comprimer le testicule et amène dans ce cas l'impuissance.

160. — TRAITEMENT VÉGÉTAL du Varicocèle. — Dans le but d'activer la circulation et d'éviter toute stase de sang dans les parties basses, le malade prendra le *Dépuratif Parnel*, il veillera avec soin à ce que le ventre soit dans un état de liberté constante et à ce que l'intestin ne soit jamais le siège d'irritation ou de congestion, ce qui fait affluer le sang dans les veines du bassin, engorger les systèmes veineux voisins et celui des bourses en particulier. Pour éviter ces inconvénients et placer par là même l'organisme dans de meilleures conditions de fonctionnement, il faut prendre l'*Elixir Spark* après chaque repas ou le soir en se couchant. Comme traitement local, appliquer tous les matins un peu de *Pommade Parnel* n° 2. Porter un bon suspensoir; le malade qui maintient les bourses relevées, non seulement obtiendra par ce moyen un dégonflement du varicocèle, mais aussi le plus souvent la cessation des douleurs dues au tiraillement des nerfs que le poids du paquet veineux tire avec lui. Le malade évitera de se tenir immobile dans la même pose, *un exercice* modéré, n'allant pas toutefois jusqu'à la fatigue, active la circulation veineuse. La chaleur humide ramollit les tissus. Le malade évitera donc les bains chauds; comme bain de propreté, il ne prendra qu'un seul bain chaud par mois. Les bains froids, au contraire, produisent un effet favorable, ils resserrent le tissu, réveillent la tonicité des fibres musculaires. On peut remplacer les bains froids par des ablutions d'eau que le malade fait dans sa cuvette matin et soir pendant quelques minutes. Imbiber la masse scrotale que l'on peut laisser pendant quelques instants dans l'eau. La nuit, tenir le scrotum relevé au moyen d'un petit coussin placé sous les bourses, cela dissipera l'engorgement et les douleurs; observer le Régime Biologique.

161. — HERNIES, DESCENTE, EFFORT. — On appelle hernies, la sortie des intestins hors de la cavité de l'abdomen. Dans cette évolution, les intestins traversent les parois musculaires qui forment la cavité du ventre pour venir faire saillie sous la peau, sous forme d'une tumeur plus ou moins volumineuse, plus ou moins arrondie, molle, indolore : la hernie se réduit et disparaît par la pression ou la position horizontale. En rentrant, la hernie produit un bruit de gargouillement très caractéristique. Dans certains cas, il est nécessaire de provoquer sa rentrée par une légère pression des doigts, ce qui est déjà une complication. Mais enfin on arrive au but à moins que la hernie ne soit irréductible. Le volume de la hernie varie depuis celui d'une noisette jusqu'à celui du poing. Au point de vue de leur cause, on divise les hernies en *hernies de force* et les *hernies de faiblesse*. Dans les premières, c'est un effort violent qui a vaincu la résistance des parois musculaires de l'abdomen ; dans les autres ce sont ces parois qui devenues trop faibles, ont cédé à un effort normal des intestins. Les hernies de force sont plus fréquentes de 10 à 40 ans ; celles de faiblesse aux deux extrémités de la vie. La hernie se produit principalement aux canaux inguinaux, aux canaux cruraux et autour de l'ombilic d'où, par ordre de fréquence, la *hernie inguinale*, la *hernie crurale* et la *hernie ombilicale*.

162. — SOINS GÉNÉRAUX, HYGIÈNE. — La Hernie est une infirmité qui exige des *soins* et des *précautions* indispensables si l'on veut éviter toute complication dangereuse. L'individu atteint de hernie évitera les efforts violents, les marches exagérées; s'il tousse, s'il éternue, il aura *soin de se plier en deux*, de s'accroupir, position qui supprime la poussée du diaphragme sur les intestins. Il portera toujours un bon bandage

double, même si la Hernie est simple, et veillera à la liberté
des intestins, car la constipation et les efforts sont très nuisibles à la Hernie. Il faut éviter la chute de l'intestin vers le petit
bassin au moment des efforts et maintenir les parois du ventre.
Chaque matin, avant de descendre du lit, le hernieux doit
mettre son bandage qu'il gardera toute la journée et ne quittera
jamais tant qu'il sera levé parce que, sans bandage, la hernie
grossira de plus en plus. Il arrive que l'intestin ne peut plus être
refoulé dans le ventre, alors l'intestin s'enflamme et peut se gan-
grener; il survient des vomissements, de la constipation en un
mot, un accident très grave pouvant devenir mortel. C'est la
hernie étranglée qui souvent est due à la négligence de ne pas
porter de bandage. Voici comment il faut rentrer la hernie pour
éviter son étranglement : Se coucher sur le dos, le siège plus
haut que la poitrine, fléchir les cuisses vers le ventre, ne faire
aucun mouvement ni effort, disposer les doigts en rond autour de
la hernie et exercer une pression lente, modérée et prolongée;
un lavement purgatif facilite la rentrée. Si la hernie ne rentre
pas, il faut faire des compresses froides pendant une heure ou
deux et recommencer la pression avec les doigts. Généralement
l'opération réussit et l'intestin rentre; si l'on échoue, il faut continuer les compresses et faire venir un spécialiste habitué à faire
ces opérations. Une hernie non rentrée peut contracter à la longue
des adhérences avec la cavité qui la contient et devenir irréductible. Le bandage doit fermer hermétiquement l'ouverture du
canal, sinon une partie de l'intestin s'engagera entre le bandage
et les parois abdominales et peut amener, par le frottement, une
inflammation grave. Avec un bon bandage et des soins hygiéniques bien compris, on peut obtenir une cure radicale; mais un
mauvais bandage peut faire plus de mal que de bien. Le hernieux
évitera les légumes secs d'une digestion lente et difficile qui
chargent les intestins, donnent des flatulences. Il observera le
Régime Biologique qui est le régime idéal pour tous ceux qui
veulent conserver la santé. Ne jamais quitter le bandage sauf
dans le lit. Éviter les bains tièdes; les bains froids, les bains de
mer, les douches sont toniques et favorisent le rétrécissement de
l'anneau. Si le bandage est bien placé, la hernie bien maintenue,
on ne doit pas craindre la marche, l'exercice, l'escrime, etc.; ne
jamais prendre de vomitif, tenir le ventre libre. Si la hernie sort,
la faire rentrer immédiatement.

163. — TRAITEMENT VÉGÉTAL DE LA HERNIE. —

Tous les jours prendre l'*Elixir Spark*. L'action de cet élixir est très bienfaisante sur le tube gastro-intestinal, il n'irrite pas l'intestin comme la plupart des pilules drastiques mais entretient la liberté du ventre, évite les efforts, facilite le travail intestinal de la digestion et diminue par conséquent la masse intestinale contenue dans l'abdomen. L'emploi de *l'Elixir Spark* devra être régulier parce qu'il réalise réellement toutes les conditions désirables pour empêcher la sortie en masse de la hernie et les complications qui en sont la conséquence, telles que l'étranglement et l'irréductibilité. Les personnes anémiées devront prendre le *Triogène For* qui régularise le jeu normal de l'organisme, ce qui influe favorablement sur l'état général. *L'Elixir Spark* évitera les complications et retardera la marche progressive du mal.

MALADIES DE LA FEMME

164. — MALADIES DE LA FEMME. — La femme n'est pas seulement différente de l'homme par le sexe; la maternité a transformé tout son être. Chez elle la matrice est l'élément essentiel, c'est le pôle autour duquel gravite sa vie matérielle aussi bien que morale; de la régularité de son fonctionnement, dépend l'harmonie de son existence. Une femme de nature paisible, douée d'une santé florissante est toujours bien réglée. Les vapeurs, les impatiences, les attaques de nerfs, l'hystérie proviennent souvent d'une cause primitive qui a son siège dans les organes génitaux, la matrice et ses annexes. Il y a non seulement sympathie mais dépendance complète, intimité forcée entre la matrice et ses annexes d'une part, et le système nerveux de la femme de l'autre. Pour conserver la santé florissante, la femme doit veiller au bon fonctionnement de la matrice. Malheur à celles qui ne s'entourent pas de précautions nécessaires ou qui ont négligé, de ce côté, un genre de maladies qui s'accroît rapidement; à celles surtout qu'une pudeur exagérée, une insouciance déplorable empêchent de combattre les premiers symptômes. Les migraines, les tiraillements d'estomac, les crampes, les maladies de toute sorte ne sont le plus souvent que l'expression d'une altération de la matrice. Ces dérangements empoisonnent toute la félicité d'une existence et préparent, pour l'avenir, des complications sérieuses. Et dire que quelques soins auraient suffi pour ramener la santé!

165. — MENSTRUATION, RÈGLES. — Chaque mois, une vésicule de la surface de l'ovaire éclate et laisse échapper un œuf. Ce phénomène s'accompagne d'une congestion sanguine qui envahit la matrice dont la muqueuse interne devient rouge, turgescente à tel point qu'il y a suintement sanguinolent plus ou moins abondant selon chaque femme. C'est ce qu'on appelle les *menstrues* ou *règles*; elles se succèdent à des intervalles qui varient entre 28 à 30 jours.

Dans les pays chauds, les jeunes filles sont réglées plus tôt que dans les pays froids. Elles sont également réglées plus tôt dans

les villes qu'à la campagne. Une constitution chétive, les privations retardent la première époque menstruelle. Une bonne
hygiène, une bonne alimentation la rendent précoce.

Il est très fréquent de voir chez les femmes les mieux portantes,
du reste, ce phénomène s'accompagner de légères complications:
pesanteurs ou douleurs de reins, légère altération des traits du
visage, le mamelon et les organes génitaux sont gonflés et fort
sensibles; ainsi souvent, à cette époque, elles deviennent irritables,
fantasques; on observe des troubles digestifs et vasculaires, il se
produit des douleurs dans la région lombaire ou dans le bassin
sans qu'il existe, cependant, aucune lésion du côté de l'utérus. La
durée des règles est variable selon la personne; le liquide qui
s'écoule est d'abord plus ou moins rouge, peu à peu il se colore
et devient abondant, ensuite la quantité diminue et, à la fin, ce
n'est que du mucus plus ou moins teinté par le sang comme au
début. A chaque menstruation, coïncide le développement périodique d'une vésicule et à la suite, d'un ovule; c'est au moment des
règles et quelque temps après que la fécondation est susceptible
de s'effectuer, surtout pendant la première dizaine qui suit leur
apparition.

En cas de fécondation, les règles sont supprimées pendant toute
la grossesse. Il en est de même pendant l'allaitement.

Si les règles ne durent pas autant de jours que le mois précédent, ou apparaissent avec une avance ou un retard de quelques
jours, ou encore si la quantité ou la couleur du sang n'est pas la
même, la femme doit combattre ces troubles de menstruation
même si elle n'éprouve aucune douleur. Elle ne doit pas oublier
que ces troubles constituent une preuve certaine que son état
général est altéré, qu'il existe une lésion ou un trouble du
côté de l'utérus ou ses annexes, et qu'elle s'expose à une maladie grave si elle ne rétablit la régularité dans la menstruation
indispensable pour conserver la santé. A l'âge de 40 à 50 ans,
l'écoulement menstruel cesse d'avoir lieu. C'est l'âge de la ménopause ou l'âge critique.

**166. LE TRAITEMENT VÉGÉTAL des troubles de la
Menstruation.** — Il rétablit la menstruation et préserve d'une
foule de maladies telles que: attaques de nerfs, hystérie, migraine, tiraillements d'estomac, crampes. Comme dépuratif régénérateur, la *Viburnine Galar* est indispensable; il faut la prendre

quelques jours avant l'époque présumée des règles, son usage régularise les fonctions et favorise l'apparition sans souffrances. Combattre l'anémie avec le *Triogène For* ou *Vin Galar;* contre la constipation, on donnera l'*Elixir Spark* qui est le meilleur tonique du tube digestif, il régularise la digestion. En cas de douleurs aiguës, dans le ventre, l'application de l'*Emplâtre Fondant Darcet* produit un soulagement instantané; si la personne est nerveuse, il faut prendre le *sédatif Tiber.* Régime Biologique.

167. — L'AMÉNORRHÉE. — C'est l'absence naturelle ou la suppression de la menstruation. Les règles peuvent manquer par malformation congénitale ou acquise. Elles peuvent manquer aussi par inflammation de la matrice ou de ses annexes, par suite d'une modification dans l'état du sang. C'est ainsi que l'anémie, la phtisie et en général toutes les maladies chroniques qui ne vont jamais sans chloro-anémie, peuvent supprimer les règles.

168. — LE TRAITEMENT VÉGÉTAL de l'Aménorrhée. — En guérissant les causes de l'aménorrhée, il guérit en même temps cette dernière. Le médicament régulateur par excellence sera la *Viburnine Galar* que l'on doit prendre au moment des règles pendant 10 à 15 jours avant leur arrivée; combattre la constipation et les troubles digestifs par l'*Elixir Spark*. Contre l'anémie et la chloro-anémie, on prendra le *Triogène For* qui est le spécifique précieux de cette maladie. Régime Biologique.

169. — DYSMÉNORRHÉE, MENSTRUATION DIFFICILE ET DOULOUREUSE. — Elle provoque des élancements dans les reins, des coliques utérines s'irradiant dans les flancs et dans les cuisses; alors les patientes, en proie à de véritables attaques de nerfs, se tordent dans leur lit en poussant des gémissements; cet état cesse après l'apparition des règles. La cause principale de la dysménorrhée est l'obstacle apporté à l'écoulement du flux menstruel. L'étroitesse native du col utérin, le déplacement de la matrice, la flexion du col, son augmentation de volume sous l'influence de la métrite, les fongosités, les végétations, les cicatrices succédant à ces maladies peuvent produire la dysménorrhée qui s'accompagne le plus souvent de stérilité. Il est aussi une dysménorrhée nerveuse qu'on observe chez les jeunes filles prédisposées aux accidents hystériques.

170. — TRAITEMENT VÉGÉTAL de la dysménorrhée.
— Ce traitement dépuratif et sédatif est très efficace pour obtenir
la guérison de cette pénible maladie. Quelques jours avant
l'arrivée des règles et les deux premiers jours de l'écoulement,
prendre la *Viburnine Galar* dans la journée, et l'*Elixir Spark*
le soir en se couchant ; pour calmer les douleurs, on doit garder
le lit et mettre un cataplasme chaud sur le bas-ventre, boire la
Tisane Orientale Soker bien chaude. Recommencer l'usage de
la *Viburnine* et de l'*Élixir Spark* 8 à 10 jours avant les époques
et pendant quelques mois pour assurer une guérison définitive.
Pendant quelques jours qui précèdent la menstruation, prendre
des bains de siège chauds et des petits lavements chauds qu'il
faut garder une demi-heure. Combattre la constipation par
l'usage quotidien de l'élixir Spark ; contre l'anémie, prendre le
Triogène For ou le *Vin Galar*. Calmer le système nerveux
avec le *Sédatif Tiber* autant que possible dans une tasse de
Tisane Orientale. Régime Biologique.

171. — MÉTRORRAGIES, HÉMORRAGIE INTERNE.
— Pertes. — La menstruation peut dépasser en abondance et
en durée la mesure normale ; dans ce cas, c'est un état patho-
logique qu'on désigne vulgairement sous le nom de *pertes*
(hémorragie). Alors les femmes ressentent de la fatigue, de la
chaleur vers le bassin, des douleurs s'irradiant vers les reins ou
les cuisses, des maux de tête, la faiblesse du pouls, le refroidissement des extrémités, des tintements d'oreille, des battements
de cœur, des vertiges ; comme conséquence, il reste l'anémie
dont la gravité est proportionnelle à la quantité de sang perdu ;
mais si l'hémorragie se renouvelle à chaque période, la malade
tombe dans l'épuisement. On peut compter, comme causes de
métrorragies utérines : l'anémie, toutes les affections de la
matrice, depuis la congestion, l'inflammation, jusqu'aux tumeurs
de toute nature.

172. — TRAITEMENT VÉGÉTAL de la Métrorragie. —
Le traitement spécial de la *médecine végétale* s'adresse à la
cause même de ces pertes et guérit promptement cette maladie
redoutable. Éviter toute fatigue, garder le lit le plus longtemps
possible et faire chaque jour 2 à 4 injections avec deux litres
d'eau chaude et une à deux cuillerées à soupe de *Spyrol Leber*.

Supprimer le café, le thé, les liqueurs alcooliques et le vin pur. Éviter les rapports sexuels. Si l'hémorragie ne cesse pas, le repos au lit sera plus prolongé ; mettre des compresses froides sur le ventre, rester couchée sur le dos la tête presque plus basse que le bassin. Boire la tisane de ratanhia. Boissons *froides*, continuer les injections chaudes avec le *Spyrol Leber*. Introduire dans le vagin un tampon de coton hydrophile imbibé d'une solution de perchlorure de fer (une cuillerée à soupe de perchlorure de fer pour cinq cuillerées à soupe d'eau *bouillie*). Régime Biologique. Après l'hémorragie on reste faible, il faut prendre le *Triogène For* ou le *Vin Galar*, toniques reconstituants et fortifiants par excellence.

173. — FLUEURS BLANCHES, LEUCORRHÉE, PERTES BLANCHES. — La leucorrhée est un catarrhe provoqué par les congestions sanguines dans les parties basses ; elle affecte particulièrement les femmes d'une constitution faible et lymphatique. Son symptôme principal est l'écoulement, par les parties génitales, d'un liquide blanc jaunâtre ou verdâtre ne tachant pas le linge ; il n'est pas contagieux, mais il ne faut pas le confondre avec l'écoulement provenant d'une métrite ou d'une blennorragie qui est jaune. (Voir ces maladies.)

Les malades éprouvent une douleur obtuse dans le vagin, dans le bas-ventre, dans les cuisses ; de la langueur, de la pâleur, des tiraillements d'estomac et des troubles digestifs. La durée de la leucorrhée est longue, elle passe rarement d'elle-même, et peut se prolonger toute la vie si on ne la combat pas sérieusement. Son existence provoque une foule de troubles sympathiques, l'anémie, la décoloration de la peau, la placidité des chairs, les maux de tête, les migraines, la névralgie, engorgement du foie, inflammation de l'appareil digestif, manque d'appétit, nausées, tiraillements d'estomac, ballonnement du ventre, pesanteur dans les aines, faiblesse, lassitude et tristesse.

174. — TRAITEMENT VÉGÉTAL des flueurs blanches. — Matin et soir, prendre une injection avec 2 litres d'eau chaude additionnée de *Spyrol Leber*. Saupoudrer les parties extérieurement après chaque injection avec la *Poudre Dermatique Jener* qui empêche et calme les démangeaisons. Le *Triogène For* ou *Vin Galar* contre l'anémie, est indispensable comme tonique reconstituant. S'il y a constipation ou mauvaise digestion, on prendra de l'*Elixir Spark*. Les grands bains sont utiles. Comme régime, il faut le Régime Biologique, le meilleur que l'on puisse recommander. Ce traitement guérit très vite et radicalement.

175. — LA VULVITE est l'inflammation de la vulve; les grandes lèvres se tuméfient et deviennent douloureuses au point de rendre la marche et le travail impossibles. A cet état succède un suintement purulent qui tache le linge en vert; bientôt l'inflammation gagne les tissus voisins, déterminant de la chaleur et de la démangeaison qui forcent la malade à se gratter continuellement. Le sommeil est agité, l'appétit diminue; l'anémie, les troubles nerveux causent un affaiblissement général. S'accompagne souvent d'abcès.

176. — TRAITEMENT VÉGÉTAL de la vulvite. — Matin et soir, injections avec de l'eau chaude et une à deux cuillerées de *Spyrol Leber*. Saupoudrer avec la *Poudre Dermatique Jener*. Combattre l'anémie avec le *Triogène For*, le meilleur tonique pour l'anémie; s'il y a constipation ou mauvaise digestion, l'*Elixir Spark*.

Les petites filles lymphatiques sont prédisposées à la vulvite; le traitement consiste en des lavages fréquents avec de l'eau bouillie à laquelle on ajoute une demi-cuillerée de *Spyrol Leber*; essuyer et saupoudrer avec la *Poudre Dermatique Jener*. Pour éviter tout grattage et attouchement couvrir la vulve avec de la gaze boriquée et maintenir avec une bande. Comme tonique fortifiant donner du *Sirop Leber*.

177. — VAGINITE. — L'inflammation du vagin se révèle par un écoulement purulent assez abondant, occasionné par des rapports sexuels douteux et qui tache le linge en vert; au début il n'y a qu'une sensation de chaleur, de cuisson, puis la sensation devient douloureuse, intense, l'inflammation gagne la vulve; la malade éprouve dans cette partie une tension et un gonflement qui l'empêchent de marcher.

Les ganglions des aines s'engorgent, la tension gagne l'abdomen, se propage à la matrice ou bien se transmet à l'urètre, la malade éprouve une sensation de cuisson en urinant.

178. — LE TRAITEMENT VÉGÉTAL de la Vaginite guérit vite parce qu'il combat la cause même de la maladie; injections antiseptiques avec le *Spyrol Leber* ou la *Poudre Aro-*

nine *Nel* et de l'eau chaude deux à trois fois par jour, saupoudrer ensuite avec la *Poudre Dermatique Jener* qui calme les
démangeaisons; le matin et le soir 3 à 4 capsules de *Santal Bline*;
à chaque repas, deux cachets *Curatifs Darvet*.

179. — LE VAGINISME peut devenir une cause de sléri-
lité, car les douleurs aiguës qu'il provoque à chaque attouchement sollicitent des contractions spasmodiques dont l'effet est de
déterminer, de la part de la femme, une résistance invincible
que sa volonté même est le plus souvent impuissante à maî-
triser. Ses causes sont des lésions de la vulve et du vagin, les
hémorroïdes, les fissures, l'inflammation du vagin. Le vaginisme s'observe chez les femmes jeunes, nerveuses et lymphatiques.

180. — LE TRAITEMENT VÉGÉTAL pour le vaginisme
consiste à combattre la cause même de ces maladies, et deux à
trois semaines suffisent généralement pour obtenir une guérison
parfaite. Matin et soir, faire une injection vaginale avec deux
litres d'eau bien *chaude* additionnée d'une grande cuillerée à
soupe de *Spyrol Leber* par litre d'eau. Après chaque injection,
saupoudrer les parties extérieurement avec la *Poudre dermatique Jener*. Contre la constipation et les troubles gastro-intestinaux, prendre l'*Elixir Spark*. Contre l'appauvrissement du sang
comme tonique fortifiant, le *Triogène For* qui guérit l'anémie.
Sédatif Tiber (cachets ou liquide) comme antinerveux. Les bains
de siège ou les grands bains sont très utiles. Comme régime, le
Régime Biologique est le meilleur que l'on puisse souhaiter.

**181. — MÉTRITE, ULCÈRES DE LA MATRICE, DÉ-
PLACEMENTS ET DÉVIATIONS DE LA MATRICE.** — La
métrite est l'inflammation de la Matrice; on peut dire que toute
femme l'aura où l'a eue. La métrite est très fréquente et constitue
la principale cause de toutes les souffrances qui troublent l'existence de la femme. Toutes les fois qu'une femme se plaint de
douleurs vagues mal définies et persistantes, on peut affirmer
sans crainte qu'elle a quelque chose du côté de l'utérus. La métrite est plus fréquente chez les femmes que chez les jeunes filles.
Les diverses circonstances qui produisent la suppression des
règles peuvent déterminer également l'inflammation de la matrice. Ce sont la frayeur ou une émotion morale vive, l'im-

mersion des mains et des pieds dans l'eau froide, les injections froides. Souvent une inflammation primitivement fixée sur les organes voisins se propage à la matrice, c'est ce qui arrive dans les maladies de la vessie, de l'intestin, dans le cas d'hémorroïdes, de rhumatisme, etc. Le tempérament lymphatique y prédispose, il en est de même des diathèses arthritiques et herpétiques; très souvent, la métrite est la conséquence d'un accouchement laborieux. L'inflammation a pour siège la membrane muqueuse qui tapisse l'intérieur de la matrice ou l'épaisseur même de cet organe, ou le col de la matrice; les symptômes les plus constants de la métrite sont les douleurs; chez quelques femmes, elles sont légères et éloignées mais la plupart des malades ont des douleurs vives dans le bas-ventre, les reins, les flancs, les aines et qui se prolongent jusque dans les jambes. La marche, l'exercice en voiture, la station debout, une fatigue quelconque augmentent ces symptômes. L'inflammation de la matrice détermine généralement un écoulement abondant, tantôt fluide et transparent qui empèse le linge, d'autres fois il est jaunâtre, d'une consistance épaisse analogue au blanc d'œuf; c'est du muco-pus qui est mélangé de sang. L'inflammation de la matrice exerce une pression sur la vessie, détermine des émissions douloureuses et des besoins fréquents d'uriner; une pression analogue s'exerce sur le rectum et détermine la constipation si fréquente dans les maladies de l'utérus. Cette constipation est la cause de ballonnement et de gonflement du ventre qu'on observe chez les malades atteintes de métrite. Les trompes, les ovaires et les ligaments peuvent également être atteints. La métrite détermine un état général de névrosisme, un état d'esprit irritable, agacé, une tristesse sans cause, des pleurs, des crises de nerfs, des névralgies, des migraines, des étouffements, des gastralgies et des troubles digestifs. A l'état aigu, la métrite guérit en 15 jours ou trois semaines; mais lorsqu'elle passe à l'état chronique, elle peut déterminer des ulcérations et des granulations au col de la matrice et durer très longtemps, surtout si elle est mal soignée ou négligée. Les principales causes de cette maladie sont les chutes et déplacements de la matrice, les excès vénériens et surtout le régime alimentaire trop excitant; la circulation du sang se fait mal, le foie devient congestionné d'où les engorgements et les inflammations de la matrice. Le choix du traitement est très important dans cette maladie; mal soignée ou

négligée, la métrite aboutit toujours et fatalement au cancer
utérin. Les déplacements de la matrice sont les positions anor-
males que la matrice prend à la suite d'un accouchement laborieux, de la constipation, des maladies inflammatoires du col ou
du corps de la matrice. La matrice entraînée par son poids peut
descendre dans le vagin et faire saillie au dehors : c'est la
descente ou *chute* de la matrice. Il y a *antéversion* lorsque le
corps de la matrice est penché vers la vessie pendant que le col
pèse sur le rectum; *rétroversion* lorsque la matrice est dans la
position contraire et enfin *latéroversion* lorsque l'utérus est
penché à droite ou à gauche.

Le déplacement de la matrice donne toujours lieu à une gêne,
une pesanteur dans le bas-ventre, à la sensation d'un corps étranger que la femme voudrait expulser, à des maux de reins, puis à
un retentissement plus ou moins considérable sur tout l'organisme. Chez les nerveuses, on constate une impressionnabilité
excessive, des troubles hystériques, de la gastralgie, des cépha-
lées, des névralgies, des vapeurs ; chez les chlorotiques et anémiques, alanguissement douloureux, de l'inappétence, des palpitations, des troubles digestifs, des douleurs dans les régions
fessières sciatiques ainsi que le gonflement dans les membres
inférieurs. Tous les cas de métrite et d'ulcère de la matrice sont
radicalement guéris par la *Médecine végétale*.

182. — TRAITEMENT VÉGÉTAL de la Métrite. — *Soins
généraux. Hygiène.* Lorsqu'une femme se décide à soigner une
maladie de matrice, le mal est déjà à l'état chronique ; souvent
sa santé est déjà altérée, l'état général est mauvais, sa constitution
est débilitée soit par suite de couches laborieuses, soit par des
pertes blanches ou l'écoulement exagéré des règles, soit par des
symptômes nerveux, soit par le mauvais fonctionnement de l'estomac et de l'intestin. Il faut donc, dès le début, combattre cet
état de faiblesse par le *Triogène For* merveilleux fortifiant et tonique des systèmes nerveux musculaires pour combattre l'anémie,
la fatigue et l'épuisement; pour combattre la constipation, qui est
la conséquence presque constante des maladies de la matrice et
des troubles digestifs, la malade devra prendre l'*Elixir Spark*,
qui est une préparation végétale absolument merveilleuse par
ses effets. Éviter les purgatifs qui, après avoir soulagé quelques instants, augmentent la constipation et amènent une véri-

table inflammation des intestins. Contre l'irritation de la vessie avec envie continuelle d'uriner et des cuissons douloureuses, prendre des bains de siège chauds et boire la *Tisane orientale Soker*. Prendre deux fois par semaine un grand bain tiède de la durée d'une demi-heure, ou bien des bains de siège chauds qui amènent un calme très grand dans l'organisme. Quand les douleurs du ventre sont moins vives, mais plutôt sourdes et profondes, il faut appliquer l'*Empldtre Fondant Darcet* sur le bas-ventre; matin et soir faire une injection avec deux litres d'eau bouillie additionnée de *Spyrol Leber*. L'injection sera toujours chaude. Le soir en se couchant et après avoir fait l'injection faire le pansement suivant : introduire dans le vagin un *Ovule Leber* et se garnir pour empêcher tout écoulement pendant la nuit. Il faut éviter l'application du spéculum et l'abus du toucher. Ces moyens d'investigation irritent l'organe, provoquent une douleur et un malaise qui dure encore deux ou trois jours après l'examen. On abuse aussi beaucoup des cautérisations qui sont peu ou point efficaces; il faut les supprimer parce qu'elles déterminent, chaque fois, un accroissement de la *congestion locale* et finissent par créer un mal plus chronique que celui qu'elles ont pour but de combattre.

Le pansement aux *Ovules Leber* que nous indiquons est plus efficace et ne provoque aucune congestion; au contraire, les *Ovules Leber* ont la propriété de décongestionner l'organe et activer la guérison. La base du traitement sera l'administration du *Dépuratif Parnel* pour dépurer le sang, le débarrasser de toutes âcretés, de tous les ferments et régulariser la circulation. Ce traitement végétal guérit sûrement les métrites, les ulcères de la matrice, le catarrhe utérin, les ulcérations, les granulations et convient à chaque cas, même le plus chronique; il reconstitue l'organisme et la richesse du sang, et arrête le développement de tous les ferments; mais il faut que la malade le suive régulièrement et cela pendant trois à quatre mois, si elle veut être radicalement guérie. Eviter la marche prolongée, les efforts, un corset trop serré; soir et matin faire des frictions sur le dos et sur les membres avec de la flanelle ou un gant de crin. Porter une bonne ceinture. Le Régime Biologique est très utile.

Toutes celles qui souffrent doivent adopter la *Médecine végétale* parce qu'elle guérit toutes les maladies de la femme sans opération sanglante, et sans drogues nuisibles.

183. —OVARITE.—C'est l'inflammation des ovaires ; souvent une complication de la métrite, l'ovarite peut aussi, sous l'influence des mêmes causes, débuter d'emblée. L'ovarite est due, dans les trois quarts des cas, à une suppression brusque des règles arrêtant et fixant le flux dans l'organe. L'inflammation des ovaires s'étend souvent à la trompe et constitue une maladie spéciale : la *Salpingite*.

184. — LA SALPINGITE exige le même traitement que l'*Ovarite*. Les symptômes de l'ovarite sont la douleur dans le bas-ventre, dans les reins, dans les membres inférieurs, tout comme pour la métrite ; mais ce qui est caractéristique, c'est la douleur à la pression dans les fosses iliaques au-dessus du pli de l'aine : tout mouvement, toute secousse augmentent la douleur, on voit surgir chez la malade des manifestations *hystériques* ou les signes de l'anémie.

185. — TRAITEMENT VÉGÉTAL de l'Ovarite et de la Salpingite. — Avant les repas, prendre le *Dépuratif Parnel*. Pour la constipation et afin de tenir le ventre libre, une cuillerée à café d'*Elixir Spark* après chaque repas ou bien deux cuillerées à café le soir en se couchant. *Emplâtre fondant Darcet* sur la région douloureuse. En cas de troubles de la menstruation, la *Viburnine Galar* est nécessaire. Régime Biologique. Tous les matins, un petit lavement chaud qu'il faut garder une demi-heure. Injecter le liquide par petites portions afin de ne pas provoquer l'envie d'aller à la selle. Trois à quatre semaines de ce traitement végétal le plus souvent suffisent pour obtenir la guérison.

186. — TUMEURS DE LA MATRICE. — Comme dans les autres organes, les tumeurs de la matrice se divisent en deux grandes classes : 1° *tumeurs bénignes* non cancéreuses : *fibromes, kystes, polypes ;* 2° *tumeurs malignes* ou cancers : *carcinome. épithelium,* etc.

Les polypes sont des verrues ou tumeurs de la muqueuse de l'utérus ; ils se développent donc toujours à l'intérieur de cet organe. Ils ont la consistance molle et friable des tissus muqueux. On suppose qu'ils peuvent être produits par des débris de placenta, par des produits dégénérés de la conception, par des caillots sanguins, par la muqueuse utérine exfoliée par suite de métrites. Leur volume et leur étendue sont variables. Cer-

tains polypes sortent de la matrice, envahissent le vagin et fusent
même au dehors. Le polype signale sa présence par une douleur
gravative, par des pertes, par des tensions désagréables de la
vessie, de l'anus et des hémorragies.

En général, la santé de la femme est bonne et ne peut être
compromise que par des hémorragies, si elles deviennent
excessives.

Les polypes ne constituent pas un obstacle à la conception,
mais ils provoquent souvent l'avortement. Le traitement classique
des polypes est l'arrachement à l'aide d'instrument, et la cautérisation au fer rouge. Ce procédé est très douloureux et toujours
suivi d'hémorragies.

187. — TRAITEMENT VÉGÉTAL des tumeurs de la matrice. — Par la méthode végétale, le polype se détruit graduellement seul, sans aucune douleur. Le traitement interne est le *Dépuratif Parnel* et l'*Elixir Spark*. Matin et soir, faire une injection vaginale très chaude au *Spyrol Leber*. Après chaque injection, introduire dans le vagin, pour porter au contact du polype,
un *Ovule Leber*. Régime Biologique.

188. — FIBROMES. *Tumeurs fibreuses de la matrice.* On
appelle ainsi ou bien encore myomes, des productions hypertro-
phiques de la substance propre de l'utérus. Ce sont des amas de
fibres lisses et conglomérées. Leur forme est très variable,
arrondie, bosselée, multilobulaire, à surface régulière et irrégulière. On les rencontre partout, dans l'épaisseur même de l'utérus
où ils constituent les tumeurs fibreuses, interstitielles, les plus
redoutables de toutes sous la muqueuse utérine. Comme les
polypes elles se présentent tôt ou tard à l'orifice de l'utérus. Les
fibromes peuvent s'atrophier, subir une transformation graisseuse,
et cela après l'âge critique, et se détacher du côté du vagin ou
du péritoine; on en voit enfin se ramollir, subir une véritable
fonte séro-purulente et disparaître ainsi. Le symptôme le plus
important et qui constitue le grand danger des fibromes, c'est
l'hémorragie provenant de la muqueuse congestionnée. On
observe des pertes et des douleurs gravatives, expulsives dans le
bas-ventre, ainsi que dans toutes les régions voisines. Le traitement classique dans les fibromes est l'opération, c'est-à-dire la
laparotomie qui consiste à ouvrir le ventre et à enlever le

fibrome en coupant ses racines. Cette opération est dangereuse. D'après la statistique la plus indulgente, elle est suivie de mort immédiate trois fois sur huit. Et si, par miracle, la malade en réchappe, elle est exposée à toutes les complications redoutables de péritonite, d'hémorragies secondaires et de septicémie.

189. — LE TRAITEMENT VÉGÉTAL des fibromes s'est montré très efficace, même dans des cas que l'on croyait absolument incurables. Par ses propriétés dépuratives et anti-tumoreuses spéciales, il agit directement sur la masse du sang et a une action fondante indirecte sur les fibromes, et la tumeur s'atrophie peu à peu. Le Traitement végétal des fibromes consiste à prendre la *Thuyaline Siam* qui est le meilleur spécifique des fibromes et des tumeurs. Combattre les troubles gastro-intestinaux et la constipation avec l'*Elixir Spark*. Contre l'anémie et la débilité générale si fréquente chez les femmes atteintes de fibromes, le *Vin Galar* ou le *Triogène For* est très efficace. Le traitement externe comprend : Application sur le ventre de l'*Emplâtre Fondant Darvet*, qui agit comme dissolvant sur la tumeur ; matin et soir, faire des injections vaginales au *Spyrol Leber* (une cuillerée à soupe de Spyrol par litre d'eau chaude). Régime Biologique. Dans beaucoup de cas, ce traitement réussit d'une manière inespérée et dispense de recourir à l'opération. Nous avons eu des cas très difficiles et très chroniques où ce traitement s'est montré très efficace et le mal s'est dissipé sans aucune opération.

190. — CANCER DE LA MATRICE. — Les tumeurs dont nous venons de parler dans les chapitres précédents dépriment, pour se faire place, les tissus environnants, mais les respectent dans leur contexture ; elles peuvent récidiver, mais généralement, dans le même lieu, elles n'exercent aucune influence sur les ganglions voisins et n'altèrent qu'accidentellement la santé générale ; c'est pour toutes ces raisons qu'on les appelle *tumeurs bénignes*. Le cancer, la maladie la plus terrible, ne limite jamais ses ravages ; il ronge de plus en plus tous les tissus qu'il rencontre, il fait naître dans les ganglions lymphatiques une inflammation chronique avec production d'éléments nouveaux qui ne tardent pas à s'organiser eux-mêmes en cellules cancéreuses. Enfin il détermine une intoxication, une infection générale qui explique pourquoi les récidives sont fatales après une opération chirurgicale. En un mot, c'est une *tumeur maligne*. Le cancer de l'utérus reconnait deux grandes causes, une prédisposante : la constitution, qui est souvent héréditaire, et une cause occasionnelle : la métrite, l'ulcère de la matrice, mal soignés, aboutissent à cette déplorable dégénérescence ; et ces causes sont souvent mal soignées ou très négligées puisque le cancer de l'utérus est, avec celui des seins, le plus fréquent de tous.

Les causes du cancer sont donc celles de la métrite et particulièrement l'âge. Celui de l'activité de la fonction et surtout de la fin de l'activité de la fonction ; c'est en effet après 30 ans, et plus souvent encore vers l'âge critique, que se développent les dégénérescences utérines. Le cancer présente des formes diverses. Tantôt c'est une tumeur dure à bosselures arrondies se substituant à tous les tissus normaux qu'elle rencontre, compacte, peu vasculaire, comme cartilagineuse, c'est le *squirre* ; quelquefois il fond très promptement et laisse des érosions taillées à pic, violacées, sanieuses : c'est le *cancroïde;* dans d'autres cas, il est ramolli, ulcéré par places, sanguinolent : c'est le *carcinome*, ou bien lorsqu'il devient mou comme une pulpe : l'*encéphaloïde*. Mais, quels que soient ses caractères et les noms dont on désigne ses variétés, c'est toujours le cancer, la maladie la plus redoutable qui puisse atteindre l'organisme. Elle est héréditaire et contagieuse. Longtemps avant d'être atteinte du cancer, la femme a ressenti une douleur confuse dans le bas-ventre et dans les reins, c'est celle de la métrite prémonitoire ; si elle est restée sourde à cet avertissement, une douleur d'un tout autre caractère surgit bientôt, c'est la douleur lancinante, caractéristique du cancer; cette douleur devient active, vivante pour ainsi dire, la femme sent le parasite attaché à ses flancs, il la blesse de chocs répétés et terriblement douloureux dans le ventre et dans le bas-ventre et jusque dans les membres inférieurs; on peut dire que cette douleur est caractéristique et suffit à distinguer le cancer de toutes les autres tumeurs de la matrice. Peu de temps après il se fait un écoulement blanc, d'abord muqueux, puis muco-purulent. Cet écoulement devient bientôt caractéristique, c'est un mélange fétide, sanieux, de suppuration de sang coagulé et noirâtre, de débris organiques. Les hémorragies sont fréquentes et épuisent la malade. Le cancer, après avoir détruit le tissu de la matrice, envahit les parois du vagin, la vessie, le

rectum, et finit par faire de tous les organes un véritable cloaque
où aboutissent toutes les matières excrémentielles, jusqu'au jour
où, atteignant le péritoine, il détermine une péritonite mortelle.
Et pendant que localement il exerce ses ravages, il accomplit
son œuvre de destruction sur l'organisme tout entier. La *cachexie cancéreuse* apparaît. Troubles digestifs, urinaires et respiratoires, palpitations, gonflement des jambes, bouffissure du
visage qui revêt une coloration jaunâtre, inappétence produisant
à la longue la dénutrition et une émaciation complète qui conduisent fatalement à la consommation et à la mort.

**191. — TRAITEMENT VÉGÉTAL DU CANCER DE LA
MATRICE.** — Les résultats obtenus par les opérations chirur-
gicales dans le cancer sont désastreux. C'est la récidive et la
mort. Par le traitement spécial de la *Médecine végétale*, un
cancer, pris au début, est toujours guérissable; même dans les
cas les plus avancés, les résultats sont sérieux. Même dans les
cas les plus désespérés, ce traitement est indispensable, car il
rendra la santé aussi satisfaisante que possible. Très souvent le
résultat dépasse l'espérance et l'on s'évite une opération. Aussi
faut-il prolonger le traitement le plus longtemps possible, car avec
ce traitement nous avons eu le bonheur d'obtenir des guérisons
vraiment miraculeuses.

Le traitement consiste en injections vaginales très chaudes
avec 2 litres d'eau additionnée de deux cuillerées à soupe de
Spyrol Leber. Avant chaque repas, prendre la *Thuyaline Stam*,
véritable spécifique du cancer; comme tonique reconstituant,
il faut le *Vin Galar* qui s'est montré très efficace; calmer la
souffrance avec le *Sédatif Tiber*. En cas d'insomnie, prendre du
sirop de chloral. Comme régime, aliments reconstituants et
Régime Biologique.

192. — TUMEURS DU SEIN. — Comme pour la matrice,
les tumeurs du sein se divisent en bénignes et malignes. Les
caractères principaux des tumeurs bénignes sont d'être indolentes, sauf pour les névromes qui sont très douloureux à la
pression, et de se développer dans le tissu même du sein sans
envahir la peau ni les ganglions. Ces tumeurs peuvent être facilement isolées et de la glande elle-même restée saine et de la peau
qui glisse toujours aisément à la surface. Les tumeurs bénignes

n'exercent aucune influence fâcheuse sur la santé générale, mais lorsqu'elles sont mal soignées ou abandonnées, elles aboutissent à la longue au cancer.

193. — TRAITEMENT VÉGÉTAL des tumeurs du sein. — Les tumeurs bénignes du sein doivent être soignées de bonne heure pour éviter leur transformation cancéreuse. Appliquer sur la tumeur l'*emplâtre fondant Darcet*, fondant par excellence, ou la *Pommade fondante Darcet*. A l'intérieur, on doit prendre une cuillerée à bouche de *Dépuratif Parnel*; après chaque repas, le *Triogène For* ou le *Vin Galar* pour tonifier l'organisme et pour s'opposer à la débilité générale, l'*Élixir Spark* pour éviter la constipation et régulariser les fonctions digestives.

194. — Le CANCER DU SEIN. — Il est très fréquent, il se développe dans la glande et dans la peau sous les téguments. Quand la glande est envahie, elle devient dure comme du bois et augmente de volume; la peau est terne, ridée et adhère à la glande; dans d'autres cas, la mamelle est raccourcie, au point d'être convertie en un noyau de la grosseur d'une noix; dans le cancer superficiel, la peau, qui paraît être tannée, est dure, épaisse, rougeâtre, et la poitrine semble revêtue d'une cuirasse de cuir. D'autres fois, ce sont des tubercules dont le volume varie depuis celui d'une noisette jusqu'à une tête d'épingle. Ces tubercules sont durs, souvent rougeâtres. Une tumeur cancéreuse peut exister longtemps dans le sein sans que la femme s'en aperçoive; ce qu'elle constate d'abord, c'est ou bien l'épaississement de la peau, ou la dureté anormale du sein, ou une tumeur placée dans la glande. Cette tumeur, d'abord mobile, devient plus fixe, et finit par adhérer aux parties profondes et à la peau. Des élancements, des cuissons, accompagnent cette transformation; le mamelon rétracté est attiré vers la profondeur de la mamelle, enfin les ganglions de l'aisselle s'engorgent. Selon la forme, le cancer peut marcher rapidement; il se couvre de bosselures, ici très dures, ailleurs molles et presque fluctuantes; la peau qui a encore conservé sa mobilité adhère bientôt aux bosselures, se détruit, mettant à nu un champignon fongueux, rougeâtre, saignant au moindre contact, et donnant issue à un liquide d'une odeur fétide. Le cancer ne limite pas son action à tel ou tel tissu, il envahit successivement toutes les parties de l'organisme qu'il rencontre; les os et les muscles de la cavité thoracique n'échappent point à cet envahissement impitoyable du cancer. Le cancer du sein détermine une douleur lancinante, atroce, avec irradiation dans les régions de la poitrine, du cou et du membre supérieur. L'obstacle qu'il apporte à la circulation des vaisseaux axillaires détermine aussi dans le membre une enflure caractéristique très douloureuse qu'on appelle *phlegmasia alba dolens*. Toutes les variétés de cancer, que nous avons exposées en étudiant les tumeurs de la matrice, peuvent se rencontrer dans la glande mammaire; le *squirre* est, de toutes les formes, la plus fréquente; il forme une tumeur bosselée, dure, comme cartilagineuse; l'*encéphaloïde* est d'une consistance molle et peut atteindre un volume énorme, et donne lieu à une suppuration épuisante. Le *cancroïde* s'étend de beaucoup en surface et très peu en profondeur. Peu à peu arrive la cachexie cancéreuse, la malade s'amaigrit, a le dégoût de tout; en proie à des douleurs atroces, sa figure prend une teinte jaune paille, et elle meurt dans le marasme.

195. — TRAITEMENT VÉGÉTAL du cancer du sein. — La base du traitement du cancer du sein est notre merveilleux spécifique la *Thuyaline Siam* d'une efficacité très heureuse. Sous son influence, la grosseur s'affaiblit, s'atrophie et diminue de volume. Le *Triogène For* ou le *Vin Galar* est indispensable pour lutter contre la consomption et la débilité générales. On lavera la plaie avec l'*Eau Résolutive Soker* et on saupoudrera la plaie avec la *Poudre Spécifique Rock* de façon que cette poudre cicatrisante couvre complètement la plaie. Renouveler le pansement matin et soir; sur le pansement appliquer une *très forte* couche d'ouate hydrophile fixée avec une bande. Ce traitement est très efficace et a fourni des résultats absoluments probants; dans beaucoup de cas il a réussi d'une manière inespérée et a dispensé de recourir aux opérations.

MALADIES DE LA GORGE, DU NEZ ET DU LARYNX

196. — ANGINE SIMPLE, MAL DE GORGE. — C'est l'inflammation de la gorge à la suite d'un refroidissement. On éprouve la difficulté d'avaler et le fond de la gorge est rouge. Ce mal de gorge se guérit vite avec les *pastilles antiseptiques Jener*. Laisser fondre dans la bouche 5 à 6 pastilles, garder la chambre, boire des tisanes chaudes (quatre fleurs, eucalyptus, etc.), tenir les pieds chauds. S'il y a fièvre ou mal de tête, prendre un ou deux cachets de sulfate de quinine.

197. — L'angine granuleuse ou pharyngite chronique est caractérisée par la rougeur de la muqueuse et les saillies ou granulations que l'on observe sur les parois de la gorge. Ces granulations sont la conséquence d'une irritation ou congestion de la gorge produites par le séjour prolongé des mucosités, crachats épais et gluants que le malade a du mal à faire détacher; l'abus du tabac, les poussières irritantes, le changement brusque de la température comme au bord de la mer sont les principales causes des granulations.

198. — TRAITEMENT VÉGÉTAL de l'angine granuleuse. — Les *pastilles antiseptiques Jener* sont souveraines pour guérir l'angine granuleuse. On les prendra à la dose de 8 à 10 par jour. Laver la gorge et le nez avec de l'eau bien tiède 3 à 4 fois par jour. Comme toutes les affections de la gorge sont l'expression d'un mauvais état général, de l'arthritisme, de l'herpétisme, il faut dépurer le sang en prenant le *Dépuratif Parnel* et fortifier l'état général par le *Triogène For*, ou le *Vin Galar*. S'il y a constipation, prendre de l'*Élixir Spark* qui régularise les fonctions digestives, fumer modérément. Observer le Régime Biologique. Ce traitement est très efficace et donne une guérison radicale même si la maladie est très ancienne et très profonde.

199. — AMYGDALITES. — Lorsque les amygdales s'enflamment, elles deviennent volumineuses, bouchent le gosier et gênent pour parler, pour respirer. La maladie est douloureuse et donne de la fièvre; l'amygdalite est produite par le séjour prolongé des mucosités, qui se putréfient et enflamment les amygdales surtout à la suite d'un refroidissement.

200. — TRAITEMENT VÉGÉTAL des amygdalites. — Pour faire disparaître l'inflammation, il faut se gargariser avec une décoction de racine de guimauve et laisser fondre dans la bouche 5 à 6 *pastilles antiseptiques Jener*. Si le malade a une disposition spéciale pour contracter des inflammations des amygdales, le traitement végétal le guérira radicalement. Il faut continuer l'usage des pastilles antiseptiques à la dose de 6 à 8 par jour; 2 à 4 fois par jour, nettoyer les amygdales pour enlever les mucosités blanchâtres. Pour cela, toucher les amygdales avec un tampon de coton hydrophile imbibé de glycérine boratée (glycérine 20 gr., borate de soude 10 gr.; acide salycilique 1 gr., menthol 1 gr.). Avant chaque repas, prendre une grande cuillerée à soupe de *Dépuratif Parnel*. Après chaque repas, une cuillerée à café d'*Élixir Spark* dans un peu d'eau.

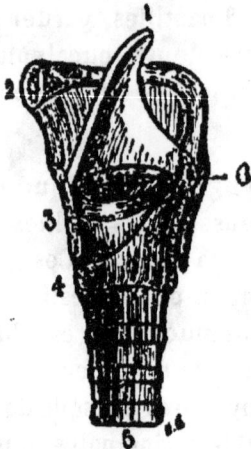

FIG. 67. — Larynx de l'homme.
Coupe verticale.

1, épiglotte. — 2, os hyoïde. — 3, cartilage thyroïde. — 4, cartilage cricoïde. — 5, trachée. — 6, cartilage aryténoïde.

201. — LARYNGITE. — C'est l'inflammation de la muqueuse interne du larynx. A l'état aigu, elle peut être très légère ou très forte et accompagnée de fièvre; débute ordinairement par un enrouement avec gêne dans la gorge. La muqueuse se gonfle, le calibre du larynx diminue et la toux est bruyante; elle est provoquée par un refroidissement, l'abus de fumer et tout ce qui peut irriter le larynx. Dans la laryngite chronique, l'inflammation et la douleur sont diminuées, les crachats sont plus rares, la voix est souvent altérée; la cause la plus fréquente de la laryngite chronique réside dans le mauvais état du tube digestif.

202. — LE TRAITEMENT VÉGÉTAL de la laryngite est très efficace et guérit radicalement les cas les plus rebelles. Il faut suivre un régime doux, tel que le Régime Biologique; aux repas, on prendra le *Dépuratif Parnel*, qui purifie le sang, et

l'*Élixir Spark* pour que la digestion se fasse bien et pour éviter la constipation. Entre les repas, laisser fondre dans la bouche 6 à 8 *pastilles antiseptiques Jener*. Ces pastilles sont souveraines dans toutes les maladies de la gorge : angines catarrhales, laryngites chroniques, amygdalites chroniques, aphtes, etc. Elles facilitent la déglutition, détruisent la mauvaise haleine, cicatrisent les inflammations et fortifient les cordes vocales. Ce traitement agit et comme antiseptique pour détruire les microbes et comme dépuratif pour éliminer les âcretés du sang ; aussi avons-nous guéri un nombre considérable de maladies de la gorge restées très rebelles aux autres traitements. La laryngite chronique est très fréquente chez les personnes qui font usage d'une alimentation excitante. Le Régime Biologique est spécialement recommandé à ceux qui sont atteints de cette maladie ainsi qu'aux personnes qui veulent conserver leur voix.

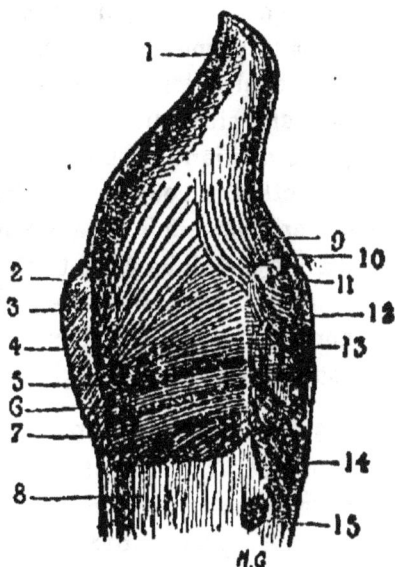

FIG. 68. — Muscles intrinsèques du larynx. (Vus latéralement.)

1, épiglotte. — 2, cartilage thyroïde. — 3-4-9-10, faisceaux musculaires, connus sous le nom de muscle thyro-ary-épiglotique. — 5, couche supérieure du muscle tyro-aryténoïdien. — 6, couche inférieure du même muscle. — 7, muscle crico-aryténoïdien. — 8, cricoïde. — 11, cartilage aryténoïde. — 12, muscle ary-aryténoïde transverse. — 13, muscle ary-aryténoïde oblique. — 14, muscle crico-aryténoïde postérieur. — 15, surface articulaire thyroïdienne.

203. — ANGINE COUENNEUSE. DIPHTÉRIE. — Cette maladie de la gorge est très grave. La gorge est fortement enflammée et on y voit des points blancs qui augmentent de plus en plus et occupent toute la gorge. L'inflammation peut gagner le larynx et, par les plaques blanches, rétrécir cet organe, ce qui empêche la respiration. L'enfant meurt étouffé si le conduit du larynx est complètement obstrué par le dépôt couenneux.

Dans le vrai croup, la maladie débute par une fièvre et un mal de gorge ; quelques jours après, le mal augmente et éclate dans toute sa force : la respiration est pénible, la toux est singu-

lière et ressemble au cri d'un coq. Les plaques blanches ont
envahi toute la gorge. Il faut faire venir de suite un médecin qui
a l'habitude de soigner cette maladie ; mais, en attendant, faire
vomir avec de la poudre d'ipéca pour détacher de plus en plus
les fausses membranes afin d'éviter l'étranglement. Ne pas craindre de faire vomir plusieurs fois dans la même journée et même
pendant plusieurs jours. Après les vomitifs, du bouillon, lait,
purée de viande crue ; ce traitement bien appliqué est encore le
plus efficace pour sauver l'enfant. Tout objet qui est touché par
les crachats doit être désinfecté de suite dans une solution
d'acide phénique à 1 0/0. Brûler le tampon qui a servi à toucher
la gorge. Ne jamais respirer en face du malade. Surveiller la
gorge des enfants et l'examiner de temps en temps : la moindre
rougeur doit être énergiquement traitée.

204. — FAUX CROUP. — Cette maladie est spéciale à
l'enfance ; elle débute avec violence et ordinairement la nuit
quand l'enfant est couché ; l'enfant est réveillé par une toux
rauque, éprouve des étouffements, mais en peu de temps, ces
crises cessent. Cette maladie est sans gravité ; toucher la gorge
avec du jus de citron et le collutoire antiseptique (borax 5 gr.,
glycérine 20 gr., acide salicylique 0,50 centigr.) ; il faut frotter la
gorge le plus souvent possible, même la nuit. On attribue le faux
croup à une mauvaise hygiène alimentaire.

205. — LES AFFECTIONS DU NEZ. — Elles sont occasionnées par l'irritation que provoquent les mucosités sur les muqueuses nasales, et surtout leur séjour trop prolongé dans les
fosses nasales ; les microbes, qui envahissent si facilement les
fosses nasales, provoquent à leur tour une sécrétion exagérée et
la décomposition de ces mucosités ; ce qui explique la mauvaise odeur qui se dégage du nez.

206. — CORYZA AIGU. RHUME DE CERVEAU. — C'est
l'inflammation de la membrane pituitaire ; provient d'un refroidissement des pieds ou de la tête, provoque un écoulement abondant
du nez très gênant, des maux de tête et une fatigue générale.
Il faut priser la poudre contre le coryza, du camphre en poudre,
de l'acide borique finement pulvérisé ou renifler de l'eau tiède ;
graisser les narines avec de la pommade mentholée et boire de
la tisane chaude avant de se coucher. Si le rhume de cerveau

se reproduit souvent il provient de l'âcreté du sang. Il faut alors purifier le sang avec le *Dépuratif Parnel*.

207. — CORYZA CHRONIQUE. — A l'état chronique, le coryza peut avoir les conséquences sérieuses sur les oreilles et la gorge, le nez se bouche plus facilement, les mucosités sont expulsées irrégulièrement et peuvent tomber dans la trompe d'Eustache et amener l'inflammation des oreilles. En outre, le nez bouché donnera forcément l'haleine forte, ces mucosités étant décomposées.

208. — LE CORYZA DU NOUVEAU-NÉ se traite de la manière suivante. Trois à quatre fois par jour faire tomber dans chaque narine, au moyen d'un compte-goutte, deux gouttes d'huile mentholée (huile 50 gr., menthol 0,25 centigr., faire fondre). Éviter tout refroidissement, ne pas sortir l'enfant, envelopper les jambes d'une bonne couche d'ouate et couvrir avec du taffetas gommé.

Fig. 69.
Coupe du larynx.
(Coupe verticale.)

209. — VÉGÉTATIONS ADÉNOÏDES. — Très souvent on attribue aux grosses amygdales ordinaires et à tort, ce qui est provoqué en réalité par l'amygdale pharyngée. En effet, l'obstacle à la respiration pendant la nuit, la facilité avec laquelle l'enfant s'enrhume doivent être attriubés à la grosseur que l'on trouve derrière le voile du palais et qui est l'amygdale pharyngée (de l'arrière-nez), hypertrophiée. L'obstruction nasale, par les végétations adénoïdes, oblige l'enfant à avoir la bouche béante et à parler du nez. L'enfant s'enrhume facilement, ronfle la nuit, se réveille en sursaut. Les végétations adénoïdes sont souvent héréditaires. Elles peuvent provoquer la surdité.

210. — TRAITEMENT des Végétations adenoïdes. — Le traitement le plus efficace consiste à empêcher le séjour prolongé des mucosités dans l'arrière-gorge par des lavages du nez et de l'arrière-gorge avec de l'eau boriquée tiède, de l'eau iodée; comme Régénérateur, *le Triogène For* et le *Sirop Leber* sont indispensables.

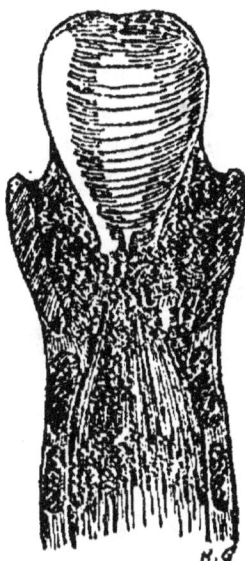

MALADIES DES OREILLES

212. — LES MALADIES DES OREILLES sont occasionnées par l'affaiblissement du nerf auditif. Souvent le conduit externe est bouché par le cérumen et la membrane du conduit auditif est enflammée. L'inflammation peut s'accompagner d'un écoulement purulent. Si le nerf auditif n'est pas détruit, on est certain d'obtenir la guérison par la *Médecine végétale* même lorsque la surdité existe depuis longtemps.

Les écoulements, suppurations d'oreilles, doivent être soignés très sérieusement; la négligence peut avoir des conséquences graves, amener la surdité et détruire complètement l'oreille.

213. — LE TRAITEMENT VÉGÉTAL des Maladies des Oreilles donnera toujours un résultat définitif et une guérison radicale. Faire des injections dans l'oreille d'eau bouillie tiède, additionnée de *Spyrol Leber*, une demi-cuillerée à soupe pour un litre d'eau, jusqu'à ce que l'eau sorte sans matière suppurée, incliner la tête pour faire ressortir toute l'eau et essuyer avec un linge, ou mieux avec un peu de coton hydrophile. Ensuite, faire tomber dans l'oreille nettoyée 4 à 5 gouttes de l'*Auditine Rock*. Il est utile de tenir la tête inclinée dans l'autre sens pour faire bien pénétrer l'*Auditine*. Boucher l'oreille avec un peu de coton hydrophile. Faire cette opération deux fois par jour, le matin et le soir. Avant chaque repas, il faut prendre une grande cuillerée à soupe de *Dépuratif Parnel*. Comme tonique fortifiant, le *Vin Galar* ou le *Triogène For;* combattre la constipation et maintenir la liberté du ventre avec l'*Élixir Spark*.

214. — BRUITS, BOURDONNEMENTS D'OREILLES. — Cette infirmité rend la vie impossible, le sommeil est troublé, la moindre indisposition en augmente l'intensité, peut donner des vertiges et amener la surdité. Très souvent, le bourdonnement d'oreilles est occasionné par l'obstruction du conduit auditif par le cérumen, substance sécrétée à l'intérieur de l'oreille. Les bourdonnements d'oreilles sont occasionnés par la faiblesse, l'anémie.

215. — LE TRAITEMENT VÉGÉTAL des Bourdonnements d'Oreilles consiste à introduire matin et soir dans l'oreille quelques gouttes (4 à 6), d'*Auditine Rock*, couvrir avec un tampon de coton. Tous les trois ou cinq jours, enlever dou-cement le cérumen à l'aide d'un cure-oreille. Avant chaque repas, prendre le *Dépuratif Parnel;* après chaque repas, *Triogène For* ou *Vin Galar*. S'il y a constipation ou troubles digestifs, *Élixir Spark*, deux cuillerées à café le soir en se cou-chant.

216. — SURDITÉ. — La surdité est complète et inguéris-sable, si le nerf auditif est détruit; heureusement *le plus souvent*, le nerf auditif est intact et la surdité est *guérissable*. La cause la plus fréquente de la surdité réside dans l'obstruction du conduit auditif externe de la trompe d'Eustache par du cérumen accumulé et quelquefois par un corps étranger. Le cérumen est une subs-tance grasse, jaunâtre qui est sécrétée par la peau qui garnit l'intérieur du conduit de l'oreille; normalement, le cérumen s'écoule au fur et à mesure de la production. Dans certains cas, le cérumen s'accumule et bouche le conduit, amène la surdité et le gonflement de la membrane du conduit auditif. La surdité peut également survenir à la suite d'une maladie de l'os tempo-ral du nerf auditif, de maux de gorge mal soignés, de rhumes de cerveau ou d'une maladie du nez. L'inflammation de la gorge et du nez peuvent gagner l'oreille par la trompe d'Eustache et produire la surdité. Dans ces derniers cas, la surdité est souvent accompagnée de douleurs, de bruits et bourdonnements d'oreille.

217. — LE TRAITEMENT VÉGÉTAL de la Surdité s'est toujours montré très efficace; il donnera une guérison absolument radicale, si le nerf auditif est intact. Matin et soir, faire des injections avec un litre d'eau et une demi-cuillerée à soupe de *Spyrol Leber;* après chaque injection, incliner la tête pour faire sortir l'eau, essuyer et faire tomber dans l'oreille malade 4 à 6 gouttes d'*Auditine Rock*, mettre un tampon de coton hydrophile; tous les 3 ou 4 jours, nettoyer l'oreille avec un cure-oreille pour enlever le cérumen.

A chaque repas, prendre une grande cuillerée à bouche de *Dépuratif Parnel*. L'*Élixir Spark* est indispensable pour régu-lariser les fonctions digestives et combattre la constipation. En cas de faiblesse, le *Triogène For* ou le *Vin Galar* sont les meil-leurs toniques fortifiants, que l'on puisse conseiller.

218. — OTITE. — Inflammation de l'oreille à la suite d'un refroidissement ou d'un coup; la malpropreté peut en être également la cause. L'inflammation peut se localiser sur le conduit externe seulement ; mais souvent elle gagne l'intérieur de l'organe et cause la surdité. Le malade éprouve des douleurs, des élancements, des maux de tête. Il a la fièvre, des sifflements, et des bourdonnements d'oreille qui l'empêchent de dormir. Il peut survenir un abcès qui provoque une suppuration presque intarissable. Les douleurs se calment et la maladie passe à l'état chronique.

219 — LE TRAITEMENT VÉGÉTAL guérit l'Otite radicalement. Matin et soir faire dans l'oreille malade une injection avec de l'eau bouillie tiède, un litre additionné d'une demi-cuillerée à bouche de *Spyrol*. Incliner la tête pour faire sortir l'eau, sécher et essuyer l'oreille avec un linge fin; faire tomber dans l'oreille malade 8 à 10 gouttes d'*Auditine Rock*, et boucher l'oreille avec un tampon de coton hydrophile. Le *Dépuratif Parnel* est indispensable pour purifier le sang, et éliminer les âcretés qui ont provoqué l'écoulement et la suppuration. L'*Elixir Spark* est vivement conseillé pour empêcher tous les troubles digestifs et la constipation. Observer le Régime Biologique. En cas de douleur on prendra une à deux cuillerées à soupe de *Sédatif Tiber*.

MALADIES DES YEUX

**220. — MALADIES DES YEUX. — LA CONJONC-
TIVITE** est caractérisée par une inflammation de la conjonctive
et de la membrane qui tapisse l'intérieur des paupières et
l'extérieur du globe. L'œil est rouge et larmoyant. On connaît
plusieurs variétés. La conjonctivite simple provient soit d'une
irritation de la conjonctive par des poussières, soit d'un refroidissement, d'un courant d'air. L'œil devient rouge et très sensible
à la lumière, le malade éprouve de la cuisson aux paupières
et l'œil est larmoyant.

221. — TRAITEMENT VÉGÉTAL de la Conjonctivite. —
— Si l'inflammation est très développée et l'œil très rouge,
il faut se tenir dans une chambre obscure, observer la demi-
diète et faire des lavages et des compresses avec de l'eau boriquée
ou de l'eau de guimauve bien chaude, cou-
vrir avec une couche très épaisse de
coton hydrophile et fixer avec une bande;
deux fois par jour avant d'appliquer la
compresse, introduire dans l'œil 2 à
4 gouttes de *collyre végétal*. Prendre le
soir en se couchant ou le matin en se
levant, deux à trois cuillerées à café
d'*Élixir Spark* ou deux *pilules Spark*,
pour obtenir un bon effet purgatif; boire
des tisanes chaudes de camomille, de
tilleul ou de chiendent. *La conjonctivite*

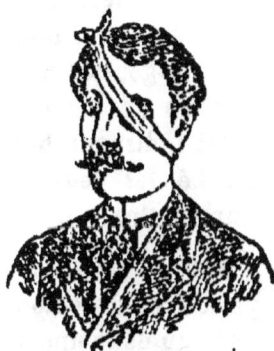

Fig. 70.

scrofuleuse est très fréquente chez les enfants et les personnes
lymphatiques. L'œil est extrêmement sensible à la lumière
et larmoyant, bien laver l'œil à l'eau boriquée, introduire deux
fois par jour 2 à 4 gouttes de *Collyre Végétal Soker*. Cette maladie provient d'un vice du sang, le *Dépuratif Parnel* est indispensable; il faut en prendre une cuillerée à soupe avant chaque
repas. Aux enfants il faut donner le *Sirop Leber* qui est une
excellente préparation iodotannique phosphatée.

222. — **LA CONJONCTIVITE GRANULEUSE** est caractérisée par les granulations que l'on trouve à la membrane qui tapisse l'intérieur des paupières.

223. — **LE TRAITEMENT VÉGÉTAL** de la Conjonctivite granuleuse s'est montré toujours très efficace ; le *Collyre Végétal Soker* cautérise les granulations, tandis que le *Dépuratif Parnel* purifie le sang et élimine toutes les âcretés qui contribuaient à la formation de ces granulations. S'il y a anémie prendre le *Triogène For*. Éviter la constipation par l'usage de l'*Élixir Spark*. Régime Biologique.

224. — **L'OPHTALMIE** simple est l'inflammation de l'œil ; si l'inflammation sécrète du pus et si le blanc de l'œil est rouge c'est l'*ophtalmie purulente*. Le pus est jaunâtre et virulent, c'est-à-dire peut transmettre la maladie, l'ophtalmie purulente est donc une maladie contagieuse ; les paupières gonflent et peuvent à peine s'ouvrir. Mal soignée l'ophtalmie purulente peut occasionner la perte de l'œil.

225. — **TRAITEMENT VÉGÉTAL** de l'Ophtalmie. — Plusieurs fois par jour laver l'œil avec de l'eau boriquée chaude ; 2 à 3 fois par jour introduire dans l'œil à l'aide d'un compte-gouttes 2 à 4 gouttes du *collyre végétal Soker*. Avoir soin de ne toucher les yeux qu'avec des mains bien propres. Il est indispensable de se savonner bien les mains après avoir touché les yeux ou le linge du malade, sinon on risque de transmettre le même mal par contagion.

226. — **OPHTALMIE DES NOUVEAU-NÉS.** — Laver les yeux avec du coton hydrophile trempé dans de l'eau boriquée tiède ou dans une solution de cyanure de potassium faible. Dès que le coton a touché les yeux il faut le jeter au feu et faire une autre boulette de coton. Deux fois par jour toucher les paupières à l'intérieur avec un pinceau trempé dans une solution de nitrate d'argent à un demi-gramme pour cent. Immédiatement après, toucher avec un autre pinceau trempé dans une solution concentrée de chlorure de sodium. Maintenir sur les yeux une compresse d'eau boriquée froide. Pour prévenir l'ophtalmie on doit laver les yeux avec de l'eau boriquée et faire tomber dans les yeux deux à trois gouttes de jus de citron dès la naissance de l'enfant.

227. — LA KÉRATITE. — C'est une inflammation de la cornée, c'est-à-dire de la partie transparente de l'œil ; elle a pour cause la scrofule, le lymphatisme, c'est-à-dire le sang vicié ; le malade ne peut ouvrir les yeux et la lumière le fait souffrir. Lorsqu'il y a ulcération, la *kératite* est dite *ulcéreuse.*

228. — TRAITEMENT VÉGÉTAL de la Kératite. — Purifier énergiquement le sang avec le *Dépuratif Parnel*, une cuillerée à soupe avant chaque repas. *Elixir Spark*, une cuillerée à café, dans un peu d'eau après chaque repas ou deux cuillerées à café le soir en se couchant, deux fois par jour, instiller dans l'œil 2 à 4 gouttes du *Collyre Végétal Soker*, graisser les bords des paupières fermées avec gros comme un grain de blé de la pommade à l'oxyde rouge, tenir les yeux fermés, couvrir avec du coton hydrophile et un bandeau.

229. — L'AMAUROSE. — Elle est occasionnée par la paralysie du nerf optique qui occasionne la perte de la vue. L'albuminurie, le diabète, une très grande anémie, l'hystérie chez les femmes nerveuses, sont les principales causes. L'affaiblissement de la vue à la suite de l'abus de l'alcool ou de la syphilis peut également conduire à l'amaurose. Certains cas sont absolument incurables, mais très souvent, lorsqu'on soigne bien la maladie qui l'occasionne, l'amaurose disparaît et la vue revient. Le traitement sera dépuratif et tonique à la fois.

230. — TRAITEMENT VÉGÉTAL de l'Amaurose. — *Dépuratif Parnel* à chaque repas. *Elixir Spark* aux repas ou le soir en se couchant ; à ce traitement il faut ajouter les *Pilules Spécifiques Leber*, si le malade est syphilitique, et les pilules *Anti-diabétiques Soker*, s'il est diabétique. En cas d'anémie, de faiblesse, on prendra le *Triogène For* ou le *Vin Galar*

231. — LA VUE FAIBLE. — Si les yeux, à la suite de fatigues, de travaux assidus, sont rouges, le *Collyre Végétal Soker* est souverain pour la vue Faible. Il suffit de laver l'œil avec ce collyre pour fortifier la vue. S'il y a appauvrissement du sang il faut prendre le *Dépuratif Parnel* pour le purifier et le *Triogène For* ou le *Vin Galar* comme tonique fortifiant.

232. — LARMOIEMENT. — Il arrive que le canal par lequel les larmes s'écoulent dans le nez se trouve bouché, les larmes sortent de l'œil, s'écoulent sur les joues, c'est le larmoiement. Laver l'œil avec le *Collyre Végétal Soker* deux à trois fois par jour.

283. — MALADIES DES PAUPIÈRES. BLÉPHARITE.
— Chez les enfants et chez les personnes lymphatiques, scrofuleuses et délicates, prédisposées aux dartres ou autres vices du sang, les paupières sont souvent le siège d'une inflammation chronique qui pénètre jusqu'à la racine des cils qui finissent par tomber. Ces maladies se guérissent très bien lorsqu'on soigne les affections qui les occasionnent.

284. — TRAITEMENT VÉGÉTAL de la Blépharite. —
Laver les paupières avec le *Collyre Végétal Soker*, graisser les paupières avec une petite quantité de la *pommade Parnel N° 1*. Avant chaque repas, une grande cuillerée à soupe de *Dépuratif Parnel;* pour combattre la constipation et la mauvaise digestion prendre de l'*Elixir Spark*. S'il y a des petites croûtes, on les fait tomber avec un petit cataplasme de farine de lin ou de fécule de pomme de terre. Les petits abcès appelés *compère loriot, orgelets*, qui se produisent aux bords des paupières, se guérissent très bien par des lavages à l'eau boriquée très chaude et des compresses très chaudes que l'on prépare en trempant un linge plié en deux ou quatre dans une solution chaude d'eau boriquée.

MALADIES DES VOIES URINAIRES

285. — **L'APPAREIL URINAIRE** se compose d'un ensemble d'organes dont les fonctions concourent toutes au même but, à savoir l'élimination des urines. Ces organes sont : 1° les *reins*, placés de chaque côté de la colonne vertébrale, et qui à l'instar des filtres, laissent passer certains principes du sang avec lequel ils sont en contact.

2° Les *uretères* ou longs tubes membraneux qui conduisent l'urine des reins dans la vessie, en traversant la cavité abdominale ; 3° la vessie, sorte de réservoir dans lequel s'emmagasine l'urine avant d'être rejetée à l'extérieur par le *canal de l'urètre*. Toutes ces pièces du même appareil, étant tapissées sans discontinuité par une membrane muqueuse, sont unies par une solidarité intime, en sorte que le mauvais état de l'une retentit promptement sur les autres ; l'inflammation ne reste pas longtemps locale, elle se généralise, c'est ce qui fait la gravité des affections en apparence les plus légères de l'appareil urinaire. On comprendra, en effet, l'importance de son fonctionnement normal, quand on réfléchira que c'est par les reins que doit s'éliminer du sang une quantité de matériaux usés qui ne pourraient subsister longtemps dans l'organisme, sans y jouer le rôle de poisons. Le rein, à l'état normal, ne doit livrer passage qu'à ces détritus de la combustion vitale ; mais s'il est enflammé, les parties constituantes du sang, l'albumine, le sucre s'éliminent par les urines, et leur absence cause rapidement un dépérissement général. L'inflammation la plus légère du canal, un rétrécissement, un catarrhe muqueux, un accès de gravelle peuvent conduire et conduisent souvent à cet état, parce que de toutes les muqueuses du corps, celle qui a le plus de tendance à la propagation de l'inflammation, c'est celle-là même qui tapisse tout l'appareil urinaire Supposez le cas le plus léger, une irritation du canal de l'urètre provoqué, chez l'homme, par des excès de jeunesse, un refroidissement ou le passage de graviers; chez la femme, par un accouchement, le voisinage d'hémorroïdes, les engorgements de la matrice, etc: malgré les boissons rafraîchissantes, le goudron, les balsamiques. trop souvent l'inflammation passe à l'état chronique, il se fait un rétrécissement, un engorgement de la prostate; à partir de ce moment, l'urine gênée dans sa libre expansion demeure plus longtemps dans la vessie, s'y livre à un commencement de fermentation qui la rend ammoniacale c'est-à-dire irritante pour la muqueuse vésicale, d'où l'inflammation de cet organe et principalement de son col qui devient excessivement sensible; le malade a des envies fréquentes d'uriner mais, chaque fois, il ne rend que quelques gouttes avec d'affreuses douleurs de cuisson, de brûlures; à peine est-il soulagé depuis quelques moments, qu'il est obligé de recommencer. Il éprouve de la gêne au bas-ventre, de la pesanteur au périnée; son sommeil est perdu, sa nutrition troublée; sa santé générale s'en ressent promptement. Cet état dure des mois, des années avec des alternatives de mieux et de mal après lesquelles, l'inflammation continuant, l'urine devient sanguinolente, troublée, chargée de mucosités semblable à du blanc d'œuf, enfin du pus.

Le mal peut se propager aux reins, qui deviennent un foyer de suppuration.

Dès lors, le dépérissement est prompt, accru qu'il est par une fièvre de débilité qui se renouvelle chaque soir. Le malade voit ses jambes, ses paupières enfler, l'hydropisie gagne tout le corps, et il meurt au milieu d'atroces souffrances. Il ne faut donc jamais négliger une maladie de la vessie; il faut la surveiller, la combattre jusqu'à ce que le germe, les dernières traces d'inflammation aient disparu. C'est alors seulement qu'on sera à l'abri des récidives que le travail sourd de destruction chronique prépare pour la vieillesse.

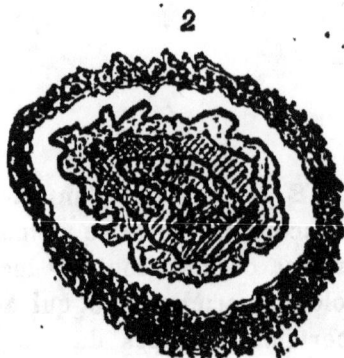

FIG. 71. — Calcul d'acide urique.

286. — LA GRAVELLE. — Elle est caractérisée par la présence, dans les urines, de calculs calcaires qui se sont formés dans les reins; on les appelle *sables*, quand ils sont à l'état pulvérulent; *graviers* quand ils atteignent la dimension d'une tête d'épingle, enfin *calculs* ou *pierre* quand leur volume est plus considérable. Pour donner lieu à la formation de la gravelle, il faut la présenc dans le sang des sels uriques et la stagnation de l'urine dans la vessie pour permettre à ce sel de se déposer; l'inflammation de la muqueuse vésicale, qui est la conséquence de cet état, favorise le dépôt. La gravelle se rencontre chez les enfants et chez les adultes, chez ceux qui se nourrissent très bien et font peu d'exercice; elle est donc plus fréquente chez le riche que chez le pauvre, et chez l'homme que chez la femme. La gravelle et la goutte sont l'expression d'une même diathèse. La gravelle urique est rouge brique, la gravelle phosphatique est blanche et la gravelle oxalique est grise ou noirâtre. On voit tous les jours des malades rendre des graviers volumineux sans en être incommodés; chez d'autres, au contraire, le passage de sables fins détermine un état fébrile, de l'amaigrissement, des urines purulentes; la plupart éprouvent, à des intervalles variables, des accès douloureux connus sous le nom de *coliques néphrétiques* (voir ce mot). Ces accès sont occasionnés par le cheminement des graviers à travers le long tube membraneux qui conduit l'urine des reins à la vessie. Les accès peuvent éclater brusquement, mais ils sont souvent annoncés par la présence de sables dans les urines. La gravelle est toujours occasionnée par une maladie inflammatoire du foie ou de l'estomac.

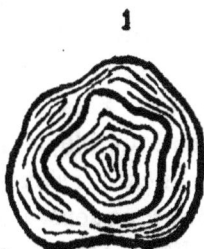

Fio. 72.
Calcul d'oxalate de chaux.

287. — TRAITEMENT VÉGÉTAL de la Gravelle. — Il guérit radicalement et sûrement la gravelle, parce qu'il s'adresse directement à la cause du mal, c'est-à-dire l'inflammation de l'appareil digestif et du foie.

Il agit comme dissolvant, augmente la sécrétion urinaire, débarrasse les reins et la vessie des concrétions qui y sont agglomérées et chasse doucement, sans secousse, la pierre, le gravier, les calculs. Il empêche la concrétion urique et la formation de cristaux d'urate de soude et purifie le sang. Prendre avant chaque repas un ou deux paquets de *Rénalgine Ducase*, après chaque repas une cuillerée à café d'*Elixir Spark*. Dans la journée, boire 4 à 5 tasses de *Tisane Orientale Soker* et même davantage pour augmenter la quantité d'urine. Éviter la transpiration, porter des vêtements légers, éviter les exercices qui font transpirer. Ne pas trop se couvrir la nuit. La *Tisane Orientale* sera bue froide ou tiède. Éviter les boissons chaudes. Observer le Régime Biologique. Matin et soir prendre des *gouttes* de *Palmi* à la dose de 2 à 3 capsules. Le traitement doit être continué plusieurs semaines, afin que l'action dissolvante de la médication s'exerce pendant un certain temps sur l'inflammation des muqueuses et surtout sur les graviers, pour les transformer à l'état soluble et les chasser, ce qui empêchera la formation des gros calculs.

238. — COLIQUES NÉPHRÉTIQUES. — Lorsque l'urine est trop chargée, une partie du gravier se dépose dans les reins et

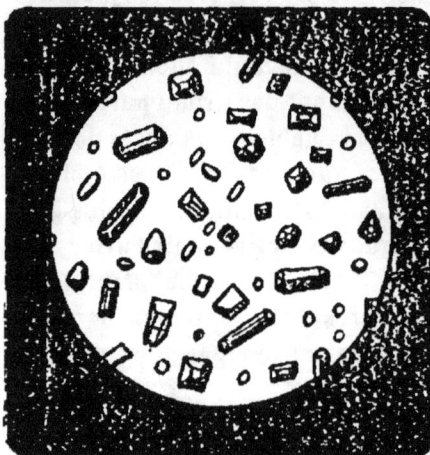

Fig. 73. — Cristaux de phosphate ammoniaco-magnésien.

la vessie, et forme des petites pierres ou calculs. Le gravier étant fin, passe facilement des reins dans la vessie et, de là, est chassé par les urines. Il n'en est plus de même pour les calculs. Ils sont souvent volumineux, leur descente des reins dans la vessie détermine des douleurs atroces et des souffrances impossibles à décrire. Le mal cesse, lorsque le calcul est arrivé dans la vessie. La douleur occupe ordinairement un seul côté, elle part des reins, pour aboutir à la partie intérieure du bas-ventre ; elle devient rapidement aiguë et s'étend vers les cuisses, vers les testicules ; la douleur s'accompagne de nausées, de vomissements, et même de convulsions. Le calcul, souvent anguleux, est poussé par l'urine, déchire la muqueuse et cause des douleurs atroces, qui forcent le malade à se rouler par terre, en poussant des cris et des plaintes. L'accès dure de quelques heures à une journée; on voit parfois la douleur cesser brusquement, pour faire place à un bien-être complet, ce qui indique que l'obstacle est arrivé dans la vessie. Aussitôt le malade urine abondamment et trouve dans le vase la cause du mal, c'est-à-dire le gravier. Quand il n'est pas expulsé à bref délai, on est en droit de craindre que ses dimensions ne soient disproportionnées avec le calibre du canal et, dans ce cas, il devient calcul volumineux par le dépôt de couches successives à sa surface.

Quand le calcul ne peut avancer dans l'urétère pour gagner la vessie, il détermine des symptômes nerveux assez violents pour causer la mort ou une inflammation qui dégénère en péritonite.

239. — TRAITEMENT VÉGÉTAL des Coliques Néphrétiques. — Au moment de l'accès, il faut se borner à calmer la douleur et à faciliter la descente du gravier. A cet effet, on donnera des *gouttes de Palmi* à dose de 3 à 4 capsules, 2 à 4 et même 6 fois par jour. Cataplasmes de farine de lin sur les parties malades. Faire boire de la *Tisane Orientale*. Les *gouttes de Palmi* font des merveilles; elles facilitent le glissement du gravier et du calcul, et chassent la gravelle et la pierre sans douleur et sans être incommodé. Pour se préserver des crises néphrétiques, il est bon de prendre les *gouttes de Palmi* deux à quatre fois par semaine, le soir en se couchant. Une fois la crise terminée, il faut éliminer l'excès d'acide urique et autres sels de l'organisme, en suivant le traitement et le régime indiqués pour la gravelle, c'est-à-dire prendre la *Rénalgine Ducase*, l'*Élixir Spark* et la *Tisane Orientale*. (Voir l'hygiène et soins généraux.)

240. — PIERRE ET CALCULS DE LA VESSIE. — Les calculs sont des pierres de composition et volume variables qui se trouvent dans la vessie. Les personnes qui se sont adonnées pendant leur vie aux plaisirs de la table y sont très sujettes; l'exiguïté et la faculté de distension de l'urètre chez la femme rendent cette affection rare chez elle. La gravelle est une cause fréquente du calcul parce que le gravier, descendu des reins, se recouvre constamment de couches concentriques de sels qui se déposent à sa surface, augmentent son volume et le rendent incapable de s'éliminer par le canal. Tous les corps étrangers, tels que caillots de sang, mucosités, qui se trouvent dans la vessie, peuvent devenir le noyau d'un calcul. Enfin, tous les obstacles à l'émission d'urine, rétention, rétrécissements, engorgement de la prostate en favorisent la production; car, plus l'urine séjourne de temps dans la vessie, plus elle dépose de sels qu'elle tient en suspension. La présence des calculs détermine à la longue des dégâts assez sérieux dans les reins et dans la muqueuse vésicale qui s'épaissit, se ramollit et s'ulcère; souvent le malade rend des sables depuis longtemps sans en éprouver de gêne. C'est seu-

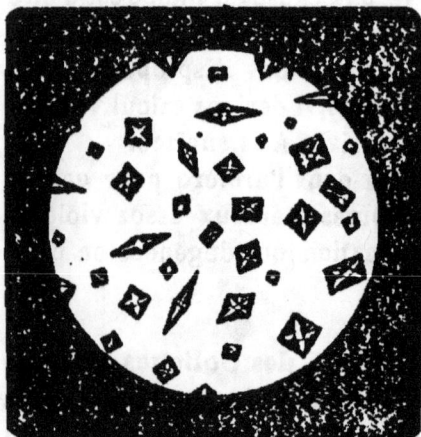

FIG. 74. — Cristaux d'oxalate de chaux.

lement à la suite d'une course, d'une fatigue que, tout à coup, l'aggravation des douleurs, l'altération des urines, le pissement de sang font penser à la pierre. En général, le calculeux souffre beaucoup; la douleur siège habituellement à l'extrémité de la verge et s'exaspère après la miction, alors que le calcul vient se mettre en contact avec le col et la muqueuse de la vessie. La fatigue, l'équitation, la voiture exagèrent la douleur; les envies d'uriner sont fréquentes et la quantité d'urine émise chaque fois est minime; il arrive que le jet est brusquement interrompu pendant la miction, le calcul venant faire office de soupape sur le col de la vessie. Dans le premier temps, la pierre n'ayant pas encore irrité la muqueuse vésicale, l'urine est claire et normale; mais bientôt se développe un catarrhe, et l'urine devient trouble, sanguinolente, purulente. Si le malade n'arrête pas le progrès du mal en en faisant éliminer la cause, les douleurs deviennent incessantes, ne laissant pas un instant de repos au malheureux patient qui succombe à la fin, épuisé par la souffrance, la fièvre et le marasme. Les moyens chirurgicaux employés pour l'extraction de la pierre sont la lithotritie ou brouillement et la taille. Ils sont dangereux.

241. — TRAITEMENT VÉGÉTAL de la Pierre. — Les

succès que l'on en obtient sont dus aux dissolvants particuliers qui composent ce traitement, et dont l'absorption est combinée avec le Régime Biologique qui est le plus approprié et le meilleur; il agit aussi bien sur les matériaux tenus en suspension dans l'urine, que sur la surface du calcul qu'il use jusqu'au moment où il aura assez diminué de volume pour s'éliminer par l'urètre. Ce traitement donne les meilleurs résultats, même dans les cas les plus anciens, évite les crises et l'opération chirurgicale, toujours douloureuse et dangereuse, et débarrasse les reins et la vessie des concrétions qui y sont agglomérées. Il chasse doucement, sans secousse, la pierre, le gravier et les calculs; prendre avant chaque repas un ou deux paquets de *Rénalgine Ducase*. Après chaque repas, une cuillerée à café d'*Élixir Spark* dans un peu d'eau. Dans la journée, boire 5 à 6 tasses de *Tisane orientale*.

On doit boire la tisane tiède ou froide, mais jamais chaude, matin et soir, en se couchant, prendre 3 capsules de *gouttes de Palmi* avec un peu de lait ou tisane; Régime Biologique.

242. — CYSTITE. CATARRHE DE LA VESSIE. — La cystite est l'inflammation de la muqueuse de la vessie, elle est aiguë ou chronique; elle est localisée au col, ou généralisée à tout l'organe. Ses causes sont nombreuses et variées; ce sont une contusion à la vessie, comme on l'observe après le cathétérisme, après la lithotritie, après les couches chez la femme; ce sont : la pierre, un rétrécissement de l'urètre, un engorgement de la prostate; c'est l'extension au col de la vessie de l'inflammation des organes voisins, tels que urètre, rectum, vagin. La

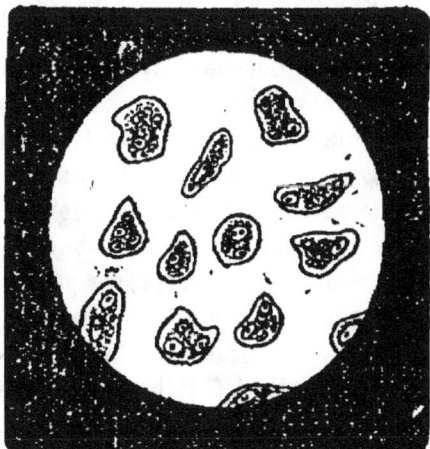

Fig. 75. — Cellules épithéliales altérées.
Catarrhe de la vessie.

poudre de cantharides absorbée à l'intérieur ou par l'intermédiaire de vésicatoires détermine une cystite particulière; l'usage des boissons fermentées et alcooliques, enfin le froid, les diathèses rhu-

matismales, goutteuses, herpétiques peuvent produire le même
résultat. Toutes les cystites sont accompagnées d'un certain nombre de symptômes qui se retrouvent dans chaque cas. C'est d'abord
le besoin fréquent d'uriner, qui peut s'élever jusqu'à 50 fois dans
24 heures; le malade évacue quelques gouttes d'urine avec accom-
pagnement d'une sensation de brûlure cuisante. Il reste accroupi
des nuits entières, torturé par le besoin d'uriner et par la douleur
que provoque l'émission. Malgré ces efforts, la vessie ne se vide
pas. Elle se distend et vient faire saillie au bas-ventre où elle est
très douloureuse; cette douleur s'irradie vers l'anus, le périnée,
les côtes et s'exaspère lors de l'émission des urines. Lorsque les
dernières gouttes s'échappent, il se produit une sorte d'étreinte
convulsive qui amène l'expulsion de quelques gouttes d'urine
laiteuse et sanguinolente. Dans le catarrhe chronique, la douleur
est sourde, profonde, continue; elle donne des idées noires au
malade qui marche courbé en deux; son teint devient pâle,
terreux, amaigri. Si la muqueuse est enflammée superficiellement, l'urine est seulement troublée par des mucosités qui se
précipitent; elle ressemble à de l'eau dans laquelle on aurait
fait bouillir de la racine de guimauve. A une période plus
avancée, les parois de la vessie secrètent des mucosités, et l'on
trouve au fond du vase une masse glaireuse analogue à du blanc
d'œuf. Dans les catarrhes chroniques plus anciens, le pus se
mêle aux mucosités. L'urine, d'abord nuageuse, s'épaissit et
devient rougeâtre; elle se décompose facilement et répand une
odeur ammoniacale fétide. Dans les cas légers, il n'existe pas
de fièvre, d'autres fois, au contraire, le malade est en proie à
une fièvre ardente, égaré par les douleurs et dans un état d'agitation extrême, des sueurs abondantes exhalant une odeur uri-
neuse couvrent son corps; ses yeux cernés, excavés, expriment la
douleur la plus vive; il survient des nausées, des vomissements,
du délire. La réaction est moins vive dans la cystite chronique,
mais le malade s'affaiblit graduellement, il pâlit, perd sa force et
marche avec peine. La ténacité de la cystite est extrême, et, si le
malade n'y apporte pas remède, elle occasionne des troubles
organiques qui empoisonnent son existence. Si chaque cas ne
présente pas le cortège de symptômes que nous venons de
décrire, si la douleur, si le retentissement sur l'organisme sont
moins violents sur beaucoup de sujets, il ne faut pas cependant
qu'ils perdent de vue qu'ils sont exposés à en ressentir les effets

par suite du moindre écart de régime. Il faut qu'ils sachent que, même bénigne en apparence, la cystite conduit par chronicité à des complications graves et sérieuses.

243. — TRAITEMENT VÉGÉTAL DES CYSTITES. — Le malade prendra le matin en se levant, dans l'après-midi et dans la soirée 2 à 3 *capsules* de *Santal-Bline*. En même temps que les capsules de *Santal-Bline*, il prendra un paquet de *poudre altérante Darcet* dans un demi-verre d'eau. Avant chaque repas prendre un *cachet curatif Darcet* (cachets roses). Dans la journée et même aux repas boire la *Tisane orientale*. Il faut boire de cette tisane de 1 à 2 litres par jour. Combattre la constipation et les mauvaises digestions avec *l'Élixir Spark*. Régime doux, rafraîchissant, laitage, viandes blanches, c'est-à-dire Régime Biologique; supprimer les mets épicés, fruits crus, la salade, les tomates, l'oseille, les liqueurs fortes. Le vin sera coupé avec beaucoup de *Tisane orientale Soker*.

244. — RÉTENTION D'URINE. DIFFICULTÉ D'URINER. — La *Dysurie* est la difficulté d'uriner. L'*anurie* est la rétention complète. A l'état normal, l'urine secrétée par les reins descend le long des deux tubes membraneux appelés urétères et tombe goutte à goutte dans la vessie où elle séjourne avant de sortir par l'urètre dont l'orifice vésical est fermé par un sphincter, muscle oval en forme d'anneau qui embrasse la circonférence. Ce n'est que lorsque le réservoir contient une certaine quantité de liquide que le besoin d'uriner se fait sentir; alors la vessie se contracte sur l'urine qui force la résistance des sphincters et se fait jour à l'extérieur en traversant le canal de l'urètre. Mais si les membranes de la vessie se trouvent paralysées de manière à ne plus se contracter, l'urine continue à s'accumuler, à distendre l'organe qui devient énorme et fait saillie dans la partie inférieure du ventre sous forme globuleuse, il y a *rétention*. Cette paralysie de la vessie est souvent incomplète; l'urine n'est pas projetée au loin, elle tombe aux pieds du malade; on dit alors que la vessie est paresseuse. Cet état se rencontre dans les maladies de la moelle, du cerveau, accompagnant la paralysie des membres. Il se présente dans les fièvres graves, et indique un affaiblissement du système nerveux. Il peut être le résultat d'une distention exagérée et répétée de la vessie, comme cela arrive quand on ne peut satisfaire le besoin d'uriner. Outre la paralysie de la vessie, la rétention peut résulter d'un engorgement de la prostate, d'un rétrécissement du canal, ou par suite d'un obstacle quelconque tels que les calculs qui obstruent le canal de l'urètre et obligent l'urine à séjourner plus longtemps que de coutume dans la vessie. La vessie perd sa tonicité. La rétention est accompagnée de douleurs très vives dans le bas-ventre. Si la rétention est complète, il faut vider la vessie au moyen d'une sonde, et cela le plus vite possible. Il faut se soumettre en suite à un traitement énergique pour empêcher la rétention complète lorsque la vessie est paresseuse, et lui redonner de l'élasticité, car l'accumulation de l'urine peut rompre la vessie et causer un accident extrêmement grave.

245. — TRAITEMENT VÉGÉTAL de la Rétention d'Urine. — Dans le cas de rétention, le malade doit vider souvent la vessie au moyen d'une sonde. Pour se guérir radicalement prendre avant chaque repas *deux cachets curatifs Darvet*. Boire la *Tisane orientale Soker* 4 à 6 tasses par jour Le matin et à chaque repas prendre un paquet de *Poudre Altérante Darvet* dans une tasse de tisane ou dans un peu d'eau. Prendre des grands bains qui agissent comme tonique et fortifiant sur la vessie. Les lavements sont d'une très grande utilité. Observer le Régime Biologique qui est le régime idéal de tous les malades.

246. — INCONTINENCE NOCTURNE DE L'URINE. — Si l'incontinence nocturne de l'urine n'est pas une maladie sérieuse, elle constitue une infirmité. Elle date quelquefois de la naissance, mais ordinairement elle survient lorsque le malade est déjà arrivé à un certain âge : c'est de sept à huit ans que l'incontinence nocturne d'urine se déclare ; les accidents surviennent alors presque toutes les nuits ; les émotions morales, la peur en particulier, peuvent en être la cause. Cette infirmité survient également chez les vieillards lorsque la vessie est paralysée à la suite d'un rétrécissement mal soigné. Un régime trop excitant est souvent la principale cause de l'incontinence chez les enfants; mais l'hérédité joue le plus grand rôle dans la production de cette affection. Il n'est pas rare de rencontrer dans les antécédents héréditaires des malades des individus épileptiques ou atteints de névroses graves.

L'incontinence s'observe souvent chez des sujets d'une constitution délicate, sans énergie physique ou morale ; mais on la rencontre également chez d'autres qui ont tous les attributs de la force. C'est donc une névrose qui se traduit par une irritabilité excessive de la vessie, et cet excès d'irritabilité des fibres musculaires de la vessie cause l'incontinence. Elle peut guérir à l'époque de la dentition, à l'époque de la puberté, de l'apparition des règles, à l'époque du mariage ou d'un premier accouchement, mais il ne faut pas compter sur ces phénomènes physiologiques, et il est plus prudent de soigner la maladie.

247. — TRAITEMENT VÉGÉTAL de l'Incontinence nocturne de l'Urine. — Le malade prendra avant chaque repas une cuillerée à soupe de *Sédatif Tiber;* deux fois par semaine, un grand bain avec le *Sel de Pérou;* tonifier l'organisme avec le *Triogène For.*

Dans cette infirmité, l'urine est toujours âcre, ce qui irrite la vessie. Pour la rendre moins chargée, il faut boire quatre à six tasses de *Tisane Orientale.* Après la guérison, continuer le *Triogène For*, qui est le tonique idéal pour enfants, jeunes filles, anémiques et vieillards.

Le régime doit être sévère ; supprimer les boissons alcooliques telles que le cidre, la bière, le vin ; les fruits acides, cerises, fraises, framboises, groseilles, qui ont une action diurétique irritante sur la vessie. Le soir, prendre très peu d'aliments sur le et boire le moins possible. Autant que possible, rester couché sur le dos et dans un lit dur. Les douches froides sont très utiles.

Aux enfants on donne le traitement, c'est-à-dire le *Sédatif Tiber*, le *Triogène For* auquel on ajoute du *Sirop Leber*. La dose est d'une à deux cuillerées à café par jour. Il faut prendre une douche froide au moins tous les deux jours. Commencer par l'eau tiède pour arriver à l'eau froide.

248.—MALADIES DE LA PROSTATE. Prostatite.—C'est l'inflammation de la prostate; elle est aiguë ou chronique. Dans le premier cas, elle se présente ordinairement dans le cours d'une blennorrhagie, d'une inflammation des voies urinaires ou à la suite d'un cathétérisme mal fait, d'une chute sur le périnée. L'état chronique succède souvent à l'état aigu ou complique certaines affections chroniques des voies urinaires, telles que rétrécissement, calculs, etc. Le malade éprouve d'abord de la douleur, de la pesanteur au périnée (entre les bourses et l'anus); il ne peut marcher, et éprouve constamment le besoin d'aller à la garde-robe, il a la sensation d'un corps étranger que ses efforts ne parviennent pas à chasser; l'urine sort brûlante et goutte à goutte. Dans la forme chronique, les symptômes sont moins accentués, mais ils existent. On constate parfois un écoulement urétral muco-purulent, visqueux et filant entre les doigts, par exemple, lors des efforts pour aller à la garde-robe et de la première émission des urines. La prostatite chronique occasionne l'augmentation de volume de la prostate, ce qui rend l'émission des urines fort difficile.

Mais le plus souvent l'hypertrophie de la prostate se manifeste sans cause appréciable, surtout à partir de cinquante ans. Tout à coup un vieillard, qui précédemment n'a jamais souffert des organes urinaires, remarque qu'il urine péniblement et fréquemment, que le jet tombe à ses pieds, qu'il a de l'incontinence ou de la rétention d'urine; cependant, il souffre peu et seulement avant l'émission des urines, qui conservent d'abord leur limpidité; il a de l'inquiétude au fondement, de la constipation, rend des selles aplaties : soyez assuré qu'il est atteint d'hypertrophie de la prostate.

Par elle-même, l'augmentation du volume de cette glande n'aurait pas de conséquences fâcheuses; mais, en diminuant le calibre du canal de l'urètre, elle gêne l'émission des urines et détermine le catarrhe; en s'appliquant sur la paroi antérieure du rectum qu'elle refoule, elle gêne la circulation des matières fécales, et occasionne la constipation, des hémorroïdes. Voilà pourquoi l'hypertrophie de la prostate, abandonnée à elle-même, a les plus fâcheuses conséquences.

249. — TRAITEMENT VÉGÉTAL des maladies de la Prostate. — Il a pour but de faire fondre l'organe pour rendre libre cours à l'urine et aux matières fécales.

Suivi avec régularité il donne toujours la guérison.

Le malade prendra deux *Cachets Curatifs Darcet* (cachets roses) avant le repas de midi.

Avant le repas du soir, on prendra deux *Cachets Balsamiques Verdel* (cachets jaunes).

Dans la journée prendre 9 à 12 capsules de *Santal Bline* en trois fois.

Boire la *Tisane Orientale*, quatre à six tasses par jour.

Les troubles digestifs, la constipation seront rapidement guéris par l'*Élixir Spark* (une à deux cuillerées à café après chaque repas dans un peu d'eau sucrée ou le soir en se couchant).

Prendre tous les trois jours un bain avec le *Sel du Pérou*.

Après la cure tonifier et purifier le sang avec notre *Dépuratif Parnel*.

Régime doux, c'est-à-dire le Régime Biologique, boissons légères, lait, vin coupé avec la *Tisane Orientale*.

250. — HYGIÈNE ET SOINS GÉNÉRAUX des maladies des voies urinaires. — Chez les vieillards et les individus débiles, lorsque les affections de la vessie ont un retentissement marqué sur l'état général, il importe d'instituer un régime tonique et doux à la fois. Le Régime Biologique est le meilleur qui puisse convenir.

Le laitage, les œufs, le poisson, les légumes verts seront la base des repas, on y ajoutera des viandes rôties pour soutenir les forces en excluant le gibier, les salaisons, la charcuterie ; la bière, le café, les liqueurs ne conviennent en aucun cas ; dans la gravelle, on évitera également les fruits acides, la tomate, l'oseille, le citron, etc., etc.

Le vin devra être bu en petite quantité, et étendu d'une assez grande quantité d'eau ; c'est sur la vessie et sur les fonctions du rein que la *Tisane Orientale* du Dr Soker a une influence incontestable ; aussi recommandons-nous aux repas l'usage de cette tisane.

Elle modifie la sécrétion des muqueuses de l'appareil urinaire et fait fondre le gravier et les concrétions qui se déposent au fond du vase sous forme de sable gris ou orangé.

Comme la vessie baigne au milieu des intestins, le bon état de ces derniers doit être surveillé avec la plus grande sollicitude ; non seulement on doit entretenir la régularité des selles par des moyens doux et fréquemment répétés, mais en dehors de la constipation il faut encore rafraîchir l'économie par l'*Élixir Spark*.

Les individus atteints d'affection de la vessie doivent boire beaucoup de *Tisane Orientale Soker*, qui adoucit les urines.

Les grands bains tièdes, répétés une ou deux fois par semaine, diminuent l'inflammation de la vessie; on les alternera avec des bains de siège préparés avec de l'eau tiède dans laquelle on pourra faire infuser des fleurs de sureau, des feuilles de guimauve, etc.; ces bains, prolongés pendant une demi-heure, suffisent souvent à conjurer la rétention d'urine sans avoir besoin de recourir à la sonde.

En cas de douleur, on applique le soir, sur le bas-ventre, un cataplasme chaud de farine de lin.

Un petit lavement additionné de dix gouttes de laudanum, et conservé, peut calmer la douleur et avec elle la contraction du col de la vessie qui gênait l'émission des urines.

On ne doit en général recourir à la sonde que lorsque les moyens précités n'ont pu amener l'émission de l'urine; on s'en servira le plus rarement possible, car le passage de l'instrument, même conduit par une main habile, irrite et blesse la muqueuse du canal et la prostate. Éviter les grandes marches, les grandes fatigues, l'équitation.

Le malade doit uriner chaque fois qu'il en sent le besoin et ne pas se retenir.

MALADIES CONTAGIEUSES
DES VOIES URINAIRES

---

251. — BALANITE. — C'est l'inflammation du gland et de son enveloppe cutanée, le prépuce ; cette affection est assez fréquente surtout chez les sujets atteints de phimosis ; la balanite est produite par le contact des règles, des flueurs blanches et autres liquides féminins en absence des soins minutieux de propreté, et enfin par la contagion de la vaginite spécifique.

Le gland est gonflé et la douleur est vive ; après quelques jours, on voit apparaître à l'ouverture du prépuce un suintement de pus jaunâtre qui augmente par la pression de la couronne du gland. Les bords du prépuce sont tuméfiés, rougis, recouverts de croûtes et très douloureux.

La balanite accompagne souvent l'urétrite et les manifestations syphilitiques à la surface du gland.

252. — TRAITEMENT VÉGÉTAL de la Balanite. — Tous ces accidents cèdent facilement et guérissent vite par le traitement végétal qui combat la cause — urétrite ou plaies syphilitiques.

Prendre tous les jours deux *Cachets Curatifs Darcet* (cachets roses) avant chaque repas, midi et soir; lotionner les parties enflammées avec l'*Eau Résolutive Soker* de la manière suivante: découvrir le gland, ramener le prépuce en arrière et baigner la verge trois à quatre fois par jour dans un demi-verre d'eau chaude auquel on ajoutera une grande cuillerée à soupe d'*Eau Résolutive Soker*; essuyer doucement; lotionner ensuite avec l'*Eau Résolutive pure* et entourer la verge avec une compresse mouillée d'*Eau Résolutive* et de coton hydrophile. En cas de phimosis, ne pas chercher à ramener le prépuce en arrière; continuer les bains comme il est indiqué plus haut, mais remplacer les lotions par des injections sous la calotte préputiale. A cet effet, on injectera sous la peau du prépuce trois à quatre fois par jour l'*Injection Darvet*, envelopper la verge avec une compresse mouillée à l'eau *Résolutive Soker* et une couche de coton hydrophile.

Après la guérison, prendre pendant une quinzaine le *Dépuratif Parnel* (deux cuillerées à soupe par jour).

253. — PHIMOSIS. — Est un vice de formation du prépuce. L'ouverture du prépuce est trop étroite et il est impossible de le ramener derrière la tête de la verge. Les principales causes accidentelles sont: la balanite, les chancres, les végétations; mais le plus souvent il est congénital; dans ce dernier cas, il faut faire une excision et pratiquer la circoncision.

254. — TRAITEMENT VÉGÉTAL du Phimosis. — Lorsque le phimosis n'est pas congénital on peut le guérir sans opération.

Injecter par l'orifice du prépuce, 2 à 3 fois par jour, l'*Injection Darvet*, à l'aide d'une poire ou d'une seringue. Après chaque injection introduire un peu de *Pommade Parnel n° 1* en exerçant des tractions sur le prépuce dans tous les sens pour obtenir l'élargissement de l'orifice.

On prendra avant chaque repas un *Cachet Curatif Darvet*, pour aseptiser les urines et éviter ainsi leur contact irritant au niveau du gland.

255. — LE PARAPHIMOSIS. — Le Paraphimosis est l'étranglement de la verge par le prépuce. Si l'ouverture du prépuce est étroite, il arrive qu'après avoir découvert le gland en ramenant par force le prépuce en arrière, le prépuce ne peut pas revenir. La muqueuse du prépuce gonfle, le gland se tuméfie. Le malade éprouve des douleurs et une grande gêne dans l'émission de l'urine.

256. — TRAITEMENT VÉGÉTAL du Paraphimosis. — Combattre l'inflammation par des bains locaux, graisser le gland et chercher à le réduire afin que le prépuce puisse franchir la tête du gland. En cas d'insuccès, il faut avoir recours à une petite opération pour débrider le prépuce.

256 bis. — HERPÈS PRÉPUTIAL. — GÉNITAL. —
L'herpès du gland et du prépuce a toujours pour effet d'alarmer
les jeunes gens qui y voient aisement l'ulcération primitive de
la syphilis; cet herpès se manifeste par de fines vésicules dont
la pointe blanchit, se déchire et laisse échapper une sérosité qui
forme croûte.

L'herpès génital s'observe surtout chez les arthritiques et
herpétiques.

257. — TRAITEMENT VÉGÉTAL de l'Herpès préputial.
— Lotionner matin et soir avec l'*Eau Résolutire Soker* et saupoudrer avec la *Poudre dermatique Jener*. Avant chacun des
principaux repas, prendre une cuillerée à soupe de *Dépuratif
Parnel*.

**258. — VÉGÉTATIONS. — POIREAUX. — CRÊTES DE
COQ. —** Les végétations sont toujours le résultat d'une contagion; ce sont de petites productions charnues qui se développent
à la surface du gland et affectent des formes très variables; on
les appelle, d'après ces formes, choux-fleurs, poireaux, crêtes
de coq, etc. Elles sont une des conséquences de la blennorrhagie
et de la syphilis.

259. — TRAITEMENT VÉGÉTAL des Végétations. — Il
est très efficace; la guérison est radicale.

Il faut se purifier le sang avec le *Dépuratif Parnel*, car les
végétations sont toujours l'indice d'une viciation générale du
sang.

Toucher les végétations tous les jours d'abord, tous les deux
jours ensuite, avec un pinceau trempé dans notre *Eau Résolu-
tice Soker* et saupoudrer ensuite avec la *Poudre cicatrisante
Leber*.

Après la guérison complète des végétations, continuer un
certain temps le *Dépuratif Parnel*.

Pour la syphilis, il faut suivre le traitement spécifique et
dépuratif comme il est expliqué à la page 176 et les suivantes.

BLENNORRHAGIE

260. — BLENNORRHAGIE AIGUE. Écoulement, Échauffement, Chaude-Pisse, Urétrite. — C'est l'inflammation de l'urètre caractérisée par la rougeur, la sensibilité douloureuse de la muqueuse du canal et par l'écoulement plus ou moins abondant d'un pus qui remplace la sécrétion muqueuse de cette membrane.

Causes : Dans la majorité des cas, la blennorrhagie est due à une cause spécifique, au contagium d'un coït impur; mais comme toutes les muqueuses, l'urètre peut s'enflammer par des causes multiples, en dehors de tout contact. En effet, l'abus d'excitants (condiments ou boissons), surtout l'abus de la bière, du thé, etc., l'acidité de l'urine, les excitations morales vives, amenant des érections prolongées, peuvent enflammer l'urètre.

Mais le plus souvent, nous le répétons, la blennorrhagie est le résultat d'une contagion.

Les vices de conformation des organes sexuels et particulièrement le phimosis, qui prédispose à la balanite, rendent également les blennorrhagies plus fréquentes. Mais il existe une prédisposition individuelle tellement certaine, que de deux individus, voyant la même femme, l'un peut acquérir la blennorrhagie tandis que l'autre reste indemne; cette prédisposition individuelle tient surtout au tempérament lymphatique. Le siège de prédilection de la blennorrhagie est le canal de l'urètre; mais nous avons vu que le prépuce et le gland y étaient aussi exposés, quoique en proportion beaucoup moindre.

Chez la femme, toutes les parties du canal sexuel et, par ordre de fréquence, de l'orifice vulvaire à l'utérus, l'anus et l'œil y sont exposés; l'urètre, chez elle, est beaucoup plus rarement atteint.

Le microbe de la blennorrhagie est le *gonocoque.*

Symptômes : Le signe fondamental de la blennorrhagie est l'écoulement; les signes accessoires sont, comme pour toute inflammation, la douleur, la rougeur et les productions plastiques.

L'écoulement est essentiellement variable, selon l'intensité et le siège de l'affection. Dans les urétrites franchement aiguës, dont le siège se maintient le plus souvent à la partie antérieure du canal (fosse naviculaire), le pus est abondant, jaunâtre ou verdâtre, bien lié, quelquefois sanguinolent; à mesure que la maladie avance vers la profondeur du canal, ou lorsqu'elle s'y développe d'emblée, le pus est moins épais et moins dense.

C'est aussi le caractère qu'il présente dans les blennorrhagies légères, superficielles, qu'on désigne vulgairement sous le nom d'*échauffement.*

Plus l'état se prolonge, plus la nature de l'écoulement se rapproche de l'aspect du mucus, et bientôt, en effet, ce n'est plus qu'un flux muqueux, contenant toujours, mais en petite quantité, des globules de pus; c'est alors la *blennorrhagie chronique* ou *blennorrhée.*

La douleur, qui précède le plus souvent l'écoulement, souvent aussi ne vient qu'après et, quelquefois même manque tout à fait. Ces blennorrhagies indolentes ne sont pas aussi rares qu'on pourrait le croire. Mais le phénomène douleur prend parfois, au contraire, un développement tel qu'il prédomine et tourmente terriblement le malade. Cette douleur est, au début de l'affection, une sensation d'ardeur, de titillation dans le canal, puis bientôt un sentiment de brûlure au passage de l'urine; quelquefois, lorsque la maladie s'est étendue jusqu'auprès du col, elle amène un état spasmodique de cet orifice, et il en résulte une difficulté d'uriner. Cette dysurie est beaucoup plus fréquente chez la femme à cause de la brièveté du canal.

Outre la douleur à la pression, il y a une douleur lourde gravative, continue, à la région périnéale, surtout quand l'inflammation a son siège dans la partie membraneuse (profonde) de l'urètre. La rougeur des parties enflammées accessibles à la vue est très caractérisée; chez l'homme, son siège est le méat et ses bords, la muqueuse du gland et du prépuce. Cette rougeur, cette turgescence inflammatoire de la muqueuse peut aller quelquefois assez loin pour déchirer l'épithélium et donner lieu à des excoriations superficielles.

Le gonflement est manifeste, surtout aux lèvres du méat qui doublent de volume.

Cet état d'inflammation, qui augmente l'épaisseur du canal, peut souvent le raccourcir dans le sens de la longueur, de telle façon qu'il ne peut plus suivre la turgescence de la verge, dans le phénomène de l'érection. C'est cet antagonisme fréquent, entre le corps du pénis et l'enveloppe érectile du canal enflammé, qui constitue le phénomène qu'on appelle vulgairement *chaude-pisse-cordée*, laquelle est caractérisée par une douleur atroce à l'érection et la déformation de la verge.

En cas de *chaude-pisse-cordée*, le malade ne doit pas chercher à redresser la verge par violence. Cela faisant, il s'expose à de grands dangers, et cette imprudence peut provoquer un accident mortel. La verge reprendra sa forme normale lorsque la douleur aura disparu et l'inflammation calmée.

La blennorrhagie donne naissance à des exsudations plastiques comme toute inflammation, et le canal des sujets qui en ont été atteints reste plus dur, plus épais, plus résistant sous les doigts. Quelquefois l'exsudation inflammatoire est de nature purulente e devient la source d'abcès urétraux qui peuvent percer en dehors ou en dedans, et quelquefois des deux côtés, c'est l'origine des fistules urinaires.

Marche et terminaison. — C'est habituellement vers le quatrième ou cinquième jour après un contact impur que la blennorrhagie se manifeste, quelquefois le surlendemain, quelquefois plus tard (jusqu'au quinzième jour et même au delà). La durée est essentiellement variable et subordonnée à l'intensité de l'affection.

261. — TRAITEMENT VÉGÉTAL de la Blennorrhagie.

— Lorsque la blennorrhagie est déclarée, il faut tout de suite entamer le traitement curatif. C'est une profonde erreur de croire qu'il faut laisser couler une blennorrhagie : cette théorie mène tout droit aux complications.

Dès le début, dès la première goutte de pus, il faut agir et la maladie, quelle qu'en soit l'intensité, quelle que soit son ancienneté, est *radicalement* et complètement *guérie pour toujours* sans aucune suite possible.

Le traitement est doux, simple et facile à suivre; il ne dérange pas du travail. Le malade peut se soigner secrètement. Une amélioration très sensible se fait sentir dès la première dose. Le traitement ne fatigue pas l'estomac, n'empoisonne pas l'organisme ; il ne donne jamais de maux de reins ni de renvois et ne communique pas à l'haleine cette odeur caractéristique de copahu qui trahit la nature de la maladie.

Par les antiseptiques spéciaux de la sève vivante qui entre dans sa composition ce traitement a une action prompte et directe sur les gonocoques. La guérison est donc inévitable, radicale, définitive, même dans les cas les plus rebelles.

La blennorrhagie demande un certain régime à suivre. C'est ainsi qu'on doit s'abstenir des boissons alcooliques ; supprimer la bière, le cidre, l'eau-de-vie, les liqueurs, les mets épicés, asperge, etc. Laver l'organe malade avec de l'eau chaude deux à trois fois par jour.

Porter pendant toute la durée du traitement un suspensoir garni de coton hydrophile pour éviter la propagation du mal aux testicules.

Le malade prendra trois fois par jour, le matin, dans l'après-midi et le soir, 3 à 4 *Capsules de Santal Bline*. Avant le repas de midi, 2 *Cachets Curatifs Darvel* (cachets roses); avant le repas du soir, 2 *Cachets Balsamiques Verdel* (cachets jaunes).

Nous conseillons en outre aux malades de boire 4 à 6 tasses de *Tisane Orientale Soker* par jour. Sous l'influence de ce traitement antiseptique et toni-dépuratif, le mal est atteint dans les parties les plus profondes ; l'inflammation est adoucie et les microbes sont détruits.

Lorsque le malade n'éprouve plus de douleurs pour uriner, il faut ajouter au traitement l'*Injection Darvel*, deux à trois fois par jour ; on fera l'injection après avoir uriné et on la gardera dans le canal trois à quatre minutes.

S'il y a douleur, plonger la verge dans l'eau froide plusieurs fois par jour. Pour la nuit, en cas de douleur, mettre des compresses d'eau froide. Si la douleur persiste, il faut prendre deux à trois cuillerées de *Sédatif Tiber*.

A partir du jour où l'on fait usage des injections, on peut supprimer la *Tisane Orientale*. Boire très peu entre les repas.

Quelques jours après, l'écoulement s'arrête complètement et on est radicalement guéri, mais il est indispensable de continuer le traitement encore quelques jours pour détruire complètement les microbes. On prendra pour cela le même traitement légère-

ment modifié, c'est-à-dire le *Santal Bline* à la dose de neuf capsules par jour ; deux *Cachets curatifs Darvel* avant le repas de
midi; 2 *Cachets balsamiques Verdel* avant le repas du soir.

Matin et soir, on fera une *Injection Bline*, qu'on ne gardera
dans le canal qu'une minute.

Après la guérison définitive, il est salutaire de purifier le sang
en prenant pendant une quinzaine deux cuillerées à soupe de
Dépuratif Parnel, par jour.

Dans les cas anciens ou très rebelles, on peut associer les
deux injections en faisant, par exemple, le matin une *Injection
Darvel* et le soir une *Injection Bline*, et même plus souvent,
trois à quatre fois par jour, en les alternant.

262. — BLENNORRHAGIE CHRONIQUE, Blennorrhée, Goutte militaire, Écoulement rebelle.

— Une des terminaisons
de la blennorrhagie mal soignée est la blennorrhée ou plutôt la
blennorrhagie chronique, vulgairement appelée *goutte militaire*.

Cette affection consiste en un écoulement intermittent quotidien, ayant lieu le matin principalement, d'un liquide muco-
purulent, se rapprochant beaucoup plus du mucus que du pus ;
ce fluide, cette goutte provient de la partie postérieure profonde de l'urètre enflammée. Le muco-pus s'accumule surtout la
nuit, et c'est généralement le matin qu'il est émis, sous forme
d'une gouttelette d'apparence gommeuse, empesant légèrement
le linge ; c'est ce qui lui a valu son nom populaire de goutte militaire.

Il n'y a généralement qu'une douleur peu appréciable, au passage de l'urine ou à la pression, et un léger épaississement. Cet
écoulement modeste, mais incessant, rebelle à toutes les ancien-
nes médications, par cela même alarme et irrite le malade à
juste titre.

La goutte militaire est également contagieuse et dénote un
état chronique qui donne naissance à un *rétrécissement grave*
de l'urètre.

Les complications de cet état, s'il se prolonge, sont souvent,
d'ailleurs, l'irritation de la prostate ou des canaux séminifères.

D'autres complications peuvent encore la suivre. Cet épaississement de la muqueuse peut, à la longue, s'indurer par le dépôt
sous-muqueux de lymphe plastique, assez pour être appréciable

au dehors, assez aussi pour obturer en partie le canal lui-même et produire un rétrécissement. Dans d'autres cas, au contraire, c'est le rétrécissement qui fait naître la blennorrhée. De même l'inflammation chronique donne lieu quelquefois à des fusées de pus dans la muqueuse et il en peut résulter des abcès et des fistules urinaires.

263. — TRAITEMENT VÉGÉTAL de la Blennorrhagie chronique. — Il guérit radicalement la blennorrhagie chronique ou goutte militaire et la guérison est parfaite, quel que soit le degré du mal, même si la blennorrhagie chronique existait depuis dix, quinze et vingt ans, sans qu'aucune rechute vienne démentir l'action bienfaisante de la méthode végétale.

Le traitement consistera en une hygiène sévère; abstention complète de boissons alcooliques, pas d'excès.

Le café et le vin, coupé avec beaucoup d'eau, sont permis. Le malade prendra deux *Cachets curatifs Darcet* (cachets roses) avant le repas de midi; deux *Cachets balsamiques Verdel* (cachets jaunes) avant le repas du soir; six à neuf *Capsules de Santal Bline* dans la journée en trois fois.

S'il y a suintement, on fera matin et soir une *Injection Darcet*, qu'on remplacera, à la fin du traitement, par l'*Injection Bline*.

Du reste, dans les cas anciens ou très rebelles, il est très utile d'associer ces deux injections de la façon suivante : on fait, le matin, une injection *Darcet*, et le soir, une injection *Bline*; on pourrait même faire une troisième injection dans la journée, soit avec l'une ou l'autre.

Lorsque les urines sont troubles, chargées et laissent un dépôt au fond du vase, on doit prendre trois paquets de *Poudre altérante Darcet* dans la *Tisane orientale*, en mangeant ou entre les repas.

La durée du traitement varie de quatre à huit semaines. Il faut le suivre régulièrement, sans en manquer un seul jour, si l'on veut se guérir radicalement; il faut suivre le Régime Biologique. Dans ces conditions seulement, le succès est absolument certain.

Nous sommes toujours à la disposition de nos clients pour leur donner tous les conseils et toutes les indications nécessaires pour arriver à une guérison radicale et complète.

Après la guérison, une cure dépurative est nécessaire; on prendra donc pendant deux à trois semaines une cuillerée à soupe, avant chacun des principaux repas, de notre *Dépuratif Parnel.*

264.—RÉTRÉCISSEMENTS DU CANAL DE L'URÈTRE.

— La principale cause du rétrécissement est sans contredit la blennorrhagie mal soignée ou négligée. Lorsque la blennorrhagie est aiguë et qu'elle est soignée dès le début par un bon traitement, comme la *Médecine végétale*, l'inflammation, qui était très profonde, disparaît en cinq ou huit jours, souvent même avant. La muqueuse du canal, n'ayant subi aucune action caustique ni irritante, reste élastique et souple comme avant la maladie.

Mais souvent les choses ne se passent pas ainsi. Il arrive que le malade se soigne mal. Il absorbe des médicaments qui ne servent qu'à prolonger le mal et à irriter l'organe. Impatient d'obtenir la guérison, découragé, il fait un peu de tout, avale une quantité considérable de médicaments inefficaces et fatiguants, use plusieurs injections qui promettent la guérison en cinq minutes, deux heures ou trois jours. Mais le mal ne se guérit pas. Le résultat est que l'inflammation est devenue profonde; elle existe dans la vessie, les reins et les intestins. Elle se localise sur un point de l'urètre. En vieillissant, la muqueuse perd de son élasticité, la membrane devient fibreuse, le tissu s'hypertrophie et donne naissance à des excroissances qui diminuent le calibre du canal et entravent la sortie de l'urine. C'est le *rétrécissement.*

Le rétrécissement peut se produire sur tous les points depuis le méat urinaire jusqu'à la prostate. Il en existe souvent plusieurs à la fois. Outre les causes indiquées, le rétrécissement peut se produire par le progrès de l'âge.

La goutte militaire, qui est la forme la plus chronique de la blennorrhagie, est l'indice d'un rétrécissement. On voit alors, le matin, des filaments blanchâtres très courts chassés par les premières gouttes d'urine ; c'est le mucus sécrété par le rétrécissement. La vue de cette goutte blanchâtre cause souvent des désordres moraux, l'hypocondrie envahit le malade, qui se laisse aller au suicide.

Dans la première période, la goutte tache le linge, la muqueuse est impressionnable. Plus tard, le malade ressent des élancements vifs dans l'urètre et ne résiste pas au besoin de porter la main à la verge. Les filaments blanchâtres se trouvent à l'extrémité du canal, l'irritent et occasionnent un besoin fréquent d'uriner. Dans le rétrécissement, le jet d'urine sort avec un léger picotement et toujours en spirale, ce qui fait dire que l'urine sort en tire-bouchons. Au lieu d'être lancée à un mètre environ, sous forme de jet recourbé en arcade, l'urine tombe tout près et risque de mouiller les vêtements. La durée de l'émission devient de plus en plus longue, le jet diminue en grosseur et en volume, et l'urine s'écoule par gouttes seulement.

Le jet d'urine, au lieu de suivre une seule direction, se divise en plusieurs parties qui s'enroulent les unes sur les autres. Le malade devient sombre, morose, taciturne, et recherche les lieux écartés à cause de son infirmité.

Le rétrécissement prédispose à de nouvelles blennorrhagies.

Plus tard, les besoins d'uriner deviennent très fréquents et le malade est obligé de se lever plusieurs fois la nuit.

Le canal devient de plus en plus étroit. Le malade fait des eff s pour uriner. Souvent il est obligé d'appuyer les mains sur les genoux, sur les meubles, sur les objets qui l'environnent; il a le visage, le cou congestionnés, les yeux pleins de larmes.

Les efforts amènent la chute du rectum ou une hernie. Le chatouillement ou la démangeaison qu'il éprouvait au début de la maladie est remplacé par une sensation de brûlure très vive, à tel point que le malade redoute d'uriner.

Nous avons vu que le rétrécissement occasionne l'incontinence d'urine. Mais la plus terrible et redoutable complication, c'est la *rétention d'urine*.

Il serait pourtant bien facile d'éviter toutes ces souffrances, et toutes ces complications. Il serait très facile de se guérir d'un rétrécissement si le malade voulait se soigner sérieusement.

La *Médecine végétale* guérit les rétrécissements, même lorsque le mal existe depuis plusieurs années. Dès le début du traitement, elle apporte un soulagement notable, même dans les cas qui ont été traité par la dilatation mécanique, cautérisation, procédés très nuisibles qui transforment la muqueuse en un tissu fibreux. Le traitement végétal est doux et sûr.

Si la gravelle, la pierre, l'inflammation des testicules, des reins, les abcès, fistules dans le canal, les hydrocèles compli-quent le rétrécissement, la méthode végétale est aussi efficace pour obtenir la guérison. En quelques jours, la douleur diminue, l'émission de l'urine devient normale, l'appétit revient, la diges-tion est régulière et la santé, avec une expression de bien être, remplace le teint livide du malade. Et ce changement heureux a une action et une influence bienfaisantes sur tout l'organisme; le malade devient gai, souriant et bienveillant.

265. — TRAITEMENT VÉGÉTAL du rétrécissement. — Le malade atteint de rétrécissement évitera les aliments épicés, le café, les vins généreux et les spiritueux et suivra le Régime Biologique. Entretenir le ventre libre en prenant l'*Élixir Spark*, éviter les fatigues, longues courses et transpiration trop abondante.

Le malade prendra avant le repas de midi 2 *Cachets curatifs Darcet* (cachets roses).

Tous les jours, 9 à 12 capsules de *Santal Bline* en trois fois.

Avant le repas du soir, 2 *Cachets balsamiques Verdel* (cachets jaunes).

Dans la journée, 3 paquets de *Saprol Morcy* dans de l'eau, soit en mangeant, soit entre les repas, en même temps que le *Santal Bline*.

S'il y a suintement, laver le canal matin et soir, en faisant une *Injection Darcet*.

De grands bains tièdes tous les trois ou quatre jours, auxquels on ajoutera du *Sel de Pérou*. A défaut de ceux-ci, les bains de siège seront d'une grande utilité.

Après la cure, l'administration de notre *Dépuratif Parnel* à la dose de deux à trois cuillerées à soupe par jour sera indispensable pour purifier et tonifier le sang vicié.

Il faut éviter l'électrolyse qui présente des inconvénients sérieux. Pour dilater les parties rétrécies, afin que l'action bienfaisante des médicaments puisse atteindre tous les replis de la muqueuse, on introduit dans le canal des sondes ou bougies, en commençant par le plus petit calibre, pour arriver graduellement à un calibre plus fort. Pour introduire la sonde, ne jamais employer la violence. Pour franchir le point résistant, revenir à plusieurs reprises et avec douceur. Graisser la sonde avec de la vaseline.

La durée du traitement végétal varie naturellement suivant l'intensité et l'ancienneté du rétrécissement; six à huit semaines de ce traitement seront suffisantes dans la majorité des cas pour obtenir la guérison complète et définitive.

266. — COMMENT ON DOIT PRENDRE L'INJEC-TION. — On doit employer une seringue bien calibrée ou mieux une poire en caoutchouc. La remplir avec l'injection, introduire le bout dans le canal. Presser les lèvres du canal autour de la seringue ou poire avec les doigts de la main gauche, si l'on veut que l'injection ne s'échappe pas.

Avec la main droite, avancer doucement le piston pour chasser le liquide, retirer la seringue et laisser librement écouler l'injection. Se donner tout de suite une deuxième injection qu'il faut garder deux à cinq minutes le premier jour et plus les jours suivants.

Pour garder l'injection, il faut presser avec les doigts l'extrémité de la verge au moment de retirer la seringue ou poire.

267. — CHOSES UTILES A CONNAITRE ET A OBSERVER. — Le contact prolongé des *Injections Darvet* et *Bline* dans le canal est très bienfaisant pour le mal et très nuisible pour les microbes, ce qui explique leur effet curatif très prompt et la guérison radicale qu'ils amènent en quelques jours. Uriner avant l'injection.

Après l'injection, rester sans uriner de une à deux heures.

Légèrement chauffée, l'injection pénètre mieux et atteint plus sûrement les microbes.

Si l'injection produit des cuissons, il faut les surmonter. Si la cuisson est trop forte, couper l'injection avec un peu d'eau tiède.

Continuer régulièrement les autres médicaments pendant tout le temps que l'on fait usage de l'injection. La réussite du traitement végétal tient à l'emploi régulier de tous les médicaments dans la même journée.

Ne pas froisser la muqueuse. Éviter de presser le canal. Ne pas porter les mains aux yeux après avoir touché le linge taché ou la verge. Cette imprudence peut amener une inflammation des yeux. Se savonner les mains chaque fois qu'on aura touché les parties malades. Après la guérison, continuer le traitement pendant huit jours pour éviter une rechute.

268. — L'ADÉNITE ou bubon blennorrhagique est l'inflammation des ganglions de l'aine. Généralement c'est un seul ganglion, tantôt d'un seul côté, tantôt de deux à la fois, qui s'enflamme. L'inflammation est accompagnée de douleur, le ganglion augmente de volume; sa dimension peut aller jusqu'à celle d'un œuf de pigeon ou de poule, la surface de la peau est rouge.

Cette complication survient à la suite d'un écart de régime ou des fatigues. Elle disparaît au bout de quelques jours.

269. — TRAITEMENT VÉGÉTAL de l'adénite. — Lorsque cet accident survient, il faut prendre du repos et mettre sur la grosseur un peu de *Pommade fondante Darcet*, car si l'on ne prend point des mesures abortives, l'adénite peut finir par la suppuration.

270. — ORCHITE. — C'est l'inflammation du testicule qu'on désigne vulgairement par cette phrase : « chaude-pisse tombée dans les bourses ». Ce n'est que dans le cas de blennorrhagie aiguë que ce phénomène se manifeste, et quelquefois il semble qu'il y a un véritable transport de l'inflammation, car il n'est pas rare de voir l'écoulement urétral cesser ou du moins notablement diminuer, quand l'orchite se déclare. L'inflammation du testicule est une affection douloureuse : l'organe augmente de volume, dans une proportion notable qui peut aller parfois jusqu'au double de son volume ordinaire. Les douleurs sont intenses, quelquefois atroces, accompagnées de frissons, fièvre et d'embarras gastriques très pénibles ; souvent l'inflammation, mal soignée, s'étend vers les canaux, et ces irritations nouvelles ont des conséquences très sérieuses.

L'inflammation de la première partie de ces canaux, ou *épididyme*, est très fréquente; elle accompagne souvent l'orchite et présente les mêmes caractères.

Mais cette inflammation présente cette grave particularité, que souvent les produits plastiques de l'inflammation s'accumulent dans l'étroit conduit séminifère et l'obstruent en y formant ce qu'on appelle les *tubercules du cordon*, ce qui entraîne une infécondité absolue pour ceux dont les deux épididymes ont été atteints (Orchite double).

Un traitement calmant et résolutif doit être institué dès le début.

271. — TRAITEMENT VÉGÉTAL de l'orchite. — Porter un *suspensoir élastique*, graisser très légèrement le testicule avec un peu de *Pommade fondante Darcet*, recouvrir avec une bonne couche d'ouate :

Prendre avant chaque repas 2 *Cachets curatifs Darcet; éviter et supprimer toutes injections* qui aggravent le mal.

Se purger trois jours de suite, en prenant tous les jours 3 à 4 *Pilules Spark*.

Traiter énergiquement la cause de l'orchite, qui est toujours la conséquence d'une blennorrhagie mal soignée. Prendre beaucoup de bains chauds, tenir les parties relevées, aussi bien le jour que la nuit.

Après la cessation des phénomènes douloureux, il faut prendre le *Dépuratif Parnel* pour éviter l'induration et l'atrophie du testicule, cause de la stérilité.

La guérison d'une orchite s'obtient en 10 à 15 jours.

272. — HÉMATURIE. — PISSEMENT DE SANG. — Le gonflement de la muqueuse de l'urètre et l'urine sanguinolente proviennent de l'action irritante et caustique des injections prises trop tôt. La gravelle, les calculs et les maladies des reins peuvent amener une grande inflammation et occasionner l'hématurie.

273. — TRAITEMENT VÉGÉTAL de l'hématurie. — Cesser les injections, appliquer des compresses d'eau froide sur le bas-ventre et les organes génito-urinaires.

Le malade prendra six à neuf capsules de *Santal Bline* en trois fois, le matin, dans l'après-midi et dans la soirée à n'importe quel moment.

Prendre avant le repas du midi deux *Cachets curatifs Darcet* et deux paquets de *Saprol Morey* avant le repas du soir. Le caillot de sang qui se forme dans la vessie peut boucher l'entrée du canal et amener une rétention d'urine. Pour éviter cet accident il faut boire dans la journée trois à quatre tasses de *Tisane orientale Soker*, afin d'augmenter la quantité d'urine. Éviter la constipation et tenir le ventre libre par l'*Elixir Spark*.

274. — L'OPHTALMIE PURULENTE de cause blennorrhagique est excessivement grave, elle entraîne souvent la perte de l'œil si l'on n'a pas recours, dès le début, à un traitement le plus énergique.

Il faut donc éviter, avec le soin le plus rigoureux, tout contact des doigts, des linges ou de l'eau de toilette avec le visage, pendant le cours de la blennorrhagie. Dès qu'elle se produit, sans perdre de temps, il faut cautériser la conjonctive avec un crayon de nitrate d'argent (deux à trois fois par jour), laver l'œil avec de l'eau à laquelle on ajoute une bonne quantité d'alcool et même faire des injections avec cette eau alcoolisée entre les paupières deux à trois fois par jour. *Pommade fondante Darcel* autour de l'orbite.

Il arrive parfois que la blennorrhagie fait naître aux jointures des douleurs analogues à celles du rhumatisme, c'est l'*arthrite blennorrhagique* qui, comme le rhumatisme, peut être locale ou générale.

Cette complication n'est pas sans gravité et il n'est possible de l'éviter qu'en soignant, dès le début, la cause qui la peut produire, c'est-à-dire la blennorrhagie.

L'inflammation blennorrhagique peut gagner la prostate, la vessie, et déterminer une prostatite, une cystite, et provoquer plusieurs rétrécissements (Voir ces maladies).

275. — BLENNORRHAGIE CHEZ LA FEMME. — Nous venons de voir que la blennorrhagie de l'homme avait pour siège unique le canal de l'urètre ; chez la femme, la blennorrhagie peut occuper quatre points différents :

La vulve, sous forme de vulvite ; le vagin, sous forme de vaginite ; l'utérus et les ovaires, sous forme de métrite, ovarite ; l'urètre sous forme d'urétrite

276. — TRAITEMENT de la blennorrhagie chez la femme. — Le traitement interne est le même que pour l'homme. Mais les injections sont faites matin et soir, avec un ou deux litres d'eau chaude additionnée d'une cuillerée à soupe d'*Aronine Nel* ou de *Spyrol Leber* par litre.

Après chaque injection, saupoudrer les parties avec la *Poudre dermatique Jener.*

277. — CONSEILS aux dames sur la manière de prendre une injection. — Les dames croient se donner une injection en projetant à l'aide d'un irrigateur une eau quelconque dans le vagin. Le liquide introduit de la sorte ne fait qu'entrer et sortir. Il entraîne au dehors les produits de la sécrétion, mais ce n'est pas une injection, c'est un lavage seulement. Pour se donner une injection qui soit plus efficace qu'un lavage, il faut procéder de la manière suivante :

Préparer le liquide que l'on veut injecter ;

Introduire doucement la canule préalablement graissée dans le vagin ;

Rapprocher les grandes lèvres et les presser avec les doigts autour de la canule pour empêcher le liquide de s'échapper ; lorsque la cavité vaginale est pleine, on cesse de faire fonctionner l'injecteur ; garder le liquide un certain temps et le laisser écouler ;

Recommencer la même opération plusieurs fois afin que le liquide sorte aussi limpide que lorsqu'il a été injecté.

De cette manière seulement, le liquide injecté remplit la cavité, dilate les plis intérieurs et fait prendre un bain au col de la matrice et aux muqueuses vaginales.

Les canules que les dames emploient pour l'injection sont ordinairement en gomme dure ou en cristal et présentent un grand inconvénient. La canule étant rigide, elle blesse très souvent l'intérieur de l'organe et provoque l'irritation.

Pour éviter ces inconvénients, nous conseillons *la canule en caoutchouc mou.*

278. — HYDROCÈLE. — C'est une affection très fréquente, surtout dans l'enfance et la vieillesse, une sorte d'hydropisie constituée par la production de liquides dans les bourses. Survenant quelquefois au moment de la naissance, elle peut être le résultat d'un coup, d'une pression trop forte et trop prolongée sur le testicule.

Le liquide contenu dans la poche peut varier de quantité, de quelques grammes à plusieurs litres. Jaune pâle, sa pression et son abondance sont parfois telles qu'elles provoquent la déchirure des tissus. La surface de la tumeur est lisse, élastique, fluctuante. L'hydrocèle est irréductible par la pression ou l'élévation des bourses.

Cette affection, qui ne lèse en aucune façon le testicule, n'est pas douloureuse ; mais elle détermine une gêne considérable proportionnée à son volume.

Les ponctions, les incisions larges et douloureuses n'ont qu'un effet passager, car le liquide se reforme aussitôt.

279. — TRAITEMENT VÉGÉTAL de l'hydrocèle. — Nous conseillons à ces malades d'appliquer tous les jours la *Pommade fondante Darcet* sur la partie atteinte ; couvrir avec une couche de coton hydrophile. Porter un suspensoir. La tumeur sera bientôt réduite. Le traitement interne, qui est tout aussi indispensable, consiste à prendre, matin et soir, avant chaque repas, une cuillerée à soupe du *Dépuratif Parnel;* boire dans la journée trois à cinq tasses de *Tisane orientale Soker.*

280. — IMPUISSANCE, AFFAIBLISSEMENT PRÉMATURÉ. — L'impuissance constitue l'incapacité de pratiquer l'acte vénérien, soit par l'absence de désir, soit par l'impossibilité de l'érection. L'impuissance, dont tout homme, tôt ou tard, est presque infailliblement atteint, peut être due à un nombre pour ainsi dire incalculable de causes. Toutes les lésions de l'appareil de l'érection peuvent conduire à l'impuissance, tels que les rétrécissements de l'urètre, les blennorrhées ou gouttes militaires, orchites chroniques, varicocèles, etc.; le caprice, l'imagination, l'amour-propre, la timidité surtout, les influences morales vives, peuvent produire l'impuissance d'une façon qui varie avec chaque sujet.

Toutes les causes qui agissent sur la partie du système nerveux central tenant les organes génitaux sous sa dépendance peuvent empêcher l'érection et déterminer l'impuissance. Aussi comprend-on comment *l'anémie*, la congestion, l'hémorragie, l'inflammation et différentes affections organiques de certaines parties du cerveau, sont suivies d'impuissance. Il en est de même des maladies analogues de la moelle.

La plupart des maladies chroniques occasionnent aussi l'impuissance, parce qu'elles jettent à la longue le malade dans un état d'anémie et de cachexie profond, telles sont la *polyurie* et le *diabète sucré.*

· La *spermatorrhée* ou *pertes séminales*, produite presque toujours par l'abus de la masturbation dans l'enfance et la jeunesse, et par des excès prématurés, amène rapidement et fatalement l'impuissance; il en est de même de l'abus de l'alcool.

281. — TRAITEMENT VÉGÉTAL de l'impuissance. — L'impuissance disparaît en quelques semaines par la *Vigoline Kal* qui est le meilleur régénérateur du système nerveux. C'est une médication tonique et végétale souveraine contre l'impuissance et tout affaiblissement prématuré qui proviennent de l'abus des plaisirs vénériens. La *Vigoline Kal* agit à tout âge et quelle que soit la cause qui ait produit la faiblesse de l'organe. Sans phosphore ni cantharides qui entrent habituellement dans ce genre de traitement, la *Vigoline Kal* est absolument végétale et le seul remède réellement efficace, sans aucun danger pour la santé. Expérimenté avec un grand succès par plusieurs médecins, il fait disparaître l'impuissance en fort peu detemps. Le succès est absolument certain.

Avec la *vigoline*, nous conseillons le *Triogène For*, qui est le tonique idéal, très utile, pour augmenter l'efficacité du traitement.

Comme auxiliaires très utiles au traitement, nous conseillons les aliments suivants : lo poisson de mer, coquillages, huîtres, champignons, truffes ; comme condiments : le poivre, le gingembre, la cannelle, le macis muscade, le piment. Vins, liqueurs, boissons alcooliques, mais en quantité modérée. Repos cérébral, distractions, douches froides sur le périnée.

282. — SPERMATORRHÉE. — PERTES SÉMINALES.
— Cette maladie consiste dans l'émission involontaire du sperme.

Elle commence d'abord par des pollutions nocturnes, se produisant à la suite de rêves érotiques, précédées et suivies d'érections prolongées et douloureuses, qui se répètent parfois toutes les nuits, quelquefois même plusieurs fois par nuit. A son réveil, le malade est lourd, paresseux, accablé de fatigue, il a un trouble dans les idées, de l'aversion pour les travaux du corps et de l'esprit. Il éprouve dans la région lombaire une sensation vague et pénible de pesanteur.

Plus tard, les érections deviennent nombreuses, mais de plus courte durée. Elles sont incomplètes et l'émission du sperme a lieu avant même que la rigidité de la verge se soit produite.

A une période plus avancée encore, c'est non seulement la nuit, mais en plein jour que se produisent les pollutions, qui sont alors très pénibles, douloureuses même et toujours suivies d'une lassitude extrême.

Il existe aussi, presque constamment alors, une spermatorrhée mystérieuse, qui mine les malades à leur insu, et qui se manifeste au moment de la défécation ou de l'émission de l'urine.

Ces pertes répétées ont, sur l'organisme, une influence néfaste, une action débilitante, et amènent presque fatalement l'*impuissance*.

Le malade s'amaigrit rapidement, sa face se décolore, ses yeux sont excavés et entourés d'une zone livide. Comme tous les anémiques, il a la respiration difficile, et éprouve de l'essoufflement dès qu'il veut marcher. Il accuse aussi des tiraillements d'estomac, des crampes et toutes sortes de troubles digestifs; souvent encore, il ressent des tremblements involontaires, principalement dans les membres inférieurs, et des fourmillements le long de la colonne vertébrale. Comme les pollutions surviennent généralement dès le début de la nuit, pendant le sommeil, la plupart des malades essayent de se tenir éveillés le plus longtemps possible. Ils luttent des nuits entières contre le besoin de dormir. Peu à peu le sommeil devient plus léger. Il est toujours troublé par des rêves effrayants, des cauchemars au milieu desquels l'émission de sperme se produit rendant le réveil extrêmement pénible. Avec le progrès de la maladie, l'insomnie est constante. Sous l'influence de cet état, l'hypocondrie ne tarde pas à paraître avec tout son cortège habituel : idées sombres, désespoir, dégoût de l'existence, tendance au suicide.

L'intelligence à son tour s'affaiblit, elle fait bientôt place à une paresse d'esprit qui peut aller à l'idiotie.

L'œuvre de destruction marche alors à grands pas; le mal s'accroît à la fois par sa cause et par ses effets; à l'action débilitante et directe des pertes séminales s'ajoute l'affaiblissement; l'amaigrissement augmente à vue d'œil, les forces tombent, le marasme arrive et conduit fatalement à la mort, si on ne l'arrête, dans ses rapides progrès, par un traitement sérieux et énergique, et une hygiène sévère et bien combinée. Les causes de cette redoutable maladie sont très nombreuses.

Parmi les plus actives, nous devons citer les *excès vénériens*, les *affections blennorrhagiques du canal de l'urètre*, et principalement la *masturbation*. Nous mentionnerons ensuite, dans un ordre d'activité secondaire, la constipation habituelle, les *rétrécissements du canal*, les *hémorroïdes*, les *fissures à l'anus*, le *phimosis*, *l'action des centres nerveux provoquée* par l'imagination ou par des lectures et des images qui allument les sens et irritent les désirs, une prédisposition héréditaire, etc.

283. — TRAITEMENT VÉGÉTAL de la spermatorrhée. — Prendre avant chaque repas une cuillerée à soupe de *Sédatif Tiber* dans une tasse de *Tisane Orientale Soker*.

Pendant huit jours, on prend deux cuillerées par jour; on augmente d'une cuillerée à soupe tous les huit jours jusqu'à la dose de quatre cuillerées par jour.

Maintenir la dose de quatre cuillerées à soupe par jour pendant *quinze jours*. On diminue ensuite d'une cuillerée tous les huit jours pour arriver à la dose première de deux cuillerées de *Sédatif Tiber* par jour.

Repos pendant huit jours et on recommence ensuite la même série jusqu'à la guérison complète.

L'*Elixir végétal Spark* sera utilement employé pour combattre les troubles digestifs (une à deux cuillerées à café après le repas).

Le *Triogène For* après les repas, pour combattre la débilité et la faiblesse qui résultent de cette terrible maladie.

Des bains tièdes tous les huit jours.

Après guérison de la spermatorrhée, prendre pendant un mois le *Dépuratif Parnel*, pour purifier et fortifier le sang vicié.

LA SYPHILIS
ET SES COMPLICATIONS

ACCIDENTS PRIMITIFS, SECONDAIRES, TERTIAIRES

284. — LA SYPHILIS ET SES COMPLICATIONS. — La syphilis (vérole), maladie virulente, ne se développe pas spontanément mais se transmet par contagion ou par hérédité. Elle peut atteindre tous les organes. La syphilis débute toujours par un chancre ; les accidents qui surviennent après se divisent en accidents secondaires et accidents tertiaires.

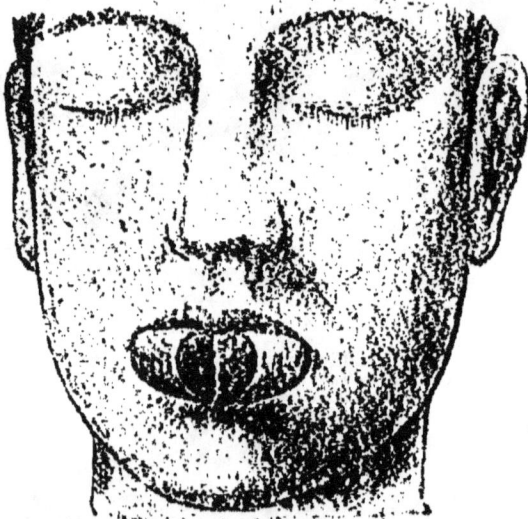

Fig. 76. — Chancre syphilitique de la lèvre.

285. — ACCIDENTS PRIMITIFS. — Le *chancre induré* est la première manifestation de la syphilis. Il se contracte par le coït ou le simple contact d'une partie ulcérée, avec une personne atteinte d'un chancre semblable ou de plaques muqueuses. La syphilis peut se contracter si l'on embrasse à la bouche une personne qui a des plaques muqueuses et par les objets dont elle s'est servie, tels que : verre, cuillère, fourchette, pipe, vêtements,

brosses et autres objets de toilette, en s'assoyant sur les lieux d'aisances dont elle fait usage, par l'allaitement et vaccination. Le
chancre peut se trouver donc non seulement aux organes, mais
encore aux lèvres, dans la bouche, au sein.

Il ne paraît pas aussitôt après le coït, mais *10 à 30 jours*
après ; c'est la période d'*incubation*. Le chancre débute par une
petite érosion de couleur grisâtre, par une simple tache rose
ou par une saillie de la grosseur d'une tête d'épingle d'un rouge
brunâtre qui ne tarde pas à s'excorier.

Le chancre est ordinairement solitaire, arrondi ; sa surface
est lisse, irritée, avec des reflets rougeâtres ou brunâtres.

La suppuration est peu abondante. La *base* est *dure, résistante,*
d'où le nom de *chancre induré.* Il détermine constamment
l'engorgement multiple, *indolent,* dur, et sans suppuration des
ganglions de l'aine (Voir *Bubon*).

Sa durée varie de trois à cinq semaines. L'infection par le
virus syphilitique ne peut avoir lieu que lorsque la peau, où le
contact a lieu, est excoriée ou lorsque l'épiderme est très mince.
Il est donc facile de se préserver des accidents syphilitiques par
les moyens que nous indiquons page 185.

286. — TRAITEMENT VÉGÉTAL du chancre induré. —
Laver, matin et soir, le chancre avec de l'*Eau résolutive Soker*
et saupoudrer avec la *Poudre cicatrisante Leber;* couvrir avec
du coton hydrophile et un linge.

Avant chaque repas, prendre une cuillerée à soupe de *Dépuratif Parnel, deux Pilules spécifiques Leber n° 1 ; Pommade
fondante Darcet* sur les ganglions de l'aine, s'il y a inflammation.

Une fois par semaine, prendre un bain avec un flacon de
Sel de Pérou.

287. — ACCIDENTS SECONDAIRES. — *Plaques muqueuses de la bouche, de l'anus, roséole, taches rosées, chute des
cheveux, maux de gorge, croûtes de la tête, boutons sur le visage,
éruptions sur le corps et les mains, etc., etc.*

Deux mois environ après son apparition, le chancre est suivi
d'accidents généraux désignés sous le nom d'*accidents secondaires.* Ces manifestations se produisent avec une intensité variable, mais avec une constance absolue.

Elles consistent dans des *accès fébriles*, un mal de tête intense, la chute des cheveux, les *plaques muqueuses*, qu'on rencontre sur les muqueuses exposées au contact de l'air ou dans les régions de la peau qui, par le degré de chaleur et l'humidité qu'elles présentent, se trouvent dans les mêmes conditions que les muqueuses : bouche, gorge, lèvres, langue, vulve, anus, etc. Les éruptions cutanées de natures diverses, telles que eczémas, psoriasis, croûtes, ulcères, appelées *syphilides pustuleuses*, *squameuses*, *tuberculeuses*, parmi lesquelles on rencontre constamment a roséole ou *syphilide érythémateuse*, sont très fréquentes. La *syphilide pustuleuse* consiste en petites ampoules qui s'ouvrent

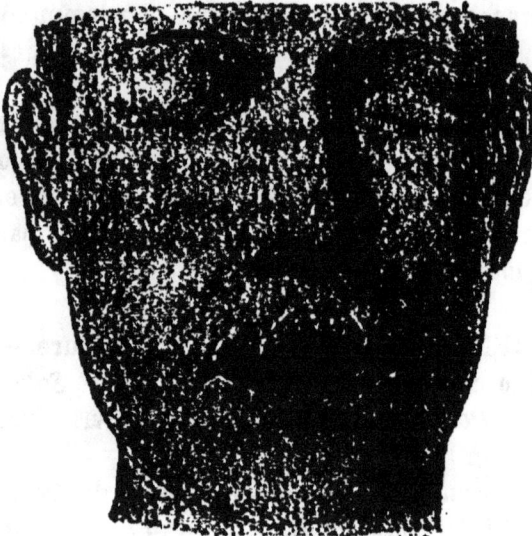

Fio. 77. — Chancre syphilitique de la lèvre, forme croûteuse.

et forment des croûtes qui persistent des mois. La *syphilide squameuse* apparaît aux mains et aux pieds, sous forme de taches rouge cuivré, recouvertes de squames, souvent accompagnées de gerçures douloureuses. Sa durée est de 3 à 4 mois. La *syphilide tuberculeuse* est sous forme de petites saillies ou tubercules rouge cuivré recouvertes de squames. Après leur disparition, il reste une tache brunâtre. La *roséole* consiste en des *petites taches roses* ou *rouge pâle*, s'effaçant par la pression et disséminées en quantité très variable sur la poitrine, l'abdomen, le dos, etc. Elle diminue, s'efface et laisse des petites taches brunâtres qui durent souvent plus longtemps que la roséole. Elle récidive fréquemment, même plusieurs mois après la contagion. La *roséole* qui apparaît au front est désignée sous le nom de couronne de Vénus. Les manifestations syphilitiques peuvent également se porter du côté des yeux (Voir *Iritis*). La durée des syphilides est toujours longue et les accidents secondaires de la syphilis doivent être soignés très énergiquement. Par la méthode végétale, on obtient la guérison prompte de ces accidents et on évite sûrement les accidents tertiaires les plus terribles.

Que le malade sache, une fois pour toutes, *que la syphilis guérit très bien s'il choisit un traitement sérieux*, mais qu'il n'oublie pas qu'il y a des soi-disant remèdes et méthodes exotiques ou indigènes qui ne valent absolument rien et ne

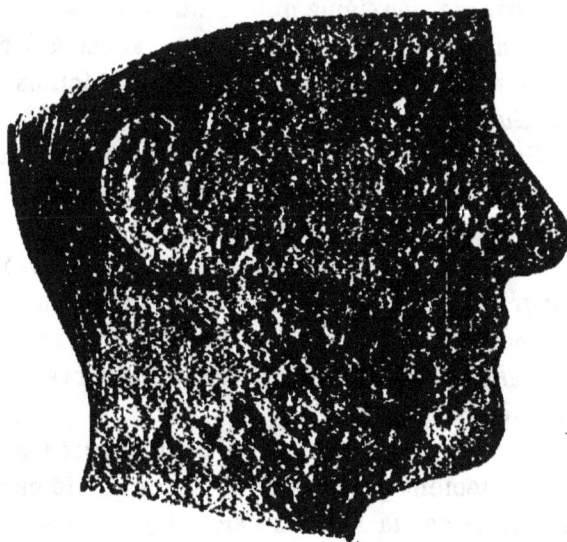

FIG. 73. — Syphilide papulo-tuberculeuse.

lui donneront pas la santé. La syphilis ne devrait jamais amener de ces complications terribles que l'on voit tous les jours chez des sujets bien constitués, si le traitement était rationnel et réellement antisyphilitique, c'est-à-dire dirigé contre la source profonde du mal, le *virus syphilitique*.

La *Médecine végétale* répond parfaitement à ce but en attaquant la cause même de la viciation syphilitique; nous affirmons la guérison radicale et définitive « de tous les accidents secondaires ». La *Médecine végétale* guérit la syphilis radicalement. Bien suivie, la *Médecine végétale* évitera sûrement au malade les accidents tertiaires et même très souvent, après quelques mois de traitement, la plupart des accidents secondaires.

Le malade qui suivra régulièrement ce traitement sera à tout jamais débarrassé de cette maladie, la plus terrible de l'humanité. La *Médecine végétale* le préservera pour l'avenir contre toute atteinte ultérieure.

288. — TRAITEMENT VÉGÉTAL des accidents secondaires. — Avant chaque repas, prendre une grande cuillerée à soupe de *Dépuratif Parnel*; le matin en se levant et le soir en se couchant, prendre deux *Pilules spécifiques Leber*. Le malade devra prendre les *Pilules spécifiques Leber n° 1* pendant les premiers quinze jours et les *Pilules spécifiques n° 2* pendant la deuxième quinzaine du mois.

Contre les plaques muqueuses, sucer 4 à 5 *Pastilles antiseptiques Jener* par jour et se gargariser toutes les deux heures avec le *Gargarisme antiseptique Jener*.

Pour les boutons, roséoles, éruptions sur le corps et les mains, on emploiera la *Pommade Parnel n° 1* qu'il faut alterner avec la *Pommade Parnel n° 2*.

La chute des cheveux sera rapidement arrêtée par la *Pommade Spark*. Si la chute est trop accentuée et menace de prendre des proportions trop grandes, on frictionnera tous les soirs avec le *Régénérateur Spark*, et on appliquera la *Pommade Spark* ensuite.

Les plaques à l'anus, si douloureuses et si pénibles, seront promptement guéries par la lotion quotidienne à l'*Eau résolutive Soker* et par la *Poudre dermatique Jener*.

En suivant régulièrement ce traitement, tous les accidents secondaires auront disparu comme par enchantement. Mais que le malade n'oublie pas que la base du traitement est la médication qui s'adresse à la source du mal, qui est dans le sang. Ce sont le *Dépuratif Parnel* et les *Pilules spécifiques Leber*.

Plus les manifestations secondaires de la syphilis seront prononcées, plus la dose du traitement interne devra être augmentée. On peut aller jusqu'à quatre cuillerées à soupe de *Dépuratif Parnel* et six *Pilules spécifiques* par jour.

Nous ajouterons que les accidents secondaires sont excessivement contagieux.

Pour la période secondaire, la durée du traitement végétal varie entre *15 à 24 mois* pour se guérir radicalement et pouvoir contracter mariage sans aucune crainte pour la femme et les enfants.

En suivant religieusement la médication végétale, on peut être certain d'être définitivement purifié.

Il faut reprendre le dépuratif et les pilules à chaque saison de l'année pendant quatre à six semaines et cela pendant un ou deux ans.

Éviter les boissons alcooliques, les excès, les aliments épicés, les condiments; suivre un régime doux. Le Régime Biologique est le meilleur. Il est très important de s'abstenir de fumer ou fumer le moins possible.

289. — LES ACCIDENTS TERTIAIRES. — Les accidents tertiaires, dont l'apparition toujours tardive est cependant sujette à de nombreuses variétés, comprennent :

Les *gommes syphilitiques;* les *lésions syphilitiques* des *os* et du *périoste;* les *lésions syphilitiques viscérales.*

Les gommes se présentent sous l'aspect de tumeurs mal circonscrites, d'abord *dures*, indolentes, qui se ramollissent ensuite après un temps très variable, adhèrent à la peau qui se perfore et laissent couler un liquide épais, gommeux, d'où leur nom de gomme. Il reste une ulcération qui laisse ensuite une cicatrice déprimée.

Elles sont souvent multiples et se développent dans des tissus très divers. Les gommes apparaissent ordinairement une ou même plusieurs années après le chancre. La gomme siège à la face, à l'épaule, aux membres, à la poitrine, à la bouche, gosier, testicule, mamelle, etc.

Les gommes des os se traduisent par la douleur plus forte la nuit que le jour (*douleurs ostéocopes*) et la tuméfaction, qui est plus ou moins appréciable, suivant le siège de la gomme. Ces gommes se ramollissent, laissent écouler leur contenu et passent à l'état d'*ulcère*. Ensuite, c'est le système

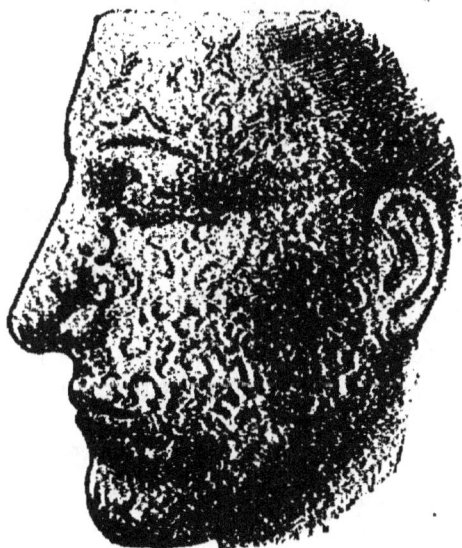

FIG. 70. — Syphilide papuleuse squameuse circinée.

osseux qui est attaqué, il y a carie des os, maladie de la moelle, du cerveau, du foie, des reins; les os du nez se nécrosent, le voile du palais se perfore, les dents tombent, etc.

Les *lésions syphilitiques* des os sont très fréquentes, et consistent en ostéite, périostite, carie, nécrose, exostose, gommes, etc.

Le malade éprouve dans la tête et les membres des douleurs violentes surtout la nuit. La membrane qui enveloppe l'os est inflammée en même temps que l'os lui-même. Dans la *périostite* l'inflammation siège dans les os superficiels; le mal commence par un gonflement sans douleur, il y a épanchement de liquide gommeux entre l'os et le périoste. Souvent l'épanchement se resorbe et la tumeur disparaît. D'autres fois, la peau rougit, un liquide purulent s'écoule et il se forme une plaie ulcéreuse. Dans l'*ostéite* ou inflammation de l'os, le mal apparaît sous forme d'une douleur ou d'une gêne, la partie malade s'engorge et enfle. L'ostéite se résorbe ou finit par suppurer et laisse écouler un liquide purulent. Les os les plus atteints sont ceux du crâne, les clavicules, le tibia, le sternum et les côtes.

La carie et la nécrose succèdent souvent à l'ostéite et s'attaquent principalement aux os du crâne et de la face et provoquent leur destruction.

Les viscères les plus fréquemment atteints dans la syphilis sont le *foie*, les *reins*, les *testicules*.

Dans l'*hépatite syphilitique*, le foie devient volumineux, subit des altérations profondes qui provoquent des vomissements et une dyspepsie. Ensuite le foie s'atrophie, devient dur, se ratatine. Il se produit dans l'abdomen un épanchement aqueux, *ascite*, qui rend le ventre volumineux.

Dans les *testicules*, il se forme une tumeur dure, indolore, qui peut disparaître lorsque le traitement est efficace. D'autres fois la tumeur grossit, se ramollit et secrète du pus. La partie saillante prend l'aspect d'un champignon, devient volumineuse et le testicule presque entier s'échappe ainsi au dehors. Mal soignée, cette affection peut durer des années. La syphilis peut provoquer des lésions au larynx, poumons, cœur, dans le système nerveux, les oreilles, le nez, les yeux.

Il est encore d'autres lésions qui consistent en névralgies,

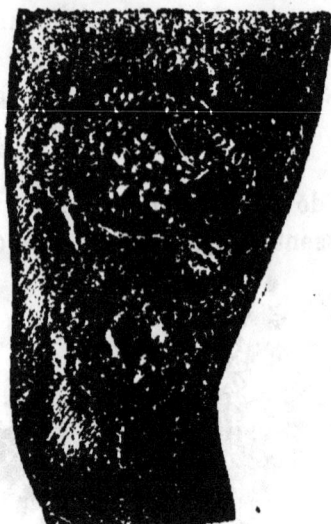

Fig. 80.
Gommes syphilitiques.

paralysies, troubles de l'intelligence, perte de la vue, de l'ouïe, de l'odorat, etc., etc.

En un mot, comme on le voit, d'après cette longue énumération d'accidents si multiples et si variés, la syphilis peut attaquer tous les organes du corps.

Du reste, tout le monde le sait, elle est une des maladies les plus terribles de l'humanité, d'autant plus terrible qu'elle ne s'arrête pas seulement à l'individu contaminé, il devient en plus la souche d'une génération contaminée elle-même, rachitique et scrofuleuse. Telle est la marche ordinaire de la maladie lorsqu'elle est abandonnée à elle-même ou mal soignée. Lorsque la syphilis a été bien soignée, les accidents tertiaires sont rares. Le progrès réalisé par la science dans cette maladie permet de traiter la syphilis en évitant les accidents tertiaires qui, autrefois, étaient fréquents et rendre les accidents secondaires bénins.

La méthode végétale, en purifiant le sang, en attaquant le mal dans ses racines, guérit radicalement la syphilis et toutes ses manifestations.

Dans la période tertiaire, la contagion a perdu ses propriétés, mais la transmission héréditaire est toujours vivace.

La syphilis tertiaire n'a pas de terme fixe, elle peut apparaître aussi bien quatre ans que dix ou vingt ans après les accidents secondaires.

Que le syphilitique n'oublie pas que son existence est menacée par les manifestations tardives, toujours dangereuses, qui peuvent briser son existence et compromettre sa santé (os carié, nécrose, paralysie, ataxie, etc.).

290. — TRAITEMENT VÉGÉTAL des accidents tertiaires. — L'expérience a prouvé que la *Médecine végétale* peut lui éviter ces manifestations terribles de la syphilis.

Le traitement végétal des accidents syphilitiques est très facile et très simple à suivre. Le malade prendra tous les jours avant chaque repas le *Dépuratif Parnel* (en liquide ou pilules). Le matin en se levant et le soir en se couchant *2 pilules spécifiques Leber n° 1* pendant les premiers quinze jours du mois et les *pilules spécifiques n° 2* pendant la deuxième quinzaine du mois.

Relever les forces avec le *Triogène For* ou le *Vin Galar*, pris après les repas et dans la journée pour éviter l'anémie et la cachexie.

Continuer le traitement pendant cinq ou six mois, même s'il n'en reste plus de manifestations apparentes, car la syphilis est une maladie qui laisse des racines profondes dans tout l'organisme. Le syphilitique devra faire un traitement dépuratif de quelques semaines tous les ans, faire prendre le même traitement à sa femme pendant la grossesse et de temps en temps à ses enfants.

291. — LE CHANCRE MOU, chancre simple, ne se développe que par le contact avec une personne atteinte de ce même chancre. Il est contagieux sur le malade lui-même il n'est pas syphilitique. Il se présente sous forme d'un ulcère à ds taillés à pic, sa base est *molle*, ce qui le distingue du chancre induré. Rarement seul, plus souvent en grand nombre sur le même individu, le chancre mou n'infecte pas le sang. La petite plaie suppure et s'agrandit. Le chancre prend naissance vingt-quatre à quarante-huit heures après un contact impur Chez les lymphatiques et scrofuleux, il peut s'étendre, devenir phagédénique et ronger les tissus en profondeur et largeur.

292. — TRAITEMENT VÉGÉTAL du chancre simple. — Baigner ou laver la partie malade trois à quatre fois par jour avec l'*Eau Résolutive Soker* coupée d'eau chaude (l'*Eau Résolutive* qui a servi pour un lavage doit être jetée et ne doit jamais servir pour un deuxième bain ou lavage). Essuyer doucement et saupoudrer la plaie avec de la *Poudre Cicatrisante Leber*, couvrir avec une couche de coton hydrophile. Ce traitement évite toute complication et guérit sûrement. Bien appliqué, il commence de suite à cicatriser et l'on se trouve guéri en dix à quinze jours. Le *Dépuratif Parnel* (liquide ou en pilules) est toujours très utile pour purifier le sang. Pour éviter de contracter des chancres, il faut employer les moyens prophylactiques indiqués page 185.

293. — BUBON. — On appelle ainsi l'inflammation des ganglions lymphatiques de l'aine; son nom populaire est poulain. Cette inflammation s'accompagne ou non de suppuration.

Le bubon à tendance suppurative accompagne de préférence les *chancres simples*, non syphilitiques. Il se développe lentement, s'accompagne d'épaississement et de douleur, la peau s'amincit et rougit; l'abcès s'ouvre et il en résulte des cicatrices très apparentes. Il n'est pas rare de lui voir prendre le caractère phagédénique, comme le chancre et le cancer, et produire de vastes pertes ulcératives dans les tissus ambiants. Le bubon qui accompagne le chancre simple présente souvent un caractère inflammatoire aigu, comme celui de la blennorrhagie; le bubon qui surgit, au contraire, à la suite d'un chancre induré, syphilitique, est presque *toujours indolent* et ne se manifeste que par l'augmentation de volume du ganglion et une induration spéciale.

294. — LE TRAITEMENT VÉGÉTAL atteint en quelques jours la résolution complète du bubon.

Graisser les ganglions de l'aine avec la *Pommade Fondante Darcet*, couvrir avec de la ouate.

Un bain chaud avec un flacon de *Sel de Pérou*, tous les trois jours.

A l'intérieur, une cuillerée à soupe de *Dépuratif Parnel* avant chacun des principaux repas.

La guérison est rapide et radicale en quinze jours. Éviter la fatigue, marcher très peu; s'il y a douleur, garder le lit. Si le bubon suppure, lotionner matin et soir avec de l'*Eau Résolutive Soker*, et saupoudrer avec la *Poudre Cicatrisante Leber*.

295. — MOYENS PROPHYLACTIQUES POUR ÉVITER LA CONTAGION. — On peut se préserver des maladies vénériennes, syphilis, blennorrhagies, chancre, etc., en prenant les précautions suivantes : avant le rapprochement douteux ou impur, induire l'extrémité de la verge avec la *Pommade Kal*; après le rapprochement, faire immédiatement un grand lavage au savon antiseptique *Kal*, uriner de suite et remettre un peu de pommade *Kal*.

Les préservatifs en baudruche ou caoutchouc constituent également un bon préservatif, mais n'offrent pas autant de sécurité que la *Pommade Kal*, qui est à base de calomel rigoureusement dosée selon les dernières expériences.

Il est bon, pour enrayer toute irritation, de faire dans la journée et à quelques heures d'intervalle deux à quatre lavages dans le canal avec l'*Injection Darcet*. Pour la femme, avant et après le rapport, faire une injection avec l'*Aronine Nel* ou du *Spyrol Leber* et beaucoup d'eau, de préférence tiède.

MALADIES DE L'ESTOMAC

296.— GASTRITES, DYSPEPSIES, DILATATIONS DE L'ESTOMAC, GASTRALGIES. — L'estomac, premier rouage qui fonctionne dans la machine humaine, est un organe creux, situé dans la cavité thoracique ou poitrine, au-dessous des poumons. Piriforme, sa capacité est d'un litre environ. Comme tous les organes fonctionnels, il est doué de parois musculaires tapissées, à l'intérieur de l'organe, par une muqueuse chargée de sécréter le suc gastrique destiné à la digestion des aliments qui viennent de subir un premier apprêt dans la bouche et l'œsophage. Par l'action des principes énergiques que contient ce suc gastrique, ces aliments changent de consistance; ils sont dilués et constituent le chyme, qui sera transformé dans l'intestin en chyle, forme assimilable des aliments, bientôt absorbés par les vaisseaux chylifères de l'intestin.

Supposez un phénomène quelconque amenant la fatigue des parois de l'estomac, la sécrétion du suc gastrique sera viciée ; par suite, les aliments seront mal préparés pour aborder l'intestin, dont les sucs ne seront plus efficaces ; ils passeront incognito et par conséquent inassimilables. Voilà le mécanisme d'une mauvaise digestion. Ses conséquences : un amoindrissement des principes vitaux du sang entraînant irrévocablement un trouble général de santé et changement de caractère.

Les maladies de l'estomac, avec leurs conséquences funestes, sont très douloureuses. Elles se répercutent dans tout l'organisme.

Et d'abord, quelles sont les causes de ces affections ? Sans passer sous silence les maladies aiguës, telles que la dysenterie, l'inflammation des intestins, nous devons affirmer qu'elles découlent surtout d'une hygiène mauvaise et mal comprise. L'alcool, les aliments mauvais ou insuffisants, acides ou épicés, les indigestions répétées, doivent être mis au premier rang des causes directes de ce genre de maladies.

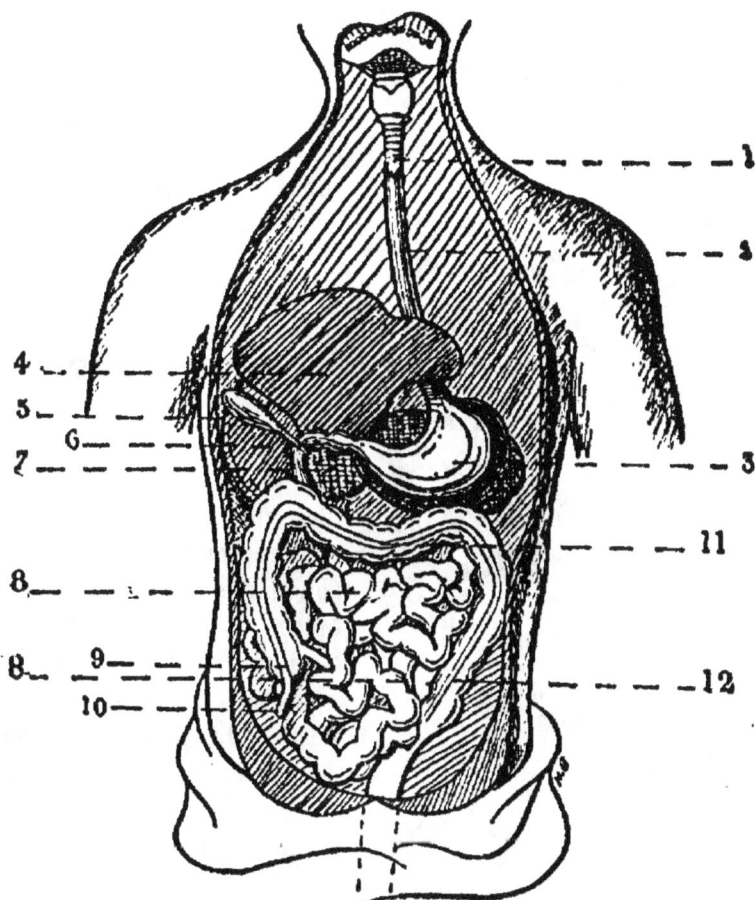

FIG. 81. — Tube digestif.

1, trachée-artère. — 2, œsophage. — 3, estomac. — 4, foie. — 5, vésicule biliaire. — 6, duodénum. — 7, pancréas. — 8, intestin grêle. — 9, cœcum. — 10, appendice cœcal. — 11-12, gros intestin.

297. — LE PYROSIS est une forme aiguë, mais bénigne, de ces maladies et consiste en une sensation de cuisson violente, s'étendant du creux de l'estomac à la gorge. Le malade crache, éprouve des renvois et des vomissements acides; pour se soulager momentanément il boit, et, par cet acte inconscient, il augmente les chances d'extension du mal, en s'exposant à une gastrite, à un ulcère. En général, toutes les substances irritantes telles que l'alcool pris à jeun, les fromages, les aliments gras produisent le pyrosis.

Les autres maladies de l'estomac sont : la *gastrite*, la *dyspepsie*, l'*ulcère*, le *cancer*, la *gastralgie*.

298. — TRAITEMENT VÉGÉTAL du pyrosis.

— Pour faire disparaître le *pyrosis* il faut prendre avant chaque repas deux *Cachets Polydigestifs Soker*. Après les repas l'*Elixir Spark*. Observer le Régime Biologique

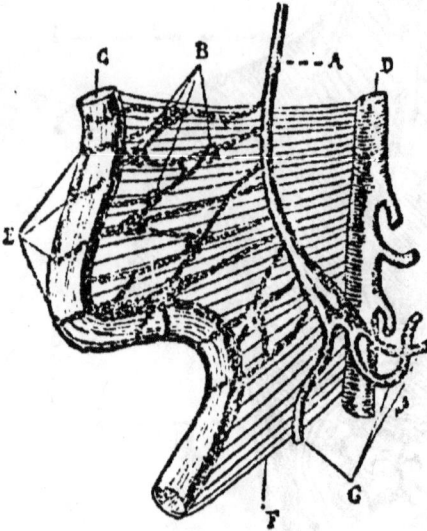

Fig. 82. — Organe de l'absorption du chyle.

a canal thoracique. — *b* ganglions lymphatiques. — *c* intestin grêle. — *d* artère aorte. — *e* vaisseaux chylifères. — *f* mésentère. — *g* vaisseaux lymphatiques.

299. — GASTRITES.

— La gastrite est un trouble, une inflammation de l'estomac qui résultent généralement d'un vice de régime : repas trop copieux, abus des boissons, des mets acides ou épicés, insuffisance de mastication ; excès de tabac, de veille et de fatigues. L'ingestion de viandes avancées, de gibier faisandé, de fromages fermentés, fruits acides, légumes aromatiques, en un mot aliments mal tolérés par l'estomac ; une mauvaise hygiène, un régime exclusivement animal, provoquent aussi la gastrite.

Ajoutons à ces causes l'abus de l'alcool, des choses agréables mais pernicieuses, des condiments, des narcotiques, le travail immédiat en sortant de table, l'habitude de lire en mangeant, et nous aurons un tableau complet des causes prédisposant à cette affection. L'énumération de ces causes nous prouve que nous sommes tous susceptibles d'être atteints ; les statistiques, en effet, sont très éloquentes sur ces maladies.

La gastrite aiguë est l'inflammation de la muqueuse stomacale. Le malade est pris de mal de tête, d'inappétence, de dégoût des aliments, de nausées, de vomissements ; sa bouche est pâteuse, sa langue épaisse, et souvent même il accuse un peu de fièvre.

La gastrite chronique succède souvent à la gastrite aiguë.

Sa cause la plus puissante et la plus fréquente est l'alcoolisme, et nous entendons par ce mot l'abus immodéré du vin, des boissons de mauvaise qualité, bref, l'abus de l'alcool et des liqueurs chez des gens qui n'arrivent pas à l'ébriété, mais qui s'intoxiquent lentement et sûrement.

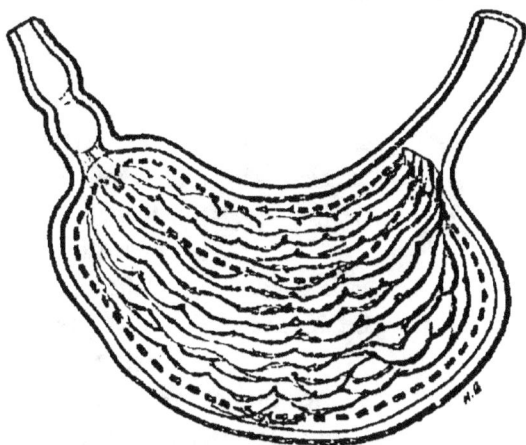

Fig. 83. — L'estomac ouvert pour voir les replis intérieurs.

Les pointillés et les flèches indiquent les mouvements de l'estomac.

Cette affection n'est pas locale ; si elle semble s'établir d'emblée, il n'en est pas moins vrai qu'elle a été précédée par des troubles vagues qui annonçaient sa formation lente et progressive. De plus, elle peut être le symptôme d'une affection du foie, du cœur, des poumons, qui entrave la circulation du sang dans l'estomac; elle peut encore être associée à beaucoup de maladies telles que la goutte, la phtisie, le cancer.

Ses débuts ressemblent en tous points à de simples troubles dyspeptiques et les malades ne changent même pr leur genre de vie.

Mais ses progrès sont assez rapides. Si, avant les repas, l'estomac ne présentait que quelques points à peine sensibles, l'ingestion réveille la douleur, qui n'est pourtant pas très vive. Le ventre est ballonné, sensible à la pression, les vomissements sont fréquents et l'estomac ne peut plus supporter que des aliments légers. La digestion se fait mal ; elle est de plus très lente. Par suite, l'état général est atteint, la circulation du sang est irrégulière, la respiration gênée ; il en résulte pour le malade un sentiment de fatigue et de lassitude, l'amaigrissement, l'apathie intellectuelle, la mélancolie.

300. — LA DYSPEPSIE. — Cette difficulté de la digestion, est plutôt un symptôme qu'une affection particulière.

Que se passe-t-il dans la digestion ? Des mouvements et des sécrétions ; des mouvements de l'estomac, des sécrétions du suc gastrique. Que, pour une raison quelconque, les mouvements ne soient pas normaux, qu'ils perdent leur régularité ou leur énergie, qu'ils ne soient plus en harmonie avec les sécrétions ; que, de leur côté, les sécrétions soient viciées, soit par l'affaiblissement d'un principe actif, soit par une moindre action d'un acide, ces deux actes, mouvements et sécrétions, ne concordant plus ou concordant mal, seront faussés dans leur direction ; la digestion sera pénible, incomplète. Voilà la dyspepsie. Les gros mangeurs, les grands buveurs, les excès contraires, les travaux excessifs, sont autant de causes favorables à l'évolution de la dyspepsie.

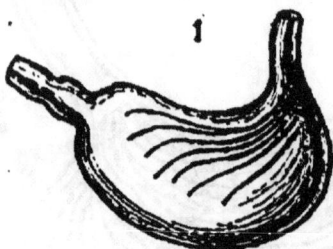

Fig. 84. — Estomac sain.

Ajoutons les maladies du foie, du cœur, la grossesse, l'anémie, la chlorose, la goutte, l'hystérie, etc., etc. Le malade a perdu son appétit ; il a des crampes d'estomac, il choisit ses aliments parmi ceux que lui a indiqués une expérience longue et douloureuse.

Ces différentes affections que nous venons d'exposer durent de longues années ; leur marche est fatalement progressive, si le malade ne consent à renoncer aux habitudes vicieuses qui ont provoqué son mal, et s'il n'accepte de suivre rigoureusement un régime rationnel — le

Fig. 85. — Estomac ulcéré et dilaté.

Régime Biologique — qui n'est que le complément nécessaire du traitement curatif de la *Médecine végétale.*

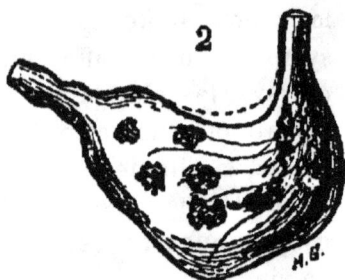

301. — GASTRALGIE, CRAMPE D'ESTOMAC. — La gastralgie est une affection nerveuse de l'estomac, c'est la névralgie des nerfs de cet organe. Caractérisée par des crampes d'estomac, elle peut n'être qu'un symptôme associé à d'autres états morbides.

Cette affection, très fréquente, ne se traduit pas par une lésion de l'organe. Elle est provoquée par le froid, les fatigues de tout genre (veillées, excès), les chagrins, par l'usage d'une alimentation excitante, l'abus des épices, des liqueurs alcooliques, par l'emploi trop prolongé de médicaments, enfin par la compression des nerfs due à des tumeurs. Très souvent la gastralgie est le symptôme de la dyspepsie, des maladies utérines. Elle reconnaît encore pour causes : la goutte, l'anémie, l'hystérie, la phtisie et, notamment, l'ataxie locomotrice.

La gastralgie est douloureuse, et cette douleur présente la particularité d'éclater sous forme d'accès. Le malade éprouve une salivation abondante, des nausées, une sensation de brûlure dans la poitrine et quelquefois des vomissements. La douleur est angoissante, brûlante ; elle se répand dans le dos, à la base de la poitrine, aux reins. Les mouvements du corps, la pression au creux de l'estomac l'exagèrent.

Dans ces accès violents, le malade a la face pâle, les traits

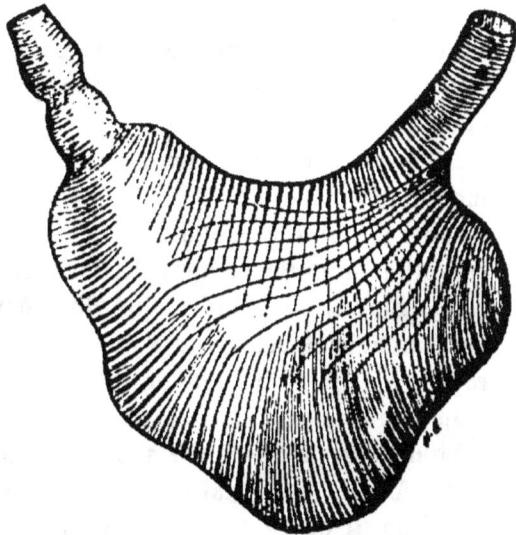

Fig. 86. — Dilatation de l'estomac.
Estomac dilaté par l'abus des aliments et des boissons.

contractés, un pouls ralenti ; il pousse des gémissements, éprouve de très vives douleurs dans les reins et peut tomber en syncope. Si la gastralgie n'est pas associée à la dyspepsie, le malade conserve son appétit et digère facilement ; mais ce n'est pas la généralité.

Il arrive quelquefois que le cerveau soit fâcheusement impressionné de ce trouble gastralgique. Dès son lever, le malade a des vertiges, des bourdonnements d'oreilles, un obscurcissement de la vue ; il lui semble qu'il va tomber ; et c'est ce qui arriverait fatalement, s'il ne prenait le parti de s'asseoir. Cette crise, qui n'est que passagère, peut durer de quelques minutes à une heure ;

sa terminaison est ordinairement précédée de bâillements, de la production d'une sueur froide, d'une sensation relative de bien-être.

La gastralgie est de beaucoup l'affection la moins grave de l'estomac; un traitement rationnel s'impose pour ramener l'estomac à son état normal et calmer les douleurs très vives qu'elle occasionne.

302. — TRAITEMENT DES AFFECTIONS DE L'ESTO-MAC. Soins généraux. Hygiène. — Dans les affections de l'estomac il faut offrir à ces organes des aliments légers, faciles à digérer et dont l'assimilation ne réclame pas une grande dépense de travail. Le Régime Biologique répond à toutes ces conditions. Supprimer toutes les boissons alcooliques, boire du lait (pur ou coupé avec de l'eau chargée de bicarbonate de soude) et du bouillon bien préparé.

Lorsque la douleur aura disparu et l'état général sensiblement modifié, le malade ne doit pas se croire définitivement guéri et à l'abri de toute récidive de son mal. Il devra, au contraire, se surveiller minutieusement. Evitant les écarts de toute nature, il se bornera à ne prendre que des mets facilement digestibles, facilement supportés par son estomac. Nous ne saurions trop répéter, le Régime Biologique est tout à fait précieux sans être trop rigoureux.

Le malade ne devra pas accomplir de travail pénible. Son intestin fonctionnant mal et présentant de la constipation ou de la diarrhée, il devra se surveiller attentivement; les cataplasmes sur le ventre et sur le creux de l'estomac procurent un calme passager.

Il devra se vêtir de flanelle, éviter autant que possible les refroidissements, les courants d'air. Matin et soir, afin d'assurer le bon fonctionnement de la peau, il fera des frictions sèches sur son corps.

Si avec les troubles de l'estomac il y a affections du foie, de l'anémie, affections de la matrice, des fleurs blanches, il faut soigner ces maladies en même temps pour faire disparaître la cause.

303. — TRAITEMENT VÉGÉTAL. — Comme nous l'avons dit dans notre préface, tout vient d'une viciation du sang.

C'est cet élément que nous devons soigner, parce qu'en lui est la cause initiale du mal qui nous intéresse. Dans ce but, nous conseillons aux malades, avant chaque repas un à deux *cachets polydigestifs Soker*; après chaque repas, une cuillerée à café d'*Elixir Spark* dans un peu d'eau sucrée, ou bien deux cuillerées à café d'*Elixir Spark* avant de se coucher.

L'organisme sera tonifié par le *Triogène For*, une cuillerée à café dans un peu d'eau après les repas et dans la journée. Le sang sera dépuré par le *Dépuratif Parnel*, une cuillerée à soupe de *Dépuratif* à prendre immédiatement après les cachets avant chaque repas. Dans la gastralgie, l'application sur le creux de l'estomac de *l'Emplâtre fondant Darcet* calme instantanément la douleur.

Ce traitement est d'une efficacité merveilleuse dans toutes les maladies de l'estomac : dyspepsie, gastralgie, gastrites, etc. Il calme les douleurs, assure le bon fonctionnement de l'estomac et de l'intestin, supprime la constipation, la diarrhée et fait renaître l'appétit perdu. En peu de temps les dyspepsies avec ou sans rétrécissement se guérissent, la sécrétion du suc gastrique redevient normale, l'hypochlorhydrie, le gonflement, la pesanteur après les repas disparaissent ; la digestion se fait bien; la sécrétion chlorydrique est favorisée, les fermentations arrêtées, les toxines neutralisées; le mouvement peristaltique devient normal; la fibre lisse retrouve sa contractibilité.

Pour le cancer de l'estomac, le traitement végétal a pour base la *Thuyaline Stam*, à prendre avant chacun des principaux repas, ce merveilleux spécifique nous donne journellement des résultats remarquables. L'*Emplâtre fondant*, en applications au creux de l'estomac, aide à la résorption de la tumeur et calme les douleurs.

Le *Triogène For* est pris comme tonique et réparateur.

Ce traitement rend à la muqueuse intestinale son activité primitive, tonifie les éléments musculaires, arrête les progrès des ulcères et cancers, en les cicatrisant, et rétablit les fonctions digestives.

En suivant ponctuellement le traitement végétal, les malades trouveront en lui la santé, la guérison complète et radicale, quelle que soit l'ancienneté de leur affection gastro-intestinale.

304. — COLIQUES INTESTINALES. — C'est une affection douloureuse, aiguë, causée par un état morbide de différentes parties de l'intestin et qui nous viennent spontanément.

Les coliques sont occasionnées par une entérite, une dysenterie, une indigestion ou par l'accumulation des matières fécales et des gaz. Elles sont accompagnées de diarrhée ou de constipation.

305. — TRAITEMENT des coliques intestinales. — S'il y a diarrhée, diète. Boire de l'eau de riz, tisane de menthe, de camomille, prendre trois à quatre paquets de bismuth de un gramme; un paquet toutes les 2 heures. S'il y a constipation, prendre l'*Élixir Spark* et même les *Pilules Spark*. Cataplasmes, linges chauds sur le ventre.

Contre les coliques venteuses : Cataplasmes, linges chauds sur le ventre; un lavement avec de l'eau tiède et une demi-cuillerée de glycérine soulage très vite; boire tisanes de camomille, menthe, anis. Régulariser les fonctions digestives avec l'*Élixir Spark*.

306. — DIARRHÉE. — La diarrhée est une affection tout aussi commune que les coliques intestinales.

Elle est le symptôme d'un certain nombre d'affections du tube digestif. Constituée le plus souvent par l'évacuation de selles liquides plus ou moins fréquentes, elle s'attaque à tous, hommes, femmes, enfants.

La diarrhée est souvent associée à l'inflammation intestinale, et suivie d'une modification de l'état général. Les évacuations, plus ou moins délayées, sont d'abord formées des matières contenues dans l'intestin; puis elles deviennent liquides, jaunâtres ou légèrement teintées de sang et sont constituées par de la sérosité, des mucosités, de la bile, des glaires et des humeurs en décomposition. L'appétit est diminué, la soif est vive, et le ventre, légèrement ballonné, est sensible à la moindre pression. Dans la diarrhée chronique, les selles contiennent beaucoup de bile, des glaires, des humeurs, dans un état manifeste de décomposition.

307. — TRAITEMENT VÉGÉTAL de la Diarrhée. — *Pour la diarrhée simple*, prendre toutes les heures ou toutes les deux heures selon le cas, un gramme de *Bismuth;* laisser reposer les intestins, éviter les boissons froides. Tisane de menthe ou de tilleul, thé léger, soupe au riz, potage épais, régulariser les fonctions digestives avec l'*Élixir Spark*.

Diarrhée chronique : boire la *Tisane de ratanhia*, tous les jours prendre deux grammes de *Salicylate de Bismuth* en deux fois. Régime Biologique.

MALADIES DU CŒUR

---

308. — LE CŒUR est cet organe puissant, musculaire, chargé d'envoyer dans les différentes parties de l'organisme, jusqu'aux extrémités les plus éloignées, le sang qui vient de puiser les principes nutritifs dans les actes de la digestion et de la respiration.

Les soupapes qui séparent les oreillettes des ventricules ont pour but d'empêcher le sang de refluer dans la cavité d'où il vient d'être expulsé. Que, pour une cause quelconque, elles fonctionnent mal, qu'elles ne ferment pas bien l'orifice, un mélange se fera entre le sang de l'oreillette et celui du ventricule qui pourra provoquer des désordres très graves dans les fonctions des divers organes du corps. Les contractions deviendront plus

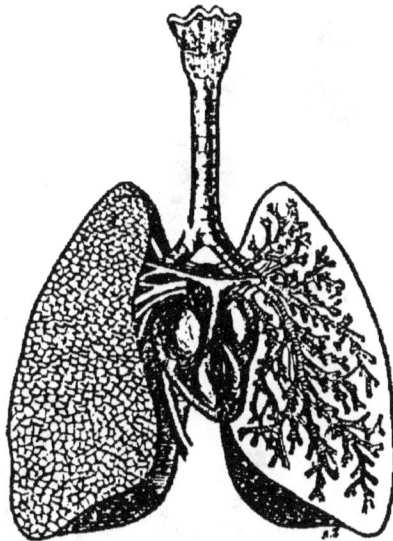

Fig. 87. — Poumons, cœur et principaux vaisseaux de l'homme.

fortes, les parois seront distendues; c'est l'hypertrophie du cœur.

Toutes les affections qui intéressent le cœur doivent être traitées sérieusement, afin de ne pas leur donner le loisir d'engendrer de graves complications, l'œdème des jambes, l'hydropisie qui peut amener la mort par asphyxie.

309. — PALPITATIONS NERVEUSES. — Se retrouvant dans la plupart des maladies du cœur, on désigne surtout par palpitations nerveuses celles qui dépendent d'un trouble nerveux. Elles sont dues à des vices et faiblesses du sang, comme dans la chlorose, l'anémie ; à des grandes pertes de sang, à des affections vives, à des abus de toute nature.

Ce sont des contractions violentes, tumultueuses, qui ébranlent la poitrine et rendent le pouls dur et résistant. Le visage du malade est pâle, fatigué, il y a quelquefois syncope.

310. — HYPERTROPHIE DU CŒUR. — Un fonctionnement exagéré du cœur distend ses parois, augmente son volume, occasionne en un mot l'hypertrophie.

Les causes de cette action exagérée du cœur sont tantôt sérieuses (excès de table, de boisson, abus de café, de thé, de tabac ; veilles prolongées, émotions ; fatigues musculaires) ; tantôt, au contraire, elles ne sont que le résultat d'un obstacle dans la circulation (rétrécissement ou insuffisance des orifices, présence de tumeurs exerçant une pression sur les vaisseaux).

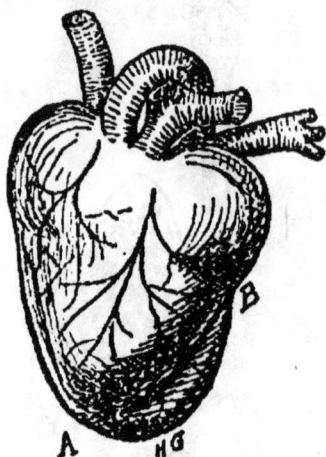

Fig. 88.
Anévrisme du cœur.
A, B. Anévrisme.

Cette affection, caractérisée surtout par une augmentation de poids et de volume du cœur, est généralement accompagnée d'étouffements, de palpitations nerveuses, d'anxiété précordiale. Dans quelques cas, l'épaule gauche est douloureuse et le malade ressent des fourmillements dans les bras. L'hypertrophie purement fonctionnelle est peu grave ; mais si elle est le résultat d'une obstruction dans l'appareil circulatoire, elle peut provoquer des congestions à la tête et dans les poumons.

311. — TRAITEMENT VÉGÉTAL des maladies du cœur. — Il a pour but : de combattre la cause du mal ; de régulariser la circulation ; de calmer les douleurs ; de réparer les dommages causés par le mal, afin d'amener une guérison durable ; de réprimer les complications dans les différentes parties de l'organisme ; le *Dépuratif Parnel* purifiera le sang ; le *Triogène For* tonifiera l'organisme. La *Tisane orientale* sera un diurétique précieux (4 à 6 tasses par jour).

Pour combattre les troubles nerveux, prendre le *Sédatif Tiber* (uno à doux cuillorées avant do se couchor) qui fora disparaitro les douleurs et l'insomnie. Le malade ne doit jamais chorcher à arrêter complètement les palpitations; mais, lorsqu'elles sont trop fréquentes et fatigantes, il faut prendro matin et soir une cuillérée à soupe de *sirop conrallaria Kost*. Dès quo les palpitations sont modérées, il faut cosser le *sirop Kost* et ne le reprendro que lorsque les palpitations deviennent do nouveau trop fréquentes ou trop gênantes. Le restant du traitoment sera continué sans arrêt pendant 6 à 8 semaines.

Pour obtenir une guérison, il faut que le traitement soit suivi régulièrement. La *Médecine végétale* nous vaut tous les jours des succès éclatants et la reconnaissance de tant de malades qui doivent leur salut à ce traitement unique.

312. — SOINS GÉNÉRAUX. HYGIÈNE.

— La nourriture des cardiaques sera surtout composée de viandes rôties de bonne qualité, de laitage, de légumes, de fruits bien mûrs.

Il faudra éviter les excitants, tels que les liqueurs, les épices, les repas trop copieux, afin de ne pas provoquer de troubles digestifs. Il sera bon de prendre après ses repas la tisane de camomille ou de tilleul dans le but de faciliter la digestion etde favoriser les contractions *cardiaques*. L'usage du café et du thé augmente les palpitations; les excitants, la vanille, la cannelle et autres seront totalement bannis.

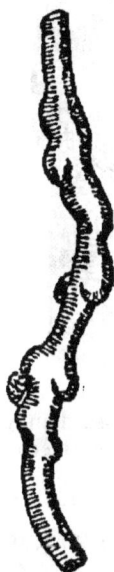

Fig. 80. — Anévrismes sur une artère.

Si le malade est dans un état très calme et s'il ne craint pas une surexcitation du système nerveux, le vin blanc, étendu d'eau, facilitera la production des urines et déblaiera ainsi l'appareil circulatoire; l'usage de la bière, s'il est modéré, ne peut être défendu.

Le tube digestif devra être maintenu dans un état de vacuité permanento; une constipation rebelle cède facilement à l'*Élixir Spark* (une cuillerée à café d'Elixir après chaque repas).

En cas d'hydropisie, prendre les *Pilules Spark* qui, associées a l'*Élixir Spark*, constituent un purgatif puissant.

Eviter les fatigues de toute nature, les émotions, les passions pour ne pas augmenter les palpitations et accélérer trop sensiblement le mouvement du cœur. Les palpitations, comme presque toutes les affections du cœur, constituent plutôt une infirmité qu'une maladie. Le malade doit éviter tout ce qui peut aggraver cette infirmité. Le traitement végétal lui offre toutes les chances pour atteindre ce but. On peut toutefois gérer ses affaires, mais d'une façon calme et à la condition de prendre des moments de repos qui détendront les nerfs et permettront le libre équilibre de la circulation.

Nous conseillons aussi les grands bains tièdes, les douches froides, si le malade n'est pas rhumatisant, l'usage de la flanelle sur tout le corps, de fréquentes frictions sèches.

Dans ce genre d'affection, le malade doit toujours s'attendre à voir renaître des douleurs vives à la région du cœur, des oppressions, des étouffements, des sensations d'élancements le long du bras gauche; les sinapismes appliqués sur la région douloureuse calment très vite.

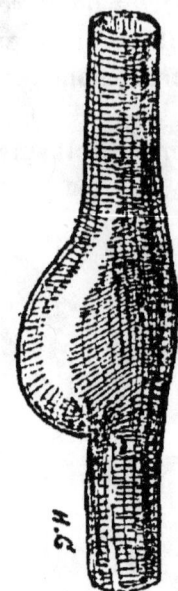

Fig. 90. — Poche très grosse d'anévrisme sur une artère.

Le malade se tiendra toujours dans les lieux sains et bien aérés, exposés au soleil ; il pourra se permettre de courtes promenades, mais évitera la moindre fatigue.

Enfin, pour faciliter l'évacuation des urines, et de préférence au thé et au café qui sont nuisibles, il prendra de la *Tisane Orientale Soker*.

313. — ANGINE DE POITRINE. — L'angine de poitrine est une névrose du cœur, une névralgie cardiaque très douloureuse survenant par accès.

Subitement, sans cause appréciable ou à la suite d'une émotion, d'une fatigue, le malade est pris d'un accès. Il éprouve, à la région du cœur, une *douleur poignante* terrible, qui s'irradie en divers sens, à la nuque, au cou, au thorax; le plus souvent, la douleur gagne le bras gauche, la main et les deux derniers doigts, la peau de la main devient pâle et exsangue.

Dans le cas d'un accès violent, la douleur est accompagnée d'une sensation épouvantable de constriction, d'angoisse et de dyspnée, le malade est pâle et couvert d'une sueur froide; la suffocation et la syncope paraissent imminentes et le malheureux ne peut ni parler ni respirer, mais conserve toute sa connaissance: il éprouve la sensation de la vie qui s'éteint.

L'accès dure quelques secondes, quelques minutes, puis il disparaît laissant après lui des traces, de l'engourdissement du bras gauche, un impérieux besoin d'uriner, des éructations gazeuses et une grande lassitude.

Les premiers accès sont fugaces et légers, mais, plus tard, ils deviennent de plus en plus intenses; parfois le malade conserve, même en dehors de ses crises, une sorte de gêne respiratoire, un engourdissement du bras et un endolorissement de la région précordiale.

L'angine de poitrine est une affection très grave; quand elle est mal soignée, la mort subite est fréquente par syncope due à l'arrêt du cœur.

Par le traitement végétal, l'angine est parfaitement guérissable.

314. — TRAITEMENT VÉGÉTAL de l'angine de poitrine. — Le malade se fera tous les trois jours des frictions sur les jambes avec de l'eau de Cologne pour activer la circulation.

Avant chaque repas, il prendra une cuillerée à soupe de *Dépuratif Parnel.*

Après chaque repas, et dans la journée, le *Triogène For* ou le *Vin Galar.*

Les troubles gastro-intestinaux sont combattus par l'*Elixir Spark* (1 à 3 cuillerées à café par jour dans un peu d'eau sucrée, après les repas ou le soir avant de se coucher).

Pour les troubles nerveux, douleurs cardiaques, insomnie, etc., le *Sédatif Tiber* (1 à 2 cuillerées à soupe avant de se coucher) est tout indiqué.

En peu de temps, ce traitement fera disparaître les accès, parce qu'il est tonique; il augmente la pression dans le système circulatoire, en agissant directement sur les fibres musculaires et sur les nerfs du cœur.

Le Régime Biologique est indispensable, il évite les excès et favorise l'efficacité du traitement.

TUBERCULOSE, PHTISIE ET BRONCHITE CHRONIQUE

315. — LA TUBERCULOSE constitue, sans contredit, le pire fléau de l'humanité. La maladie de poitrine, en effet, décime le quart de l'espèce humaine; le tiers de ceux qui restent portent, eux aussi, aux poumons, le germe du terrible mal; enfin, les constatations faites dans les hôpitaux nous apprennent que, même chez ceux qui meurent à un âge fort avancé, c'est par centaines qu'on trouve les cicatrices de tuberculose pulmonaire dont ils ont été affligés dans le cours de leur vie et que, seuls, des soins rationnels ont pu guérir.

La nature infectieuse de la tuberculose est démontrée aujourd'hui, et ___ ___nt pathogène, le microbe de cette maladie a été découvert ___ le professeur Koch en 1882.

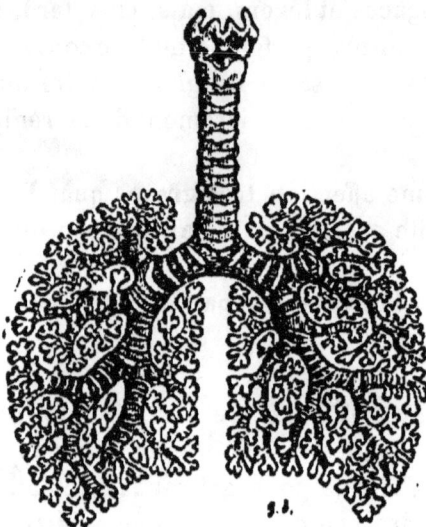

Fig. 91. — Larynx, trachée, bronches et poumons; ramification des bronches et division des poumons en lobules.

Le bacille de la tuberculose est un petit être organisé qui a la forme d'un bâtonnet très grêle; il se trouve dans tous les crachats des tuberculeux, dans les poumons, les articulations, le tissu osseux, etc., etc. Il se multiplie avec une rapidité prodigieuse et produit dans les tissus, sur lesquels il vit en parasite, des tubercules. L'infection tuberculeuse augmente de plus en plus et les tubercules finissent par envahir presque tout le poumon. Ces tubercules durcissent et se cicatrisent tout seuls ou bien ils engendrent avec le concours des autres microbes des lésions secondaires.

Mais que faire contre un ennemi aussi implacable? Sommes-nous tous sujets à son envahissement? Non. Il faut que le corps se trouve dans un mauvais état, par une désorganisation géné-rale, pour favoriser le développe-ment de ce germe. Selon la cons-titution de l'individu, selon la

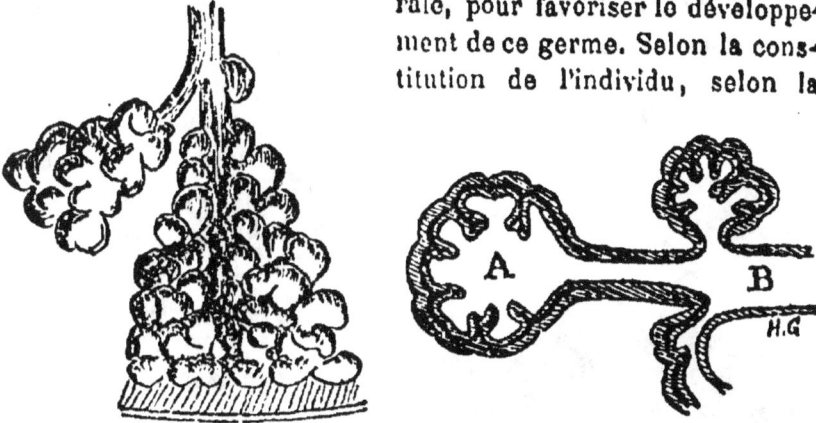

Fig. 92. — Vésicule et lobules pulmonaires.

pureté de son sang, selon le « terrain » qu'il présente, la tuber-culose aura une marche plus ou moins rapide. On trouve des individus qui ont des tubercules en grand nombre et pendant des années et qui ne meurent pas tuberculeux; chez eux, grâce à leur bonne constitution, grâce à la pureté de leur sang, la marche de la maladie a été arrêtée par le seul effet de la nature et des conditions hygiéniques meilleures et les tubercules se sont calcifiés et cicatrisés; chez d'autres, la constitution étant faible, le sang vicié, le « terrain » est très favorable à la marche de la maladie et la multiplication des tubercules. Ainsi, il faut des causes prédisposantes qui, de longue date, préparent l'individu au principe tuberculeux, et des causes déterminantes, qui font naître subitement le produit étranger, le « milieu ou terrain » étant préparé.

La maladie se développe lorsque l'individu présente le dernier terme de toute une débilitation profonde, lorsqu'il est faible, déli-cat; les individus sains, robustes, ne seront pas atteints, le microbe de la tuberculose n'étant pas assez puissant pour provo-quer la désorganisation des cellules de leurs tissus.

816. — La **PHTISIE** est bien le produit d'une débilitation générale, d'une perversion de l'organisme, et non une affection locale; le poumon est son lieu de prédilection, mais elle peut atteindre les autres organes tels que les intestins, le cerveau, etc., etc.

Les individus atteints de préférence sont donc les syphilitiques, les scrofuleux, les alcooliques, leurs enfants; ceux qui relèveront d'une maladie longue, accompagnée de suppurations abondantes; ceux qui se trouvent dans de mauvaises conditions d'hygiène : une nourriture peu fortifiante, habitation malsaine ou humide ; les tempéraments lymphatiques scrofuleux, les individus sous l'effet d'une croissance exagérée, qui respireront un air malsain ; les affaiblis par le travail, les excès, les privations, enfin ceux qui sont nés de parents tuberculeux. Chez tous ceux-là un refroidissement suffit à ouvrir la voie aux accidents funestes de ce mal qui n'existait jusqu'alors qu'à l'état latent.

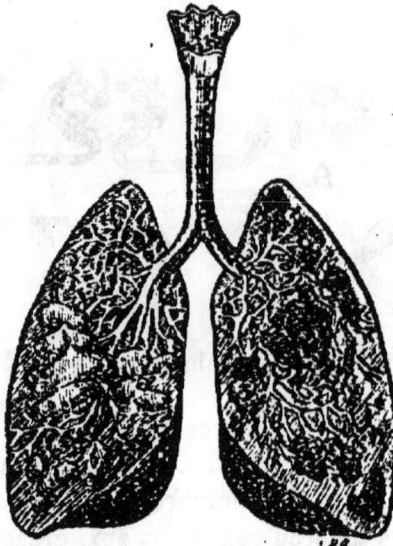

Fig. 93.

| Poumon | Poumon |
| cicatrisé et guéri. | tuberculeux. |

La phtisie est surtout commune de 20 à 35 ans, elle est contagieuse et peut se transmettre par l'inoculation du microbe, le bacille de Koch; mais le microbe ne peut produire la maladie que chez des individus faibles qui offrent un terrain favorable à leur développement. Les tubercules peuvent évoluer très rapidement c'est la phtisie galopante, qui tue à brève échéance. Ou bien, et c'est le cas le plus fréquent, l'évolution se fait par poussées successives: c'est la phtisie chronique, la phtisie ordinaire.

817. — PHTISIE ORDINAIRE. — Le phtisique a un aspect spécial: sa taille est élancée, ses joues et ses tempes creuses, ses cils et ses sourcils longs, les muscles de sa poitrine peu développés; ses dents fort belles, ses yeux brillants et animés; les extrémités de ses doits sont aplaties, les ongles s'hypertrophient; il s'enrhume au moindre refroidissement, et son rhume traîne en longueur.

En même temps surviennent tous les symptômes de la maladie, le malade manque d'appétit, la voix est altérée, il transpire fortement pendant le sommeil ou au réveil, la menstruation chez la femme est irrégulière; plus tard surviennent les crachements de sang, une toux sèche, des étouffements; le malade perd son sommeil. Quand la fièvre se déclare, la maladie marche vite, la diarrhée devient plus abondante; la toux, plus fréquente et plus pénible, détermine des vomissements; l'expectoration est plus abondante, l'appétit moins bon; c'est la *seconde période*. Puis viendront les ulcérations du poumon, les cavernes pulmonaires.

L'expectoration, sans caractère au début, présente, selon les différentes périodes, des modifications importantes.

D'abord blancs et transparents, les crachats deviennent opaques, muco-purulents, privés d'air; enfin lorsqu'il y a des cavernes, les crachats présentent deux parties : un liquide muqueux, aéré, et des masses isolées, jaunes en général, qui nagent dans ce liquide.

Livrée à elle-même, la maladie évolue avec aggravation continuelle qui tue dans un temps qui varie avec l'âge et les conditions hygiéniques du malade. Parfois la phtisie procède par poussées successives, séparées par des rémissions qui font croire à la guérison; parfois aussi elle prend une forme aiguë, et la mort survient par asphyxie.

La phtisie peut succéder à des laryngites et à des bronchites à répétition, à une pleurésie éloignée, à ce que les malades désignent sous le nom de « rhume négligé », à un simple refroidissement, etc. Les malades ont l'apparence d'anémiques; ils toussent, ils crachent, ils maigrissent, ils perdent leurs forces. Ils arrivent enfin à une débilité constitutionnelle, favorable aux progrès de la maladie.

La phtisie est héréditaire, innée ou acquise; les parents ne transmettent pas les tubercules, mais seulement la débilité constitutionnelle, c'est-à-dire la prédisposition; seuls les soins énergiques et rationnels peuvent éviter l'éclosion du mal. On observe l'hérédité chez les descendants des scrofuleux, des syphilitiques, des alcooliques, des diabétiques, etc. Enfin toutes les circonstances de nature à amener la perversion de l'organisme conduisent à la phtisie dite acquise.

Les maladies capables d'engendrer la phtisie sont : la diarrhée persista. , la bronchite, la pleurésie, la fièvre typhoïde, les fièvres é ptives, les suppurations abondantes.

Ne peut-on pas enrayer le mal? Si, heureusement. *On peut enrayer le mal et l'on arrive à des bons résultats à condition de ne pas perdre de vue sa cause,* qui est la perversion do l'organisme, une débilitation profonde, *qu'il faut soigner énergiquement pour atteindre le résultat.* « *La phtisie pulmonaire est curable à toutes les périodes* », déclare le professeur Jaccoud. D'autre part, le professeur Grancher a prouvé que la tuberculose guérit, si son évolution fibreuse emporte sur l'évolution caséeuse, et il conclut : « *La tuberculose est la plus curable de toutes les maladies chroniques.* »

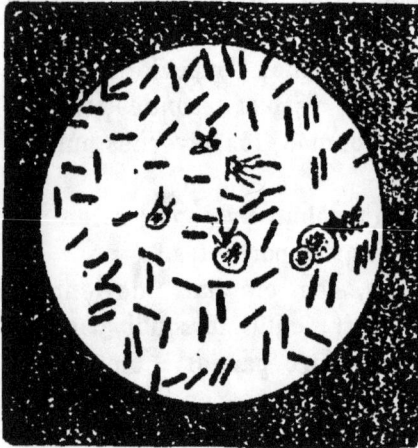

Fig. 94. — Bacilles de Koch mélangés de débris épithéliaux chez les tuberculeux.

La tuberculose se guérit souvent spontanément. A l'autopsie, chez des individus morts d'une affection non tuberculeuse ou d'accidents, le professeur Brouardel, les docteurs Vibert, Letulle, etc., ont trouvé des tubercules cicatrisés guéris chez plus de 50 0/0 de cas examinés; le foyer d'infection a été circonscrit par la seule intervention de la nature et les tubercules ont été cicatrisés.

Les traitements qui ont été préconisés jusqu'à présent n'ont donné aucun résultat, parce qu'ils ne s'adressent pas à la cause du mal et sont basés sur une théorie absolument erronée. Le point de départ est absolument faux, parce qu'on confond la tuberculose *déclarée*, qui est produite par les bacilles de Koch, avec la *phtisie* qui est une lésion profonde produite par plusieurs sortes de microbes sur un « *terrain* » déjà très affaibli.

Les antiseptiques employés se sont montrés impuissants, les sérums n'ont donné aucun résultat; si le sérum pouvait même agir sur les bacilles de Koch, il n'aura aucune action sur les autres microbes et ne pourra jamais empêcher la formation d'un foyer pneumonique qui détruit le tissu, ni restituer le tissu détruit. Quant à vouloir détruire tous les microbes qui se trouvent dans l'économie, dans l'air que nous respirons et que l'on compte par millions, il faut y renoncer une fois pour toujours. Il est prouvé scientifiquement et reconnu depuis fort longtemps que le microbe seul ne suffit pas pour engendrer la tuberculose, mais qu'il faut encore qu'il trouve à l'organisme un **point faible** pour pouvoir s'y loger et s'étendre, et que seul un organisme affaibli offre un terrain favorable au développement du bacille et autres microbes, tels que les pneumocoques et les streptocoques. Une fois pénétré dans le poumon —

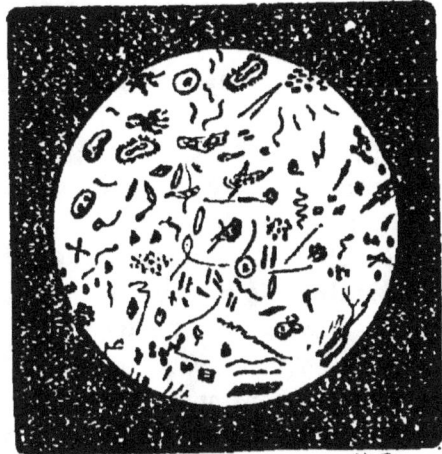

Fig. 95. — Poussières de l'air d'une chambre chauffée et bien tenue.

ce qui arrive journellement à nous tous, parce que les bacilles de Koch et les autres microbes se trouvent en très grand nombre partout et par tout temps et que personne ne peut échapper à leur action — pour que le bacille de Koch devienne virulent à l'égard de l'individu, il faut que cet individu se trouve dans un état exceptionnel d'infériorité très marquée, que la nutrition générale soit désorganisée et le sang vicié, car ordinairement l'individu est bien défendu par la nature contre les microbes.

Il est absolument prouvé, et il ne faut pas cesser de proclamer cette vérité, que la nature nous défend très bien contre les microbes et détruit souvent par sa seule force les bacilles.

A l'autopsie des individus morts par accident en pleine santé ou des individus morts d'une maladie autre que la tuberculose, on trouve très souvent des tubercules cicatrisés, des tubercules calcifiés par le seul fait de la nature.

318. — COMMENT AGIT LA NATURE. — Dans l'organisme, il existe des cellules nommées *phagocytes* qui possèdent le pouvoir d'englober les bacilles et les rendent inoffensifs. Les cellules phagocytes, qui se produisent en quantité considérable; sont en outre aidées par le tissu environnant, qui entre en lutte contre les bacilles. Il se forme un tissu conjonctif, un tissu fibreux qui s'oppose au développement du foyer tuberculeux. Toute l'économie contribue à fabriquer un contre-poison, *des antitoxines*, qui détruisent l'effet nuisible des microbes et de leur sécrétion.

Quel traitement faut-il instituer pour combattre énergiquement le mal?

Il faut un traitement énergique, capable de seconder la nature, pouvant favoriser la formation des antitoxines, qui neutralisent les poisons des bacilles.

En un mot, favoriser la défense de l'organisme et rendre le « terrain » de plus en plus réfractaire aux bacilles. Il est du reste reconnu que l'influence du terrain est plus grande que l'influence du microbe.

Le traitement antituberculeux que nous avons institué est basé sur la théorie suivante : *aider la nature, fortifier le terrain, multiplier les forces, favoriser la formation des cellules phagocytes* qui absorbent les bacilles et paralysent leur action.

Ce traitement antituberculeux nous a donné des résultats très satisfaisants. Les améliorations que nous y avons apportées, en nous basant sur les expériences acquises, nous permettent de dire que c'est le seul traitement efficace dans la guérison de la tuberculose même très avancée. Pour bien comprendre la barrière qu'oppose le traitement antituberculeux, nous allons exposer la marche de cette terrible maladie. Nous avons dit que la phtisie peut évoluer très rapidement : c'est la phtisie galopante. Ces cas sont heureusement rares. Le plus souvent, la maladie prend plusieurs années pour accomplir son évolution. On distingue trois périodes et les infections qui en résultent sont des infections très différentes.

319. — *Première période.* — Les bacilles tuberculeux s'arrêtent au poumon et forment des tubercules. Si l'individu est faible, surmené, fatigué, le « terrain » est favorable à l'envahissement des bacilles qui se développent et couvrent de tubercules une grande partie des poumons, quelquefois tout le poumon, c'est la période la plus longue. Les éléments de notre tissu entrent alors

en lutte contre les bacilles de Koch et s'opposent a leur propagation. Si le tissu est assez énergique, il forme une barrière de
résistance suffisante, les bacilles sont détruits. Mais lorsque le
terrain offre des points faibles, les bacilles se multiplient et forment
un foyer tuberculeux qui tend à s'agrandir. Mais les tissus environnant ce foyer tubercu-
leux entrent en lutte, à leur
tour, et s'opposent à la propagation du foyer tuberculeux en neutralisant selon
leur force les poisons par
des contre-poisons. Si leur
énergie est suffisante, ils
restent victorieux ; le foyer
tuberculeux reste isolé ! Le
tissu résistant le tient énergiquement emprisonné et le
rend inoffensif pour le malade, même si ce foyer tuberculeux existe longtemps.
A cette période, on n'est pas

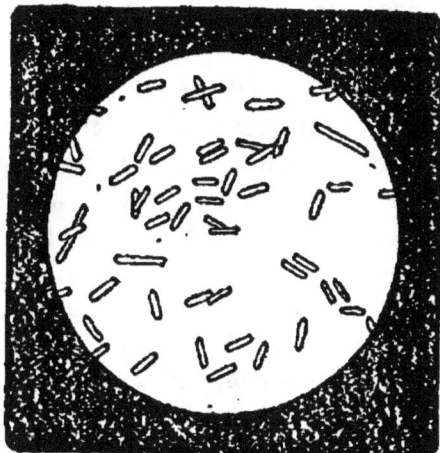

FIG. 96. — Bacilles de Koch.

phtisique, mais tuberculeux, et notre traitement empêchera
l'invasion des bacilles et donnera une guérison radicale parce
qu'il fortifie le « terrain », favorise la défense et augmente la
sécrétion des antitoxines naturelles.

320. — *Deuxième période.* — Lorsque le tuberculeux se néglige et se soigne mal, les tissus environnants n'ont pas eu assez
de résistance, les bacilles se multiplient, le foyer tuberculeux
s'agrandit de plus en plus, mais le tissu éloigné offre encore
une nouvelle résistance très grande à l'invasion. Si le bacille est
victorieux il étend encore son invasion, le poison tuberculeux
se diffuse de plus en plus, les tissus éloignés sont atteints;
alors les tubercules commencent à se décomposer, à se ramollir
et on en trouve les débris dans les crachats. Même à ce moment,
les bacilles trouveront encore une grande résistance dans la force
réunie de l'organisme tout entier. Le contre-poison, les antitoxines, cherchent à neutraliser les poisons tuberculeux. Si l'on
fournit à l'organisme des matériaux nécessaires pour soutenir
la lutte, il sortira victorieux même à cette période; il neutrali-

sera les poisons, résistera aux bacilles, les rendra inactifs. L'individu aura des foyers tuberculeux, mais son état général sera bon, la nutrition générale ne sera pas altérée, le foyer sera cicatrisé et le malade guérira. Le traitement antituberculeux bien suivi et pendant le temps nécessaire empêchera la défaillance, soutiendra la nutrition générale et aidera la nature à former des cellules phagocytes qui éviteront la destruction du tissu pulmonaire et arrêteront sûrement les ravages des bacilles et de leurs toxines.

321. — *Troisième période.* — Les tubercules sont complètement décomposés, se détachent et sont rejetés dehors avec les crachats. Le tissu pulmonaire est profondément altéré et le poumon est détruit en partie. A la place des tubercules, ramollis et détachés, il reste des cavités, nommées *cavernes*, dans lesquelles la purulence se continue par la culture des *streptocoques* et autres pyogènes. *C'est la phtisie.* L'œuvre de destruction se continue, le tissu pulmonaire est détruit de plus en plus, un poumon entier est complètement ravagé. Même à cette période, il ne faut pas se décourager et avoir recours à notre traitement qui peut sauver le malade. De même que nous avons insisté pour que l'on ne confonde pas la tuberculose avec la phtisie proprement dite et que l'on ne fonde pas de grandes espérances sur un sérum quelconque, de même nous insistons pour faire pénétrer et proclamer cette vérité : à savoir que la **phtisie est curable.**

Les exemples nombreux de guérisons prouvent que la phtisie guérit et que les chances de guérison sont d'autant plus nombreuses que le traitement a été institué au moment voulu, quand les ravages étaient faibles. On connaît plusieurs phtisiques qui ont perdu un poumon entier et qui se sont guéris. La respiration, l'échange de l'air se fait par un seul poumon et ils vivent.

Le traitement antituberculeux est le plus efficace qui existe et tous ceux qui se soumettent à ce traitement spécial retrouveront la santé. Même dans les cas désespérés, ce traitement donnera une grande amélioration et offre toutes les chances pour qu'il se forme une cicatrice intérieure et que le malade arrive à une guérison satisfaisante, ayant conservé la plus grande partie de ses poumons.

322. — **TRAITEMENT ANTI-TUBERCULEUX.** — Soins hygiéniques. — Régime. — Avant tout, il faut que la digestion soit normale, que l'estomac reste toujours en bon état. A cet

effet, on adoptera le régime suivant qui convient admirablement bien dans cette maladie : supprimer toutes les boissons fermentées: le vin, la bière, le cidre, le poiré, les liqueurs, l'eau-de-vie et tous les alcools ; supprimer les salades, le vinaigre, les fruits acides, orange, citron, etc. ; supprimer les fromages fermentés; manger les légumes suivants : pomme de terre, pois, lentilles toujours bien cuits et toujours réduits en purée. Manger des pâtes alimentaires, des œufs, des viandes maigres, viandes froides, des confitures, des fruits, mais toujours cuits. Supprimer complètement la viande fumée, le jambon fumé, les corps gras, les sauces, les poudres des viandes et les sucs de viande que l'on trouve dans le commerce, les viandes faisandées, le gibier, le saumon, le thon, le maquereau, les coquillages, les choux, l'oseille, les tomates.

Manger beaucoup de viande et des œufs, mais peu de légumes. Tous les jours, boire du suc frais de viande crue que l'on doit préparer *soi-même*. Les sucs et les poudres de viande du commerce sont absolument défendus. Boire de l'eau *bouillie* ou du thé *très* léger aux repas. Tous les soirs, avant de se coucher, boire un verre d'eau tiède ou de thé léger. On peut sucrer à volonté. Garder la chambre et ne pas sortir si la température dépasse 37°; s'il y a un peu de fièvre, si la température est de 39°, il faut garder le lit et cesser le traitement interne pendant quelques jours. On le reprendra lorsque la fièvre aura diminué. Pour la nuit, laisser la fenêtre un peu ouverte pour renouveler l'air, mais se couvrir bien pour éviter un refroidissement.

S'il y a diarrhée, il faut cesser le traitement interne et boire du lait *bouilli* que l'on coupera avec une ou deux cuillerées à soupe d'*Eau de Chaux Médicinale*. Contre la constipation, on prendra un peu d'*Elixir Spark* ou de la *Magnésie calcinée*.

Tous les jours, matin et soir, frictions sur tout le corps avec de *l'alcool de Lavande;* en cas de fièvre, on fera des frictions avec l'alcool de Lavande additionné d'un peu de vinaigre.

Porter des vêtements de laine afin d'éviter la sensation des changements brusques de température. Les pieds et la poitrine seront tenus le plus chaudement.

323. — TRAITEMENT ANTI-TUBERCULEUX INTERNE. — Tous les jours, avant chaque repas, prendre une cuillerée à soupe d'*Echtinol Rezall;* pour les enfants, la dose est de deux cuillerées à café ou à dessert, suivant l'âge. Après chaque dose, absorber une bonne gorgée d'eau. Matin et soir, prendre, dans un peu de lait ou de l'eau sucrée, un cachet de *Tanoline Kal après les repas et dans la journée, prendre le Triogène For.*

824. — TRAITEMENT ANTI-TUBERCULEUX EXTERNE — Pour la nuit, laisser évaporer une cuillerée d'*Atmoseptine* de la manière suivante : on verse une cuillerée d'*Atmoseptine* avec un peu d'eau dans une petite assiette ou soucoupe que l'on place sur une veilleuse. Sous l'influence de la chaleur, le liquide s'évapore et forme une atmosphère antiseptique d'une efficacité merveilleuse. Pour la journée, on verse un peu d'*Atmoseptine* dans une assiette, mais sans la chauffer par une veilleuse pour obtenir une évaporation très lente. L'*Atmoseptine* est un antibacille et antimicrobe d'une puissance supérieure à tout ce qui existe. Il préserve l'entourage et guérit le malade.

Ce traitement est tout à fait inoffensif et ne détermine ni inflammation, ni fièvre, ni douleur. Il n'est pas corrosif et produit une désinfection sûre et sans danger. L'amélioration est toujours acquise en peu de temps. Il arrête la suppuration, diminue les bacilles, abaisse la température. Son effet est merveilleux, aussi bien dans la tuberculose que les autres maladies microbiennes des voies respiratoires. L'analyse bactériologique des crachats prouve que les sécrétions purulentes sont vite modifiées, les pneumocoques et les staphylocoques diminuent, puis disparaissent, parce que ce traitement présente l'obstacle le plus énergique à leur évolution et leur influence. En même temps ce traitement constitue le plus puissant reconstituant connu. Il active la nutrition générale et l'assimilation. Par ses propriétés très actives, il constitue le véritable **remède spécifique de la tuberculose** que l'on doit employer comme **curatif** et comme **prophylactique.** Sous son influence l'amélioration s'obtient en peu de temps, il arrête l'évolution des tubercules et rend le terrain stérile. L'appétit revient et l'on constate une augmentation du poids. Les quintes de toux diminuent et cessent, la fièvre hectique, les sueurs s'amendent et disparaissent. C'est le plus **puissant remède pour modifier le terrain, calciner les tubercules et remplir les cavernes.** Les globules blancs mononucléaires, qui détruisent la toxité des bacilles et de différentes bactéries, augmentent en grand nombre. En un mot, ce traitement constitue le meilleur défenseur du « terrain » contre l'envahissement des microbes.

Il est important que le malade se soumette au traitement le plus vite possible. Lorsque la poitrine est faible, surtout chez ceux qui ont un tuberculeux dans la famille, il faut se soumettre au traitement dès qu'on se sent faible et oppressé, même lorsqu'on ne tousse pas. Il ne faut pas oublier que la tuberculose reste longtemps cachée et lorsqu'on éprouve des symptômes plus caractéristiques, la tuberculose est déjà souvent avancée.

Avis très important. — Le suc de viande crue étant très utile pour notre traitement, le malade devra en prendre tous les jours. Il faut le prendre avec un peu d'eau froide, ou de l'eau gazeuse de préférence, avec beaucoup de sucre. Ne pas oublier que l'eau chaude coagule le suc et détruit toutes ses propriétés. Il faut prendre 200 grammes de suc de viande crue que l'on *doit* préparer soi-même. Le suc vendu dans le commerce est nuisible, parce qu'il peut contenir des microbes de décomposition et de fermentation; les bactérium — termo-microbe de la putréfaction — se trouve souvent ou menace de se trouver dans tous les sucs et poudre de viande en conserve.

325. — TOUX. — Rhume ordinaire. Bronchite simple.
— La toux est très fréquente en hiver. Elle est provoquée par l'irritation de la poitrine causée par l'humidité, l'air froid, etc. Il ne faut jamais négliger un rhume, car l'inflammation de la muqueuse de la trachée peut gagner les bronches et provoquer un catarrhe.

Le simple rhume peut dégénérer en pneumonie et devenir chronique. Lorsqu'on est enrhumé, il faut se soigner de suite.

326. — TRAITEMENT de la toux. — Garder la chambre et même le lit, boire la tisane pectorale. Dans la journée, prendre deux cachets de quinine de 50 centigrammes chacun, en deux fois, un le matin ou avant le déjeuner, l'autre avant le dîner ou dans la soirée. Manger *très peu*. Le soir en se couchant, boire la tisane de bourrache avec une cuillerée à soupe de *sirop Mérol*. Se couvrir chaudement pour provoquer une forte transpiration. Dans la journée, pour calmer la toux, boire deux à quatre cuillerées à soupe de *sirop Mérol* et sucer des *pastilles Mérol*.

Chez les personnes atteintes d'une maladie d'estomac, on constate souvent une toux sèche avec des picotements à la gorge : c'est la toux gastrique ; on la guérit très vite en prenant le *sirop Mérol* et en observant le Régime Biologique.

327. — BRONCHITE AIGUË. — Si le rhume n'a pu être arrêté, l'inflammation gagne la muqueuse des bronches qui se congestionne et secrète en abondance un liquide épais. Le malade éprouve des douleurs dans les côtés de la poitrine. Il a de la fièvre et la respiration gênée. Lorsqu'on applique l'oreille sur la poitrine, on entend des bruits et des sifflements. Les crachats sont abondants. L'inflammation s'étend de plus en plus et les crachats blancs deviennent jaunâtres. Avec des bons soins, la bronchite aiguë guérit en quinze ou vingt jours.

328. — TRAITEMENT de la bronchite aiguë. — Garder le lit le plus longtemps possible. Contre la fièvre, prendre matin et soir un cachet de sulfate de quinine de cinquante centigrammes. Calmer les quintes de toux avec le *sirop Mérol* qui est le meilleur sirop pectoral. Sucer des *pastilles Mérol*. Alimentation douce, boire du lait, potage au lait. Bien soignée, la bronchite aiguë ne laisse aucune trace ; mais il arrive aussi que la fièvre disparaît, mais la toux persiste et la bronchite passe à l'état chronique.

329. — LA BRONCHITE CHRONIQUE est une inflammation des bronches caractérisée par des quintes de toux, longues et très pénibles, qui se répètent fréquemment. Une marche précipitée, une longue conversation, tout est prétexte à la quinte.

Le malade crache souvent et ses expectorations sont épaisses, jaunâtres. Il éprouve une gêne dans la respiration et cette dernière est parfois sifflante. Il ne présente pas de fièvre et conserve son appétit. Souvent il est en proie à de violentes angoisses.

Les bronches malades sont épaissies et, dans ces épaississements, il n'est pas rare de rencontrer des végétations, des ulcérations même, au niveau des orifices glandulaires.

La bronchite chronique est une maladie des saisons froides et humides. Chez certaines personnes, elle apparaît au moindre refroidissement et à l'approche de l'hiver ; le froid, l'humidité, le brouillard, provoquent un accès de bronchite ou une rechute

Cette affection n'est pas grave, en général. Mais, mal soignée, elle entraîne des complications de la plus haute gravité, telles que les congestions pulmonaires, l'asthme, l'emphysème pulmonaire et les lésions du cœur droit; enfin, la tuberculose peut s'implanter dans les poumons; la désorganisation provoquée dans l'organisme par un mauvais traitement de la bronchite offre un « terrain » favorable aux bacilles de Koch. Chez les vieillards, la bronchite est toujours accompagnée d'emphysème pulmonaire et occasionne une forte oppression.

330. — TRAITEMENT VÉGÉTAL DES BRONCHITES.

— Pour calmer la toux, on prendra tous les jours trois à quatre cuillerées à bouche de *Sirop Mérol*, sucer plusieurs *pastilles Mérol* qui sont très efficaces.

Avant chaque repas, prendre deux *Pilules norvégiennes* du Dʳ *Circasse*.

Les malades qui suivent ce traitement avec persévérance, peuvent être assurés d'une guérison radicale.

L'amélioration, le soulagement seront sensibles en peu de temps le teint s'éclaircit, les crachats arrivent plus facilement, les forces augmentent tous les jours. C'est par milliers que nous comptons les guérisons dans ces maladies.

Pour combattre l'inflammation de l'appareil digestif fréquente dans la bronchite, prendre avant ou au milieu du repas de l'*Elixir Spark*. S'il y a faiblesse, prendre trois à quatre fois par jour le *Triogène For* ou le *Vin Galar* comme reconstituant et tonique. S'il y a oppression, la *Poudre Antiasthmatique Darca* est précieuse pour la dissiper.

Régime Biologique. Éviter les boissons alcooliques qui irritent, les refroidissements, les boissons glacées. L'usage de la flanelle est indispensable.

Observations importantes. — Pour les personnes qui sont souvent prises d'un rhume, d'une toux, d'une bronchite, le *Sirop Mérol* et les *Pastilles Mérol* sont les plus efficaces pour calmer l'irritation et la toux.

331. — BRONCHO-PNEUMONIE, BRONCHITE CAPILLAIRE.

— Lorsque l'inflammation des bronches atteint l'extrémité terminale des tuyaux bronchiques, c'est la *bronchite capillaire*. La maladie peut s'étendre et gagner les poumons c'est la Broncho-pneumonie.

882. — TRAITEMENT de la broncho-pneumonie. — On traite ces maladies avec la potion à l'acétate d'ammoniaque. Contre la toux on donne le *Sirop de Mérol*. Pour les enfants, donner du *Sirop Desessarts*, dans la journée sucer des *Pastilles Mérol*. Comme traitement externe donner des bains chauds sinapisés ; autour de la poitrine compresses humides froides. Laver les narines avec de l'eau boriquée chaude et graisser avec de la vaseline boriquée, toucher la gorge avec de la glycérine contenant 3 0/0 de résorcine ou 1 0/0 d'acide salicylique.

883. — GRIPPE, INFLUENZA. — C'est une affection épidémique des bronches. Le traitement végétal guérit sûrement et radicalement la grippe et l'influenza.

Prendre avant les repas trois à quatre *Pilules norvégiennes* du Dr *Circasse*. Dans la journée et en se couchant, prendre trois à quatre cuillerées à soupe de *Sirop Mérol* dans une tasse de *Tisane orientale Soker*. Dès le début donner des bains pour combattre la fièvre. Matin et soir du sulfate de quinine avec de l'antipyrine, sucer

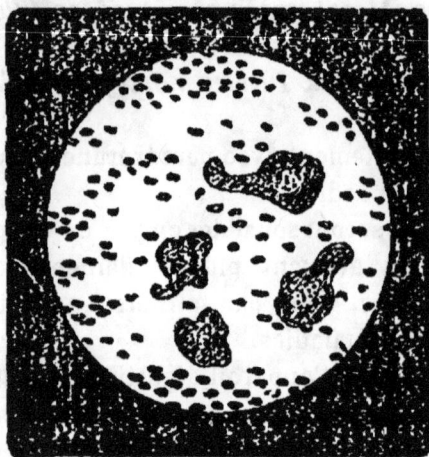

Fig. 97. — Coccobacille de Pfeiffer. Se trouve dans les crachats des personnes atteintes d'influenza.

plusieurs *Pastilles Mérol* qui sont très agréables et très efficaces.

L'influenza a fait beaucoup de victimes en 1890, parce que les malades ont négligé de prendre après la guérison un reconstituant et fortifiant pour relever les forces.

Le malade devra donc prendre le *Triogène For* ou le *Vin Galar* après chaque repas et dans la journée pour se fortifier.

884. — ASTHME, EMPHYSÈME. — L'asthme est une maladie nerveuse des voies respiratoires caractérisée par la convulsion des muscles inspirateurs de la respiration et des muscles des bronches. Cette convulsion se traduit par une gêne considérable de la respiration, qui nous arrive par accès brusques. Cette difficulté de respirer se manifeste généralement la nuit.

Parmi les causes nombreuses de l'asthme, la plus réelle est certainement une prédisposition héréditaire, consistant en une susceptibilité des nerfs pneumo-gastriques ou des poumons qui commandent les muscles de la respiration. Cette prédisposition est favorisée par la goutte et le rhumatisme.

D'autre part, les vapeurs, les fumées irritantes (asthme de vidangeurs, de plâtriers, de maçons, etc., etc.), l'inflammation du foie, les mauvaises digestions, les abus d'alcools, de café, les émotions morales, les travaux intellectuels provoquent aussi cette affection.

Une irritation de la gorge, un mal de tête, des douleurs vagues sont les signes précurseurs de l'accès qui survient généralement la nuit, quand le malade est couché. L'asthmatique est, à ce moment, abattu, très pâle, la face et les paupières livides, les lèvres violacées ; il est brusquement en proie à une angoisse de la poitrine, il se sent étouffer, il recherche l'air frais, espérant faciliter la respiration, il s'assied sur son lit, le corps plié en deux, fait tous ses efforts pour aspirer un air qui lui manque, mais l'oppression augmente, l'angoisse est extrême ; on croirait que l'asphyxie est proche, il n'en est rien. La terminaison de la crise, qui dure de deux à six heures, est brusque ou graduelle. La respiration se régularise et redevient normale.

335. — L'EMPHYSÈME est une affection presque opposée à l'asthme ; elle est, en effet, caractérisée par la dilatation exagérée du tissu pulmonaire par l'air. Chez les vieillards, elle est due à l'usure du parenchyme pulmonaire. Très souvent associée à l'asthme, à la congestion pulmonaire, à la bronchite chronique, à la tuberculose, l'emphysème a un retentissement pernicieux sur l'état général du malade.

Celui-ci a la face livide, il éprouve une très grande angoisse et une très grande faiblesse. Sa respiration se fait mal, l'inspiration étant faible et l'expiration trop prolongée. Comme l'asthmatique, l'emphysémateux est donc en proie à des accès de suffocation très pénibles.

Ces deux affections, presque inséparables, peuvent se compliquer de bronchite et de lésions graves du cœur.

336. — Traitement végétal de l'asthme et de l'emphysème. — Pour faire cesser un accès d'asthme, il faut faire des fumigations avec la *Poudre Darva*, antiasthmastique pectorale très efficace. Recommencer ces fumigations au besoin si les premières n'ont pas suffi.

Le mode d'emploi est facile : faire brûler une demi-cuillerée à café de cette poudre sur une soucoupe et respirer les vapeurs à une petite distance.

Aux personnes qui savent fumer nous recommandons les *Cigarettes Darva*. On peut même alterner les deux produits qui possèdent des qualités antiasthmatiques très héroïques. Ils font cesser instantanément l'oppression et les accès les plus violents Pendant la crise, aération très large. Les sinapismes aux jambes peuvent rendre de grands services.

Après la crise, il faut suivre le traitement suivant : Le matin, dans la journée et le soir, prendre deux à trois *Pilules Darva* Avant chaque repas, prendre une cuillerée à soupe de *Sédatif Tiber;* administré pendant un certain temps, il donne des résultats merveilleux. Combattre énergiquement la toux, ce qui diminue d'autant les chances de retour des accès, avec le *Sirop Mérol.*

Régime Biologique. Ne faire aucun excès. Éviter l'humidité et les brouillards.

Ce traitement est d'une efficacité remarquable ; Nous possédons trop d'exemples de succès pour ne pas affirmer que l'asthme se guérit très bien et le nombre d'incurable est très restreint. Ces derniers même obtiennent avec ce traitement une très grande amélioration. Il faut continuer le traitement dans l'intervalle des accès et un certain temps pour arriver à une guérison. Ce traitement supprime l'oppression, l'accès, prévient la crise, expulse les mucosités et rétablit la respiration normale; il guérit l'asthme et préserve de toutes les lésions cardiaques (maladie de cœur).

DIABÈTE SUCRÉ

337. — LE DIABÈTE SUCRÉ est une maladie essentiellement caractérisée par la présence persistante du sucre dans l'urine, par l'augmentation de la sécrétion urinaire, par un amaigrissement plus ou moins rapide.

A l'état normal, le sang contient une très faible quantité de sucre ; dans le diabète, la proportion monte jusqu'à 2 0/0. L'urine peut en contenir de 28 à 180 grammes par litre, et, par jour, de 200 à 800 grammes, ce qui représente 4 à 6 litres d'urine et même davantage. Cette émission provoque une soif très vive et oblige le malade à boire très souvent.

Ce sucre est, comme le sucre de raisin, un composé d'oxygène, d'hydrogène et de carbone. Il se trouve mélangé à des matières grasses provenant de la dénutrition des tissus.

Quels sont les symptômes du début du diabète ? Ils sont très nombreux. On observe généralement l'affaiblissement, l'impuissance, l'émission exagérée d'urine qui mousse ; la soif est très vive, l'appétit exagéré ; les gencives deviennent fongueuses, les dents tombent, la langue devient pâteuse et se hérisse de papilles, l'haleine est fétide. Ensuite surviennent des furoncles, des anthrax, des phlegmons, l'érysipèle, des accidents gangreneux, des névralgies.

Le méat urinaire devient rouge ; il est le siège de démangeaisons ; le prépuce devient volumineux sous forme de phimosis et de balanite ; la salive est très acide, la vue s'affaiblit, la peau se sèche et est le siège d'un prurit intense. Enfin, les poumons s'ulcèrent et donnent place à la phtisie ; puis la cataracte, l'hydropisie, la faiblesse musculaire, la lassitude, l'affaiblissement du sens génital.

Mais souvent, bien des gens rendent tous les jours 15, 20 ou 30 grammes de sucre, sans le savoir ; ils sont diabétiques à leur insu depuis des mois, des années, quand apparaît le symptôme officiel. La maladie peut également rester longtemps stationnaire et ne pas présenter ces caractères de gravité. On connaît des cas qui ne compromettent pas gravement la santé, ce qui explique que certains malades négligent de se soigner.

Quelle est en réalité la cause de cette maladie qui a fait l'objet de nombreuses recherches dans ce siècle scientifique ? Pour les uns, cette exagération du sucre vient d'une lésion du foie ; pour les autres, les aliments sucrés absorbés par l'organisme ne sont pas transformés; d'autres enfin croient à une lésion de la moelle. Toutes les méthodes, basées sur l'ensemble de ces théories, et les très nombreux traitements préconisés ont tous échoué. La cause de leur insuccès réside dans ce fait qu'ils combattaient tous les symptômes et cherchaient à empêcher la formation du sucre. Et malgré les eaux alcalines, malgré les sels de lithine, l'arsenic et autres médicaments, le malade ne guérissait pas. Après avoir acquis la certitude que les anciens traitements ne peuvent guérir, nous avons cherché à dégager la vérité sur la cause de cette maladie en nous appuyant sur les travaux et expériences publiés jusqu'à ce jour. Et notre conclusion était la suivante : aucun ferment, aucun oxydant ne peut empêcher la formation du sucre. Claude Bernard a prouvé que le diabète peut être provoqué lorsque le centre nerveux est affecté. Or, qui amène cette innervation générale sinon le sang vicié? Nous avons dit à plusieurs reprises, et il est prouvé depuis fort longtemps, que le sang vicié peut altérer les fonctions de notre organisme et provient lui-même d'un mauvais fonctionnement de l'appareil digestif. *D'où il résulte clairement que si le sucre, qui se forme normalement dans l'organisme, ne se décompose pas pour fournir ses éléments et la chaleur indispensables à la vie, c'est que sa transformation est ralentie par la mauvaise assimilation.* Voilà plusieurs années que nous avons proclamé cette vérité et le traitement que nous avons composé sur cette théorie, la seule vraie, nous a donné des résultats absolument certains. Les guérisons obtenues nous ont prouvé que le problème a été réellement résolu et que la théorie est juste puisque la pratique la confirme par des résultats presque inespérés et très concluants. Depuis plusieurs années, les nombreuses guérisons obtenues attestent l'efficacité réelle de ce traitement.

Pour nous, le premier mal nous vient du sang qui est vicié et qui, par ce fait, amène une altération de l'innervation générale, laquelle entraîne un mauvais fonctionnement du foie et des muqueuses de l'estomac. C'est là la cause la plus intime du diabète, celle qui les domine toutes.

Et la preuve en est, c'est que ceux qui sont précisément atteints, sont des individus qui ont peiné du cerveau; qui ont eu des malheurs; ceux qui ont mené une vie de débauche et de plaisir, ceux qui ont fait abus des émotions violentes.

On prévoit les conséquences qui peuvent résulter d'une altération du système nerveux, lui qui est chargé du bon fonctionnement de l'économie, en prenant part à la nutrition de tous les organes, à leur vie.

Cette grave affection, qui est de très longue durée, a généralement une marche uniforme et inconnue. Et, comme ses symptômes passent pour la plupart inaperçus, on perd un temps précieux à réfléchir à ces manifestations, sans remonter à la cause. Le premier devoir du malade est de faire analyser son urine. La présence du sucre y est-elle constatée, on ne doit pas temporiser ; il ne faut pas abandonner la maladie à elle-même et suivre notre traitement qui guérit.

338.— TRAITEMENT VÉGÉTAL du diabète. — Prendre, avant chaque repas, *deux pilules antidiabétiques Soker;* après chaque repas, une cuillerée à café d'*Elixir Spark.*

Les pilules antidiabétiques Soker constituent, par leur composition, le véritable spécifique de cette maladie. Ce merveilleux remède agit dès le début du traitement et atteint l'affection même dans son principe. L'Elixir Spark est indispensable pour faire disparaître l'inflammation des organes digestifs et les troubles gastro-intestinaux. Tous les diabétiques, surtout ceux qui ont essayé un peu de tout sans succès, doivent essayer ce traitement avec persévérance; leur guérison sera complète et radicale.

Sous l'influence de ce remède merveilleux, le malheureux diabétique, dévoré par la soif et par la polyurie, découragé, éprouve une grande amélioration et se sent renaître à une vie nouvelle: le sucre diminue, ainsi que la quantité d'urine, la soif disparaît; il sent que ses forces se relèvent, que ses organes reprennent le fonctionnement normal qu'ils avaient perdu; les digestions se font mieux, le teint s'éclaircit, le malade se sent en pleine possession de lui-même, et arrive à une guérison radicale et complète; si le système nerveux est troublé, il faut prendre des *Cachets sédatifs Tiber:* un cachet le matin et un à deux cachets le soir en se couchant.

339. — Régime. — Hygiène. — Éviter les émotions, les chagrins; le repos moral et intellectuel est indispensable. Exercice en plein air. Nous conseillons des frictions sèches répétées matin et soir et des douches. Porter de la flanelle. Les anciens régimes sont plus nuisibles qu'utiles. Il est absolument prouvé que le diabétique peut user avec profit des aliments hydrocarbonés. Les expériences trop nombreuses ont prouvé que l'hydrate de carbone diminue le sucre si l'on diminue les albuminoïdes et les graisses, tandis que le sucre augmente dans les urines par l'usage des albuminoïdes et des graisses. Aussi le diabétique peut manger de tout, mais modérément. Il peut se nourrir selon son goût et son appétit. Il suivra le Régime Biologique qui est excellent pour tous ceux qui veulent bien digérer et rendre l'assimilation facile. Mais à ce régime biologique — qui est le régime de tous les malades ayant intérêt à se guérir — nous imposons une exception. Eviter la graisse, les corps gras et les aliments azotés, ne boire que l'eau rougie (très peu de vin et beaucoup d'eau); nous insistons sur ces exceptions. Ce simple régime et notre traitement ont pour résultat de faire disparaître le sucre et l'amènent à zéro. Tous les symptômes disparaissent les uns après les autres. Le traitement varie de trois à six mois.

Si le sucre disparaît avant l'époque indiquée, il faut continuer le traitement au moins pendant trois mois pour éviter une rechute. Ne jamais interrompre le traitement et le suivre très exactement, cette condition étant indispensable pour le triomphe de la médication.

Presque chez tous les diabétiques, on observe une inflammation des gencives et les dents se déchaussent. Pour éviter ces accidents, tout diabétique doit soigner la bouche et les dents dès le début de la maladie s'il ne veut pas perdre ses dents. Matin et soir, nettoyer les dents avec la *Pâte dentifrice Rodol* et rincer la bouche plusieurs fois par jour avec de l'eau additionnée de *Dentifrice Rodol*.

340. — HYDROPISIE. — On ne peut pas dire que l'hydropisie soit une maladie; c'est le symptôme d'une affection plus générale. Elle est caractérisée par un épanchement abondant d'un liquide jaunâtre, nommé sérosité, dans une cavité quelconque du corps.

On connaît plusieurs sortes d'hydropisie que l'on désigne sous différents noms selon le siège qu'elles occupent. L'hydropisie survient à la suite d'une maladie de cœur, du foie, de l'albuminurie et de toutes les maladies qui entravent la circulation et altèrent la composition du sang.

341. — **L'ASCITE** est l'hydropisie du ventre. Elle est guérissable, même si le malade a déjà subi la ponction. L'épanchement d'eau dans le ventre est occasionné par une maladie du foie, surtout la cirrhose, très fréquente chez les grands buveurs d'alcool et chez les personnes qui font usage du café et des épices en quantité exagérée. Il faut suivre le traitement avec beaucoup de persévérance et surtout ne pas cesser l'usage des médicaments lorsque l'eau a tout à fait disparu. Le malade a d'autant plus de chance à se guérir vite s'il commence notre traitement avant que le ventre soit trop distendu et l'affection générale trop avancée. Nous avons obtenu des résultats très satisfaisants, même lorsque l'hydropisie dépendait d'une affection du cœur.

342. — **L'ANASARQUE** est l'hydropisie qui envahit toutes les cavités; elle existe souvent en même temps que l'ascite. Elle commence par les pieds, envahit les bras, le visage. Par notre traitement, l'anasarque guérit vite. Si cette hydropisie est compliquée d'ascite, le traitement est plus long, mais il donnera toujours un bon résultat.

343. — **TRAITEMENT VÉGÉTAL** de l'hydropisie. — Avant chaque repas, prendre deux paquets de *Poudre altérante Darcet* dans un demi-verre d'eau.

Après chaque repas, prendre deux cuillerées à café d'*Élixir Spark.*

Boire la *Tisane orientale Soker,* qui est le plus efficace diurétique, à la dose de quatre à six tasses par jour.

Le soir en se couchant deux à trois *pilules Spark.*

Il faut obtenir plusieurs selles par jour et provoquer l'émission d'une grande quantité d'urine. Si les doses que nous indiquons ne sont pas suffisantes, on peut les augmenter sans inconvénient. Insister surtout sur la tisane, se couvrir très chaudement pour obtenir une forte transpiration. Si l'épanchement est trop considérable, on peut, pour soulager le malade, faire quelques ponctions (cette petite opération est tout à fait inoffensive), mais il faut continuer le traitement végétal si l'on veut guérir.

ALBUMINURIE

344. — NÉPHRITE, MAL DE BRIGHT. — L'albuminurie
est due à une inflammation particulière des reins dite maladie de
Bright; elle est principalement caractérisée par la présence dans
l'urine d'une substance ana-
logue au ... c d'œuf, l'albumine, qui lui est absolument
étrangère à l'état normal.
L'urine mousse beaucoup.

Dans sa circulation rapide,
le sang, après avoir pris des
éléments du dehors, laisse
filtrer à travers les vaisseaux
qui le renferment, et au moyen
de glandes, les résidus des
nombreuses combinaisons chimiques dont l'organisme est le
siège. Les reins sont chargés
de cette fonction. Supposez
que ce filtre laisse passer à
travers ses mailles des éléments auxquels, à l'état nor-

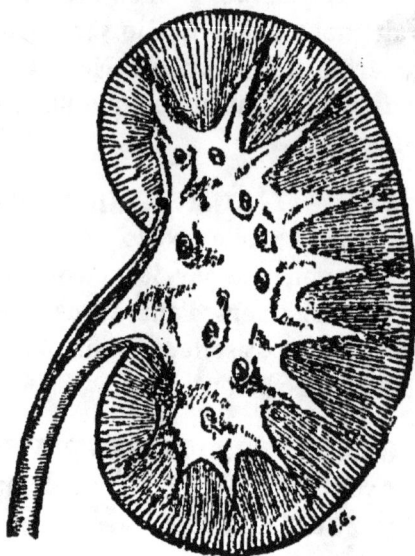

Fig. 98. — Coupe du rein.

mal, il ne livre pas passage et vous aurez la physiologie de
l'albuminurie.

C'est ce qui arrive dans la congestion des reins. Les vaisseaux
sanguins laissent passer l'albumine, qui est un des éléments
essentiellement nutritifs de l'organisme : d'où, appauvrissement
du sang, qui, s'il n'est pas enrayé par un traitement énergique, conduit fatalement à la mort.

A l'état aigu, l'albuminurie est accompagnée de fièvre. L'albuminurie chronique porte le nom de *maladie de Bright*.

Les symptômes sont les suivants : le malade éprouve une
douleur sourde, confuse, dans la région des reins, une diminution progressive des forces, les empâtements locaux aux pau-

pières, aux chevilles, aux parties sexuelles, l'hydropisie généralisée, des troubles du système nerveux, névralgie, paralysie,
convulsion, le caractère devient triste, irritable, le sommeil est
mauvais, la vue faiblit, des complications du côté du cœur, de
l'appareil digestif, des poumons.

Dès le début de la maladie, l'enflure gagne le visage, ensuite
les mains et tout le corps. Lorsque le rein est trop fatigué, l'urine
peut se mêler au sang et provoquer l'urémie, qui est une véritable infection du sang par les éléments de l'urine. On peut
reconnaître la présence de l'albumine en faisant bouillir un peu
d'urine dans un tube en verre avec quelques gouttes d'acide
azotique. Sous l'influence de la chaleur, l'albumine est précipitée
et forme un dépôt blanc.

345. — Soins généraux. -- Hygiène. — L'albuminurie pas.
sagère est celle qui, par exception, est la conséquence d'un refroi-

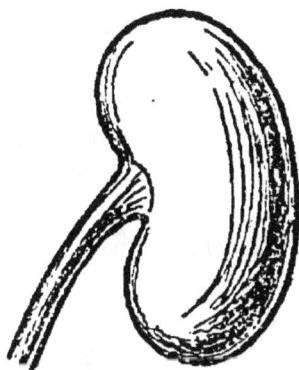

Fig. 99. — Rein normal.   Fig. 100. — Rein ulcéré.

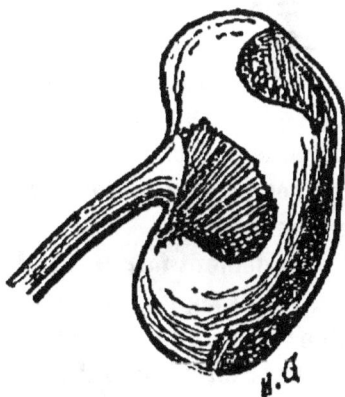

dissement, ou d'une fièvre scarlatine; quelques soins suffisent à
s'en débarrasser.

L'albuminurie chronique, de beaucoup la plus grave, est celle
qui survient chez les grands buveurs d'alcool, chez ceux qui ont
l'habitude d'absorber de grandes quantités d'eau-de-vie, de vin,
de bière surtout; le rein, chargé de l'élimination de ces produits,
se fatigue, s'enflamme, perd en définitive son épithélium qui
s'opposait au passage de l'albumine du sang.

Le malade devra donc renoncer à ces habitudes; éviter tout
aliment irritant, toute boisson excitante qui augmente l'albumine.

Au début, régime lacté, c'est-à-dire pour toute nourriture ne donner que du lait ; ensuite, se mettre au Régime Biologique pendant quelques mois, afin de permettre aux reins de se ressaisir pour accomplir normalement leur fonction.

Il portera des vêtements de flanelle pour favoriser la transpiration et laisser ainsi aux reins une tâche moins considérable à accomplir, la peau et le rein accomplissant la même fonction. Il évitera les refroidissements, les courants d'air et fera un exercice modéré dans un lieu sec et chaud.

846. — TRAITEMENT VÉGÉTAL de l'Albuminurie. —

Prendre avant chaque repas une cuillerée à bouche de *Dépuratif Parnel* qui a pour but de purifier le sang, d'éliminer les poisons qui encombrent les reins et de dégager ces derniers.

Immédiatement après les repas, une à deux cuillerées à café d'*Elixir Spark*.

L'*Elixir Spark* est souverain pour éliminer l'albumine et toutes les impuretés qui se sont déposées dans les intestins.

Dans la journée, et même aux repas, boire la *Tisane Orientale Soker* qui est un diurétique précieux pour laver les reins.

Lorsque les complications telles que l'hydropisie, le gonflement des jambes, seront survenues, il faudra augmenter la dose des remèdes.

Ce traitement fait disparaître graduellement l'œdème, les suffocations et signes extérieurs de l'albuminurie. Il neutralise les toxines et les principes irritants, rétablit la fonction normale des reins et la circulation du sang. Ce traitement, suffisamment prolongé avec le Régime Biologique, a guéri des milliers de malades. Pour éviter l'albuminerie au cours d'une maladie infectieuse, donner au malade beaucoup de lait à boire.

847. — ARTHRITISME. — HERPÉTISME. —

Un état diathésique est un état dans lequel un véritable tempérament morbide s'est substitué au tempérament physiologique antérieur. L'arthritisme et l'herpétisme sont des diathèses dont la marche est chronique et la durée longue.

848. — L'ARTHRITISME

est un état spécial de l'organisme qui prédispose à la goutte et au rhumatisme, dû à un ralentissement de la nutrition générale. Les aliments ne sont pas complètement brûlés et les déchets engorgent *les* articulations, d'où le rhumatisme, la goutte, la gravelle, les calculs hépatiques.

Les signes précurseurs de l'arthritisme passent presque toujours inaperçus et l'on est arthritique à son insu et aussi par hérédité. On peut toutefois remarquer différents troubles dans les fonctions de la peau, une exagération dans la transpiration, la chute prématurée des cheveux, la constipation, les éblouissements, etc., etc.

Parmi les symptômes : des éruptions passagères à la peau (urticaire, herpès, furoncles, acné), des douleurs vagues, des attaques de rhumatisme articulaire, des crampes, des congestions cérébrales répétées, enfin de très graves affections des articulations, des désordres considérables du côté des viscères, des maladies chroniques du cœur, de l'asthme, etc.

349. — L'HERPÉTISME est une affection de la peau caractérisée par l'éruption des petites vésicules qui contiennent un liquide et laissent après leur disparition des petites ulcérations ou croûtes. Voir *Herpès*.

On peut empêcher toutes ces manifestations avec le traitement végétal si l'on a soin de se soigner dès qu'on constate que les urines sont colorées, épaisses ou déposent, dès qu'on éprouve quelques douleurs dans les articulations, dans les reins, mauvaise digestion, etc.

350. — TRAITEMENT VÉGÉTAL de l'arthritisme et de l'herpétisme. — Il faut purifier le sang avec le *Dépuratif Parnel* qui chasse les humeurs et les âcretés. L'*Élixir Spark* rendra de très grands services au tube digestif; il rétablira la nutrition générale, en activant l'oxydation des matériaux alimentaires. Si les urines sont chargées, il faut boire la *Tisane Orientale Soker* pour empêcher la concrétion urique et neutraliser les acides. Le Régime Biologique est indispensable.

L'usage de la flanelle et des frictions sèches sur tout le corps est conseillé à tous les malades.

GOUTTE

851. — La goutte était connue des anciens auteurs ; mais il est probable qu'à l'époque où les peuples menaient la vie pastorale, ils n'en étaient pas atteints, pas plus du reste que les habitants de nos campagnes, que les populations ouvrières, qui y échappent par leur activité ; la goutte provient donc d'un régime vicieux, et les conditions actuelles de la vie nous y prédisposent.

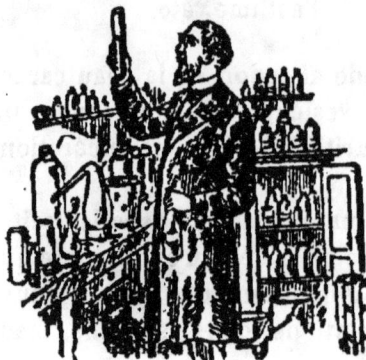

Fig. 101. — Analyse d'urine.

Aujourd'hui, en effet, l'aisance se répand dans toutes les classes de la société. Les découvertes scientifiques viennent rendre chaque jour le travail physique moins actif. On a appris à vivre mal. On ne se nourrit plus que de viandes fortes, et l'on est réduit à prendre des excitants pour réveiller l'activité dans les affaires. De plus, on n'hésite pas à se mettre à un travail intellectuel aussitôt après un repas, sans attendre que l'estomac ait consommé la digestion. Tout cela contribue à favoriser l'apparition de la goutte.

Cette affection est aussi la conséquence d'un mauvais régime, et de ce fait, elle est l'apanage des classes riches. Plus fréquente chez l'homme que chez la femme, elle est favorisée par la bonne chère, les excès de vin, un régime trop nourrissant, l'abus des condiments, des boissons, une alimentation trop riche en viande, avec une vie trop peu active, le manque d'exercice, la vie sédentaire. Les viveurs peuvent échapper aux étreintes du mal par une activité suffisante. Et c'est ce qui prouve bien que les exercices corporels de toute nature contribuent dans une large mesure à l'élimination de l'urée par les urines.

La goutte, en effet, est une perturbation profonde de la nutrition, elle est due à un excès d'*acide urique* dans le sang, à une disproportion marquée entre la recette de l'organisme et sa dépense. C'est de plus une affection primitivement générale qui, depuis longtemps, se trouve dans l'organisme à l'état latent lorsqu'on voit paraître ses manifestations. Et, de ce fait, c'est une affection héréditaire ; des parents goutteux engendrent des enfants goutteux. Et, chez ces derniers, il suffit quelquefois d'une violence extérieure, d'un choc, d'une entorse, pour rappeler un accès.

La marche de cette affection, la variabilité de ses affections locales la distinguent du rhumatisme, qui est toujours local, avant de devenir général.

Vers 14 ou 15 ans, le sujet qui sera goutteux un jour éprouve des migraines ; vers l'âge de 25 ans, il se plaint de troubles dyspeptiques. Plus tard, de 30 à 40 ans, le sujet devient morose, iras-

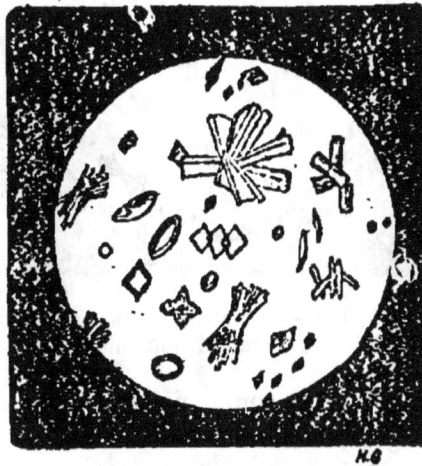

Fig. 102. — Cristaux d'acide urique.

cible ; il se plaint d'inaptitude au travail, de vertiges. Et un soir, après s'être endormi (c'est presque toujours vers le milieu de la nuit que paraissent les accès de goutte), il est subitement réveillé par une douleur vive qui siège dans le gros orteil.

Bientôt cette douleur, d'une extrême violence, devient intolérable ; le malade est torturé ; les moindres mouvements exaltent sa douleur.

Celle-ci se porte sur les petites articulations pour se fixer ensuite sur les grandes. Sur l'articulation affectée se produit un gonflement et une rougeur. Vers le jour, les douleurs diminuent, mais vers le soir et dans la nuit elles reparaissent dans toute leur intensité ; et ainsi de suite, de sept à trente jours au plus ; voilà ce qui constitue la *goutte aiguë*.

Après cette attaque, le malade a la démarche difficile et l'articulation atteinte met plusieurs semaines à retrouver sa souplesse.

Chaque accès de goutte peut être considéré comme un effort de la nature qui cherche à débarrasser le sang de l'excès d'acide urique.

Si les attaques de goutte aiguë sont fréquentes et ne sont pas soignées par un bon traitement, les accès sont plus longs tout en étant moins douloureux et la maladie atteint plusieurs articulations à la fois: c'est la *goutte chronique*; il se forme des nodosités et gonflements dans les petites jointures, surtout dans celles des doigts. Un tel goutteux est voué à l'impotence, ses pieds, ses genoux, ses mains étant déformés.

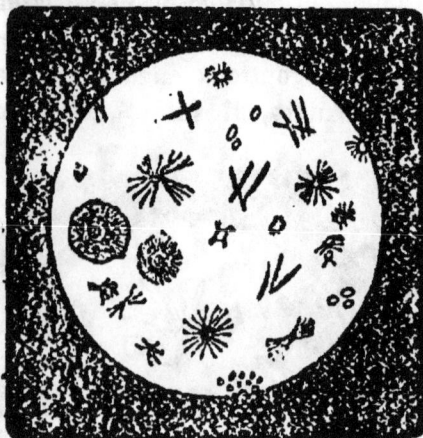

FIG. 103. — Cristaux d'urate de soude et d'urate d'ammonium.

Si la goutte, après avoir longtemps affecté une articulation, donne naissance à des dépôts de sels uratiques qui grossissent et déforment les os, ce sont les tophus; c'est la *goutte nouée*.

La goutte ne se borne pas toujours aux articulations. En effet, sous l'influence d'un traitement intempestif, on voit survenir des troubles graves du côté de l'appareil digestif; les crampes d'estomac succèdent à des vomissements pénibles; il y a tendance à la syncope; la fièvre s'allume et il survient une gastrite hémorragique. Les poumons, le cerveau et le cœur sont atteint, et ces accidents aboutissent parfois à la mort; c'est la *goutte remontée*.

Sous l'influence de la goutte, il se déclare aussi dans certains organes des lésions permanentes.

Le cœur entre en dégénérescence graisseuse; les artères sont aussi lésées et préparent la gangrène des extrémités; le foie est atteint de congestion chronique; *c'est la goutte* dans les viscères.

Le rein est cependant l'organe le plus souvent atteint, et les principales formes de ces atteintes sont : la gravelle du rein, la colique néphrétique, la néphrite, l'albuminurie et l'hématurie.

On peut dire que le goutteux est imprégné d'acide urique et

d'urates; à la suite d'un accès, son urine rouge dépose des con-crétions. Ces produits dangereux s'imprègnent dans le sang et détruisent ses globules. Il en résulte une grande anémie qu'il importe de soigner énergiquement pour éviter une cachexie.

852. — TRAITEMENT DE LA GOUTTE. — Soins géné-raux. — Hygiène. — Chez les goutteux, les urates proviennent d'une grande production de ce sel par suite d'une assimilation incomplète et celle-ci est due, comme nous l'avons vu, à des excès.

Il faudra donc que le malade, au début de son affection, change de régime. Les goutteux, et ceux qui sont disposés à le devenir, doivent diminuer la quantité des aliments ingérés, réduire la proportion des aliments azotés; il faut une alimen-tation saine et sobre, viandes blanches, légumes herbacés, laitage, poissons d'eau douce, point de thé, point de café, dé li-queurs, de salaisons.

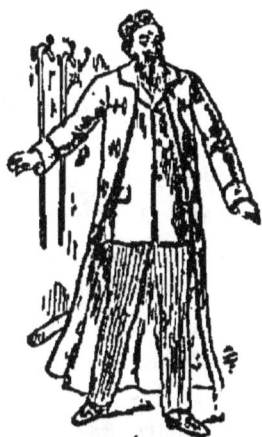

Fig. 104.
Guérison de la goutte.

Vins rouges ou vins blancs légers, fortement étendus d'eau. En un mot, il faut le Régime Biologique qui est tout à fait indispen-sable.

Exercices corporels de toute sorte, vie à l'air, à la campagne, réglementation des travaux de cabinet.

Frictions sèches sur tout le corps, matin et soir; bains de vapeur.

853. — TRAITEMENT VÉGÉTAL DE LA GOUTTE. — Traitement curatif. — En cas d'attaque aiguë, lotionner les par-ties atteintes, les jointures douloureuses avec le *Liniment Soker*. Bien envelopper ensuite l'articulation malade avec de la ouate, du taffetas et de la flanelle afin de tenir la région bien chaude; prendre l'*Antigoutteux Rexall* quatre cuillerées à bouche par jour, jusqu'à sédation de la douleur. Après le repas, une cuillerée à café d'*élixir Spark*. Avec ce traitement, la dou-leur disparaîtra bientôt et procurera au malade un repos désiré.

854. — TRAITEMENT PRÉVENTIF APRÈS L'ACCÈS.
— Pour prévenir les attaques, il faut purifier le sang et lui enlever les principes morbides qui pourraient provoquer de nouveaux accès; prendre l'*Antigoutteux Rezall* à la dose d'une cuillerée à bouche à chaque repas. Après chaque repas, prendre une cuillerée à café d'*Élixir Spark*.

Ce traitement est rationnel et le plus efficace. Il doit être employé comme préventif dès le moindre dérangement et avant que l'accès se déclare.

Si les goutteux ne veulent pas s'exposer à des risques mortels, s'ils veulent faire disparaître les accidents douloureux et en prévenir le retour, s'ils veulent guérir à jamais, la *Médecine végétale* leur assure une cure radicale. Ce traitement fait disparaître toutes les douleurs articulaires, névralgiques ou musculaires, il redonne l'élasticité aux jointures, élimine la bile, les concrétions, les urates, les phosphates et les toxines, décongestionne le foie, régularise les fonctions des reins, neutralise les ferments morbides du sang et toutes les acidités. Il favorise l'oxydation des toxines et des déchets, active la nutrition et augmente l'intensité des échanges. Il enraye l'attaque dès la première journée.

Son usage prévient les attaques, arrête l'envahissement progressif et empêche les infirmités. Par son action spéciale sur l'estomac et l'intestin, en activant les selles, il active en même temps toutes les voies de sécrétion de l'organisme, condition indispensable pour chasser les principes morbides. Il faut éviter les purgations violentes parce qu'elles congestionnent le foie, irritent les intestins et ne guérissent jamais. Le Régime Biologique est indispensable aux goutteux.

855. — RHUMATISME. DOULEURS. — Le rhumatisme est une affection qui intéresse toutes les classes de la société et qui compte de nombreuses victimes. D'origine probablement infectieuse et microbienne, on lui reconnaît une cause double : la prédisposition de l'organisme et l'influence du froid humide.

Cette affection a de grandes affinités avec la goutte.

Le rhumatisme présente son maximum de fréquence de vingt à quarante-cinq ans, l'âge où l'homme est le plus exposé aux influences de l'atmosphère. Plus fréquent chez l'homme que chez la femme, le rhumatisme est une affection très douloureuse et parfois très grave.

Le froid humide, l'habitation d'un local humide, la blennorrhagie en sont les causes occasionnelles les plus habituelles. S'il agit sur le corps en sueur, le rhumatisme éclate sans tarder; si, au contraire, l'individu habite des lieux humides, une maison récemment construite, il se laisse imprégner à petite dose.

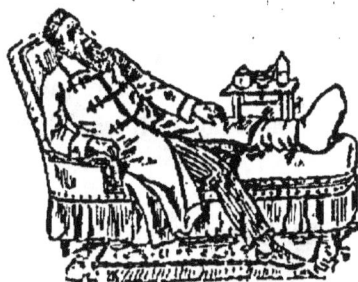

Fig. 105.
Douleurs rhumatismales.

356. — LE RHUMATISME ARTICULAIRE provient d'un ralentissement de la nutrition et de la désassimilation. La combustion organique laisse des déchets, la plupart toxiques, qui s'éliminent trop lentement; leur oxydation se faisant mal, leur accumulation produit des ferments nuisibles, des poisons dangereux qui se mêlent au sang et cette viciation particulière du sang se traduit par des dépôts, des inflammations dans les articulations et les viscères.

357. — LE RHUMATISME ARTICULAIRE AIGU est souvent précédé de fièvre. Puis la localisation articulaire se confirme; les cous-de-pied, les genoux, sont pris les premiers, puis les coudes, les épaules, les poignets. Ces articulations gonflent par un épanchement de synovie, deviennent douloureuses et cette douleur est réveillée par le moindre mouvement: elles sont déformées, tuméfiées. Le malade est anémié, ses urines sont rares, foncées, très riches en urées et en urates comme dans la goutte.

Le rhumatisme, grâce au traitement végétal, se termine sans laisser de traces et en fort peu de temps.

Le rhumatisme articulaire aigu peut atteindre les viscères. Le cœur est surtout son organe de prédilection. Il peut se produire en effet des endocardites et des péricardites très graves. D'autre part, l'appareil respiratoire peut être atteint; c'est ainsi que l'on voit des pleurésies et des pneumonies. Enfin le cerveau lui aussi peut avoir son rhumatisme, ainsi que l'estomac, l'intestin et les voies génito-urinaires.

**358. — LE RHUMATISME ARTICULAIRE CHRO-
NIQUE** succède au précédent et débute sous la forme aiguë. On
n'observe pas ici des douleurs intenses et une fièvre vive, mais
les articulations sont cependant douloureuses à la pression et
comme empâtées; les mouvements sont difficiles, pénibles et souvent accompagnés de craquements. Il y a souvent perte d'appétit
et privation de sommeil. Le malade est extrêmement sensible
aux variations atmosphériques; le moindre changement de température ou de pression barométrique réveille ses douleurs. Ses
membres maigrissent et s'atrophient.

La maladie parcourt surtout les grandes articulations et, à la
longue, il se forme des dépôts de matières gélatino-albumineuses
ou des concrétions tophacées, ce qui fait parfois confondre le
rhumatisme avec la goutte. Le rhumatisme étant la suite d'une
nutrition ralentie, nous sommes tous susceptibles de devenir
rhumatisants parce que, à mesure que nous vieillissons, la nutrition
et la désassimilation ou l'élimination des déchets se fait moins
vite. Le traitement végétal active la nutrition et l'élimination. Les
personnes âgées doivent faire une cure de quelques semaines
dès qu'elles éprouvent une gêne dans les articulations et une
douleur.

Une autre forme de rhumatisme est le *rhumatisme noueux* qui
s'observe particulièrement de quarante à quarante-cinq ans et qui
est plus fréquent chez la femme. C'est surtout à l'action prolongée
du froid humide qu'est dû son développement. Il débute habituellement par les petites articulations des mains et des pieds
pour s'étendre progressivement aux articulations plus volumineuses. Là, il déforme considérablement les parties atteintes et
les fixe dans des attitudes vicieuses qui entravent de plus en plus
leur mobilité. Le rhumatisant doit se soumettre à un traitement
énergique s'il ne veut pas être accablé d'infirmités et souffrir
toute sa vie.

La cause des manifestations morbides du rhumatisme est la
même que celle des accidents de la goutte, à savoir, *l'accumulation dans l'organisme d'urates et d'acide urique*; il est facile de
comprendre que le traitement général du rhumatisme sera le
même que celui de la goutte.

359. — HYGIÈNE DU RHUMATISANT. Soins généraux.
—Quand une personne est soumise à des refroidissements sou-

vent répétés, quand ces refroidissements sont causés par des froids humides, le sang qui circule dans les téguments superfi ciels est repoussé vers l'intérieur, provoquant des congestions. La peau est complètement troublée dans sa fonction et les organes glandulaires qu'elle contient ne rejettent plus en dehors les produits de la nutrition. Ces détritus sont alors entraînés par le sang et vont se déposer sur les synoviales articulaires. sur les séreuses, sur le trajet des nerfs, etc., où ils occasionnent des irritations, des arthrites, des sciatiques, des péricardites, du rhumatisme cérébral, etc.

Toutes ces affections sont graves et parfois même mortelles.

Prendre grand soin de la peau. Nous recommandons aux rhumatisants l'usage de la flanelle et de frictions sèches souvent répétées, matin et soir, pour activer le fonctionnement de la peau. L'hydrothérapie et les massages peuvent provoquer des accidents; il est plus sage de s'abstenir.

Habiter un lieu sec, bien exposé au levant ; se couvrir de vêtements chauds et, dans son lit, avoir grand soin d'entretenir la chaleur aux pieds.

Il faut éviter les excitants, ne pas se livrer à des abus d'alcool. L'alimentation sera surtout composée de viandes, de légumes verts, de laitage. Observer le Régime Biologique. Ne sortir qu'après le lever du soleil, éviter le brouillard, un abaissement de température, les refroidissements. Porter des vêtements chauds même en été, tricot de laine, chemise et caleçon de flanelle.

860. — TRAITEMENT VÉGÉTAL du rhumatisme. — En cas d'accès dans une articulation, frictionner légèrement la partie malade avec le *Liniment Soker*. Verser sur une flanelle le liniment et faire une friction douce, mais prolongée ; laisser dessus la flanelle, couvrir ensuite l'articulation d'une bonne couche de ouate et de taffetas et fixer avec une bande pour maintenir sur les parties malades une température douce et favoriser ainsi la transpiration locale. Le liniment Soker calme instantanément la douleur, provoque la résorption de l'inflammation et immunise radicalement la partie atteinte contre de nouvelles crises. Pour faire disparaître les nodosités et l'enflure, prendre tous les jours l'*Antigoutteux Rexall* qui élimine le vice perturbateur de l'organisme et détruit le germe du mal. Pour le rhumatisme aigu, la dose est de trois à quatre cuillerées à bouche par jour en trois ou quatre fois. Pour le rhumatisme chronique, la dose est d'une cuillerée à soupe avant chaque repas. Dans la journée, boire la *Tisane Orientale Soker* : trois à quatre tasses, afin de favoriser l'élimination des urates par toutes les sécrétions et que le tube digestif fonctionne bien ; *s'il y a constipation* prendre après chaque repas une cuillerée à café d'*Élixir Spark*. Ce traitement est dépuratif et diurétique. Il dépurera le sang, éliminera les urates, fera disparaître toutes les humeurs et assurera le bon fonctionnement de tous les organes essentiels à la vie.

Le traitement végétal amène toujours une guérison radicale et s'adresse à toute espèce de rhumatisants. Il s'attaque à la racine même du mal, neutralise les ferments, active la dissolution de l'acide urique et des sables, élimine les toxines sans irriter la muqueuse. Plus efficace que les autres traitements, il lave les reins et les débarrasse de tous leurs résidus, favorise l'évacuation de la bile et des concrétions, ce qui met fin à la crise; moyen certain pour guérir toutes les douleurs, le traitement végétal transforme en cas bénins et légers les accès les plus violents, dissipe les gonflements et les nodosités. Il faut continuer le traitement à faible dose pour éviter les complications et éloigner les récidives. Le traitement végétal rend la force à tout l'organisme, rétablit les fonctions digestives et guérit toujours. C'est le spécifique de la diathèse rhumatismale. Il guérit le rhumatisme articulaire aigu et chronique, le rhumatisme noueux ou goutteux, le rhumatisme musculaire, les névralgies rhumatismales, etc. Il fait disparaître la rigidité, l'impotence, les enflures, les nouures.

Avis. — L'*Antigoutteux Rexall* provoque tantôt la constipation, tantôt des selles abondantes, selon la sensibilité de l'estomac. S'il y a constipation, le malade doit augmenter la dose de *Tisane Orientale Soker* et mettre deux mesures de plante, au lieu d'une, par tasse d'eau bouillante. S'il y a dérangement de corps, il faut diminuer la dose de *Tisane Orientale Soker* et ne boire qu'une à deux tasses par jour.

361. — SCIATIQUE. — C'est une névralgie du genre rhumatismal qui envahit le nerf sciatique et présente par suite des points douloureux sur tout le trajet de ce nerf, c'est-à-dire sur toutes les parties supérieures et médianes de la cuisse.

La douleur est continue; elle éclate sous forme d'accès qui sont réveillés par la marche, la chaleur du lit. Quand un accès se produit, des irradiations douloureuses se manifestent sur plusieurs points, au pied, à la jambe, à la cuisse, à la fesse. En dehors des accès, le malade éprouve des fourmillements, des engourdissements, dans le membre atteint; et l'on peut réveiller la douleur par la pression sur le trajet du nerf.

Parfois, la sciatique peut se compliquer d'atrophie musculaire. Mais toujours le malade est gêné dans sa marche et il maigrit.

Dans le cas de sciatique chronique, le malade a un aspect caractéristique: son tronc est incliné, sa colonne lombaire courbée, et le membre atteint demi-fléchi.

La sciatique étant, comme nous l'avons dit, une névralgie du genre rhumatismal, peut être causée par le froid, un traumatisme quelconque, une compression du nerf venant de la présence d'une tumeur.

862. — TRAITEMENT VÉGÉTAL de la sciatique. — Pour la voir disparaître vite et d'une façon certaine, il faudra suivre point par point le traitement du rhumatisme, c'est-à-dire prendre de une à trois cuillerées par jour de l'*Antigoutteux Resall* et deux cuillerées à café d'*Élixir Spark* pour prévenir et guérir les troubles digestifs; enfin, pendant les accès, des frictions avec le *Liniment Soker*.

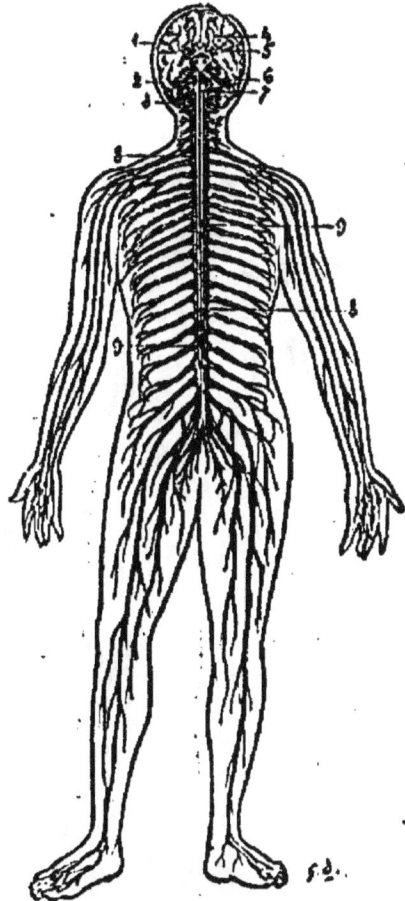

Fig. 106. — Face antérieure du système nerveux central de l'homme.

1, base du cerveau. — 2, bulbe rachidien ou moelle allongée. — 3, cervelet. — 4, nerf olfactif. — 5, nerf optique. — 6, protubérance annulaire. — 7, pyramides antérieures du bulbe rachidien. — 8-8, nerfs spinaux. — 9-9, moelle épinière.

363. — NÉVRALGIES. DOULEURS NÉVRALGIQUES.

— Les névralgies sont des douleurs qui viennent par accès inter-mittents ou rémittents et siègent sur le trajet des nerfs.

Dans les névralgies, le symptôme essentiel, capital, est la dou-leur, très vive par moments, qui peut s'irradier à des nerfs voisins et quelquefois même éloignés.

Il y a des causes prédisposantes aux névralgies chez les individus issus de parents atteints de né-vralgies et qui en ont souvent souffert durant leur vie, chez les enfants d'épileptiques, d'hysté-riques, d'aliénés; chez ceux qui ont eu dans leur bas âge des convulsions ou de la chorée, chez ceux enfin qui, par suite d'émotions, d'excès vénériens ou d'alcool, d'excès de travail, par suite d'anémie, de débilitation, sont enclins à une certaine exci-tabilité du système nerveux.

Les causes occasionnelles sont le froid humide, les plaies des nerfs, les miasmes des marais, les tumeurs siégeant sur le trajet des nerfs.

Les névralgies sont fréquentes chez les adultes.

Le nerf affecté est douloureux à la pression et au moindre attou-chement.

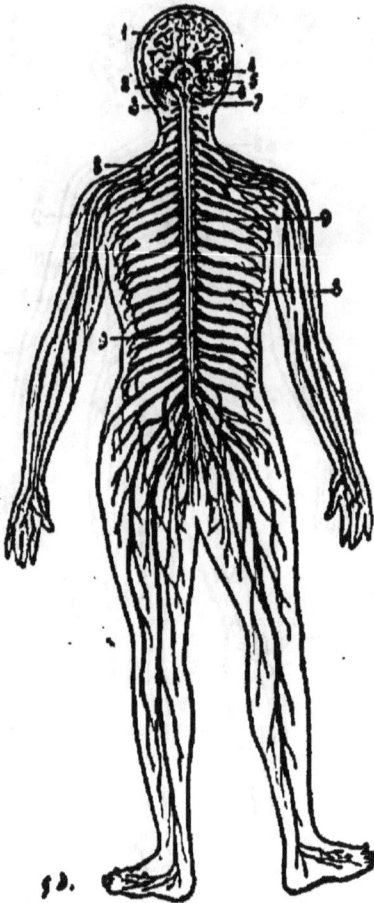

Fig. 107. — Face postérieure du système nerveux central de l'homme.

La douleur se produit par accès qui peuvent durer de quelques minutes à quelques heures; elle éclate brusquement, comme un coup de foudre, suit tout le trajet du nerf, variant d'intensité, parfois d'une violence ter-rible, et, quand elle est passée par son maximum, elle s'étend aux branches nerveuses voisines. C'est la névralgie à l'état aigu.

La forme chronique est moins douloureuse et donne lieu à des névralgies partielles. Sur les parties où elles siègent, la peau, d'abord pâle, devient rouge, sa température augmente ; au bout d'un temps assez long, la partie douloureuse est tuméfiée, et, quand la douleur a disparu, cette tuméfaction se résorbe.

Il y a de nombreuses variétés de névralgies : névralgie faciale névralgie dentaire, névralgie intercostale, névralgie testiculaire, névralgie des ovaires, névralgie intermittente qui revient à jour fixe, laissant des intervalles absolument calmes.

Les unes, bénignes (carie dentaire), guérissent en quelques jours ; les autres, au contraire, persistent de longs mois, causant un véritable martyre pour les patients, et ne cédant qu'à un traitement rationnel.

364. — TRAITEMENT VÉGÉTAL des névralgies. —

Pour calmer là névralgie, les douleurs névralgiques, la névralgie faciale, les maux de tête, les migraines les plus violentes en quelques minutes, nous conseillons le **Néragol** qui est le véritable spécifique de toutes les névralgies et de toutes les migraines. Il calme en quelques instants ; et son action est beaucoup plus rapide et plus durable que tous les autres analgésiques et antipyrétiques connus.

Très bien supporté par les estomacs les plus délicats le **Néragol** est le meilleur analgésique et le plus parfait vaso-constricteur

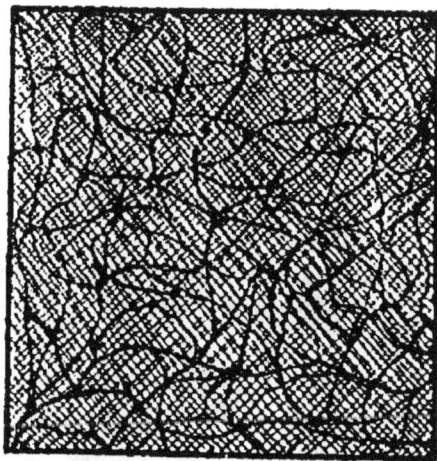

Fig. 108. — Tissu nerveux.

d'une efficacité éprouvée contre l'élément douleur et les maladies fébriles.

La dose est de 1 à 3 cachets à prendre de la manière suivante : Prendre au début de l'accès un cachet de **Néragol** que l'on avale avec un peu d'eau, on peut prendre un second cachet, si cela est nécessaire vingt minutes après le premier. On obtient un calme bienfaisant même dans des cas très rebelles.

Lorsque la douleur persiste on peut cependant, deux heures

après les deux premiers cachets, prendre un troisième cachet, mais ces cas sont tout à fait exceptionnels et très rares.

Pour s'assurer contre la récidive, pour soigner une névralgie chronique, il faut suivre ce *traitement végétal* qui donne un prompt soulagement et une guérison définitive. Prendre avant chaque repas un cachet de *Néragol*. Si la crise est violente, il faut augmenter la dose et prendre un troisième cachet le soir en se couchant. Le *Néragol*, étant dépuratif, agit sur les nerfs et le sang vicié auquel il rendra toute sa richesse. Après chaque repas et dans la journée, prendre une cuillerée à café de *Triogène For* comme tonique reconstituant. Tous ceux qui sont atteints de névralgies sont anémiques et trouveront dans le *Triogène For* le plus puissant et le plus efficace des toniques.

Éviter la constipation et tout embarras gastrique qui provoquent des névralgies, en prenant le soir avant de se coucher l'*Élixir Spark* ou les *Pilules Spark*. En cas de vive douleur, on peut prendre un cachet de *Néragol* avant de se coucher.

Il faut surveiller son alimentation, ne prendre que des mets fortifiants et faire des repas légers, afin de ne pas provoquer l'obstruction de l'estomac ; en un mot, suivre le Régime Biologique qui est très recommandé.

Éviter les émotions, les préoccupations pénibles, les travaux intellectuels, surtout pendant la période de traitement.

Le malade se couchera de bonne heure et se lèvera de même. Éviter le refroidissement.

365. — NÉVROSES. — On connaît plusieurs maladies nerveuses sans que le système nerveux soit altéré et sans que l'on puisse découvrir la moindre lésion dans les organes. On les désigne sous le nom de *névroses*. La cause réside dans l'altération du sang, dans le mauvais fonctionnement du tube digestif et du foie. Le chagrin, l'ennui, l'isolement moral y prédisposent. Le malade a des convulsions : spasmes, attaques, crises de nerfs. Tous les sens sont pervertis. Le malade voit des objets qui n'existent pas, entend des bruits imaginaires, croit avoir des objets ou animaux dans l'intérieur du corps et éprouve la sensation de leur présence. Les principales névroses sont : migraine, gastralgie, asthme, épilepsie, danse de St-Guy, chorée, éclampsie, hystérie, folie, neurasthénie. Pour les guérir, il faut s'adresser à la cause et suivre le traitement avec constance.

366.— LE TRAITEMENT VÉGÉTAL de la névrose est très efficace; il donne toujours une grande amélioration et une guérison parfaite s'il est suivi avec persévérance. Il faut prendre le *Sédatif Tiber* et le *Triogène For*. Le Sédatif se prend avant chaque repas. Le Triogène après les repas et dans la journée ; s'il y a irritabilité, insomnie, il faut prendre en plus une cuillerée à soupe de sédatif en se couchant; bains tièdes deux fois par semaine, douches froides tous les matins.

Ce traitement régularise la nutrition et la circulation du sang. Le Régime Biologique est très utile et contribue à l'efficacité du traitement.

367. — MIGRAINE. — C'est une maladie d'accès, une névralgie limitée à la moitié du crâne; elle provoque des malaises, des maux de tête, des maux de cœur, des vomissements.

La migraine se rattache presque toujours à la diathèse arthritique ou goutteuse, à la dyspepsie ou digestion difficile, à l'anémie, à l'hypocondrie. Elle est héréditaire comme les maladies diathésiques. Les tempéraments nerveux, les femmes plus que les hommes y sont exposés.

La migraine fait habituellement son apparition dès le jeune âge ; et l'on peut dire que quiconque, arrivé à l'âge de 25 ans, n'en a pas été atteint, est à peu près certain d'en être quitte.

Les accès de migraine reviennent souvent sans cause appréciable ; mais généralement ils sont provoqués par des fatigues intellectuelles, des émotions, l'abus du tabac, de l'alcool, une indigestion, un mauvais état du tube digestif, des troubles de la menstruation. Au réveil, le sujet éprouve des frissons, des malaises ; il manque d'appétit, se sent lourd et est prévenu par cela même que l'accès est imminent. La douleur se manifeste par des élancements violents; le malade éprouve la sensation de coups de marteau; un rien l'agace. Puis il est pris de nausées, de vomissements, de sueurs ; enfin, après deux ou trois jours, le calme s'établit : l'accès est passé.

368. — TRAITEMENT VÉGÉTAL des migraines. — Pour dissiper l'accès de migraine, on prendra un à deux cachets de *Néragol*, qui calme et fait cesser la crise de suite. Il est bon de garder le repos le plus absolu et de se tenir loin du bruit, de la lumière, dans une pièce à volets fermés et rideaux tirés, afin de rester dans l'obscurité et le silence, compresses d'eau froide sur la tête.

Jusqu'à la fin de la crise, observer la diète. Pour se débarrasser de la migraine et empêcher le retour de ces accès, il faut continuer le traitement et prendre avant chaque repas un cachet de *Néragol*; après chaque repas, prendre une cuillerée à café d'*Elixir Spark*.

Ce traitement guérit sûrement et radicalement la migraine. La durée du traitement est variable. Très souvent, la guérison s'obtient en deux ou trois semaines; mais certains cas exigent une persévérance très grande et doivent continuer le traitement six à huit semaines. Mais quel que soit le cas, le traitement est le plus efficace et guérit sûrement.

Ce traitement dépure le sang et lui enlève le vice qui trouble les fonctions nerveuses et digestives.

En cas de troubles menstruels chez la femme, prendre une à deux cuillerées à café de *Viburnine Galar*. Cette médication donne un résultat positif et le plus heureux. Le Régime Biologique est très utile pour reposer l'estomac et se porter bien.

369. — CHORÉE OU DANSE DE SAINT-GUY. — La

chorée est une névrose, caractérisée par des mouvements désordonnés et involontaires des différentes parties du corps; elle est héréditaire, fréquente dans le jeune âge et plus habituelle au sexe féminin. Elle survient surtout à l'époque de la dentition, dans le cours de la seconde enfance et à la puberté.

Ses causes déterminantes les plus habituelles sont la frayeur, la colère, l'irritation, la chloro-anémie, une maladie de cœur, un rhumatisme, les vers intestinaux, l'onanisme.

La chorée vulgaire est annoncée par des signes précurseurs, tels qu'un changement de caractère, des douleurs dans les membres, un besoin continuel de se mouvoir. Le sujet devient capricieux, inattentif, impressionnable.

Puis c'est la série des troubles de la motilité; l'enfant grimace en parlant; sa démarche devient bizarre et désordonnée; il ne peut plus coordonner ses mouvements. Il est soumis à des secousses involontaires dans les épaules, le cou. Des contractions brusques agitent tous ses muscles; il ne peut plus saisir un objet, ses membres se livrant à des mouvements désordonnés. Ses membres sont projetés sans direction, en sens différents, sa démarche est bizarre, sautillante ; la parole n'est pas nette, il résulte un bégaiement. La mastication et la déglutition sont difficiles, parfois on est obligé de faire boire et manger le malade. Cette agitation frappe plus spécialement le côté gauche. Le malade a peine à serrer la main qu'on lui tend.

A la longue, le caractère devient sombre, irritable, taciturne ; la mémoire faiblit et le malade est sujet à des hallucinations.

La chorée pour l'enfance dure de deux à trois mois ; souvent elle laisse après elle des tics, des tressaillements involontaires. Les récidives peuvent survenir à la suite d'une émotion, à l'approche de la puberté, à l'occasion d'une grossesse ; chez les adultes, la chorée se traduit par un tic des muscles du visage.

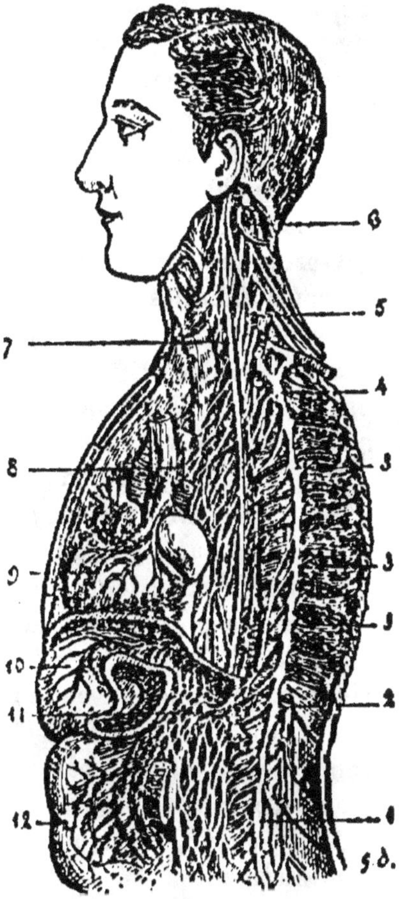

370. — Traitement végétal de la Chorée. — Les différents traitements préconisés jusqu'à présent n'ont jamais produit des guérisons aussi durables et radicales que celles obtenues par la *Médecine Végétale*.

Le malade prendra le *Sédatif Tiber* qui est le véritable spécifique de cette maladie et le *Triogène For* qui fortifie le sang et tonifie l'organisme anémié. Pour les adultes, selon l'ancienneté du mal, il faut donner deux à quatre cuillerées à bouche par jour de *Sédatif Tiber*. Pour

Fig. 109. — Système nerveux du grand sympathique.

1-6, chaîne de ganglions nerveux. — 1-2, ganglions lombaires ou abdominaux. — 3-3-3, ganglions thoraciques. — 4-5-6, ganglions cervicaux, supérieurs, moyens et inférieurs. — 7, nerf pneumogastrique, nerf crânien se distribue aux poumons, au cœur et à l'estomac. — 8, ganglions et plexus cardiaques du grand sympathique. — 9, cœur. — 10, estomac. — 11, ganglions placés derrière l'estomac. — 12, intestins.

les enfants, la dose est, selon l'âge, d'une cuillerée à dessert à deux cuillerées à soupe par jour. On le donne avant chaque repas, dans la journée et en se couchant. Le *Sédatif Tiber*, aidé du *Triogène For*, produit des résultats merveilleux. Il s'attaque directement au sang, lui retire le vice, cause du mal, modère le système nerveux et le régularise ; l'organisme est reconstitué par le *Triogène For*, et la guérison est rapide et radicale, exempte de toutes chances de rechutes. Donner tous les matins une douche tiède.

C'est la seule médication qui compte un nombre considérable de cures radicales.

371. — HYSTÉRIE. — C'est une affection nerveuse, rare chez l'homme, plus fréquente chez la femme, et qui, chez celle-ci, a son siège dans la matrice et dans les ovaires.

Elle fait son apparition généralement entre 15 et 30 ans. L'hérédité la prépare et ses causes les plus habituelles sont l'exaltation provoquée par un amour contrarié ou malheureux, les émotions, la jalousie, l'influence des lectures, l'anémie.

L'hystérie procède par accès. L'attaque est presque toujours annoncée, à l'avance, par des palpitations, des bâillements, une lassitude générale, par cette sensation de la boule hystérique qui semble partir du creux de l'estomac, remonter vers la poitrine ; l'annonce se termine par une sorte d'étouffement et des sifflements d'oreilles.

A ce moment, l'attaque commence ; la malade tombe ; mais, contrairement à l'épileptique, elle peut choisir le lieu de sa chute, et ne perd connaissance que lorsqu'elle est tombée. Elle crie, vocifère, elle suffoque et est en proie à des mouvements convulsifs très violents. Après une durée de quelques minutes à plusieurs heures, les mouvements se calment, et la malade se met à pleurer abondamment : c'est la fin de l'attaque.

L'hystérie peut exister également chez les hommes les plus robustes ; la lésion de l'ovaire est ici remplacée par une lésion du testicule, dont la pression peut provoquer ou arrêter l'attaque d'hystérie.

L'hystérie ne doit pas être négligée même si elle est légère, car elle peut avoir des conséquences fâcheuses sur l'état général de la malade en entraînant l'irrégularité des règles, l'anémie, la chlorose, les névralgies, des troubles dyspeptiques ; elle peut

conduire à la démence, au suicide et déterminer des paralysies.

872. — TRAITEMENT VÉGÉTAL de l'hystérie. —

Hygiène. — Éviter toute cause d'excitation et d'émotion, soumettre la malade à un régime doux et rafraîchissant. Tous les
matins faire prendre une douche froide ou appliquer un drap
mouillé sur le corps.

Nous recommandons spécialement le Régime Biologique, la vie
au grand air, loin des plaisirs, des exercices un peu rudes, des
promenades nombreuses et matinales, des voyages.

Le mariage, quand il se fait dans de bonnes conditions, est
utile dans certains cas.

Mais ce qui dissipera bientôt tous les troubles de l'hystérie, ce
qui rendra à la malade le calme, c'est le *Sédatif Tiber* qu'il faut
prendre à la dose d'une cuillerée à soupe avant chaque repas.
Après les repas, prendre une ou deux cuillerées à café d'*Élixir
Spark* pour prévenir ou faire disparaître les troubles digestifs.

Enfin, il est de toute nécessité pour la malade de reconstituer
l'organisme de sa débilité, de combattre l'anémie, de tonifier
l'organisme avec le *Triogène For* ou le *Vin Galar*.

Grâce à cette médication, nous sommes arrivés à des guérisons radicales et certaines de cette maladie.

En cas de crise, il faut desserrer les vêtements et donner
beaucoup d'air. Ne jamais s'opposer aux mouvements de la malade
par crainte qu'elle se blesse. Il faut éloigner toutes les personnes
étrangères, laisser la malade crier et se débattre, faire des as-
persions d'eau froide sur la figure.

373. — NEURASTHÉNIE, SURMENAGE, ÉPUISE-

MENT, ANÉMIE CÉRÉBRALE. — Les nécessités de la vie
augmentent chaque jour et nous obligent à un excès de travail qui
fatigue les muscles, le cerveau et épuise l'organisme. L'ouvrier
ou l'agriculteur sont obligés, pour gagner le pain quotidien, de
travailler pendant de longues journées sans prendre un repos
suffisant. L'homme de bureau passe de longues heures sur ses
écritures, il est en proie à des préoccupations continuelles, il
néglige sa nourriture. Le savant est tout entier à ses recherches,
à ses travaux intellectuels qui semblent lui faire oublier la

vie. De cet état de choses, de ce surmenage résulte l'épuisement général de l'organisme, l'affaiblissement de nos organes qui conduit à la *neurasthénie* qui fait chaque jour des victimes dans toutes les classes de la société et prédispose à toutes les maladies microbiennes.

Les excès de plaisir, de veillées, les excitations de toute nature, les peines, les soucis provoquent une grande dépense nerveuse et aboutissent également à la neurasthénie. L'homme actif et courageux devient mou et faible, le sommeil est agité et, au réveil, se sent plus fatigué que le

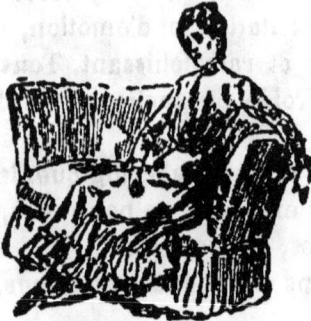

FIG. 110.

soir; l'appétit est nul, la dépense au point de vue intellectuel et physique n'est pas reconstituée, le système musculaire et nerveux est affaibli, le sang se trouve de plus en plus anémié. Les digestions ne sont plus normales, les jambes soutiennent moins bien le corps. L'individu éprouve parfois des éblouissements, des vertiges. Il sent ses forces lui échapper, la face est pâle, il maigrit; c'est une débilité complète.

Pour retrouver la santé et réparer les forces, il faut tonifier l'organisme et rétablir l'équilibre dans l'assimilation et désassimilation. La médecine végétale guérit sûrement et radicalement la neurasthénie, l'épuisement, l'affaiblissement. La composition de son traitement est tellement efficace qu'il donne des résultats merveilleux. Il agit non pas sur un organe, mais sur l'organisme entier. Il agit sur la masse du sang et le système nerveux, fait disparaître tout épuisement et rend la force, l'énergie, la vigueur, la volonté, la vitalité à tous les neurasthéniques.

374. — TRAITEMENT VÉGÉTAL de la neurasthénie. — Comme tonique reconstituant, le malade prendra avant chaque repas et dans la journée une cuillerée à café de *Triogène For;* comme digestif, pour favoriser l'assimilation, l'*Elixir Spark.* Ce traitement stimule la digestion, augmente l'assimilation. Par ses propriétés antiseptiques, il détruit les foyers d'intoxication, arrête les ferments, neutralise les toxines, active la combustion organique. Le sang se trouve vivifié, purifié, enrichi. Son efficacité et sa rapidité d'action se manifestent dans la reconstitution des cellules du corps humain. Peu à peu, sans fatiguer le corps, il apporte à l'organisme usé, à la cellule épuisée par le manque des matériaux nutritifs, la force nécessaire à sa constitution et à sa régénération, et évite, par ses propriétés remarquablement toniques, la vieillesse prématurée. Pour calmer les nerfs prendre le *Sédatif Tiber*, une cuillerée à soupe le soir en se couchant.

L'efficacité de ce traitement se fait sentir presque du premier jour. Le relèvement de l'état général est immédiat. Il convient à toutes les personnes, hommes, femmes, enfants, vieillards, convalescents ; il convient surtout aux jeunes gens en cours d'études, aux tempéraments lymphatiques, hépatiques et dans le cours de la plupart des maladies chroniques. En définitif, en ce siècle de surmenage et d'épuisement où nous sommes tous condamnés à vivre d'une vie longue dans un temps court, le *Triogène For* constitue le plus puissant reconstituant indispensable à tous et l'*Elixir Spark* le meilleur et le plus doux digestif connu pour guérir la neurasthénie et prévenir l'épuisement prématuré.

ÉPILEPSIE, HAUT MAL, MAL CADUC

375. — ÉPILEPSIE, HAUT MAL, MAL CADUC. — C'est une névrose, c'est-à-dire une affection nerveuse, caractérisée surtout par des accès convulsifs très violents avec perte de connaissance.

L'attaque d'épilepsie est parfois annoncée à l'avance par de l'insomnie, une lourdeur de la tête, des palpitations. Puis, c'est une sensation de vapeur froide ou chaude, une douleur vive qui part de la main, du pied, et remonte jusqu'à la tête.

Il se produit des vomissements, une constriction violente à la gorge, des bourdonnements d'oreilles; le malade a des hallucinations de la vue; il perd connaissance, pousse des cris aigus et tombe comme foudroyé. Sa face est d'une pâleur cadavérique, congestionnée; il a perdu toute trace de sensibilité. Ses dents serrées, tous ses membres contracturés; une écume à la bouche; la langue quelquefois mordue. Les membres et différentes parties du corps éprouvent des petites secousses. La crise peut durer quelques minutes et même plusieurs heures.

Après, le malade pousse un profond soupir; il revient peu à peu à lui et s'étonne de ce qui vient de se passer; il éprouve alors une grande angoisse, une profonde lassitude, des douleurs de tête.

Ces accès peuvent se reproduire fréquemment, plusieurs fois par semaine ou par jour, quelquefois ils peuvent rester des jours, des semaines, des mois, sans reparaître. Ils se produisent surtout la nuit.

Cette redoutable et malheureuse affection apparaît vers l'âge de la puberté et de l'adolescence.

Ses causes les plus habituelles sont l'hérédité, les impressions morales vives, la frayeur, les excès alcooliques, l'onanisme, la syphilis, les privations, les chagrins.

Le petit mal est une forme d'épilepsie qui se traduit par des vertiges et des absences. Le malade ne tombe pas. Tout d'un coup, le malade éprouve une sorte de vertige et s'arrête. Quelques secondes après, il reprend ses occupations.

376. — TRAITEMENT DE L'ÉPILEPSIE. — Hygiène. —
Éviter le surmenage, toute cause d'excitation et d'émotion, la
contrariété, la vie sédentaire; conseiller la vie au grand air,
la pratique d'exercices un peu rudes sont très recommandés.
Supprimer toutes les boissons alcooliques, éviter les excès de
toute nature.

Les douches et les frictions sèches répétées sur tout le corps
sont très recommandées.

Les épileptiques éviteront les lieux de réunion, les soirées, les
concerts, les théâtres, etc., se coucheront de bonne heure et se
lèveront tôt.

Leurs repas seront légers et répétés; observer le Régime Biologique qui est d'une très grande utilité.

L'épilepsie est parfaitement guérissable. L'amélioration est
considérable dès le début du traitement et, dans le plus grand
nombre de cas, nous obtenons la guérison avec ce traitement
spécial de l'épilepsie, dont l'efficacité dépasse tout ce qui a été
employé jusqu'à ce jour.

Il consiste essentiellement dans le *Sédatif Tiber* associé à la
Tisane Orientale Soker et le *Triogène For*. Il faut continuer
ce traitement très régulièrement et sans interruption. Le
malade prendra d'abord deux cuillerées à soupe par jour
de *Sédatif Tiber*, une le matin et une le soir; il augmentera
graduellement cette dose d'une cuillerée toutes les semaines,
jusqu'à ce qu'il soit arrivé à en prendre quatre cuillerées
dans la journée en quatre fois : le matin, à chaque repas et
le soir. Le *Sédatif Tiber* sera toujours pris dans une tasse
de *Tisane Orientale Soker*. Le malade se sentira mieux dès
le début, les crises seront moins fortes et moins fréquentes.
Après chaque repas, prendre une cuillerée à café de *Triogène
For*, comme tonique reconstituant. Arrivé à la dose de quatre
cuillerées de *Sédatif Tiber*, le malade est entraîné pour cette
médication, et le système nerveux va en connaître les merveilleux résultats; mais il ne faut pas cesser le traitement ni
diminuer la dose parce que l'amélioration est grande et même
si les attaques sont devenues très rares. Continuer régulièrement pendant trois semaines à absorber cette dose; au bout de
ce laps de temps, on la diminue d'une cuillerée tous les huit jours
jusqu'à ce que l'on arrive à n'en prendre plus qu'une cuillerée par jour. L'organisme a maintenant besoin de repos; mais,

pour ne point compromettre la guérison, on ne doit pas cesser le traitement d'une façon brusque. Pendant quinze jours, on doit continuer la dose d'une cuillerée de *Sédatif Tiber*, puis on prend un repos de quinze jours. Après ce repos on doit reprendre le traitement tel que nous l'indiquons plus haut, c'est-à-dire en augmentant graduellement la dose d'une cuillerée toutes les semaines pour arriver à quatre cuillerées à soupe par jour, dose que l'on continue à prendre pendant trois semaines pour la diminuer ensuite et graduellement d'une cuillerée par semaine. Lorsque les crises ont disparu ou sont devenues rares, on doit continuer le *Sédatif Tiber* à la dose d'une cuillerée à soupe par jour le plus longtemps possible pour éviter une rechute; l'usage de la *Tisane Orientale* et du *Triogène For* est indispensable pour fortifier l'organisme, le rendre plus audacieux en présence des attaques déjà atténuées par le *Sédatif Tiber* et arrêter la contracture des muscles.

Si le malade a des troubles digestifs, prendre l'*Elixir Spark* qui arrête les vomissements, facilite la digestion.

Ce traitement doit être continué pendant longtemps avec des intermittences.

Avec ce traitement rationnel et progressif, nous arrivons toujours à une guérison radicale, sans crainte de récidive.

OBÉSITÉ

377. — OBÉSITÉ. — Guérison radicale par le *Thé Mexicain* du Dr Jawas, hygiénique, réellement infaillible pour *maigrir* et rester toujours mince, pour réduire les hanches, le ventre, amincir la taille sans aucun inconvénient, ni danger pour la santé.

COMMENT ON DEVIENT OBÈSE. — L'obésité est caractérisée par la formation anormale de la graisse qui s'accumule dans tous les organes et principalement sous la peau, au ventre, au cou (double menton), aux seins, aux hanches. La graisse en excès altère la santé et détruit complètement la grâce des formes et la beauté plastique de la personne.

Cet excès de graisse est une cause de gêne et de fatigue pour le fonctionnement des organes; il entrave le mouvement corporel et l'activité physique.

Les substances graisseuses que nous absorbons sont généralement utilisées pour aider à la respiration et produire en nous la chaleur animale. Lorsque la graisse n'est pas complétement utilisée ou brûlée par les besoins de notre organisme, elle produit une pression sur tous les éléments anatomiques, envahit le cœur, les reins, les muscles, les poumons, le foie, les intestins, comprime les organes et entrave les fonctions de l'organisme ; c'est pourquoi la personne est essouflée, et facilement à court d'haleine au moindre effort ; le mouvement et la démarche deviennent lents, lourds et pénibles ; la fatigue survient facilement. Pendant la marche, le buste est en arrière, la tête haute, les bras repoussés derrière le dos ; chez l'obèse, la parole est brève, entrecoupée ; il ne peut prononcer une phrase un peu longue sans s'arrêter pour respirer. Les digestions sont pénibles ; après les repas, le sommeil devient un besoin impérieux, la respiration est gênée. Le cœur est comprimé et gêné dans ses mouvements, le sommeil est agité ; la personne est sujette à des palpitations, des anévrismes ou des embolies qui peuvent amener rapidement la mort. De plus et par suite, la force vitale est affaiblie et l'état général compromis, l'équilibre naturel des éléments étant

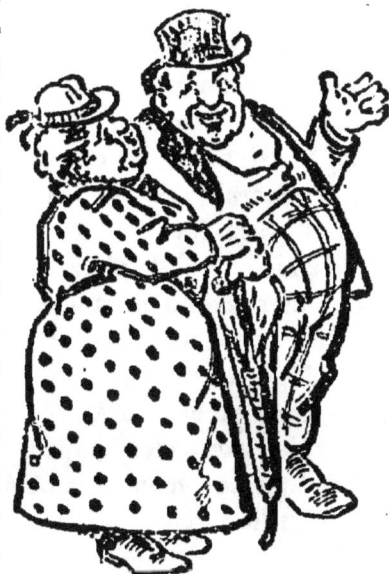

Fig. 111.

rompu ; l'asthme, le diabète, l'albuminurie sont très fréquents chez les obèses.

Mais avant d'arriver à cet état qui altère la santé et nous rendra énormes de volume, l'*Obésité* envahit et compromet par sa graisse la grâce et la beauté des formes ; l'excès de graisse nous fait perdre la pureté des lignes et aucune toilette ne va plus. Le corps devient épais et volumineux, les hanches exagérées, le ventre énorme, le cou s'enfonce dans les épaules, la gorge est trop forte, la personne a une face bouffie et une expression d'apathie ; cela ôte tout le cachet, toute la distinction, toute la grâce ; la taille, fine et élégante autrefois, est complétement déformée. Ce qui explique que toute femme soucieuse de sa beauté doit combattre l'*Obésité* menaçante dès le début, et faire tout son possible pour se préserver de cet ennemi de la grâce et de la beauté.

Les personnes trop grasses sont, pour ainsi dire, infirmes, et, par suite, elles n'osent point répondre aux invitations que comporte la vie mondaine. Plus de plaisirs pour elles, plus de réjouissances, car dans les milieux où elles se trouveraient, elles se sentiraient gênées, observées et parfois même plaisantées.

Un homme trop fort, trop gros, avec un ventre énorme, présente déjà un aspect bizarre en habit de cérémonie.

A plus forte raison, quel succès peut avoir une femme qui aura perdu la pureté de ses formes, sa tournure élégante, sa grâce et sa beauté? Elle paraît vieille, aucune toilette ne lui va, elle aura beau se comprimer la taille et les hanches, serrer son corset, faire appel au talent de sa couturière, elle ne peut s'habiller comme elle le voudrait, ses toilettes ne lui donnent ni cachet, ni distinction, ni grâce, fût-elle la mieux faite.

Chez les obèses, la vie est plus courte et on trouve de fréquents cas de mort subite ou rapide comme dans le diabète, car dans ces deux cas la fonction cardiaque est affaiblie et souvent supprimée; c'est donc à tort que l'on considère l'obésité comme l'indice d'une santé excellente. Au contraire, on doit s'efforcer de se débarrasser d'un excès d'embonpoint même le plus faible et de le combattre énergiquement comme étant nuisible à la santé générale et à l'équilibre des organes.

Quelle est donc la cause de l'obésité? — Il faut la rechercher dans la vie sédentaire, la nourriture trop abondante, l'abus des boissons alcooliques, l'inactivité physique, l'abus du sommeil; mais *surtout dans une nutrition vicieuse* qui produit les tissus adipeux en abondance au détriment des autres et, chez la plupart des femmes, dans *l'irrégularité ou l'insuffisance des fonctions menstruelles*. On voit, en effet, beaucoup de dames engraisser et devenir fortes dès que les fonctions menstruelles faiblissent, comme aux approches de l'âge critique et après les couches.

Beaucoup de remèdes ont été déjà préconisés pour combattre l'obésité et l'excès d'embonpoint, mais la plupart n'agissent pas. L'obésité reste stationnaire et même augmente ainsi que ses conséquences graves parce qu'ils ne s'adressent pas à la cause elle-même et n'ont aucune action oxydante sur la graisse. Ce n'est pas avec des produits qui congestionnent le sang, espérant ainsi empêcher la formation de la graisse, que l'on arrivera à maigrir... Mais notre but n'est pas d'exposer une critique détaillée sur les produits pour maigrir et signaler les inconvénients qui s'y attachent, mais faire connaître un **produit sérieux, d'une efficacité certaine et tout à fait inoffensif.** Plusieurs années d'existence et les nombreuses attestations que nous publions plus loin parlent en sa faveur.

Nous voulons parler du **Thé Mexicain du docteur Jawas** qui, sans altérer la santé générale, sans compromettre les fonctions naturelles, est le seul d'une efficacité certaine; il agit directement sur la cause du mal et exerce une action immédiate et héroïque.

Il serait trop long d'entrer dans les détails des travaux et études que nous avons entrepris pour déterminer *la véritable cause de l'obésité* et pour composer une préparation **hygiénique** avant tout, pouvant donner *un résultat certain* sans **régime à suivre.**

Que faut-il pour maigrir?

D'abord que la graisse en excès soit utilisée pour produire la chaleur animale indispensable à notre vie et non pas venir se déposer en parasite sur nos organes, ensuite éviter la formation des couches exagérées de graisse. La graisse provient d'un défaut de vitalité et d'un défaut de nutrition.

Nous avons résolu ce problème, parce que, après avoir étudié les causes, nous rétablissons la nutrition normale, qui combure toutes les substances graisseuses en excès dans l'organisme et redonne aux organes une activité nouvelle afin d'empêcher toute accumulation de graisse.

Nous présentons le **Thé Mexicain du Dr Jawas** au monde médical et savant comme le seul d'une efficacité certaine et d'action mathématique en agissant directement sur la cause de l'obésité. Les expériences nous ont apporté la preuve de son efficacité.

Traitement absolument végétal, nous garantissons que le *Thé Mexicain du Dr Jawas* est tout à fait inoffensif et fait maigrir sûrement. Il n'agit que sur l'excès de graisse, n'altère jamais la santé et ne peut produire aucun désordre.

Traitement purement hygiénique, il active la circulation et la

respiration, favorise spécialement le développement du tissu musculaire au détriment de la graisse dont l'approvisionnement diminue de plus en plus. En même temps, il purifie le sang, et rétablit les fonctions menstruelles.

Citons quelques observations. En 1891, le *Thé Mexicain du
D' Jawas* expérimenté sur deux dames pesant l'une 95 et l'autre
97 kilos, la première a maigri de 15 kil. 800 en 32 jours, la
deuxième de 13 kil. 400 en 41 jours.

La dame V... a maigri de 9 kil. 500 en 22 jours. En même
temps M. L..., qui suivait le traitement depuis un mois, a maigri
de 6 kil. 800. Mme veuve F..., rue Caumartin, Paris, n'est pas
obèse. Après avoir été très mince, elle est devenue très forte du
ventre et des hanches. Ni poitrine trop forte, ni gros bras. La
figure est un peu empâtée ainsi que le cou. Elle a 35 ans. Après
avoir essayé plusieurs produits à base de fucus vesiculosus, de
thyroïde, et autres, sans succès, elle essaya l'électricité avec le
même insuccès. Le *Thé Mexicain du D' Jawas* est donné à la
dose ordinaire de deux tasses par jour, et quinze jours après,
Mme F... se sent à l'aise dans les mêmes robes, les mouvements
plus libres, la taille plus mince. Six semaines suffisent pour lui
rendre sa sveltesse d'autrefois.

Madame de C..., excès d'embonpoint, fait amincir sa taille avec
le *Thé Mexicain du D' Jawas*. Trois semaines après, la taille est
devenue très fine, en diminuant de 12 centimètres.

Encouragée par ce résultat, elle essaya de réduire les hanches
en continuant le *Thé Mexicain*. Un mois après, elle est devenue
mince, le ventre est réduit; la personne a rajeuni.

M. X..., négociant en vins en gros, est obèse depuis quinze
ans, il a essayé le fucus vesiculosus, la thyroïde, la mousse de
Corse, de l'électricité avec des régimes très sévères. Aucune
amélioration, malgré une persévérance de plusieurs mois. En ces
derniers temps, l'obésité a tendance à augmenter. Son poids est
de 125 kilos au moment de commencer le traitement. Le premier
mois ne produit qu'une diminution de 500 grammes. Cependant
M. X... éprouve dans les mouvements une certaine liberté qu'il
n'avait pas avant. La cinquième et la sixième semaine, il maigrit
de 3 kilos par semaine, ce qui fait 12 kilos. Plein de confiance et
de joie, il augmente la dose de thé (à partir de la septième
semaine il prenait trois tasses par jour); quatre mois après, l'a-
maigrissement était de 39 kilos.

Madame B..., âgée de 29 ans, est d'une forte obésité. Son poids dépasse 302 livres. A porté pendant un an une ceinture pour maigrir, sans résultat. A essayé l'électricité, une ceinture électrique, des produits à base de mousse de Corse, de fucus vesiculosus, les glandes thyroïdes et autres élixirs ou poudres sans aucun succès. Le *Thé Mexicain du Dr Jawas* a donné un excellent résultat dès le premier mois, et l'amaigrissement était **progressif.**

L'amaigrissement était de 12 kilos pour les deux premiers mois, de 10 kil. 500 pour le troisième et de 14 kilos pour le quatrième mois.

Ces observations, ainsi que des milliers d'autres émanant de spécialistes, prouvent que le *Thé Mexicain du Dr Jawas* est *d'une innocuité absolue et possède une action spécifique, immédiate et héroïque sur l'excès d'embonpoint et l'obésité, sans altérer la santé et n'occasionne jamais de troubles dans les fonctions naturelles.*

378. — **Pourquoi le Thé Mexicain du Dr Jawas agit-il mieux que les autres ?** — Le succès du *Thé Mexicain* s'explique facilement parce que, avant tout, c'est un *traitement hygiénique* sans aucun inconvénient pour la santé. Toute personne peut le suivre de confiance. Jamais dans aucun cas, à n'importe quel tempérament, il n'a fait aucun mal.

Son action est d'une sûreté absolue, parce qu'il s'adresse directement à la cause et la corrige. *Il favorise spécialement le développement du tissu musculaire au détriment de la graisse.*

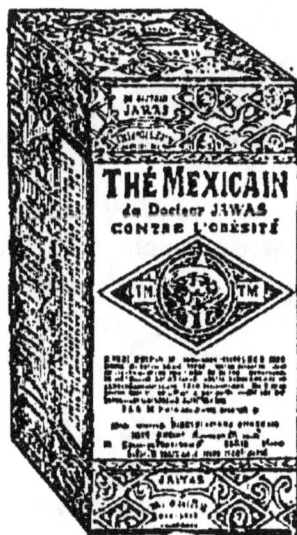

Il fait maigrir en fluidifiant le sang, épaissi dans les veines, sans l'échauffer. Le sang est purifié, la circulation et les fonctions menstruelles sont rétablies chez les dames.

La santé est améliorée, la respiration est plus libre, on éprouve de la souplesse et de l'élasticité dans les mouvements et les membres.

Facile à prendre, d'un goût très agréable, le *Thé Mexicain du*

Dr Jawas est vivement conseillé par tous ceux qui l'ont essayé pour maigrir.

379. — Combien de temps faut-il pour maigrir? — La durée du traitement varie selon le tempérament et l'embonpoint, L'expérience nous a démontré qu'il faut de un à deux mois, rarement davantage, pour l'obésité, ou l'excès d'embonpoint d'une proportion moyenne. Lorsque l'obésité est très développée, la durée moyenne est de trois à cinq mois. Il ne faut pas oublier qu'avant tout c'est un *traitement hygiénique d'une action naturelle*. Il n'agit pas brusquement mais progressivement, doucement et avec certitude.

Au début, il ne se produit pas de changement bien appréciable extérieurement, car, à ce moment, il se produit un travail interne, qui consiste à désagréger la graisse et à la faire fondre. Ce travail physiologique terminé, la personne s'aperçoit qu'elle a maigri et que l'amaigrissement continue à coup sûr, sans aucun trouble dans la santé, ni gêne dans les fonctions organiques.

L'amaigrissement, arrivé au point voulu, reste acquis. Le *Thé Mexicain* rétablissant définitivement l'équilibre des fonctions organiques, *empêche d'engraisser.*

380. — MODE D'EMPLOI ET DOSES. — Le *Thé Mexicain du Dr Jawas*, étant un traitement *hygiénique*, convient admirablement à tout tempérament.

Il n'y a aucun régime à suivre. On peut manger et boire de tout.

Le *Thé Mexicain du Dr Jawas* se prépare en mettant une cuillerée à bouche de thé, dans une tasse d'eau bouillante et laisser infuser pendant 10 ou 15 minutes. Au besoin, pour bien épuiser les plantes, laisser bouillir pendant 2 ou 3 minutes.

Passer à travers un linge ou une passoire, sucrer à volonté et boire chaud.

Le *Thé Mexicain du Dr Jawas* se prend à la dose de deux à quatre tasses par jour, dont une le matin à jeun, et les autres au milieu ou après les repas; on peut également le prendre dans la journée ou le soir en se couchant.

Nous insistons surtout pour qu'il soit pris une tasse le matin à jeun.

Il est important de ne pas interrompre le traitement et continuer régulièrement l'usage du thé.

Pour activer le résultat et combattre le dépôt localisé dans les hanches, à la taille et au ventre, nous conseillons de prendre quelques bains au *Sel Mexicain* pour activer l'effet et obtenir l'amaigrissement plus vite.

On arrive ainsi à faire disparaître l'obésité, vivifier le teint et rajeunir les traits, à faire disparaître les rougeurs, les doubles mentons, les rides, etc. Ces deux moyens combinés font gagner du temps et donnent un résultat **réellement** surprenant et cela sans aucun inconvénient pour la santé, étant avant tout un traitement hygiénique au plus haut degré.

384. — TRAITEMENT EXTERNE DE L'OBÉSITÉ par le Sel Mexicain du Dr Jawas pour bains spécialement préparé pour les hanches, la taille et le ventre.

Le *Sel Mexicain* du Dr Jawas pour bains est un bain fondant et amaigrissant contre la corpulence, à base de substances résorbantes pour faire maigrir.

Fondant et amaigrissant, le *Sel Mexicain* pénètre directement par les pores de la Peau dans les tissus graisseux, émulsionne et dissout la graisse et empêche sa formation exagérée.

Son usage conserve la pureté des lignes, la souplesse, la grâce et l'agilité des mouvements. Il empêche la déformation du corps, réduit les hanches, le ventre, amincit la taille.

Mode d'emploi: Prendre 3 à 4 fois par semaine un bain tiède dans lequel on fera dissoudre une boîte de *Sel Mexicain*. Rester dans le bain une bonne demi-heure. Avant de sortir se frictionner avec un peu de liquide de la baignoire.

On peut également faire des lotions : Préparer une solution avec 4 cuillerées à soupe de *Sel Mexicain* et un litre d'eau; le soir, en se couchant, appliquer sur les hanches et le ventre, une compresse trempée dans la solution du *Sel Mexicain*, couvrir cette compresse avec une large ceinture de flanelle que l'on enroule en serrant un peu autour de l'abdomen et des reins, afin de provoquer une active sudation dans ces parties.

Garder cet enveloppement toute la nuit. Le matin, après avoir enlevé la ceinture de flanelle laver à l'eau chaude, essuyer et saupoudrer d'amidon.

CONSTIPATION

382. — CONSTIPATION. — La constipation constitue une affection extrêmement dangereuse à cause des accidents qu'elle peut provoquer; elle résulte de la paresse intestinale à sécréter les liquides nécessaires pour humecter les résidus alimentaires et de l'affaiblissement de ses fonctions expulsives, qui sont la conséquence d'un régime alimentaire trop raffiné et d'une vie sédentaire.

La constipation est toujours le symptôme d'une inflammation des muqueuses de l'intestin, de l'estomac. Cette inflammation du tube digestif peut être naturelle ou causée par un acte mécanique, tel que l'accumulation des matières fécales, leur séjour prolongé dans l'intestin, leur durcissement, la pression occasionnée sur le tube digestif par une tumeur, la congestion de la matrice, etc.

Les maladies chroniques, les maladies du foie, de l'estomac, les maux de tête n'ont souvent d'autre cause que la constipation. Le séjour prolongé des matières dans l'intestin compromet la santé générale, charge le sang de substances nuisibles, ce qui provoque des maladies. Chez les personnes fortement constipées, les matières durcies provoquent une diarrhée après laquelle la constipation revient. La constipation rend les personnes tristes, taciturnes, mélancoliques et a une influence pernicieuse sur le moral. Il est indispensable de provoquer une évacuation au moins toutes les 24 heures, afin de chasser, avec le résidu de la digestion, les déchets de nos cellules. Leur présence dans le sang constitue la principale cause de sa viciation et occasionne des accidents nombreux d'auto-intoxication. La constipation est également la principale cause des migraines, embarras gastriques et provoque l'inflammation de l'appendice.

383. — TRAITEMENT DE LA CONSTIPATION. — Soins généraux. — Hygiène. — Pour guérir la constipation, il faut éviter les lavements qui ont l'inconvénient de congestionner l'organe et n'agissent que sur le gros intestin, et les purgatifs ou les drogues drastiques qui sont irritants pour le tube digestif, car ces diverses préparations aboutissent toujours à l'inflammation de l'intestin; en effet, après en avoir fait l'essai, on est pendant quelques jours plus constipé qu'auparavant.

Ce qu'il faut, pour l'évacuation intestinale, ce sont des remèdes légers et bénins d'une efficacité certaine et que l'on peut répéter souvent et impunément; des remèdes qui entretiennent en même temps la liberté du tube digestif; en un mot, des calmants et non pas des irritants; des rafraîchissants et non pas des excitants pour ramener, sans troubles ni violences, l'intestin à un fonctionnement régulier.

L'*Elixir Spark* réunit ces qualités et produit ces heureux effets. Pris à la dose d'une ou deux cuillerées à café dans un peu d'eau, après les repas et avant de se coucher, *il rétablira le fonctionnement normal du tube digestif*. Si la constipation était trop opiniâtre, il faudrait, avec l'*Elixir Spark*, prendre les *Pilules Spark*. L'action combinée de ces deux remèdes est merveilleuse dans les hémorroïdes et les coliques hépatiques.

En effet, en prenant, par exemple, une à deux cuillerées à café d'*Elixir Spark* après le repas de midi, et *une à trois Pilules Spark*, le soir en se couchant, le fonctionnement de l'intestin se rétablit au bout de peu de jours; la nutrition se régularise et se fait dans des conditions normales, et avec elle reviennent le bien-être général et la santé parfaite. Tous les malaises, l'excès d'impressionnabilité disparaissent, le sommeil est plus régulier et le travail intellectuel plus facile.

L'usage de ces remèdes que nous venons de mentionner est absolument inoffensif, ils n'irritent pas la muqueuse intestinale et procurent des garde-robes naturelles sans coliques; la constipation la plus rebelle est immédiatement soulagée et rapidement guérie.

Nous engageons les malades à aller à la garde-robe tous les jours à heure fixe.

Ne pas abuser des lavements, qui n'ont d'effet que sur le gros intestin et peuvent, quand ils sont trop répétés, provoquer un engorgement de la prostate. Éviter la nourriture trop échauffante. Le meilleur régime est le Régime Biologique.

L'*Elixir Spark* et les *Pilules Spark* constituent le véritable traitement végétal qui fait disparaître instantanément et pour longtemps la constipation. Il guérit ce mal d'une façon radicale, certaine, parce qu'il l'attaque dans ses causes initiales qui peuvent se trouver dans bon nombre de maladies: dans les maladies de foie, de l'estomac, des intestins, du cœur, des nerfs, dans les névralgies, les névroses, etc., etc.

884. — CONSTIPATION chez les enfants et les nourrissons. — Chez les grands enfants on guérit vite la constipation en donnant de l'*Elixir Spark* à la dose de dix à trente gouttes, selon l'âge, à prendre dans de l'eau très sucrée ou de la confiture. Pour combattre la constipation chez les nourrissons on donnera du sirop de chicorée, du sirop de fleurs de pêcher ou de l'huile d'amandes douces; on peut également faire prendre cinq à dix centigrammes de magnésie calcinée dans un peu de lait. Contre les coliques, appliquer un cataplasme de farine de lin, donner un lavement avec une décoction de racine de guimauve.

ANÉMIE — CHLOROSE

385. — PALES COULEURS. — L'anémie est le résultat d'un défaut de nutrition qui produit une forte diminution des éléments *vitaux* dans le sang. Elle est provoquée par les hémorragies, les pertes de toute nature subies par l'organisme, les maladies aiguës et chroniques, la privation d'air et de lumière, la mauvaise digestion, le surmenage, l'excès de fatigue ou de plaisir, par l'absence de certains éléments qui concourent à l'élaboration des produits destinés à remplacer ceux que nos organes perdent dans leur fonctionnement.

L'anémie est très fréquente pendant la jeunesse et chez la femme.

La **chlorose** est une affection particulière, une anémie

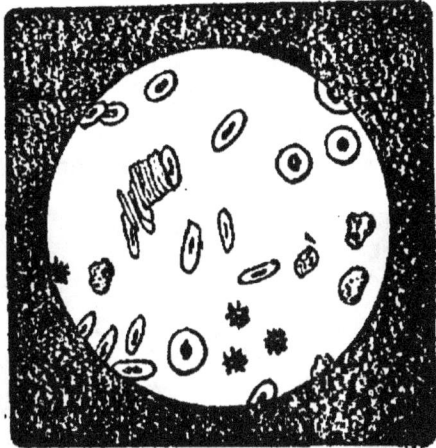

Fig. 112. — Globules du sang de l'homme grossis.

spéciale et névrosée de la femme (pâles couleurs); c'est surtout une maladie des jeunes filles parvenues à l'âge de la puberté. Elle est caractérisée, comme son nom l'indique, par une pâleur excessive de la peau, un teint jaunâtre, verdâtre, la décoloration des lèvres, la flaccidité des chairs, la blancheur des conjonctives, la bouffissure de la face, le manque d'appétit, les tiraillements d'estomac, les nausées, la gêne de la respiration, les lassitudes spontanées, la nonchalance, la tristesse, la mélancolie, l'irritabilité, les névralgies, les palpitations du cœur, la constipation.

La chlorotique se plaint de maux de tête, de vertiges, d'éblouissements, d'insomnie; le moindre exercice, la moindre émotion l'essoufflent. Ses urines sont pâles.

La cause de ces troubles ne consiste pas, comme on l'a cru longtemps, dans une diminution de la masse du sang, qui, dans tous les cas, reste la même; c'est la partie solide du sang, le globule rouge, qui a diminué dans de grandes proportions.

Par suite de cette faiblesse du sang, l'organisme entier se débilite; toutes les fonctions, n'étant plus stimulées, se trouvent ralenties et perverties, tant celles du cerveau que celles des membres, de l'estomac. On prévoit les conséquences néfastes qui peuvent résulter d'un tel état de choses.

L'anémie engendre d'autres maladies, telles que la phtisie pulmonaire et l'hystérie. Incapable de résister, l'anémique offre un terrain favorable à l'éclosion des germes de microbes et se trouve facilement atteint par les maladies épidémiques et contagieuses.

L'anémie provoque des fleurs blanches, des troubles menstruels; les règles manquent complètement ou bien existent avec un sang pâle. L'organisme anémié, sans résistance efficace, perd de plus en plus l'énergie vitale nécessaire pour réagir sur les germes morbides et éliminer les toxines.

Il n'y a pas longtemps, on a propagé ce préjugé que l'anémie était due exclusivement à la pauvreté du sang en fer et qu'en faisant absorber aux malades des quantités de ce métal, le sang s'en enrichirait et reprendrait sa constitution normale. Qu'est-il arrivé ?

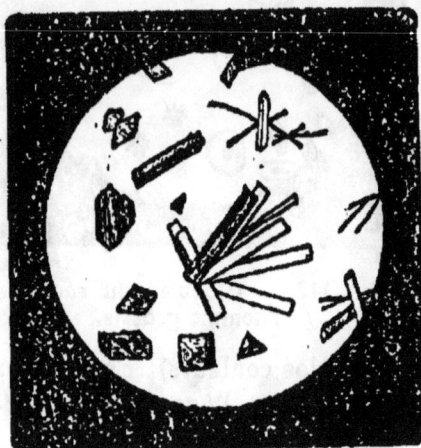

FIG. 113. — Cristaux d'hémoglobine du sang de l'homme.

C'est que les malades se sont gorgés de préparations ferrugineuses, provoquant ainsi de la constipation, des échauffements, gênant leur digestion. Ils ne savaient pas que la quantité de fer que contient le sang est bien minime, et qu'elle se trouvait chaque jour dans les aliments qu'ils absorbaient. Pourquoi donc le sang ne s'en emparait-il pas ? C'est là, et là seulement, que réside le mal. Il faut donc rendre au sang cette propriété de s'assimiler le fer, et, pour cela même, exciter l'organisme, faciliter ses différentes fonctions. Alors l'alimentation sera efficace, la dépense de l'organisme sera reconstituée. Le malade ne sera plus dans l'obligation de prendre des quantités considérables de fer, ce métal se trouvant en quantité suffisante dans ses aliments et étant, maintenant, facilement absorbé.

On a aussi préconisé des amers, et, parmi eux, le quinquina, pour exciter l'organisme et le tonifier. On a conseillé l'hydrothérapie. Mais tous ces traitements n'assurent point une guérison certaine.

L'anémie consiste en une altération profonde de la partie solide du sang, partie la plus importante des globules.

La masse du sang est plus fluide et les globules altérés deviennent incapables de fixer les éléments apportés par tous les actes de la nutrition; par suite, privés des principes essentiels à la nourriture des tissus, ils ne pourront entretenir les divers organes du corps et leur procurer cette vitalité qu'ils réclament à chaque instant.

Il en résulte que l'organisme entier s'affaiblit, dépérit. Le malade perd sa force, sa vigueur et ressent les symptômes que nous décrivons.

La privation du fer, dans le sang, n'est pas, comme on l'a cru longtemps, la cause de l'anémie; elle n'en est que la conséquence. Et ce qui le prouve bien, c'est que l'anémie pénètre dans

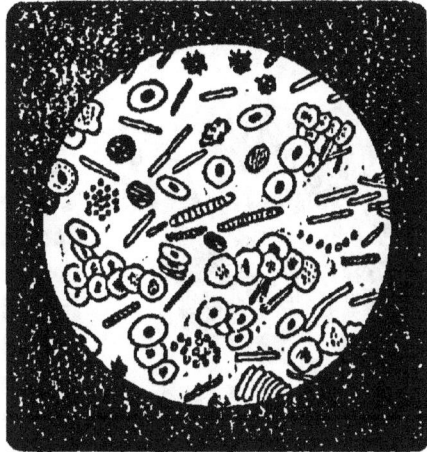

Fig. 114. — Microbes dans le sang.

toutes les classes de la société, chez ceux dont la nourriture a toujours été abondante et choisie, comme chez ceux qui ont été mal nourris, mal logés, mal vêtus. De même les troubles digestifs, les sécrétions vicieuses, les flueurs blanches chez les jeunes filles ne sont que des conséquences de l'anémie et non des causes.

Où donc réside la cause primordiale de ce mal? C'est naturellement dans une atonie générale de toute l'économie, qui fait que tous les différents appareils du corps fonctionnent mal, que les digestions sont incomplètes, qu'elles n'apportent pas dans le sang ces principes essentiels vivifiants qui constituent toute sa force; le cœur et les poumons sont désorganisés, c'est un désordre général.

886. — TRAITEMENT VÉGÉTAL DE L'ANÉMIE. — Le traitement végétal guérit radicalement l'anémie, la chlorose, en 20 jours et réussit toujours; l'amélioration est très rapide; elle se manifeste par un relèvement immédiat de l'état général. Prendre avant chaque repas deux *Pilules Ducase*; immédiatement après chaque repas et dans la journée, prendre le *Triogène For* ou le *Vin Galar*.

Ce traitement régénère le sang, rend aux organes leur fonctionnement normal, et, par suite, la digestion, la circulation et la respiration sont plus actives et plus complètes; il rend à l'anémique cette faculté d'assimiler qui lui manque. Il fortifie le système musculaire et lymphatique, régularise les fonctions du cœur, fait ranimer la circulation du sang; l'organisme est tonifié; anémique et chlorotique retrouvent la force, les couleurs et la gaieté.

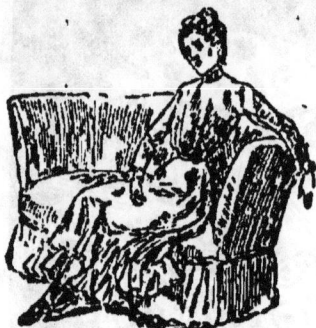

Combattre les troubles digestifs et la constipation au moyen de l'*Elixir Spark*, qui agit sans fatigue et entretiendra la liberté du tube digestif; il fera disparaître d'une façon sûre les pesanteurs d'estomac, les flatuosités; les éructations et les bâillements.

Fig. 115.

Observer le Régime Biologique qui est très utile aux anémiques.

Exercice en plein air, bains salés tièdes ou bains de mer.

Le *Vin Galar* et le *Triogène For* sont deux antianémiques des plus efficaces, ce sont des reconstituants héroïques qui conviennent aux enfants, adultes et vieillards pour remonter les forces. Ce sont des médicaments merveilleux et les plus puissants contre le surmenage, l'anémie, la neurasthénie, l'affaiblissement général; ce sont les régénérateurs du sang et des nerfs par excellence.

Ce traitement rigoureusement suivi est d'une efficacité certaine, parce qu'il rétablit, par son régime, les conditions hygiéniques, élimine toutes les toxines et ne fatigue pas; il rétablit l'assimilation des aliments et rend normal le fonctionnement du tube digestif. Toutes les jeunes filles au teint cireux, à la démarche molle et traînante, sentiront bientôt leurs forces se relever et reviendront à la gaieté, à la vie; les yeux retrouveront leur brillant, les lèvres leur incarnat, les joues leur couleur; la démarche sera souple et l'ensemble respirera santé et beauté parce que le sang sera régénéré et reconstitué; en un mot, elles seront radicalement guéries.

MALADIES DU FOIE

887. — ICTÈRE OU JAUNISSE. — C'est la coloration jaune de la peau et des muqueuses par les pigments biliaires. La bile, gênée dans sa circulation par une cause quelconque, s'accumule dans le foie, retourne dans le sang et se répand dans tous les tissus qu'elle colore.

Cette affection, fréquente au printemps et à l'automne, reconnaît pour causes le refroidissement, l'embarras gastrique, la congestion du foie, le passage des calculs biliaires la contrariété, la colère. Elle peut passer à l'état chronique.

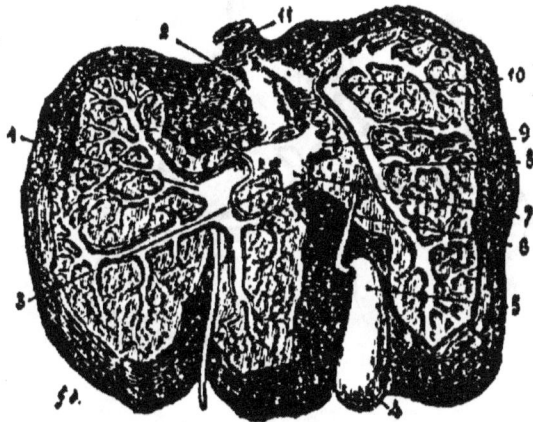

Fig. 116. — Le foie.

1, branche de la veine porte. — 2, veine sus-hépathique. — 3, artère hépatique. — 4, vésicule biliaire. — 5, canal cystique. — 6, veine porte. — 7, canal hépatique, — 8, canal cholédoque. — 9, rameau de veine porte. — 10, veine sus-hépatique. — 11, veine cave inférieure.

Principaux symptômes : perte de l'appétit, langue épaisse, bouche amère, digestions difficiles, ralentissement du pouls, démangeaisons vives aux pieds et aux mains, courbature, fièvre, douleur au côté droit. Puis, les tissus se colorent en jaune; c'est d'abord la face, la muqueuse de la bouche, le tronc, les membres; le malade voit les objets en jaune; les sueurs, les larmes, le lait prennent cette coloration; les urines ont une teinte jaune orangé, verdâtre, brunâtre; elles tachent fortement le linge; les matières fécales sont grisâtres comme de l'argile.

888. — COLIQUES HÉPATIQUES. — Ce sont des accès très douleureux provoqués par le passage de calculs ou pierres biliaires dans les canaux biliaires. Ces calculs sont des concrétions formées aux dépens des éléments de la bile dans la vésicule ou les canicules biliaires. Par suite des troubles ou mauvaise disposition de l'organisme, une partie de la bile durcit et forme des calculs. Lorsque les pierres passent dans le conduit biliaire pour descendre dans l'intestin, leur volume provoque des accès, des douleurs, que l'on appelle *coliques hépatiques*.

Cette affection, qui a son maximum de fréquence à 40 ans, se rencontre plus souvent chez la femme que chez l'homme. Ses causes prédisposantes et occasionnelles sont une vie sédentaire, une alimentation trop forte, toutes choses enfin qui peuvent congestionner le foie.

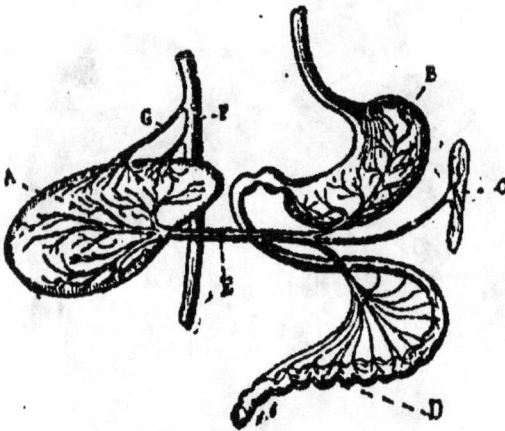

FIG. 117. — Système de la veine porte.
a foie. — *b* estomac. — *c* rate. — *d* intestin. — *e* veine porte formée par la réunion des veines de l'estomac, de l'intestin et de la rate. — *f* veine cave supérieure. — *g* veines sus-hépatiques.

La colique hépatique éclate le plus souvent quelques heures après le repas, surtout après dîner, au moment où la bile, se déversant dans l'intestin pour concourir à la préparation, à l'assimilation des aliments, entraîne, dans ses mouvements, les calculs plus ou moins volumineux, aux formes plus ou moins saillantes.

Ceci se passe du côté droit, et la douleur, très intense, à cet endroit, s'irradie autour de l'ombilic, dans le dos et à l'épaule droite. Le malade pousse des cris aigus, se roule dans son lit et cherche, par des positions les plus variées, à calmer ses souffrances; il est pris de vomissements et tombe souvent en syncope. Ces douleurs atroces ne cessent que lorsque le calcul a achevé sa course, lorsqu'il est tombé dans l'intestin. Après la crise le malade est atteint de jaunisse. Les crises peuvent se renouveler s'il reste encore des calculs dans le foie ou si la formation des calculs se continue.

889. — HÉPATITE. CONGESTION. ENGORGEMENT DU FOIE. — L'inflammation du foie est très fréquente et presque toujours accompagnée d'une gastrite, d'ou le nom de gastro-hépatite. La principale cause réside dans la mauvaise hygiène alimentaire et l'abus des boissons alcooliques. Le malade éprouve une douleur dans la région du foie, de l'oppression, des battements de cœur, sa langue est chargée, le teint est jaune. Il éprouve souvent des malaises, des défaillances. Les selles sont décolorées, les gaz intestinaux très fétides. L'hépatite peut exister longtemps et expose le malade à contracter facilement d'autres maladies. Aussi faut-il suivre un traitement sévère et énergique pour guérir cette maladie. L'hépatite ou l'inflammation du foie peut donner naissance à la formation des abcès, se compliquer de cirrhose et devenir mortelle. Dans nos climats, sa marche est lente, mais dans les pays chauds, l'hépatite aiguë se montre avec des symptômes très graves, tels que la fièvre jaune. Le traitement que nous avons préconisé est préventif et curatif, son efficacité est réelle et la guérison de l'inflammatin du foie est radicale si l'on a soin de le faire régulièrement et suivre nos conseils. Il faut éviter la transpiration; pendant les grandes chaleurs prendre des bains prolongés et suivre le traitement végétal indiqué pour les maladies du foie.

890. — CIRRHOSE. — Elle est constituée par l'exubérance du tissu intestinal du foie dont le développement exagéré comprime

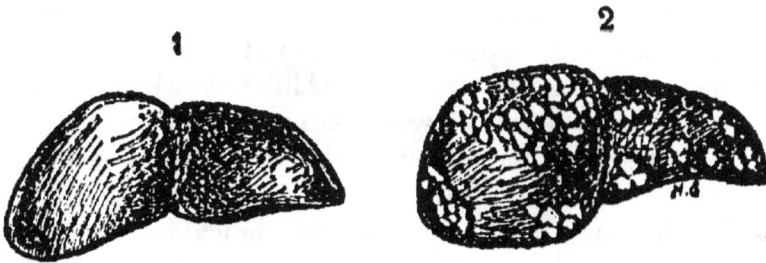

FIG. 118. — Foie sain.   FIG. 119. — Foie atteint de cirrhose.

et détruit à la longue le tissu essentiel, les lobules, les canaux biliaires et veineux. Le foie diminue, devient dur et se contracte, le fonctionnement du foie est suspendu; il en résulte des troubles graves pour la nutrition générale.

La cirrhose est une maladie grave d'une longue durée. Elle a pour cause l'abus des boissons alcooliques, vin, cidre, liqueurs, la cachexie paludéenne et les maladies du cœur.

Le malade éprouve une douleur sourde au côté droit, des alternatives de diarrhée et de constipation, de la jaunisse, des vomissements; ensuite survient l'hydropisie et un dépérissement général qui est mortel.

391. — TRAITEMENT VÉGÉTAL. — Soins généraux dans les maladies du foie. — Le traitement végétal pour guérir la jaunisse et empêcher la formation des calculs biliaires a toujours donné un résultat absolument certain et une guérison radicale.

Prendre avant chaque repas une cuillerée à soupe de *Dépuratif Parnel* qui purifie le sang, chasse la bile avec tous les principes morbides dans l'intestin. Immédiatement après chaque repas, prendre une à deux cuillerées à café d'*Elixir Spark* pour entretenir la liberté du ventre et expulser au dehors les principes âcres, la bile, les calculs et les poisons de la putréfaction intestinale. Dans la journée et aux repas, boire la *Tisane Orientale Soker*.

Ce traitement ramène le foie à sa constitution normale, empêche la formation des calculs et élimine sûrement ceux restés dans le foie. Il fait évacuer la bile et les toxines, résout les engorgements hépatiques. Le Régime Biologique est indispensable; faire des repas légers. En cas de vomissements, il faut adopter, pendant un certain temps, le régime exclusif du lait coupé avec de l'eau saturée de bicarbonate de soude ou additionné de l'eau de chaux.

Éviter la constipation, provoquer au besoin les évacuations avec les *Pilules Spark*, une à trois pilules le soir en se couchant. Éviter les refroidissements. Supprimer le vin, la bière, le café, les liqueurs. Boire la tisane orientale toujours chaude.

S'il se produit, dans le côté droit, une douleur vive, pénible; si le creux de l'estomac qui correspond au foie est sensible, douloureux à la pression, il faut aussitôt appliquer des compresses chaudes et humides ou des cataplasmes chauds qui calment les douleurs et préviennent de nouveaux accès.

Une personne atteinte de calculs biliaires est-elle subitement prise de douleurs violentes, semblables à des coups d'épingles qui blesseraient le côté droit? C'est le passage des concrétions dans les canaux biliaires. Le malade souffre horriblement, il pousse des cris, se roule par terre: il faut mettre le malade dans un grand bain chaud pendant une demi-heure, puis le porter dans un lit et là, sans perdre de temps, appliquer compresses ou cataplasmes chauds sur la partie douloureuse. Bois-sons toujours chaudes, calmer les douleurs avec du sirop de chloral ou potions chloroformées, administrer les gouttes de Palmi *qui font glisser les calculs sans douleurs,* garder le lit, éviter les boissons froides, les alcools, manger peu, mais souvent. Le matin au réveil, une tasse de *Tisane Orientale Soker* bien chaude; garder le lit le

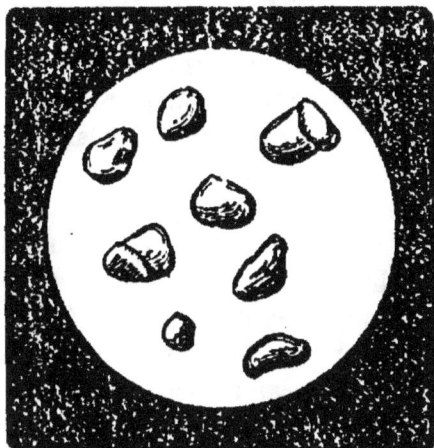

FIG. 120. — Calculs biliaires, calculs de pigments et de cholestérine.

plus longtemps possible, surtout si les attaques se répètent. Ce traitement réussit admirablement. Après la crise, continuer les **gouttes de Palmi** et reprendre le traitement végétal qui guérit radicalement. Il faut continuer régulièrement le traitement indiqué pour modifier le sang et faire expulser les calculs restants.

892. — PARALYSIE GÉNÉRALE — HÉMIPLÉGIE. —

La Paralysie générale est un état morbide nettement défini dans lequel les troubles moteurs jouent un rôle aussi considérable que les troubles psychiques. Elle provient de lésions localisées dans les méninges, ou enveloppes du cerveau, et dans le cerveau lui-même.

Parmi ces symptômes, le plus fréquent, c'est l'amnésie, ou affaiblissement de la mémoire. Le malade devient triste, irascible, parfois sa parole est tremblante; sa main devient inhabile, et il est en proie à de véritables hallucinations. Ces symptômes s'accentuent: l'altération de la parole est caractéristique; elle devient traînante, hésitante, tremblotante. Le malade ne réussit plus à coordonner ses mouvements; il est très faible; ses pupilles deviennent inégales: il a des bourdonnements d'oreilles. Ses fonctions sont troublées et il tombe fatalement dans une déchéance intellectuelle et physique.

893. — L'HÉMIPLÉGIE est, pour ainsi dire, une demi-paralysie; c'est la paralysie de la moitié du corps.

Elle frappe la jambe, le bras et un côté de la face, de sorte que ces parties du corps sont incapables d'accomplir des mouvements, des actes volontaires et qu'elles sont dépourvues de sensibilité. Le malade éprouve d'abord quelques fourmillements dans la main, il traîne la jambe; sa bouche se dévie, il bredouille. La commissure des lèvres est portée en haut; la langue est déviée. L'hémiplégie provient d'un épanchement de sang dans le cerveau à la suite d'une rupture des vaisseaux capillaires.

La température est plus élevée du côté paralysé. Toutes les fonctions sont troublées; il en résulte un désordre général de l'organisme qui peut entraîner la mort.

Si la paralysie occupe les deux jambes à la fois, on la désigne sous le nom de *Paraplégie.* Elle a toujours pour cause une lésion de la moelle épinière.

894. — TRAITEMENT VÉGÉTAL DES PARALYSIES. —La paralysie n'est pas inguérissable, et ce traitement employé avec persévérance guérit toutes espèces de paralysie. Sous son influence, la pression du cerveau diminue, les caillots disparaissent peu à peu et la lésion se cicatrise. La base de notre traitement consiste toujours dans notre *Dépuratif Parnel*, qui dépure le sang de la façon la plus énergique et lui permet de porter au cerveau une nourriture pure et bienfaisante.

Afin de prévenir les complications que pourrait provoquer la débilité de l'organisme, le malade prendra du *Triogène For* ou du *Vin Galar*, les meilleurs des toniques; frictionner les parties paralysées avec le *Liniment Soker* et couvrir avec de la ouate et flanelle; tenir la partie malade très chaudement. Ce liniment rétablit la circulation. En cas de constipation, prendre l'*Elixir Spark*; le Régime Biologique est indispensable. Le vin et le tabac sont défendus.

895. — ATAXIE LOCOMOTRICE. — Cette affection très grave de la moelle épinière est caractérisée par l'abolition progressive de la coordination des mouvements suivie d'une paralysie apparente.

Le malade se plaint de douleurs rapides, vives, lancinantes, qui sillonnent le membre inférieur et se succèdent coup sur coup sous forme d'accès, laissant quelquefois sur la peau des éruptions ou des ecchymoses. Ces accès se produisent nuit et jour, pendant longtemps, et disparaissent ensuite, laissant le malade en repos pendant de longs mois.

Puis ce sont des douleurs qui s'accusent au tronc (le malade est comme fortement serré par une ceinture à la face, aux viscères). Le malade est sujet aux gastralgies, aux vomissements muqueux. Ses yeux peuvent être le siège de troubles paralytiques, il éprouve des bourdonnements d'oreilles, des vertiges. Il a des accès de toux quinteuse. Il existe aussi des troubles génitaux qui se manifestent par l'impuissance, l'excitation vénérienne. etc., etc.

Plus tard survient l'abolition progressive de la coordination des mouvements; le malade est moins maître de ses mouvements; il tient difficilement sur un pied, tourne avec difficulté sur lui-même et perd facilement l'équilibre. A la longue, le malade lance follement ses jambes en avant et frappe le sol avec le talon; et bientôt la marche devient impossible. Enfin, après une période fort longue, le malade tombe en paralysie ou il succombe à la cachexie.

Cette maladie, plus fréquente chez l'homme que chez la femme, s'observe toujours à l'âge moyen de la vie, de 20 à 40 ans. Ses causes sont les excès vénériens ou la syphilis. Elle est très grave et conduit à un dénouement fatal si l'on n'intervient pas par un traitement rationnel.

896. — TRAITEMENT VÉGÉTAL de l'ataxie locomotrice. — Le traitement consiste à supprimer les douleurs fulgurantes, atroces pour le malade; à attaquer le mal dans sa véritable cause, le vice du sang.

Le malade prendra tous les jours avant le repas et le soir en se couchant une cuillerée à soupe de *Sédatif Tiber*, pour purifier le sang et régulariser les fonctions du système nerveux, après chaque repas et dans la journée le *Triogène For* pour reconstituer l'état général et tonifier l'organisme. On peut l'alterner avec le *Vin Galar*. Pour les syphilitiques, il faut en plus les *Pilules Spécifiques n° 1 et n° 2* pour combattre le virus.

397. — GOITRE, GROSSE GORGE. — C'est une tumeur de la glande thyroïde, caractérisée par l'hypertrophie d'un tissu propre de cet organe, du tissu interstitiel et du système veineux.

Occupant la partie antérieure du cou, son volume varie de celui d'une pomme à celui d'une tête d'enfant et pend plus ou moins sur la poitrine. La peau qui le recouvre est considérablement tendue et laisse voir par transparence son réseau veineux. Il est tantôt unilatéral, tantôt bilatéral, plus ou moins solide ou fluctuant.

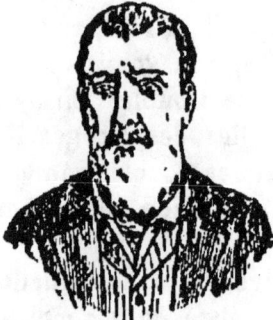

Cette tumeur est mobile sur les parties qui l'entourent; elle exerce une compression sur la trachée, l'œsophage, les vaisseaux et les nerfs du cou, et peut, par son volume, gêner la respiration, la parole, la déglutition des aliments.

Fig. 121.
Goitre, gros cou.

Tantôt il existe d'une manière permanente; dans certaines contrées, il est endémique; tantôt, au contraire, il est épidémique. Mais il existe partout. Les femmes sont beaucoup plus exposées que les hommes, et l'hérédité a une grande influence sur sa production.

Ses causes occasionnelles sont des efforts exagérés, des grossesses répétées, certaines attitudes dans lesquelles le cou est fortement tendu. Ses causes déterminantes sont surtout d'ordre géographique et géologique. Les goitreux sont, en effet, très nombreux dans les vallées humides, dans la Franche-Comté, les Pyrénées, les Alpes, le Rhône. Le goitre ne se manifeste que chez les scrofuleux et lymphatiques.

398. — TRAITEMENT VÉGÉTAL DU GOITRE. — Frictionner doucement matin et soir avec la *Pommade Fondante Darcet* et couvrir avec un linge. Prendre tous les jours, avant les repas, le *Dépuratif Parnel* pour débarrasser le sang de toutes les impuretés. Après les repas et dans la journée, prendre le *Triogène For* ou le *Vin Galar* comme tonique reconstituant. Ce traitement est très efficace et absolument certain, mais il faut l'employer plusieurs mois avec assiduité.

393 *bis*. — HYGIÈNE DE LA BOUCHE ET DES DENTS.
— La bouche, tout comme les autres parties du corps, est sujette
à certaines affections. Et, de ce fait, nous citerons les inflammations ou stomatites provoquées soit par la carie dentaire, soit par
l'abus du tabac ou de mets épicés, l'accumulation du tartre,
l'introduction du mercure dans l'organisme. La carie des dents,
la gangrène, les ostéites sont d'origine microbienne. Toutes ces
affections, les unes graves, les autres bénignes, aboutissent à une
gêne dans la mastication.

De plus, elles ont souvent des résultats désagréables qui peuvent gêner le commerce naturel des gens : nous voulons parler
de la fétidité de l'haleine. En outre la cavité bucale est peuplée
des micro-organismes qui favorisent le développement des maladies infectieuses, grippe, angine, etc.

Parmi les dentifrices employés, il y en a peu que l'on puisse recommander. Presque tous ne sont que des eaux parfumées qui
laissent une fraîcheur agréable à la bouche, mais n'ont aucune
qualité scientifique et antimicrobienne pouvant préserver réellement la bouche, les dents et les gencives.

Pour l'hygiène de la bouche et des dents, nous conseillons le
Dentifrice Rodol (Elixir et *Pâte)* comme scientifiquement supérieur à tout ce que l'on a employé jusqu'à présent. A base des
substances antiseptiques dont l'efficacité est remarquable, le
Dentifrice Rodol donne aux dents la **blancheur naturelle** et
le **poli éclatant.**

Par sa merveilleuse antisepsie tirée des végétaux aromatiques
dont l'association augmente la puissance, le *Dentifrice Rodol*
préserve les gencives et la cavité buccale de toute infection microbienne, empêche la carie dentaire. Son usage purifie l'haleine et laisse dans la bouche une sensation de fraîcheur des plus
agréables et un parfum délicat.

MALADIES — HYGIÈNE
REMÈDES

---

899. — ABCÈS (Clous, Furoncles, Panaris). — Amas de pus qui se forme sous la peau, résulte d'une inflammation des tissus sous-cutanés ou des tissus placés sous la peau. L'inflammation se manifeste par de la douleur et de la fièvre. Dans les *abcès chauds*, l'inflammation est rapide, violente, les douleurs sont vives et le malade a de la fièvre. Il y a engorgement, élancements, la peau finit par se percer et laisse échapper un pus blanc jaunâtre. Avec l'écoulement du pus, la fièvre et la douleur cessent.

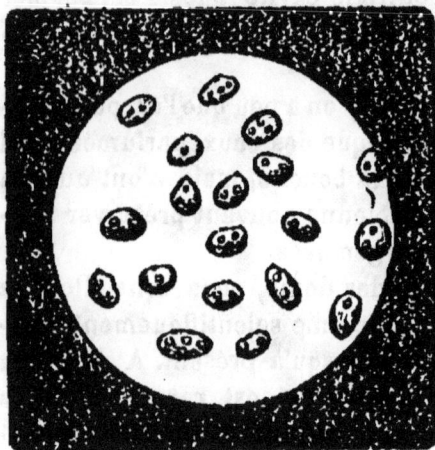

Fig. 122. — Globules du pus.

400. — Traitement : Au début, il faut chercher à enrayer le mal et éviter la suppuration ; pour faire avorter l'abcès, prendre des bains locaux à l'eau boriquée bien chaude (acide borique 4 grammes ; eau chaude 100 grammes) ; plonger la partie malade dans ce bain pendant 10 minutes et la couvrir ensuite avec une compresse trempée dans de l'eau boriquée chaude ou solution de sublimé (sublimé 0,25 centigr., eau bouillie 900 gr., alcool 100 gr). On couvre ensuite la compresse avec un morceau de taffetas gommé et une bonne couche de coton hydrophile ; fixer le tout avec une bande. Il faut faire trois ou quatre bains locaux par jour. Si le pus est formé, on peut éviter l'incision et hâter l'expulsion du pus au dehors en faisant usage de la *Pommade fondante Darcet* qui s'est montrée très efficace. Après le bain, appliquer une bonne couche de *Pommade fondante Darcet*, couvrir avec un linge, envelopper de coton hydrophile et fixer avec une bande. Lorsque la peau est percée, il faut cesser la pommade fondante Darvet, mais continuer les bains locaux d'eau boriquée assez fréquemment pour vider tout le pus. Après chaque bain, il faut toujours mettre une compresse chaude et recouvrir de coton hydrophile. Eviter les cataplasmes qui sont plus nuisibles qu'utiles aux abcès. Il est très utile de prendre quelques purgations. Nos *Pilules Spark* sont les meilleures et les plus efficaces. Pour éviter les abcès, il faut soigner la moindre piqûre, écorchure ou plaie; dès le début, laver à l'eau boriquée chaude et faire un pansement à l'eau boriquée ou à la gaze salolée.

401. — Dans les *abcès froids* ou *humeurs froides*, il n'y a ni fièvre ni inflammation violente; celle-ci est lente et survient souvent à la suite d'un engorgement des glandes. Les causes principales en sont dans la constitution lymphatique, scrofuleuse ou syphilitique.

Traitement: Il faut suivre un régime dépuratif pour purifier la masse du sang où réside la cause. Le *traitement végétal* est excellent et donne un résultat rapide et radical. Avant chaque repas, prendre une cuillerée à soupe de *Dépuratif Parnel*. Après les repas, ou le soir en se couchant, une cuillerée à café d'*Elixir Spark;* sur l'abcès, appliquer la *Pommade fondante Darvet.*

402. — **ABCÈS DES GENCIVES ET DES JOUES.** — Les abcès dans la bouche surviennent toujours à la suite d'une mauvaise dent. Se laver et se gargariser la bouche avec de l'eau boriquée chaude. Appliquer des cataplasmes chauds de farine de lin ou des compresses faites avec de l'eau boriquée chaude; en cas de douleurs, prendre un peu de sirop de chloral. Ces abcès sont toujours la preuve des mauvais soins hygiéniques de la bouche; pour les éviter, ainsi d'ailleurs que les maux de dents, il faut s'entretenir la bouche et les dents avec le *Dentifrice Rodol* et la *Pâte dentifrice Rodol.* On a ainsi de jolies dents bien blanches et l'on s'évite les abcès et la carie des dents.

403. — **ABCÈS DU SEIN.** — Même caractère que l'abcès chaud ordinaire, provient généralement à la suite de crevasses ou de gerçures du mamelon mal soignées ou qui ont été touchées avec des mains malpropres.

Traitement: Laver à l'eau boriquée bien chaude, appliquer une compresse à l'eau boriquée ou de la gaze salolée, couvrir ensuite avec une couche de coton hydrophile. Pour éviter les abcès du sein il faut laver le bout de sein à *l'eau bouillie* avant et après chaque tétée.

En cas d'abcès supprimer l'allaitement du côté malade, nourrir l'enfant avec un seul sein. On peut remplacer le sein malade par quelques tétées au biberon. Voir l'allaitement.

404. — ACCÈS D'OPPRESSION CHEZ LES ADULTES.

— Surviennent la nuit chez les personnes atteintes d'une maladie de cœur, de l'asthme, emphysème, bronchite chronique, etc. Donner du sirop d'éther de 1 à 2 cuillerées à soupe, fumer les cigarettes *Darca. Chez les enfants*, les accès d'oppression sont les symptômes d'une grave maladie des voies respiratoires.

405. — ACCROISSEMENT, poids du nourrisson.

— Pendant les premiers jours de la vie, l'enfant perd un peu de son poids. L'accroissement commence du sixième ou septième jour après la naissance. Pour savoir si l'enfant gagne du poids, il faut le peser tous les dix ou quinze jours.

Le *premier* et *deuxième mois*, l'enfant gagne en moyenne 30 grammes par jour; le *troisième* et *quatrième mois*, l'enfant gagne 20 à 25 grammes par jour; le *cinquième* et *sixième mois*, le gain est de 16 à 20 grammes par jour; le *septième* et le *huitième mois*, l'enfant gagne 13 à 15 grammes par jour; le *neuvième* et *dixième mois*, l'enfant gagne de 7 à 10 grammes par jour.

406. — ACCOUCHEMENT.

— L'accouchement a lieu ordinairement 9 mois après la conception; il est toujours annoncé par quelques symptômes; le travail dure en moyenne de 4 à 6 heures. Il est toujours bon de s'assurer le concours d'un médecin accoucheur ou d'une sage-femme et de préparer d'avance tous les objets nécessaires. L'accouchement se termine presque toujours d'une manière satisfaisante. L'accoucheur se contente de surveiller le travail et ne se décide à intervenir qu'en cas d'accident. Il reçoit l'enfant, lie le cordon qui relie l'enfant à la mère en le serrant un peu, coupe le cordon, nettoie l'enfant, l'habille et, après s'être assuré que l'enfant n'a plus besoin de ses soins, s'occupe de la mère. Il s'emploie pour faciliter la délivrance, ce qui est très important, il la nettoie avec toutes les précautions exigées par l'hygiène et l'antisepsie, fait changer le linge et la laisse reposer dans le lit qu'elle doit garder pendant au moins quinze jours, mais il est préférable de ne le quitter que vingt-deux jours après l'accouchement afin d'éviter tout dérangement de la matrice. Pour éviter la fièvre puerpérale, l'accoucheur lave tous les instruments dans une solution antiseptique et dans de l'eau bouillante. Toutes les personnes qui donnent des soins intimes à l'accouchée doivent se laver préalablement les mains au savon : pour tous les lavages et toutes les injections, il faut employer de l'eau *bouillie*; cette recommandation doit toujours être rigoureusement observée. Huit à dix heures après l'accouchement, on devra présenter le nouveau-né au sein, même si la sécrétion laiteuse est tout à fait incomplète; si la mère nourrit l'enfant, ce qui est à souhaiter, elle devra prendre une bonne préparation phosphatée et tonique, le *Triogène For* par exemple, et même du phosphate de chaux en poudre. Si la mère ne doit pas nourrir, il faut graisser les seins avec de la vaseline, les couvrir avec une couche bien épaisse de ouate et comprimer le tout avec une bande; renouveler ce pansement pendant dix à quinze jours et prendre très peu de nourriture. En outre, il faut prendre la *Tisane Orientale Soker* comme diurétique anti-laiteux et l'*Élixir Spark* comme laxatif.

Si l'accouchement se déclare en l'absence d'un médecin ou d'une sage-femme qui sont trop éloignés pour arriver à temps, voici comment il faut procéder. Une personne doit se tenir prête pour recevoir l'enfant; dès que la tête est sortie, il faut la soulever un peu pour que les liquides qui s'écoulent n'entrent pas dans la bouche ou le nez; lorsque les épaules apparaissent, on soutient la tête de l'enfant avec la main gauche et le corps avec la main droite; avoir soin de ne pas tirer, l'enfant sortira seul; le coucher alors entre les jambes de la mère. A quatre ou cinq doigts de distance du nombril, on lie fortement le cordon avec un fil et ensuite on le coupe un peu plus loin que le fil. Si le cordon de l'enfant saigne, il faut le lier avec un deuxième fil et serrer un peu plus fortement que le premier fil. Ensuite, on fait prendre à l'enfant un bain chaud, on l'essuie avec un linge chaud et on l'habille; on maintient le cordon avec une bande que l'on passe deux ou trois fois autour du corps; ensuite, lorsque l'enfant est couché, on s'occupe de la mère pour faire sortir le délivre.

A cet effet, on saisit le cordon en tirant légèrement; s'il résiste il ne faut pas insister et attendre dix minutes ; après quoi, on recommence ; si le délivre présente de nouveau de la résistance, on peut recommencer une nouvelle tentative, après un repos de dix minutes. En cas d'insuccès, il ne faut plus insister, car on peut, sans aucun inconvénient, attendre l'arrivée du médecin ou de la sage-femme.

L'accouchée doit prendre une nourriture légère ; les premiers jours, on ne donnera que des bouillons et des potages. Eviter la constipation et pour cela donner des lavements pour la faire aller à la selle tous les jours. Pendant plusieurs jours, il faut appliquer sur le ventre un drap un peu lourd plié en huit ou douze doubles, afin que sa pression maintienne le ventre.

Après les couches, il se produit un écoulement sanguinolent qui dure six à sept jours. On doit changer l'accouchée de linge toutes les deux ou trois heures. Si l'écoulement, que l'on appelle *Lochies*, s'arrête ou prend une mauvaise odeur, il faut donner des injections à l'eau bouillie tiède additionnée d'une cuillerée à bouche de *Spyrol Leber* ou de 0,50 centigrammes de permanganate de potasse.

407. — TOILETTE DE L'ENFANT ET EMMAILLOTEMENT. — On lave l'enfant avec de l'eau tiède et du savon pour enlever l'enduit cireux qui le couvre ; on sèche avec une serviette chaude. Laver le cordon avec de l'eau boriquée, graisser avec de la vaseline boriquée et envelopper avec de la gaze antiseptique au salol ; refaire ce pansement tous les jours. Laver les yeux avec de l'eau boriquée tiède. L'enfant doit être emmailloté de façon que les jambes puissent se mouvoir librement dans l'intérieur du maillot. Ne jamais emmailloter les bras qui doivent rester libres ; changer les langes chaque fois que l'enfant les aura souillés. Ne jamais laver les langes à l'eau de javelle. Laver l'enfant deux fois par jour avec de l'eau tiède surtout aux plis et articulations ; saupoudrer avec la *Poudre de Talc* qui est préférable à l'amidon et au lycopode.

ACNÉ. — Petits boutons qui suppurent lentement et apparaissent à la figure. Voir acné, boutons, page 75.

408. — AÉRATION. — Toute pièce destinée à être habitée doit être aérée parce que l'atmosphère est contaminée par l'expiration des êtres vivants et les fermentations d'éclairage et de chauffage. Chaque individu doit avoir 15 mètres cubes de place.

Pour aérer, il faut ouvrir les fenêtres surtout le matin. La vie au grand air est très efficace dans la tuberculose pulmonaire. Le malade est couché dans une chambre, les fenêtres ouvertes toute la journée. Pendant la nuit, on laisse les fenêtres entr'ouvertes. Le malade doit être bien couvert et les extrémités des membres inférieurs bien enveloppées.

409. — AGE. — On le partage en : l'enfance, l'adolescence, l'âge adulte et la vieillesse.

ADOLESCENCE. — Eviter tout surmenage, régime tonique fortifiant, *Triogène For* contre l'anémie.

ENFANCE : Époque d'accroissement. — Donner du phosphate de chaux pour bien développer le système osseux. Combattre le lymphatisme et l'herpétisme avec le *Sirop Leber* iodo-tannique phosphaté ou l'*Huile de foie de morue.*

AGE ADULTE. — Eviter les excès. Pour bien se porter, purifier le sang surtout aux changements de saisons avec le *Dépuratif Parnel*, supprimer l'usage des boissons alcooliques et des liqueurs; pour bien digérer, combattre la constipation et les troubles digestifs, prendre l'*Élixir Spark.*

LA VIEILLESSE. — Est l'époque d'affaiblissement de nos organes. Peu de viande, régime plutôt végétal. *Triogène For* comme tonique. *Élixir Spark* comme digestif et contre la constipation.

ADÉNITE. —Glandes, bubons, inflammation des ganglions des vaisseaux lymphatiques. Voir pages 91 et 107.

410. — AGE CRITIQUE. Retour d'âge, ménopause. —C'est la suppression naturelle des règles qui survient entre quarante-cinq et cinquante ans, mais cette date peut varier suivant les climats et diverses circonstances. Le changement, qui se produit lorsque les règles disparaissent, est souvent accompagné de malaises et même de douleurs par suite des troubles qui se manifestent dans ses organes; la femme est alors exposée à des pertes de sang, hémorragies, congestions, vertiges, palpitations, étouffements, eczéma, gastralgies, troubles nerveux, constipation, neurasthénie, maux de tête, maux de ventre, maux de reins.

411.—Traitement préventif.—Pour éviter tous ces accidents, la femme doit préparer l'organisme avant que les troubles n'apparaissent, mener une vie régulière, éviter les émotions, fortifier l'organisme et purifier le système tout entier par le traitement suivant qui lui permettra de traverser cette époque sans aucun danger. Combattre la constipation avec l'*Élixir Spark* que l'on prend aux repas ; si la constipation est opiniâtre, ajouter en plus quelques *Pilules Spark* le soir en se couchant. Faire des injections vaginales avec de l'eau chaude et y ajouter une cuillerée à bouche de *Spyrol* par litre d'eau. À l'époque supposée des règles, prendre la *Viburnine Galar* pendant cinq à huit jours. En cas de faiblesse ou de nervosité, prendre le *Triogène For* comme fortifiant et le *Sédatif Tiber* pour calmer les nerfs. S'il y a dartres, eczémas, le *Dépuratif Parnel* est indispensable ; si l'estomac et le foie sont malades, il faut l'*Élixir Spark*.

412. — AIGREURS D'ESTOMAC. RENVOIS. — Proviennent d'une digestion pénible, d'un mauvais état de l'estomac, se produisent à jeun ou après les repas ; les aigreurs sont souvent accompagnées de douleurs ou de brûlures dans le creux de l'estomac. Pour se guérir, il faut prendre l'*Élixir Spark* et les cachets *Polydigestifs Soker*. Ce traitement est très efficace et fait disparaître rapidement les brûlures et les aigreurs. Voir *Maladies d'estomac*, page 186.

413. — AGACEMENT DES DENTS. — Provient de l'estomac et est causé par l'acidité des liquides de la bouche. Nettoyer les dents avec la *Pâte dentifrice Rodol* et l'*Élixir dentifrice Rodol* pour en éviter la carie et la chute. Après chaque repas, une cuillerée à café d'*Élixir Spark* pour guérir l'estomac et faire disparaître les acidités.

ALBUMINURIE. — Maladie caractérisée par la présence d'albumine dans les urines. Voir *Albuminurie*, page 222.

414. — ALCOOLISME. — Affection causée par l'abus des boissons alcooliques. L'alcool est un poison et toutes les boissons alcooliques produisent à la longue un empoisonnement lent. En plus de l'alcool, les boissons telles que le vin, la bière, le cidre, contiennent des éthers et des essences qui provoquent des enflammations du côté du foie et de l'estomac.

ALCOOLISME AIGU OU IVRESSE. — L'absorption exagérée de boissons alcooliques produit une excitation des idées et des actes à laquelle succède un affaissement général avec difficulté de se tenir en équilibre ou de se mouvoir. L'ivresse provoque la perte complète des sentiments et peut avoir des suites très graves et même mortelles. Pour dissiper l'ivresse, il faut faire vomir, soit à l'aide d'ipéca, soit en introduisant le doigt dans le gosier; prendre ensuite une tasse de thé ou de camomille, faire boire par gorgées un verre d'eau sucrée dans laquelle on a versé une cuillerée à café de bicarbonate de soude. Le café noir non sucré est très utile. Si le cas est sérieux, après avoir fait vomir le malade, il faut le coucher, desserrer les vêtements, tenir la tête élevée et donner beaucoup d'air; pratiquer des frictions très énergiques sur la peau.

L'ivresse est une dégradation morale qui fait descendre l'homme au-dessous du niveau de la bête; celui qui boit avec excès se couvre de mépris et s'expose à des maladies très graves telles que la folie.

ALCOOLISME CHRONIQUE. — Est causé par l'absorption trop fréquente des alcools, liqueurs alcooliques, vin, bière, cidre, etc. L'alcool a une action destructive sur tout l'organisme; il décompose le sang et altère tous les organes : l'estomac, le foie, les voies respiratoires et surtout le système nerveux. L'estomac ne digère plus, le foie est congestionné, les mains tremblent, l'intelligence diminue et le caractère devient violent. L'alcoolique perd toute notion morale, tout sentiment et est réduit au dernier degré d'abrutissement. L'alcoolisme mène à la folie. L'alcoolisme chronique débute par des pituites, des crampes dans les mollets et des cauchemars.

L'alcoolique a le sommeil troublé, la tête est lourde, les oreilles sifflent et bourdonnent; il a des troubles de la vision, du vertige, le cœur et les reins sont atteints de dégénérescence graisseuse; il éprouve une sensation de brûlure au creux de l'estomac et à la gorge; il est pris le matin de vomissements glaireux et peu abondants vulgairement appelés pituite. Souvent l'alcoolique a, la nuit, des crampes dans les mollets, des sueurs profuses de la face et du thorax, son état mental s'aggrave, les tremblements augmentent et il est à la fin pris de paralysie ou succombe à une attaque de delirium tremens, ou délire furieux.

L'alcoolisme est un désastre social dont les ravages retentissent sur les générations futures; il est la principale cause de la dégé-

nérescence de la race humaine. Les enfants des alcooliques sont
exposés à toutes les tares physiques et morales : épilepsie, idiotie,
hypocondrie, etc. Pour se guérir de l'alcoolisme chronique, il
faut combattre les troubles digestifs par l'*Elixir Spark*, observer
le Régime Biologique. Contre les troubles nerveux, donner le
Sédatif Tiber ; en outre, il faut supprimer la cause et ne boire que
de l'eau qui est la meilleure des boissons.

**415. — ALIMENTATION DES ENFANTS PENDANT LA
CROISSANCE.** — Le lait doit constituer l'aliment exclusif
pendant les cinq premiers mois des enfants. Le lait de la mère,
et à défaut celui d'une nourrice, doit être préféré. Il est très utile
de donner, en outre, à partir du quatrième ou cinquième mois,
comme nourriture supplémentaire, une décoction de céréales.
Pour préparer cette décoction, on procède ainsi : moudre dans
un moulin à café quatre cuillerées à bouche d'un mélange
d'orge, d'avoine et de blé en égales quantités de chaque, faire bouillir doucement et à l'air libre avec un litre et demi d'eau pour
réduire à un litre, passer et y ajouter un peu de sucre. Cette
décoction contient tous les acides organiques et les phosphates
terreux et minéraux que l'ébullition dissout ; les phosphates
s'y trouvent tels qu'ils sont élaborés par les plantes et leur
effet est toujours supérieur aux phosphates chimiques; en
outre, cette décoction contient des sels minéraux très utiles au
système nerveux, et elle donne des résultats surprenants ; d'une
assimilation très facile, elle convient admirablement à tous les
nourrissons; on la donne pure ou coupée de lait, pendant toute
la croissance et surtout au moment de la dentition et du sevrage.
Cette décoction augmente chez la nourrice la quantité et la
qualité du lait et lui convient admirablement bien. Expérimentée
dans les hôpitaux, aussi bien qu'à la ville, elle a sauvé quantité
d'enfants faibles et chétifs ; elle est aussi fort précieuse à tous ceux
qui ont besoin d'être remontés en phosphates, c'est-à-dire aux
rachitiques, lymphatiques, scrofuleux et tuberculeux, auxquels
elle donne force et vigueur. A partir du douzième mois, donner
une petite bouillie de céréales deux fois par jour. Lire l'article
Enfant, page 333.

**416. — ALIMENTATION DES NOURRISSONS atteints de
gastro-entérite, de troubles digestifs.** —On prépare un bouillon
en faisant bouillir pendant trois heures trois litres d'eau avec

du blé, de l'orge, du maïs concassé, des haricots blancs, des pois secs, des lentilles (il faut 30 grammes de chaque), de façon à avoir un litre de bouillon, ajouter 20 grammes de sel et passer. Avec 100 grammes de ce bouillon et une cuillerée à café de farine d'avoine, de riz, d'orge ou de blé, on fait une petite bouillie que l'on donne aux nourrissons comme alimentation unique ou supplémentaire. Ce bouillon est très nourrissant et se recommande dans la dyspepsie des bébés.

417. — ALIMENTS. — Substances que nous absorbons afin de réparer nos forces. Éviter les aliments qui ont une odeur forte, car leur usage provoque des irritations. Aussi les mets épicés, les oignons, l'ail, le poivre, le vinaigre, la moutarde sont des irritants de la muqueuse digestive sans aucune utilité parce que ces substances ne contiennent aucun principe nutritif. Voir Régime Biologique, page 389.

418. — ALLAITEMENT. — L'Allaitement est dit maternel, ou artificiel, suivant qu'il est constitué par le lait de la mère, d'une nourrice ou par celui d'un animal domestique. Les enfants du premier âge ne doivent être nourris qu'avec du lait ; celui de la femme, mère ou nourrice, est toujours préférable ; à défaut, on a recours au lait des animaux.

419. — ALLAITEMENT MATERNEL. — Le premier jour, ne donner qu'une tétée ; ne rien donner avant la tétée ; l'eau de fleurs d'oranger donne des coliques. Laver le bout des seins avant et après chaque tétée avec de l'eau bouillie tiède et coton hydrophile.

La mère ou la nourrice qui allaite un enfant doit adopter pour règle absolue de donner le sein à intervalles réguliers : toutes les deux heures environ pendant les trois premiers mois, ensuite toutes les trois heures. Pour chaque tétée changer de sein. Dans le courant de la nuit, on ne doit donner que deux à trois tétées. Dans le premier mois, l'enfant doit absorber toutes les deux heures 60 à 75 grammes de lait ; la durée de la tétée sera d'un quart d'heure. Dans le second mois, 100 grammes toutes les trois heures, et en augmentant petit à petit de façon à arriver vers le cinquième mois à faire prendre à l'enfant un litre de lait par jour. Pour connaître la quantité de lait absorbé et pouvoir régler la ration alimentaire, on ne doit pas se baser sur la durée des tétées, mais peser l'enfant avant et après chacune des tétées ; il est bon en outre de peser l'enfant de temps en temps pour savoir si le lait de la mère ou de la nourrice lui est profitable. Si l'enfant n'augmente pas régulièrement de poids, on aura la certitude que le lait entre en quantité insuffisante ou est de qualité pauvre. Voir accroissement, poids du nourrisson, page 274.

Si le bout de sein n'est pas très développé, il faut l'exciter et rendre plus rigide et plus saillant en le tirant légèrement et en le roulant entre les doigts. On peut également se servir d'un bout de sein artificiel; mais il faut avoir soin de le tenir dans de l'eau bouillie et de le laver avant et après chaque tétée. Ne pas laisser l'enfant s'endormir au sein,

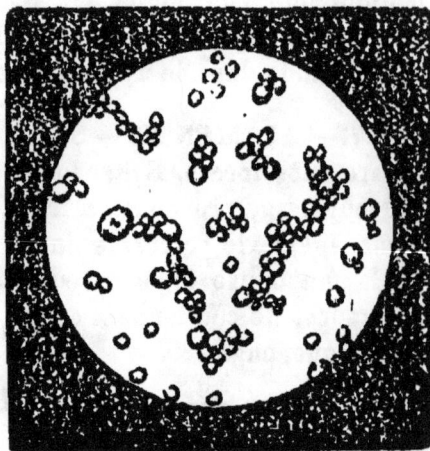

Fig. 123.
Une goutte de lait vue au microscope.

parce que cela donnera une mauvaise digestion au bébé et des crevasses à la nourrice. Pour exciter l'enfant à téter s'il est paresseux ou s'il s'endort, il faut tapoter doucement les joues.

Toute femme qui allaite un enfant doit suivre un régime reconstituant, supprimer les mets acides, les crudités, les épices, les mets faisandés, le vin pur, les liqueurs. Éviter les fatigues, les voillées, s'entourer de très grands soins de propreté. Ne pas prendre de diurétiques qui diminuent la sécrétion lactée. Ne pas boire de lait qui, étant un diurétique, est contraire. En cas de constipation, prendre un peu d'*Élixir Spark*. Pour augmenter la sécrétion et la qualité nutritive du lait, prendre tous les jours une à deux bouillies ou des potages de céréales (farine d'avoine, d'orge, de gruau. Voir *Alimentation*); boire de la bière de malt, manger peu de viande, mais beaucoup de légumes et prendre à chaque repas du *Triogène For*.

420. — ALLAITEMENT ARTIFICIEL. — Se fait au moyen d'un biberon. Le lait d'ânesse ressemble beaucoup au lait de femme, mais il est difficile de se le procurer; le lait de chèvre est aussi très bon ; l'allaitement avec le lait de vache donne également de très bons résultats s'il est de bonne qualité et que l'on observe toutes les prescriptions nécessaires. Le lait doit être donné tiède à la température de 38° centigrades, température à laquelle il se trouve dans le sein de la mère. Le lait des animaux ne doit jamais être donné cru parce qu'il peut contenir des germes ou les microbes de maladies propres à ces animaux et les transmettre à l'enfant; c'est pourquoi on doit faire bouillir le lait pour détruire les microbes. Choisir un biberon facile à nettoyer et ne contenant pas de tube en caoutchouc; ne se servir que de lait *bouilli* légèrement sucré et toujours additionné d'eau bouillie tiède (une partie de lait pour deux parties d'eau bouillie tiède); diminuer la quantité d'eau progressivement avec l'âge de l'enfant. Donner le biberon toutes les deux heures pendant les premiers mois, ensuite toutes les trois heures et deux à trois fois chaque nuit. Pour préserver l'enfant et lui éviter la diarrhée, l'entérite ou autres accidents souvent mortels, il faut observer très scrupuleusement toutes les règles d'hygiène que nous indiquons. Laver le biberon à l'eau chaude avant et après chaque repas. Après chaque tétée plonger le biberon dans une petite casserole d'eau froide; faire bouillir le tout pendant un quart d'heure, laisser refroidir et ne retirer le biberon qu'au moment du besoin. Ne jamais toucher le goulot avec les doigts. La tétine sera, après chaque tétée, lavée avec de l'eau bouillie chaude à laquelle on ajoute une toute petite quantité de cristaux de soude, ensuite on la plonge dans un verre d'eau bouillie où elle reste jusqu'au moment de s'en servir. Si l'on fait usage d'un appareil pour stériliser le lait, on doit procéder à un nettoyage sérieux de l'appareil après chaque tétée, rincer et nettoyer avec soin dans de l'eau bouillie et chaude légèrement alcalinisée par une petite quantité de cristaux de soude, le flacon, la tétine, la soupape. A partir du cinquième mois, on peut commencer à donner des petits potages, un peu de farine lactée, de farine phosphatée et surtout la décoction de céréales. Bien surveiller la digestion et, en cas de troubles digestifs, revenir de suite et exclusivement au régime lacté. Voir l'article *Enfant*, page 333.

ALOPÉCIE. — Chute des cheveux et de la barbe. Voir l'article, page 07.

421. — ALTÉRATION. — L'altération ou augmentation de la soif s'observe dans les maladies qui sont accompagnées de fièvre et dans le diabète. Le meilleur moyen de calmer la soif, c'est de boire de l'eau bouillie qui ne fatigue jamais. Pendant les chaleurs, éviter les alcools, les fruits acides ; aux repas, boire de l'eau bouillie et l'on n'aura que rarement soif dans la journée.

422. — AMAIGRISSEMENT. — On observe l'amaigrissement au début de certaines maladies et pendant le cours d'un traitement. Cet amaigrissement est bienfaisant parce qu'il modifie la constitution et élimine les substances inutiles ou nuisibles qui étaient accumulées dans l'organisme. En cas d'obésité ou d'embonpoint, ceux qui veulent maigrir peuvent obtenir ce résultat par l'usage du *Thé Mexicain du docteur Jawas;* sous son influence, la graisse en excès et de mauvaise qualité qui était accumulée, ainsi que la bouffissure, sont détruites, ce qui est très bienfaisant parce que les personnes maigres se portent mieux que les personnes grasses. Souvent l'amaigrissement devient excessif à la suite d'une maladie chronique et a pour principale cause le mauvais état de l'estomac; dans ce cas, il faut prendre le *Triogène* et l'*Élixir Spark* qui guérissent radicalement l'estomac et font revenir l'embonpoint. Voir *Obésité*, page 248.

AMÉNORRHÉE. — Absence de règles. Voir l'article 167, page 114.

423. — AMPOULES. — A la suite de frottement, de brûlures, la peau est soulevée et forme une cloche remplie d'un liquide incolore (sérosité) ou légèrement sanguinolent. Se produit souvent aux mains et aux pieds à la suite de travaux rudes ou d'exercices violents, de marches trop prolongées, ou de chaussures mal ajustées. Il ne faut pas enlever la peau mais percer l'épiderme avec une aiguille que l'on aura soin de passer à la flamme; vider l'ampoule, laver avec de l'eau boriquée ou de l'eau salée; appliquer ensuite une compresse imbibée d'eau boriquée ou d'eau blanche, laisser la compresse jusqu'à complète guérison. Pour éviter les ampoules aux mains et aux pieds, il faut graisser ceux-ci avec un peu de vaseline.

AMYGDALES. AMYGDALITES. — Inflammation des amygdales. Voir *Maladies de la gorge*, page 129.

ANASARQUE. Voir *Hydropisie*, page 221.

ANÉMIE. — Appauvrissement du sang. Voir l'article 385, page 259.

424. — ANESTHÉSIE. — Sommeil artificiel que l'on obtient avec certains médicaments. Permet de supporter une opération chirurgicale sans douleurs.

425. — ANÉVRISMES. — Si une partie du cœur ou d'une artère est faible, la pression que le sang exerce peut la distendre et former une poche ou tumeur que l'on appelle anévrisme. A la longue, cette poche se distend de plus en plus et ses parois s'amincissent à tel point qu'elles peuvent se rompre et provoquer une hémorragie mortelle. L'anévrisme peut se produire à la suite d'une chute, d'un coup, mais les causes principales sont les excès de toute nature et surtout les excès de boissons, les excès de table qui provoquent l'inflammation et l'obstruction du foie. Il faut avant tout faire disparaître les causes. La médecine végétale obtient de très bons résultats parce qu'elle fait cesser ces causes et, en rétablissant la circulation du sang, a pour effet d'empêcher l'accroissement du mal.

426. — Traitement et régime : supprimer la viande et suivre un régime lacto-végétarien, c'est-à-dire se nourrir avec du lait et des légumes. Avant chaque repas, prendre deux *Pilules spécifiques Leber n° 2.* Après les repas, une cuillerée à café d'*Élixir Spark.* En cas de douleur, appliquer de la glace sur la région de l'anévrisme. Le *Sédatif Tiber* calme et soulage le malade. Si le malade est syphilitique, il faut augmenter la dose des pilules spécifiques et en prendre 6 à 8 par jour. Si l'anévrisme est placé sur une partie du corps facilement accessible, on peut avoir recours à la ligature ou compression. On emploie également des médicaments coagulants; le meilleur est le chlorure de sodium qu'il faut prendre en solution à la dose de 2 à 4 grammes par jour. Les injections de gélatine donnent également de bons résultats dans l'anévrisme des gros vaisseaux, mais il faut employer des solutions bien stérilisées, sinon divers accidents peuvent survenir.

ANGINES. Voir *Maladies de la gorge,* page 129.

427. — ANKYLOSE. — C'est la soudure d'une articulation qui se produit lorsqu'on immobilise trop longtemps cette articulation, par suite, par exemple, de l'application d'un appareil plâtré inamovible. Lorsque l'ankylose est complète, aucun moyen ne pourra plus la faire cesser, mais si la soudure ne l'est pas encore, on pourra rétablir l'articulation et l'usage des mouvements par des massages et des frictions avec la pommade iodurée. Dans le traitement des tumeurs blanches, quelques chirurgiens cherchent à obtenir l'ankylose, qu'ils considèrent comme moyen de guérison, mais le malade garde une infirmité toute sa vie. C'est une grande et grave responsabilité qu'aucun chirurgien digne de ce nom ne voudra encourir, d'autant plus que les tumeurs blanches peuvent se guérir sans provoquer l'ankylose. Voir *Tumeurs blanches*, page 407.

ANOREXIE. Voir l'article 436, page 280.

428. — ANTHRAX. — C'est une affection locale, douloureuse, sans danger. L'anthrax ordinaire consiste en tumeur inflammatoire formée par l'agglomération de clous sur un même point. La tumeur est rouge, dure et douloureuse, s'ulcère et laisse échapper le pus par plusieurs trajets; se produit le plus souvent au cou et aux épaules. La malpropreté, l'infection et le diabète sont les principales causes.

429. — Traitement: Dès le début de la maladie, chercher à faire avorter l'anthrax en faisant des frictions avec de l'alcool camphré et surtout avec la *Pommade fondante Darvet*. Si la maladie persiste, laver l'anthrax avec de l'eau chaude additionnée d'*Eau résolutive Soker*; appliquer ensuite la *Pommade fondante Darvet* et recouvrir le tout avec un cataplasme bien chaud. Boire des tisanes diurétiques : queues de cerises, stigmates de maïs, *Tisane orientale Soker*. Après la guérison, purifier le sang avec le *Dépuratif Parnel*.

430. — ANTISEPSIE (Antiseptiques). — A pour but de détruire et d'éloigner les microbes qui se trouvent dans nos organes, à la surface du corps et de tous les objets; à cet effet, on emploie des substances chimiques, le feu, l'eau bouillante; sous leur influence, les microbes sont détruits et les objets sont *stérilisés* ou *aseptiques*. Lorsqu'on soigne un blessé, on doit avant tout préserver la blessure ou plaie de l'influence des germes, qui infectent la plaie, en la couvrant de compresses ou pansements antiseptiques. Comme antiseptique, on emploie l'eau boriquée à 40 grammes pour 1.000 grammes d'eau. Solution de sublimé $0^{gr},25$ centigrammes pour un litre d'eau. Eau phéniquée à 2 ou 3 grammes pour un litre d'eau.

AORTITES. — Inflammation de la tunique interne de l'aorte. Voir *Maladies du cœur*, page 195.

APHONIES ou perte de la voix. — Extinction de la voix à la suite d'un rhume ou d'une fatigue des cordes vocales. Maintenir chaudement la gorge, sucer des *Pastilles antiseptiques Jener*. Voir *Maladies de la gorge, Laryngites*, page 129.

431. — APHTES. — Il se forme à l'intérieur de la bouche des petites ulcérations blanchâtres ou petites plaies que l'on appelle aphtes. Ceux-ci sont l'indice d'une mauvaise disposition du corps et surtout de l'estomac.

432. — Traitement. Se gargariser avec du borate de soude ou du chlorate de potasse. Se laver la bouche avec de l'eau saturée de bi-carbonate de soude, nettoyer les dents avec la *Pâte dentifrice Rodol*. Prendre pendant quelques semaines deux ou trois *Pilules Spark* en se couchant pour se purger doucement. Chez les nourrissons et les enfants en bas âge toucher les aphtes quatre à dix fois par jour avec une boulette de coton trempée dans le collutoire suivant : biborate de soude 2 grammes, acide salicylique 10 centigrammes, miel rosat 40 grammes, mêler.

433. — APOPLEXIE CÉRÉBRALE, HÉMORRAGIE CÉRÉBRALE, COUP DE SANG. — Perte de la connaissance, du sentiment et du mouvement. L'apoplexie survient brusquement et est généralement produite par un afflux de sang au cerveau. Contrairement à ce que l'on croit, l'apoplexie n'amène presque jamais la mort subite. Le malade reste endormi pendant plusieurs heures et se réveille. On constate souvent alors qu'il est paralysé d'une moitié du corps. L'hémorragie cérébrale est produite par la rupture des vaisseaux du cerveau, par le ramollissement de la substance cérébrale, ou par une artério-sclérose. L'apoplexie est fréquente chez les personnes douées d'embonpoint, à visage coloré et de tempérament pléthorique ou sanguin, surtout celles qui ont le cou court. Souvent l'attaque d'apoplexie est annoncée par des éblouissements, des étourdissements, perte de la mémoire, parole embarrassée, tintements d'oreilles, etc.

Pendant l'attaque, et sans perdre une minute, il faut secourir le malade de la manière suivante : le placer dans un lit de manière qu'il soit presque assis, la *tête très élevée* et les *jambes pendantes*, desserrer les vêtements, donner beaucoup d'air; compresses d'eau fraîche et légèrement vinaigrée sur le front et sur la tête ; un ou deux sinapismes sur les mollets ou la face interne des cuisses ; donner en même temps des bains de pied très chauds avec du sel gris, de la farine de moutarde ou du vinaigre. Si le malade peut avaler, il faut lui donner une petite quantité d'eau vinaigrée et un purgatif énergique. Après l'attaque, le malade doit rester couché et suivre le traitement suivant. Les premiers jours, il sera soumis à la diète. Deux fois par jour, aux heures des repas, matin et soir, on lui donnera l'*Élixir Spark* pour faire dissoudre les caillots de sang épanchés dans le cerveau. Comme boisson, de l'eau bouillie ou la *Tisane Orientale Soker*. Deux ou trois jours après l'attaque, on peut alimenter légèrement le malade avec des légumes verts et un peu de viande blanche. Pas de vin, ni d'alcool. Veiller attentivement à la liberté du ventre et y pourvoir au moyen de l'*Élixir Spark* et des *Pilules Spark* qui sont souverains. Contre les convulsions, l'insomnie, les troubles nerveux, donner le *Sédatif Tiber*. Boire la *Tisane Orientale Soker*.

Pour se guérir complètement et éviter une nouvelle attaque, les personnes à tempérament sanguin doivent éviter les abus de boissons et de table. Observer le Régime Biologique, faire usage de l'*Élixir Spark* et de la *Tisane Orientale Soker*.

434. — APPENDICITE. — C'est l'inflammation de l'appendice iléo-cœcal survenant à la suite d'une occlusion de l'appendice par des calculs ou occasionnée par la présence de parasites et vers intestinaux dans l'appendice. Le début en est brusque et est caractérisé par deux symptômes : la douleur dans le côté droit du ventre (fosse iliaque droite, point de Mac Burney) et les vomissements. Les violentes coliques gagnent tout l'abdomen. La constipation est opiniâtre, l'appétit nul, la langue sale, les urines sont rares et déposent, la température est de 38° à 39°, le pouls de 100 à 120. La crise est passagère et plus ou moins longue, mais récidive toujours. Dans la plupart des cas, on guérit l'appendicite en mettant le malade à la diète lactée et en appliquant de la glace sur le ventre ; avoir soin d'interposer entre la peau et la glace une flanelle pliée en deux ou quatre. Souvent la crise évolue vers une forme à abcès péricœcal enkysté ou à une péritonite généralisée. Si le pouls est très rapide et dépasse 120, si la température est aux environs de 40°, s'il y a des vomissements, si la douleur qui siège dans la fosse iliaque est extrême et se généralise à tout l'abdomen, on doit opérer le plus tôt possible, mais ces cas graves à urgence absolue sont assez rares et le traitement médical peut suffire pour guérir l'appendicite sans opération.

Par suite d'erreur de diagnostic, on a opéré une quantité considérable de personnes qui avaient l'appendice normal, mais qui souffraient de la maladie d'intestin dénommée *typhlocolite mucomembraneuse*. En effet, la typhlocolite peut déterminer des crises douloureuses abdominales, quelquefois localisées dans la fosse iliaque droite, c'est-à-dire dans la région de l'appendice, mais ces affections ne constituent pas l'appendicite vraie.

435. — Traitement. Donner au début des purgatifs légers, régime du lait et des végétaux exclusivement, repos au lit, appliquer de la glace sur le ventre; ne pas oublier d'interposer entre la peau et la glace une flanelle pliée en deux ou quatre pour éviter un refroidissement trop violent et par là très dangereux; donner des vermifuges. Ces soins suffisent le plus souvent à guérir cette affection. Pour éviter la récidive, il faut en traiter la cause. *Élixir Spark* après les deux principaux repas, *Cachets polydigestifs Soker* avant chaque repas; dans la journée, *Triogène For* comme tonique reconstituant.

Pour se préserver de l'appendicite, il faut combattre la constipation et prendre, de temps en temps, l'*Elixir Spark* qui est un laxatif doux et tout à fait inoffensif. A chaque renouvellement de saisons, et surtout au printemps et en été, prendre un *Vermifuge* pendant quelques jours et, ensuite, deux ou trois purgatifs salins de sulfate de soude pour détruire et chasser les vers intestinaux qui contribuent au développement de l'appendicite.

Il est très utile de purger les enfants de temps en temps avec de l'*Elixir Spark* et de leur donner trois à quatre fois par an un *Vermifuge*.

436. — APPÉTIT. Anorexie ou perte de l'appétit. — La perte de l'appétit est très fréquente dans l'anémie, la chlorose et les maladies d'estomac. Il faut éviter les purgations drastiques qui n'ont aucune action sur la cause du mal. Prendre avant chaque repas une cuillerée à café d'*Elixir Spark* qui est le remède le plus efficace pour augmenter l'appétit et faire cesser les troubles digestifs. Dans la journée et après les repas, *Triogène For* ou *Vin Galar* comme tonique et reconstituant contre l'anémie et la faiblesse. S'il y a constipation, prendre une à deux *Pilules Spark* le soir en se couchant.

437. — ARTÉRITES, ARTÈRES. Artério-sclérose. — Les vaisseaux qui distribuent le sang du cœur dans toutes les parties du corps portent le nom d'*artères*. L'inflammation du système artériel ou d'une seule artère constitue l'*artérite*. A l'état aigu, le malade éprouve une douleur que la pression du doigt ou les mouvements augmentent. Les artères malades peuvent causer diverses autres affections telles que l'albuminurie, la cirrhose maladies du cerveau, paralysie, etc.

L'artérite chronique provoque une dégénérescence graisseuse de la tunique interne des vaisseaux sur les grosses artères qui porte le nom d'*athérome*, ou bien est caractérisée par un durcissement fibreux des petites artères qui les oblitère : c'est l'*artério-sclérose*. Toutes les maladies qui altèrent la composition du sang, telles que le diabète, les rhumatismes, la syphilis, l'alcoolisme en sont les principales causes.

438. — Le Traitement de l'artérite et surtout de l'*artério-sclérose* qui en est la principale forme, doit avoir pour but de supprimer la cause du mal. Il faut prendre le *Dépuratif Parnel* avant chaque repas pour purifier le sang et en activer la circulation et l'*Elixir Spark* après les repas pour combattre les troubles digestifs et éliminer les déchets de la circulation. Dans la journée, le *Triogène For* ou le *Vin Galar* comme tonique et fortifiant. Observer le Régime Biologique.

439. — ARTHRITE. — C'est l'inflammation des articulations d'une jointure. Cette affection donne des douleurs vives et rend les mouvements difficiles. Elle a pour cause le refroidissement ou les rhumatismes.

Traitement. Combattre l'inflammation avec des cataplasmes, repos au lit. Une fois l'inflammation dissipée, frictionner les parties malades avec le *Liniment Soker* et prendre le *Dépuratif Parnel* Eviter les bains, le froid, l'humidité; ne pas trop faire mouvoir la jointure malade afin d'éviter une complication. Si la douleur se déplace d'une jointure à l'autre, c'est le rhumatisme articulaire, et il faut suivre le traitement indiqué au chapitre *Rhumatismes*.

440. — ASCARIDES. VERS INTESTINAUX. Parasites

de l'intestin. — Ce sont des petits vers qui existent en très grand nombre et vivent principalement dans le *rectum*, près l'anus. Les vers sont généralement absorbés à l'état d'œufs avec les eaux de boissons qui n'ont pas été filtrées ou bouillies. Leurs évolutions dans l'intestin provoquent des troubles, diarrhée, énervement, amaigrissement, etc. Voir *Vers intestinaux*, page 412.

ASCITE. — Voir *Hydropisie du ventre*, page 221.

441. — ASPHYXIE. — L'asphyxie est la suspension de la respiration et l'arrêt de la circulation du sang provoqués par un séjour prolongé dans un air vicié ou chargé de gaz délétères, par la strangulation (pendu), par la submersion (noyé). Dans tous les cas d'asphyxie, il faut agir vite et longtemps. Faire tout son possible pour que l'asphyxié respire rapidement et qu'il ne se refroidisse pas et pour cela porter le malade au grand air, le débarrasser de ses vêtements, rétablir la circulation par des frictions énergiques, sinapismes aux jambes. Si le malade le peut, lui faire faire de grandes inspirations très profondes; s'il a perdu connaissance, recourir à tous les moyens possibles : insufflations d'air, tractions rythmées de la langue, ne pas se décourager et continuer les secours avec persévérance et pendant plusieurs heures si cela est nécessaire.

442. — ASPHYXIE PAR LE CHARBON. — Porter le malade au grand air ou dans une chambre bien aérée; le déshabiller et le coucher la *tête élevée*. Jeter au visage de l'eau froide, faire respirer du vinaigre, de l'ammoniaque, de l'éther. Frictions avec une flanelle imbibée d'eau de Cologne ou d'eau vinaigrée sur les mains, les pieds ou dans le dos. S'il est possible, faire prendre un cordial, un peu de vin, de l'eau sucrée, etc.

443. — ASPHYXIE PAR LES GAZ (Gaz des fosses d'aisances, des égouts, puits, cuves, etc.). — Exposer le malade au grand air; s'il a envie de vomir, faciliter les vomissements en lui introduisant deux doigts au fond de la bouche. Ramener la chaleur et la circulation par des frictions, jeter un peu d'eau fraîche sur le visage. Faire boire de l'eau sucrée.

444. — ASPHYXIE CHEZ LES NOYÉS. — Débarrasser la bouche, les narines, la gorge des mucosités et des crachats qui peuvent obstruer ces cavités. Placer le malade sur le ventre, la tête un peu basse, afin qu'il puisse rendre l'eau qui se trouve dans les voies aériennes. Couper les vêtements pour l'en défaire plus vite, envelopper le noyé dans des linges secs ou dans une couverture de laine. Ensuite essayer de rétablir la circulation et pour cela presser sur les côtés de la poitrine pour imiter les mouvements de la respiration. Si l'on constate que l'air pénètre et sort par les narines et la bouche, il faut continuer ce moyen, sinon, insuffler de l'air sec dans les poumons à l'aide de la bouche ou d'un soufflet, persévérer longtemps; en même temps, pour ranimer la circulation et la chaleur dans les extrémités, une autre personne fera avec la main, une brosse ou une flanelle imbibée d'eau de Cologne, des frictions sur tout le corps. Entourer le noyé avec des linges chauds ou des bouteilles remplies d'eau chaude, et ne pas se laisser décourager par l'insuccès; continuer, au contraire, les secours avec persévérance, car on a vu des noyés revenir ainsi à la vie après plusieurs heures de soins. Lorsque le noyé a repris connaissance, donner une petite quantité de vin chaud, du thé ou du café.

445. — ASPHYXIE PAR LE FROID.— Réchauffer le malade peu à peu, frictionner avec de l'eau froide ou de la neige, faire respirer du vinaigre, de l'eau de Cologne. Lorsque le malade peut avaler, donner du vin chaud, du thé, café, cognac.

446. — POUR RÉTABLIR LA RESPIRATION chez les asphyxiés, noyés ou pendus, saisir l'extrémité de la langue avec une pince ou entre le pouce et l'index garnis d'un linge pour éviter le glissement et la tirer fortement au dehors quinze à vingt fois par minute d'une façon régulière; continuer longtemps, ces tractions rythmées de la langue sont excellentes pour rétablir la respiration. Il faut également pratiquer la respiration artificielle de la manière suivante : se placer derrière la tête du malade, allonger les bras de l'asphyxié en arrière et les ramener ensuite en avant contre son corps.

447. — ASSAISONNEMENTS. — Les condiments et épices que l'on ajoute aux aliments pour éveiller l'appétit et faciliter la digestion sont toujours inutiles et nuisibles. Ces substances excitent la muqueuse de l'estomac et à la longue lui font perdre toute sensibilité. A force d'exciter l'estomac, il finit par fonctionner de plus en plus mal, et c'est par l'abus des condiments que l'on finit par se donner une maladie d'estomac. Régime Biologique.

448. — ASTHÉNIE. — Manque de force, faiblesse. Stimuler la nutrition. *Triogène For* ou *Vin Galar* sont les meilleurs toniques. Frictions sèches sur tout le corps. Se donner beaucoup de distractions. Voir *Neurasthénie*, page 213.

449. — ASSOUPISSEMENT. — L'assoupissement, ou invincible envie de dormir, surtout après les repas, provient de ce que l'appareil digestif est enflammé et le foie congestionné. Le traitement par les *Cachets polydigestifs Soker* et l'*Elixir Spark* s'impose pour obtenir une guérison radicale. Régime Biologique.

ASTHME. OPPRESSION. Voir page 214.

450. — ASTHÉNOPIE. — Affection de l'appareil de la vision ; la vue est fatiguée et la personne ne peut lire ou voir distinctement les objets. Cet état est souvent accompagné de maux de tête, de troubles nerveux. Cette affection disparait assez facilement en traitant le système nerveux. Il faut prendre le *Sédatif Tiber* et l'*Elixir Spark*. Combattre les faiblesses par le *Triogène For* ou le *Vin Galar*.

ATAXIE LOCOMOTRICE. Voir article 396, page 269.

451. — ATHREPSIE. — C'est l'état de maigreur que l'on observe chez le nourisson à la suite d'une diarrhée grave ou lorsque l'alimentation est insuffisante ou défectueuse. Voir l'*Allaitement*, page 281.

ATTAQUE d'APOPLEXIE. Voir article 433, page 287.

452. — ATROPHIE. — Diminution d'un organe. L'atrophie musculaire, qui est la plus commune, consiste dans la diminution du volume des muscles. L'atrophie déforme la partie malade et occasionne un tremblement involontaire. Il y a affaiblissement graduel et amaigrissement. Comme traitement, faire des frictions du muscle malade avec un liquide excitant : eau de Cologne, alcool ; rendre au sang sa richesse par le *Triogène For* ou le *Vin Galar*; activer les fonctions digestives par l'*Elixir Spark* qui facilite l'assimilation.

453. — ATTAQUES DE NERFS. — Elles sont généralement causées par une émotion vive, contrariété, colère, peur, et fréquentes surtout chez la femme ; mais se produisent sans motif chez les hystériques. La crise débute brusquement, d'une façon inattendue, par des cris, des pleurs, la malade tombe et perd connaissance.

454. — TRAITEMENT et soins à donner. Placer la malade sur le dos, donner beaucoup d'air, desserrer les vêtements, et asperger le visage avec de l'eau froide ; lorsque la connaissance est revenue, donner un peu de sirop d'éther ou quelques gouttes d'éther dans un peu d'eau sucrée, la crise se dissipe d'elle-même mais il faut laisser la malade se débattre et crier à son aise. Après la crise, pour éloigner et éviter les attaques, traiter la cause en donnant le *Sédatif Tiber* deux ou trois fois par jour avec la *Tisane Orientale Soker*. Comme tonique anti-anémique, le *Triogène For* ou le *Vin Galar*. S'il y a des troubles digestifs ou de la constipation, faire prendre l'*Elixir Spark*. Éviter les excitants. Régime Biologique. Un ou deux grands bains par semaine avec le sel de Pérou. Voir les articles *Hystérie, Epilepsie*, pages 212 et 246.

BALANITE. — Inflammation du gland. Voir page 155.

455. — BATTEMENTS DE CŒUR. — Ils sont fréquents dans l'anémie, la chlorose, les maladies de cœur et souvent causés par une digestion laborieuse ou un régime trop excitant qui entravent la circulation du sang ; chez les anémiques, les battements de cœur sont dus à la faiblesse du sang. Comme traitement, le *Triogène For* et l'*Elixir Spark* sont souverains. Éviter les repas copieux et observer le Régime Biologique qui est excellent.

456. — BAILLEMENTS. — Qu'ils soient répétés ou par crises à intervalles espacés, les bâillements sont provoqués par la dyspepsie. Voir *Maladies d'estomac*, page 186.

457. — BALLONNEMENT ABDOMINAL. — Est produit par suite d'un développement exagéré de graisse ou par la présence d'une grande quantité de gaz dans les intestins. Voir *Maladies d'estomac, Dyspepsie, Constipation*, pages 186 et 256.

458. — BÉGAIEMENT. Vice de prononciation. — Provoqué par la contraction des muscles de la langue. Cette difficulté de prononciation peut se corriger par une gymnastique rationnelle de la voix.

BLENNORRAGIE. Voir pages 158 et 170.

459. — BLÉPHARITE. — Inflammation du bord libre des paupières qui deviennent rouges, gonflées et sont couvertes de petites croûtes; provient généralement do lymphatisme ou à la suite de travail à la lumière artificielle. Supprimer la cause, laver les paupières avec le *Collyre végétal Soker*. Combattre l'anémie par le *Triogène* ou le *Vin Galar* qui sont les meilleurs reconstituants, ne pas toucher les yeux avec les doigts. Voir *Maladies des yeux*, pages 137 et 140.

460. — BAINS. — Les bains sont très utiles et profitent à tout le monde Il ne faut prendre les bains ni trop chauds, ni trop froids. En été, pendant les grandes chaleurs, on peut prendre des bains très souvent et y rester longtemps sans être affaibli. On ne doit prendre un bain que lorsque la digestion est faite c'est-à-dire 3 à 4 heures après le repas.

Les bains chauds sont des bains de propreté pour favoriser le fonctionnement de la peau et la débarrasser de ses impuretés. La température d'un bain doit être de 25 à 30°

Les bains froids sont très recommandés dans les formes malignes des fièvres éruptives, dans le rhumatisme cérébral, dans les pneumonies infectieuses et surtout dans la fièvre typhoïde.

Envelopper le malade dans un drap et le plonger complètement dans l'eau sauf la tête. La durée sera de 5 minutes pour un enfant et de 10 minutes pour un adulte. Retiré du bain, on enveloppe le malade dans un drap sec et couverture chaude, on met une boule d'eau chaude aux pieds.

Pendant le bain, appliquer une compresse froide sur la tête et frictionner tout le corps, *sauf* l'abdomen. En cas de syncope, retirer le malade du bain et le ranimer. Après le bain, s'il survenait un frisson, donner une boisson chaude.

Bains de pieds — On les prend simples ou additionnés de sel, de vinaigre ou de farine de moutarde. Les bains de pieds de propreté se prennent tièdes; on y ajoute un peu de vinaigre ou de sel de cuisine qui tonifient les chairs. Pour faire un *bain de pied sinapisé*, il faut opérer de la manière suivante. Délayer la farine de moutarde dans de l'eau froide et y ajouter ensuite de l'eau tiède par petite quantité. Quand les pieds sont dans le bain, recouvrir les jambes et le vase avec une couverture pour que l'odeur piquante de la moutarde ne gêne pas. Retirer les pieds quand ils sont bien rouges.

Bains de vapeur. — Ils sont très utiles dans les rhumatismes et les douleurs. Ne pas les prendre à une température trop élevée.

Les bains de rivière sont utiles aux personnes faibles et fortifient le système nerveux. Il faut les prendre lorsque l'eau n'est pas trop froide et ne pas y séjourner très longtemps.

Bains de mer. — Très utiles aux lymphatiques, rachitiques et à tous ceux dont les systèmes sanguin ou nerveux sont débilités. Eviter de les trop prolonger ou de se surmener par la natation.

Bains sulfureux ou bains de barèges. — Ces bains sont utiles dans les maladies de la peau. Ils agissent sur l'épiderme qu'ils tonifient; ces bains sont en outre stimulants. Pour préparer un bain sulfureux ou bain de Barèges artificiel, faire dissoudre dans un vase en terre 100 grammes de sulfure de potasse et verser ensuite dans une baignoire en bois ou émaillée. Ce bain dégage une odeur d'œuf pourri qui est cependant assez supportable.

Bain alcalin. — Se prépare avec 250 grammes de cristaux de soude ou de carbonate de soude que l'on fait fondre dans un peu d'eau et que l'on verse dans la baignoire. Ce bain est avantageusement remplacé par un bain dans lequel on verse un flacon de *Sel de Pérou*.

Bain d'amidon. — Délayer dans le bain un kilo d'amidon.

Bain aromatique. — Envelopper dans un linge 500 gr. de tilleul ou d'espèces aromatiques, plonger dans le bain et laisser pendant toute la durée.

Bain gélatineux. — Faire dissoudre 500 grammes de gélatine dans de l'eau tiède.

Bain salé. — Deux ou trois kilos de sel marin pour un bain; laisser fondre.

Bain hygiénique de Pérou. — Tonique, rafraîchissant, très recommandé. Se prépare avec un rouleau de *Sel de Pérou*. Il donne à la peau souplesse et élasticité en tonifiant le système nerveux et musculaire. Ce bain a l'efficacité des bains de mer.

Bain de son. — On met deux kilos de son dans un sac assez grand pour que le son n'y soit pas serré. On plonge le sac dans le bain. On froisse plusieurs fois le sac avec la main pour en extraire les propriétés adoucissantes du son et les faire passer dans le bain. Ce bain convient aux personnes nerveuses et dans les maladies de la peau.

AVIS. — Les quantités que nous indiquons sont pour un

bain d'adulte d'une contenance de 200 à 250 litres. Il faut diminuer la quantité si la baignoire est plus petite ou si c'est pour un
enfant.

BILE. — La bile en excès, ou par un séjour trop prolongé dans
l'estomac, peut occasionner de graves dérangements. Voir *Maladies de l'estomac et du foie.*

461. — BLESSURES, PLAIES. — On ne doit jamais négliger une blessure, écorchure, égratignure ou morsure d'insecte
si petite et si anodine qu'elle paraisse, car elle peut occasionner
de l'inflammation ou l'érysipèle (Voir à ce mot). Laver d'abord
la petite blessure avec de l'eau boriquée en ayant soin de la
faire saigner un peu. Ensuite, envelopper et tenir à l'abri de l'air
au moyen d'un petit pansement de coton ou de gaze hydrophile
que l'on arrosera avec de l'*Eau résolutive Soker*, de l'*Alcool
camphré*, ou de l'*Eau blanche.* Voir *Plaies*, page 381.

462. — BOISSONS. — Liquides que nous absorbons pour
étancher la soif. On fait une excellente boisson, meilleure que
l'eau de Seltz, avec: acide tartrique ou citrique 3 grammes, bicarbonate de soude 2 grammes, et une cuillerée de sirop de citron ou de menthe à faire fondre dans un grand verre d'eau.
On peut aussi préparer à l'avance une poudre gazeuse en
mélangeant : 250 grammes de sucre en poudre, 20 grammes
d'acide citrique, 20 grammes de bicarbonate de soude ; aromati-
ser avec quelques gouttes d'essence de citron ou de menthe,
conserver ce mélange dans un flacon bien bouché. Une cuillerée à café dans un grand verre d'eau.

La meilleure boisson est l'eau; mais il ne faut jamais la boire
sans l'avoir fait filtrer ou bouillir. Si l'on fait infuser dans de l'eau
filtrée ou bouillie du bois de réglisse ou un peu de goudron, on
obtient une boisson très hygiénique. Eviter les boissons trop
froides ou glacées qui peuvent occasionner des affections très
graves.

463. — BOUCHE. — L'hygiène de la bouche a une très grande
importance et c'est souvent d'elle que dépend la santé générale à
cause du grand nombre de microbes qui pénètrent dans la cavité
buccale. Pour éviter toute inflammation, il faut prendre les soins
hygiéniques que nous indiquons (Voir page 271). La principale
cause des maladies de la bouche et de la carie des dents est la

formation et l'accumulation, sur les dents et les gencives, du tartre dentaire ; pour l'éviter, il faut veiller avec soin à la propreté de la bouche et cela dès la plus tendre enfance. Brosser chaque jour les dents avec une brosse douce trempée préalablement dans l'*Opiat Dentifrice Rodol* qui est le meilleur. Si le tartre dentaire est formé, le faire enlever par un dentiste et procéder à des brossages deux ou trois fois par jour, se rincer aussi très souvent la bouche avec le *Dentifrice Rodol*. Si la salive est acide, les dents sont attaquées et se gâtent facilement; il faut alors prendre l'*Elixir Spark* pour régulariser les fonctions digestives, parce que l'acidité indique la mauvaise fonction de l'estomac.

464. — BOUFFÉES DE CHALEUR. — Elles sont très fréquentes, après les repas chez les personnes atteintes d'une maladie de foie, de cœur ou de troubles digestifs. Le sang monte à la tête, la face est rouge et la personne éprouve une sensation de chaleur dans les membres et à la tête.

Traitement. — Pour faire disparaître ces malaises, il faut éviter les purgations qui ne font que les accentuer et prendre avant chaque repas, une cuillerée à bouche de *Dépuratif Parnel* qui purifie et facilite la circulation du sang. Après les repas, une à deux cuillerées à café d'*Elixir Spark*. Manger peu à la fois. Le Régime Biologique est très recommandé.

465. — BOUFFISSURE. — S'observe très souvent lorsque le sang est altéré ou vicié. Le *Dépuratif Parnel* et l'*Élixir Spark* auront rapidement raison de cette affection par suite de leur excellente influence sur le sang qu'ils purifient et dont ils éliminent les déchets. Prendre le *Triogène For* ou le *Vin Galar* comme tonique reconstituant.

466. — BOULIMIE: Faim excessive, appétit vorace. — Elle est généralement occasionnée par la présence d'un tœnia ou ver solitaire dans les intestins ou par le diabète, mais elle peut survenir également dans la convalescence d'une maladie grave ; elle est parfois nerveuse. S'abstenir de manger à sa faim et augmenter progressivement les aliments. Prendre le *Triogène For* ou le *Vin Galar*. *Elixir Spark*. Voir *Diabète*, page 217.

467. — BOUILLIE. — Se prépare en délayant dans du lait chaud la farine d'orge, d'avoine, de riz, de tapioca, etc. spécialement destinée à l'alimentation des nourrissons. Ne jamais en

donner avant l'âge de dix mois. La bouillie devra cuire longtemps et être remuée constamment pour éviter les grumeaux.

468. — BOURDONNEMENTS D'OREILLES. — Symp-
tômes qui s'observent dans les maladies d'oreilles, dans les fièvres ou à la suite d'absorption de sulfate de quinine. Ces bruits
sont aussi très souvent causés par un bouchon formé par le
liquide séreux s'écoulant des oreilles et qui s'est desséché; par un
corps étranger introduit dans l'oreille, ou par une otite. La mauvaise circulation du sang, la faiblesse, l'anémie en sont souvent
la cause. Voir *Maladies des oreilles*, page 134.

Traitement. — Purifier le sang avec le *Dépuratif Parnel* et
le tonifier avec le *Triogène For* ou le *Vin Galar*. Comme
traitement local, lavages matin et soir à l'eau boriquée tiède,
ensuite introduction dans l'oreille de deux à trois gouttes d'*Auditine Rock*.

**469. — BOURGEONNEMENT, EXCROISSANCES DE
CHAIR. —** Très fréquentes à la surface d'une plaie ou des
ulcères qui sont sur le point de se cicatriser, les excroissances
empêchent la guérison. Pour les supprimer, il faut les cautériser avec un crayon de nitrate d'argent. L'*Eau Résolutive
Soker* supprime les excroissances.

BOUTONS — Voir *Maladies de la peau*, *Acné*, pages 65 et 75.

470. — BOUTS DE SEIN. — Il comprend une tétine fixée
sur un verre en forme de cloche et qui s'applique sur le bout du
sein de la nourrice lorsqu'il n'est pas assez saillant. Par son
usage le bout du sein maternel grossit et permet l'allaitement.

Il faut laver le bout de sein artificiel avant et après chaque
tétée avec de l'eau bouillie chaude, ensuite on le plonge dans un
verre contenant de l'eau bouillie chaude.

BRONCHITE. — Affection des bronches; s'annonce par
de l'oppression, toux suivie de crachats, frissons, fièvre. Voir
Maladies des bronches, des poumons, page 212.

**471. — BRONCHITE CHEZ LES ENFANTS EN BAS
AGE. —** Inflammation des bronches, qui provoque la toux, accompagnée souvent d'un peu de fièvre; survient à la suite d'un
rhume de cerveau. Il faut la soigner de suite pour éviter de
graves complications.

472. — Traitement. — Donner à l'enfant du *Sirop de Desessarts* pour faciliter l'expectoration des crachats et en empêcher l'accumulation ; appliquer sur la poitrine et sur le dos un cataplasme sinapisé que l'on laisse en place dix à quinze minutes; quand la toux est devenue grasse on peut donner un peu de sirop d'ipéca pour faire vomir, si l'enfant a plus de deux ans.

Terminer le traitement avec une potion à la terpine. Pour calmer la toux on peut ajouter dix à vingt grammes de sirop de codéine pour cent grammes de sirop Desessartz. On a ainsi un sirop pectoral très efficace.

BRONCHO-PNEUMONIE, BRONCHITE CAPILLAIRE. — Voir l'article 331, page 213.

473. — BRULURES. — Elles sont produites par l'action de la chaleur sur les tissus et peuvent être plus ou moins graves suivant leur profondeur et leur étendue. Si c'est une simple rougeur, une brûlure légère, elle est dite du *premier degré;* si la peau est profondément atteinte, la brûlure est du *second degré*, la douleur est vive et il se forme alors des ampoules. La brûlure peut être encore plus profonde et aller depuis la peau jusqu'à l'os. Si la brûlure est peu profonde, bains froids pour calmer la douleur, laver à l'eau boriquée froide et appliquer une bonne couche de vaseline ou de liniment oléo-calcaire, qui se prépare en mélangeant dix grammes d'huile d'amandes douces avec quatre-vingt-dix grammes d'eau de chaux, recouvrir avec une couche de ouate et maintenir avec une bande. Laisser ce pansement en place et ne l'enlever que lorsque la cicatrisation est faite, c'est-à-dire au bout de plusieurs jours. Si la brûlure est profonde, vive ou très étendue, enlever les vêtements doucement pour ne rien froisser, au besoin même les couper avec des ciseaux, lotionner avec une solution d'acide picrique qui calme assez promptement la douleur. Nettoyer la place pour en enlever tout ce qui y est resté attaché. Appliquer ensuite des compresses d'une solution d'acide picrique ou tout simplement d'eau froide. Une fois la douleur calmée, appliquer un pansement très épais pour isoler la brûlure du contact de l'air. Ce pansement peut être fait avec de la vaseline, du liniment oléo-calcaire ou un linge trempé dans l'huile; après ce graissage, appliquer de la gaze antiseptique et une couche très épaisse de coton et fixer avec une bande. Renouveler ce pansement très souvent. Si la brûlure est très étendue, il peut survenir de la fièvre, du tétanos et le malade peut succomber. Donner des calmants : sirop de chloral, bromure, etc.

BRULURE D'ESTOMAC. PYROSIS. — Voir *Maladie d'estomac*, page 186.

BUBON. — Inflammation des ganglions. Voir article, pages 167 et 181.

474. — CACHEXIE. — Altération très profonde de l'état général ; survient dans les maladies débilitantes telles que le cancer, la syphilis, etc. Le *Triogène Fór* ou le *Vin Galar* et le *Dépuratif Parnel*, secondés par un régime tonique et fortifiant, en viennent facilement à bout.

CALCULS BILIAIRES, COLIQUES HÉPATIQUES. — Voir l'article, page 263.

CALCULS DES REINS. — Voir *Gracelle*, page 143.

475. — CALVITIE, CHUTE DES CHEVEUX. — Quand la chute des cheveux n'est pas la suite d'un âge très avancé, on peut l'arrêter et même faire repousser les cheveux en faisant usage du *Régénérateur Spark* qui est le plus efficace des produits pour tonifier le cuir chevelu et en fortifier les racines. La chute des cheveux est le plus souvent due à la présence des pellicules. Pour les supprimer, faire usage du *Régénérateur Spark*. Voir *Alopécie*, page 97.

CANCER. — Voir l'article, page 124.

CARIE DES OS. — Voir l'article, page 377.

476. — CARIE DENTAIRE. — Destruction de la matière qui compose les dents. La carie occasionne des douleurs et des rages de dents. Elle rend la mastication incomplète et par cela fatigue l'estomac et peut compromettre la santé. Pour éviter la carie, il faut soigneusement nettoyer les dents chaque jour avec une brosse et la *Pâte dentifrice Rodol*. La carie a pour cause l'acidité de la salive qui agit comme dissolvant sur les tissus des dents ; cette acidité provient de l'estomac ; pour la combattre, il faut, après chaque repas, prendre un peu d'*Élixir Spark* et, avant les repas, un peu de bi-carbonate de soude ou de magnésie calcinée. La dent cariée peut être conservée si on a soin de boucher la cavité qui s'est formée. On peut obturer la dent avec un morceau de gutta-percha ramollie par la chaleur ou par une boulette de coton trempée dans de la teinture de benjoin. Le mieux, c'est de la faire plomber par un bon dentiste.

477. — CARREAU. — C'est la péritonite tuberculeuse des enfants. Cette affection de l'enfance est caractérisée par un ballonnement du ventre et accompagnée alternativement de diarrhée et de constipation. Provient généralement d'hérédité et surtout de mauvaises conditions hygiéniques; fréquent chez les enfants scrofuleux et lymphatiques. Chez les enfants atteints de carreau, le volume du ventre devient énorme et cette augmentation provient de l'engorgement des ganglions du péritoine. En général, ces enfants ont de la diarrhée et maigrissent.

478. — Traitement. — Bains salés une ou deux fois par semaine, régime doux, *Triogène For* par petite quantité comme tonique et reconstituant, huile de foie de morue et surtout *Sirop Leber* iodotannique phosphaté; sirop de chicorée matin et soir, contre la constipation cataplasmes chauds ou compresses chaudes sur le ventre pour la nuit. Voir Péritonite, page 383.

479. — CATALEPSIE. — Accès de sommeil qui arrive spontanément chez les hystériques, mais peut être obtenu par l'hypnotisme. Pendant ce sommeil, le malade reste immobile, avec suspension de la connaissance et du mouvement, et l'on peut faire prendre à son corps et à ses membres telle position que l'on voudra et qu'ils conserveront durant tout le sommeil. Même traitement que pour l'hystérie. Soigner l'anémie. Voir *Maladies nerveuses* et *Anémies*, pages 240 et 259.

480. — CATAPLASMES. — Remèdes externes de consistance pâteuse pour appliquer sur la peau et que l'on prépare de différentes manières. *Cataplasme émollient:* délayer la farine de graine de lin dans de l'eau bouillante pour obtenir une pâte épaisse que l'on place entre deux linges. *Cataplasme calmant:* faire bouillir deux têtes de pavot dans de l'eau, passer et délayer cette eau très chaude avec de la farine de lin pour faire le cataplasme; on peut y ajouter dix à vingt gouttes de laudanum que l'on fait tomber goutte à goutte sur le linge entourant le cataplasme, et du côté où on va l'appliquer. *Cataplasme de fécule de pomme de terre :* délayer la fécule dans un peu d'eau froide, verser le tout dans de l'eau bouillante et agiter avec une cuillère jusqu'à ce que la fécule soit prise en gelée.

Les cataplasmes s'appliquent chauds; il faut les renouveler au moins toutes les quatre heures. *Cataplasme sinapisé*: on prépare un cataplasme ordinaire avec de la farine de graine de lin et, au moment de l'appliquer, on le saupoudre avec un peu de farine de moutarde. Ne pas le laisser trop longtemps, parce qu'il produirait un effet vésicant; on s'assure de temps en temps si la peau est assez rouge, et on enlève le cataplasme lorsque la cuisson devient assez sensible. A la longue, le cataplasme se refroidit et sèche; pour le conserver longtemps tiède et qu'il ne sèche pas, on le recouvre avec un morceau de taffetas gommé et ensuite avec une bonne couche de coton.

481. — CATARACTE. — La partie interne de l'œil nommée cristallin peut perdre sa transparence et devenir opaque : c'est la cataracte. Elle se produit surtout chez les vieillards et chez les personnes atteintes de diabète. Les oculistes arrivent avec beaucoup de succès à extraire la partie opaque et à rétablir la vision. Le développement de la cataracte se fait lentement, mais il est bon de ne pas attendre longtemps et de consulter un bon oculiste le plus vite possible.

482. — CATARRHE DES BRONCHES. — Vieux rhume, inflammation chronique de la muqueuse des bronches; la toux est accompagnée de crachats opaques; en général, est la suite d'un rhume négligé ou mal soigné. Voir *Maladies des bronches et des poumons*, page 212.

CATARRHE DE LA VESSIE. — Voir *maladies des voies urinaires, vessie*, pages 111 et 117.

483. — CAUCHEMARS. — *Mauvais rêve.* — Pendant le sommeil, on éprouve de la souffrance, de l'oppression, de la gêne, on rêve de choses pénibles ou effrayantes. Les cauchemars sont occasionnés par des contrariétés, des mauvaises digestions, des palpitations de cœur, des lectures effrayantes. Pour s'en débarrasser, il faut supprimer les excitants, tels que le café, le vin, les liqueurs; observer le Régime Biologique. Prendre après chaque repas une cuillerée à café d'*Elixir Spark*. Le soir, faire un repas léger et ne se coucher que deux heures après. Beaucoup de personnes ont le sommeil agité, parce qu'elles sont trop nerveuses et ont le sang appauvri. Il faut qu'elles prennent le *Sédatif Tiber*, le soir en se couchant, et suivent le traitement contre

— 301 —

l'anémie : *Triogène For* ou *Vin Galar*. Le sang, rapidement, redeviendra riche, les nerfs seront calmés et le sommeil sera normal et sans cauchemars. Voir *Maladies d'estomac*, des nerfs, anémie, pages 186, 240, 259.

CÉPHALALGIE. — Maux de tête, Migraines. Voir page 239.

CHANCRE. — Voir l'article 285, pages 176 et 181.

484. — CHARBON. — **Anthrax malin. Pustule maligne.** — Cette terrible maladie est une affection du sang qui se communique par contact direct (coupure, égratignure) avec des animaux morts du charbon ou par la piqûre d'une mouche charbonneuse. C'est une sorte d'empoisonnement du sang provoqué par un microbe et qui peut amener la mort si le mal a fait des progrès et n'est pas traité à temps. Il faut cautériser le bouton ou la plaie sans perdre de temps avec un caustique : la potasse, la teinture d'iode, l'ammoniaque, ou encore mieux avec un fer pointu rougi au feu. Les animaux qui meurent de la fièvre charbonneuse doivent être enterrés très profondément et on doit les recouvrir d'une forte couche de chaux vive avant de combler la fosse.

CHAUDE-PISSE. — Voir *Blennorragie*, article page 158.

485. — CHAUFFAGE. — Le chauffage le plus hygiénique s'obtient au moyen d'un calorifère à eau chaude ou en brûlant du bois dans une cheminée. Les poêles mobiles ou fixes peuvent causer des accidents. Pour les éviter, il faut ajuster le poêle à une cheminée *qui tire bien*, avoir soin de bien fixer le couvercle et ajuster les tuyaux. Les poêles à l'alcool, à l'essence et au pétrole offrent toujours du danger et il faut beaucoup de précautions.

486. — CHAMPIGNONS. — Il est très difficile, presque impossible, de donner nettement le caractère des espèces que l'on peut manger sans aucun danger, car telle sorte qui est bonne à manger dans un endroit est vénéneuse dans un autre. Il est bon de faire savoir que tous les signes prétendus certains sont absolument faux. Aussi est-il prudent de s'abstenir et de ne manger que des champignons connus et très employés dans la contrée. En cas d'empoisonnement par les champignons, dès qu'on ressent des douleurs, il faut débarrasser l'estomac, en provoquant des vomissements, et, pour cela, prendre de suite un vomitif et boire par dessus beaucoup d'eau tiède; on peut également provoquer les vomissements en s'introduisant deux doigts jusqu'au fond de la gorge, boire toujours beaucoup d'eau tiède et ne cesser de provoquer les vomissements que lorsque l'on rend l'eau telle qu'elle a été avalée. Administrer des toniques : café, acétate d'ammoniaque, éther, liqueur d'Hoffmann. Prendre ensuite une bonne purgation : sulfate de soude, sulfate de magnésie ou trois à quatre *Pilules Spark*. Faire boire du lait pur ou coupé d'eau. Eviter tout refroidissement des membres et entourer le malade avec des draps chauds et des bouillottes pleines d'eau chaude; mettre un cataplasme chaud sur le ventre. En l'état actuel de la science, on ne connaît pas de contre-poison des champignons; on doit donc s'efforcer d'expulser du corps, le plus rapidement possible, le poison avant qu'il soit entraîné par la circulation du sang. Le noircissement d'une cuiller ou pièce en argent par les champignons, ainsi que l'addition de vinaigre, ne constituent pas une preuve suffisante et ces procédés ne doivent inspirer aucune confiance.

487. — CHEVEUX, CHUTE DES CHEVEUX. — La perte des cheveux est provoquée par l'âge, à la suite d'une grave maladie infectieuse ou bien par la présence de pellicules, dartres ou démangeaisons.

Rien ne peut empêcher la chute des cheveux chez une personne très âgée, mais on peut y remédier et les faire repousser lorsque la chute en est accidentelle et occasionnée par des pellicules ou à la suite d'une maladie. Le cheveu est un tube creux qui renferme une substance grasse et une matière colorante; quand celle-ci ne se produit plus par le bulbe pileux, le cheveu blanchit, c'est la *canitie*. La chute des cheveux ou calvitie est produite par un microbe spécial qui s'attaque au bulbe pileux, organe qui donne naissance au cheveu. Le meilleur traitement contre la chute des cheveux est de faire usage du *Régénérateur Spark* et de la *Pommade tonique Spark*. Souvent aussi, la chute est occasionnée par l'inflammation du foie et le mauvais état du tube digestif; aussi, conseillons-nous de prendre l'*Élixir Spark* et les *Cachets polydigestifs Soker*. S'il y a des démangeaisons et des boutons sur la tête, purifier le sang avec le *Dépuratif Parnel*. Ainsi compris, ce traitement donne des résultats absolument merveilleux contre la chute des cheveux.

Lorsque les cheveux sont secs, il est bon de faire un usage à peu près régulier de notre *Pommade tonique Spark*. Le *Régénérateur Spark*, à base de substances qui fortifient les cheveux, est recommandé tout spécialement pour les résultats certains et rapides qu'il donne; les produits antiseptiques qui entrent dans sa composition arrêtent la formation des pellicules et font disparaître tous les microbes. Par ses propriétés stimulantes, le *Régénérateur Spark* assainit les chéveux, active leur croissance et, non seulement détruit les pellicules, mais prévient toutes les affections du cuir chevelu.

Le *Régénérateur Spark* ne poisse pas les cheveux, n'encrasse pas la tête, ne tache pas la peau, sèche facilement et facilite l'ondulation. Il a une action spéciale et antiseptique sur le microbe de la calvitie, le *microbacille séborrhéique* qu'il détruit promptement et arrête la chute. La chevelure s'épaissit, s'allonge et les cheveux deviennent souples et brillants.

Lorsque les cheveux sont blancs, nous conseillons pour leur recoloration l'*Eau Balla* qui est une eau tout à fait inoffensive et qui donne d'excellents résultats sans nuire à la santé. (Lire le très intéressant article spécial : *Recoloration des cheveux*.)

CHLOROSE, PALES COULEURS. — Anémie des jeunes filles. Voir *Anémie*, page 259.

488. — CHOLÉRA. — Débute par une diarrhée bilieuse et des vomissements. Ensuite les selles sont formées d'un liquide aqueux, presque sans odeur ni couleur, dans lequel nagent des flocons blanchâtres ayant la forme de grains de riz (selles riziformes). Le malade éprouve des vertiges, des maux de tête, de vives douleurs stomacales. Les yeux sont cernés, bordés de noir, les traits sont tirés. La circulation se ralentit, le sang s'épaissit de plus en plus, la quantité d'eau que le malade rend étant considérable. La peau se refroidit, le malade a des crampes dans les mollets et les bras; il se produit des troubles très profonds. Si le malade ne succombe pas il y a alors réaction, la fièvre et la chaleur reviennent, la diarrhée et les vomissements diminuent.

Cette maladie est produite par un microbe appelé le *Bacille Virgule* et est plus spécialement observée dans les pays chauds.

489. — Traitement. — Eviter tout excès ou privation et tout ce qui peut donner de l'inflammation à l'estomac. Supprimer les crudités, ne boire que de l'eau bouillie ; l'alcool et le vin sont nuisibles et troublent la digestion. Observer tous les soins de propreté.

Ne pas négliger les premiers accidents intestinaux ; dès l'apparition de la diarrhée donner du bismuth avec de l'*Élixir parégorique*. Boire de l'eau de riz, de l'eau albumineuse, mettre des cataplasmes chauds sur le ventre, frictionner le corps avec une flanelle trempée dans de l'alcool camphré, bouillottes chaudes ou briques chaudes dans le lit pour combattre le refroidissement du corps. Donner des boissons chaudes additionnées d'eau-de-vie. Observer la diète. Dans la période de la fièvre, lorsque la chaleur revient, boissons froides et même glacées en cas de vomissements.

490. — CHOLÉRINE. — Diarrhée abondante accompagnée de coliques, de douleur au creux de l'estomac et au ventre. Le malade a des nausées et quelquefois des vomissements. Il est abattu, manque de force et transpire facilement. La soif est vive. Se tenir chaudement, boire des tisanes chaudes : mélisse, menthe, thé. Prendre quelques gouttes d'*Elixir parégorique* avec un gramme de bismuth toutes les deux ou trois heures. Flanelle sur le ventre. Chez les enfants, deux lavements d'amidon par jour ; comme boisson, eau bouillie avec un peu de bicarbonate de soude ; couper le lait avec de l'eau bouillie additionnée de bicarbonate de soude. Voir *Dysenterie*, page 323.

CHORÉE, DANSE DE SAINT-GUY. Voir *Maladies nerveuses*, page 240.

491. — CHUTE DES DENTS. — Se produit naturellement chez les personnes âgées et chez les personnes jeunes par la mauvaise hygiène de la bouche et des dents, la carie dentaire ou l'inflammation des gencives. Pour retarder la chute des dents, il faut les nettoyer au moins une fois par jour avec une bonne pâte dentifrice ; la plus recommandée, par son efficacité antiseptique et le parfum agréable qu'elle laisse à la bouche, est la *Pâte dentifrice Rodol;* elle fortifie les dents, empêche le déchaussement et fait disparaître l'acidité de la salive. Se rincer la bouche avec de l'eau additionnée de l'*Élixir dentifrice Rodol*. Si l'estomac digère mal, prendre de l'*Elixir Spark*.

492. — CHUTE DE LA LUETTE. — Lorsque la luette est enflée par suite d'inflammation, elle peut obstruer le larynx, ce qui provoque des accès de suffocation et une gêne considérable dans la respiration; survient à la suite d'un refroidissement. Se gargariser plusieurs fois par jour avec le *Gargarisme Jener*, laisser fondre dans la bouche quatre à six *Pastilles antiseptiques Jener*, surveiller le tube digestif et prendre de l'*Elixir Spark* si la digestion est laborieuse.

493.—CHUTE ET DÉPLACEMENT DE LA MATRICE.— La matrice se déplace facilement. Cette chute se désigne sous différents noms, selon la position qu'elle prend à la suite du déplacement. *Rétroversion:* lorsque le col se place en avant et la partie supérieure de la matrice en arrière: *Antéversion:* si le col se place en arrière; *Atroversion:* si la matrice se détourne à droite ou à gauche. La matrice peut descendre jusqu'au vagin, en occuper toute la cavité et même avancer hors du vagin. La cause principale est le relâchement des ligaments à la suite de fausses couches, d'accouchements ou d'efforts. Pour le traitement, voir *Maladies des femmes*, pages 112 et 118.

494. — CHUTE DU RECTUM. — Assez fréquente chez les personnes atteintes d'hémorroïdes ou très constipées et chez les enfants par suite du relâchement de la muqueuse anale ; le rectum sort et forme des bourrelets quand la personne va à la selle. Faire rentrer la grosseur avec les doigts et maintenir avec une bande. Lavements astringents froids, une décoction de *ratanhia*, surtout après la garde-robe. Tous les soirs, un *suppositoire Kost*. Graisser le rectum deux fois par jour avec la *Pommade péruvienne Balton*.

495. — CIDRE, POIRÉ. — Le cidre se prépare avec le jus de la pomme, le poiré avec le jus de poire. Ces boissons sont nuisibles, elles contiennent des acides, de l'alcool et des principes trop excitants. Leur usage provoque des inflammations d'intestin, des gastrites et fatigue le système nerveux.

496. — CIRCONCISION. — Petite opération ayant pour but la section du prépuce afin de le ramener en arrière. La circoncision est un excellent moyen hygiénique, qui préserve les hommes d'une contamination, en cas de rapports douteux, et évite toute inflammation sur le gland. La circoncision est de rigueur chez les Israélites et les Mahométans et commence à s'introduire chez les Chrétiens. Il serait à souhaiter qu'elle se généralise, vu les services qu'elle peut rendre. La circoncision peut préserver l'homme d'une avarie et le mettre à l'abri de ces tumeurs, inflammations ou écorchures si dangereuses, qui se forment entre le gland et le prépuce, par suite de la sécrétion grasse qui s'y accumule.

CLOUS, FURONCLES. — Voir *Abcès*, page 272.

497. — CONSANGUINITÉ. — Les mariages entre proches parents devraient être défendus parce qu'ils donnent toujours de mauvais résultats. Les enfants issus de cousins germains sont le plus souvent des enfants dégénérés et il n'est pas rare de constater parmi eux l'hystérie, la danse de saint Guy ainsi que la folie. Ces enfants portent toujours les traces très caractéristiques de la dégénérescence.

498. — CŒUR. — Les affections du foie ou des reins et les rhumatismes articulaires sont les principales causes des maladies du cœur; elles amènent toujours un grand désordre dans la circulation du sang et une altération de l'organe lui-même. Les valvules ne fonctionnent pas bien et les orifices sont déformés. Ces troubles occasionnent des maux de tête, des palpitations, des éblouissements, des essoufflements, les poumons se congestionnent; le malade est essoufflé, respire difficilement, les jambes enflent et les urines deviennent rares. Le traitement végétal a pour but d'augmenter la force du cœur et de diminuer la résistance circulatoire ; il donne toujours un bon et durable soulagement. Voir *Maladies du cœur*, page 195.

499. — COLIQUES. — Douleurs qui siègent au ventre. Sont souvent provoquées par une mauvaise digestion, ou de la constipation. Faire des cataplasmes chauds, compresses chaudes sur le ventre; une demi-cuillerée à café d'*élixir parégorique* dans une infusion de menthe, laudanum sur du sucre ou dans de l'eau, boissons chaudes. La douleur calmée, prendre une purgation. Voir articles 304-305, page 193.

500. — COLIQUES DES NOURRISSONS. — Surviennent toujours à la suite d'une mauvaise digestion. Cataplasmes sur le ventre. S'il y a de la diarrhée, administrer un petit lavement d'amidon. S'il y a constipation, un petit lavement avec un peu d'huile à manger, une cuillerée à café de glycérine, ou bien d'eau de son (Voir *Lavement*). Faire boire de l'eau sucrée à laquelle on ajoutera un peu de bicarbonate de soude. Couper le lait avec de l'eau bicarbonatée, donner du sirop de chicorée ou du sirop de fleurs de pêcher. Si la constipation persiste, donner 5 à 10 centigrammes de magnésie dans un peu de lait, frictionner le ventre avec de l'huile camphrée, cataplasmes chauds sur le ventre que l'on tiendra chaudement emmailloté. Si l'enfant crie, si le ventre est ballonné, s'il y a diarrhée verte avec émission de gaz, il faut de suite modifier le régime et changer l'alimentation. Voir article spécial *Alimentation*, page 280.

COLIQUES HÉPATIQUES. — Voir l'article, page 263.

COLIQUES NÉPHRÉTIQUES. — Voir l'article, page 141.

501. — COLIQUES DE MATRICE. — La malade éprouve des douleurs dans le bas-ventre et dans les reins; elles sont fréquentes dans presque toutes les maladies spéciales de la femme. Voir *Maladies des femmes*, pages 112 et 118.

502. — COLIQUES DE VESSIE. — Fréquentes chez les graveleux et dans la cystite; elles sont très souvent produites par les excès de boisson. Traitement : bains tièdes, éviter tout excès, suivre le traitement préconisé contre la gravelle ou la cystite. Voir l'article 242. Pour calmer les douleurs, prendre le *Sédatif Tiber*.

503. — COLIQUES DE PLOMB. — Empoisonnement par le plomb ou ses sels, très fréquent chez les peintres. Calmer les coliques par la tisane de menthe ou de camomille. Administrer pendant la crise une purgation énergique pour obtenir une abondante évacuation. Après la crise, purifier le sang avec le *Dépuratif Parnel*. Prendre des bains sulfureux; matin et soir avaler une cuillerée à café de fleur de soufre dans un peu de confiture ou dans un peu d'eau pour précipiter le plomb. Après chaque repas, *Élixir Spark* pour combattre la constipation.

504. — COMA. ÉTAT COMATEUX. — État dans lequel se trouve le malade par suite de la suppression de toute sensibilité, intelligence ou mouvement, mais pendant lequel la circulation et la respiration continuent. Survient à la suite d'une maladie grave ou d'intoxication par l'alcool.

505. — COMPÈRE-LORIOT. ORGELET. — Petit abcès sur le bord des paupières à la racine des poils. Compresses et lavages à l'eau boriquée chaude, cataplasmes de fécule de pomme de terre. Lorsque le tempérament est lymphatique, ils se produisent souvent. Dans ce cas, purifier le sang avec le *Dépuratif Parnel*.

506. — CONGESTIONS, COUP DE SANG. — Surviennent à la suite d'une poussée trop grande du sang dans un organe. Lorsque la circulation du sang se rétablit, la congestion disparaît, ainsi que les rougeurs qu'elle avait occasionné aux joues; c'est la congestion simple provoquée par une émotion.

507. — CONGESTION CÉRÉBRALE. — Elle n'est pas suivie de paralysie, comme pour l'apoplexie, mais est provoquée par les mêmes causes. Nous avons vu que l'apoplexie est un épanchement sanguin, une hémorragie par suite de la rupture de quelques petits vaisseaux, tandis que la congestion cérébrale est l'afflux du sang dans le cerveau. Le malade a un étourdissement, perd connaissance et tombe. Après quelques instants, le malade revient à lui et tout se dissipe naturellement. La congestion est provoquée par une inégale et mauvaise distribution du sang dans les organes.

508. — Traitement. — Pendant la crise, glace ou eau froide sur la tête, bains de pieds sinapisés ou sinapismes aux jambes; administrer une purgation ou un lavement. Après la crise, régulariser la circulation du sang avec le *Dépuratif Parnel*, et combattre l'inflammation par l'*Élixir Spark*. Voir *Apoplexie*, page 287.

509. — CONGESTION PULMONAIRE. — Peut être provoquée par une impression brusque de froid, chute dans l'eau, absorption d'une boisson glacée, courant d'air froid, le corps étant en sueur. Le sang afflue dans les poumons et les bronches. On éprouve une douleur lancinante qu'on appelle point de côté, la respiration est pénible, le malade oppressé, la toux est fréquente et suivie de crachats quelquefois teintés de sang. Cataplasmes sinapisés sur la poitrine et dans le dos, prendre une petite purgation d'eau-de-vie allemande, garder le lit, boire de la tisane de quatre fleurs et prendre du *Sirop Mérol* qui est le meilleur dans ce cas.

510. — CONJONCTIVITE. — Inflammation des paupières avec sécrétion de larmes et de mucus. Compresses d'eau boriquée ou de *Collyre végétal Soker.* Dans la conjonctivite chronique, purifier le sang avec le *Dépuratif Parnel* et l'*Élixir Spark.* Voir *Maladies des yeux*, page 137.

511. — CONSTIPATION. — Doit être combattue avec soin parce qu'elle a une influence fâcheuse sur l'économie et peut occasionner de graves maladies chroniques. L'*Élixir* et les *Pilules Spark* sont souveraines contre la constipation. Voir page 256.

512. — CONSTIPATION CHEZ LES NOURRISSONS. — Elle est provoquée par une nourriture trop substantielle. Modifier le régime et au besoin revenir à l'alimentation lactée. Eviter les purgatifs. Donner un lavement à l'eau de guimauve. Voir page 258.

513. — CONVALESCENCE. — Faiblesse qui résulte d'une maladie grave ou de longue durée ; elle appauvrit le sang, le rend d'une grande susceptibilité et expose le convalescent à contracter facilement une nouvelle maladie. Alimentation bien choisie, de facile digestion. Régime Biologique qui est le meilleur. Eviter toute inflammation d'intestin, combattre la constipation avec l'*Elixir Spark;* comme tonique reconstituant le *Triogène For* ou *Vin Galar*, quatre à cinq fois par jour. C'est le remède merveilleux et le plus efficace régénérateur pour ramener les forces disparues.

CONVULSIONS, Eclampsie. — Voir *Attaque de nerfs*, page 293.

514. — CONVULSIONS DES ENFANTS. — Elles ont pour cause les troubles digestifs provoqués par une nourriture trop forte pour leur âge, par du vin donné imprudemment, par les difficultés de la dentition, la présence de vers dans l'intestin, une émotion vive, peur, piqûre, brûlure, un état général nerveux, des vêtements trop serrés, et surtout la méningite. Les convulsions résultent d'une contraction brusque et involontaire des muscles ; la tête est renversée, le regard fixe, la face prend un aspect terrifiant, les membres se raidissent, les yeux sont tournés. Donner de l'air, déshabiller l'enfant, examiner les vêtements pour s'assurer qu'il n'y a pas d'épingle ou qu'ils n'ont pas été trop serrés ; le mettre dans un grand lit afin qu'il ne se blesse pas ; compresses d'eau froide sur la tête ; sinapismes autour des mollets, asperger la figure d'eau froide ; donner du sirop d'éther ou faire respirer un peu d'éther que l'on verse sur un mouchoir. Si la crise ne cesse pas, mettre l'enfant dans un bain tiède jusqu'à la fin de la crise sans dépasser une bonne demi-heure. Après la crise, repos au lit et ne donner que du lait. Ne pas contrarier l'enfant, éviter tout bruit autour. Un *Vermifuge* contre les vers. Pour prévenir le retour, donner le *Sédatif Tiber :* une à deux cuillerées à café dans du lait suivant l'âge; alimenter avec la farine lactée.

CONTUSIONS. — Compresses d'eau boriquée très chaude. Voir *Blessures, Plaies,* page 297.

CONVULSIONS DE LA FACE, TIC. — *Sédatif Tiber; Triogène For* ou *Vin Galar.* Voir *Chorée, Maladies des nerfs,* page 240.

515.— CONTAGION. — Transmission d'une maladie d'un individu à un autre. Pour se préserver et éviter la contagion, aérer la chambre du malade, ne pas y pénétrer lorsqu'on est à jeun, faire plusieurs repas par jour, ne pas séjourner dans la chambre du malade pendant son sommeil, faire plonger le linge souillé dans de l'eau bouillante, et se débarrasser au plus tôt de toutes les déjections du malade. Se laver les mains avec un savon antiseptique au phénol ou à l'acide salicylique.

516. — COQUELUCHE. — Maladie épidémique et contagieuse, nerveuse et inflammatoire à la fois qui atteint surtout les enfants. Elle est localisée dans les bronches et débute comme un rhume ordinaire; puis la toux devient violente, les accès sont suivis d'inspirations longues et sifflantes qui rappellent le chant du coq. La quinte est composée de plusieurs secousses de toux qui font expectorer et vomir l'enfant. La toux est violente et fatigue l'enfant malade. L'appétit manque, l'enfant maigrit, s'épuise et devient anémique. Les quintes de toux le réveillent et l'empêchent de dormir, l'enfant est abattu; la coqueluche peut se compliquer de fluxion de poitrine.

517. — Traitement. — Faire vomir avec du sirop d'ipécacuanha et donner le *Sirop Mérol* par cuillerée à café toutes les deux ou trois heures selon l'âge : de quinze mois à deux ans, il ne faut donner qu'une demi-cuillerée à café. Ce sirop calme très bien la toux; faire des fumigations de goudron et d'essence de térébenthine que l'on verse dans de l'eau bouillante fortement salée, à placer dans la chambre où doit dormir le malade. Dans la journée, saturer la chambre du malade avec des vapeurs balsamiques en y faisant évaporer une décoction de feuilles d'Eucalyptus. Matin et soir faire dans la chambre des pulvérisations d'eau phéniquée à cinq pour mille ou d'eau thymolée à un pour mille. Bains chauds à 40° d'une durée d'un quart d'heure toutes les douze heures. L'expérience a prouvé que ces bains sont très efficaces : au début, ils agissent comme abortifs, pendant la maladie, ils la rendent bénigne et activent la guérison. En cas d'épidémie, le meilleur moyen d'en préserver les enfants est de les éloigner de la localité.

518. — CORS AUX PIEDS, DURILLONS, OIGNONS, POIREAUX, VERRUES. — Les cors aux pieds sont produits par le frottement de la chaussure. Le traitement le plus efficace est d'appliquer, matin et soir, à l'aide d'un pinceau, une couche de collodion salicylé pendant 5 à 6 jours. Au bout de ce temps, prendre un bain de pied chaud et détacher le durillon avec l'ongle. Même application pour les verrues. Un autre moyen très efficace consiste à frotter le cor légèrement mouillé avec une pierre ponce.

519. — COSMÉTIQUES. — Préparations employées pour conserver la souplesse de l'épiderme, son teint et sa beauté. Nous recommandons les *Produits Beauteal-Janette* employés avec succès pour la beauté du visage et qui sont universellement connus. Lire la brochure spéciale qui est envoyée gratis et franco sur simple demande.

520. — COUPS, CONTUSIONS, FOULURES. — Occasionnés par une chute ou un choc; faire immédiatement de la compression : pour éviter l'inflammation qui peut amener des abcès ou former *des noirs*, il faut faire des compresses permanentes avec un linge imbibé d'eau fraîche, d'eau sédative, salée, vinaigrée ou d'eau boriquée à 4 pour 100. Renouveler ces compresses fréquemment afin d'éviter l'échauffement de la partie foulée et les fixer avec une bande un peu serrée.

COUPS DE SANG. — Voir *Congestions*, page 311.

521. — COUP DE SOLEIL, INSOLATION. — Provoqué par l'action des rayons solaires sur le système nerveux, lorsque le corps et surtout la tête sont exposés plus ou moins longtemps à la chaleur du soleil. Quand l'accident est léger, il se produit une simple rougeur que quelques compresses d'eau fraîche suffisent à dissiper; graisser ensuite avec un peu de vaseline boriquée et au bout de quelques jours la peau reprend son aspect naturel. Si la personne est restée longtemps exposée au soleil ou devant un foyer de chaleur, les douleurs de tête sont très vives et quelquefois accompagnées de délire, la face est congestionnée, et la peau rouge. S'il y a fièvre, malaises, il faut appliquer des compresses sur la tête et autour du cou; donner des boissons acidulées avec un peu de vinaigre, de citron ou une potion avec l'acétate d'ammoniaque; faire respirer des sels, du vinaigre ou de l'éther. Si l'insolation est très forte, elle peut avoir des suites graves et déterminer la mort. Le malade perd connaissance et tombe comme foudroyé, la respiration est arrêtée ainsi que les battements du cœur. Coucher le malade à l'ombre, enlever les vêtements, dégager le cou et la poitrine, et appliquer sur la tête et derrière les oreilles des compresses d'eau fraîche qu'il faut renouveler très souvent; faire respirer des sels, vinaigre, ammoniaque, ce que l'on a sous la main; frictions énergiques sur tout le corps avec de l'eau-de-vie, de l'eau de Cologne, de l'alcool camphré et, si le malade peut avaler, lui donner un peu de sirop d'éther. S'il est possible, administrer un lavement purgatif. Si la syncope persiste, faire des tractions rythmées de la langue et des bras. Voir *Asphyxie des noyés*, page 291.

Pour éviter l'insolation, ne pas s'exposer au soleil et marcher à une allure modérée, le cou libre et sans être trop serré par le faux-col, porter des vêtements larges; ne se mettre en marche que lorsque la digestion est faite, au besoin, déjeuner de bonne heure. Pendant les chaleurs, éviter les liquides glacés, le lait froid, l'alcool, la glace qui sont très dangereux et ne boire que de l'eau bouillie.

COUPEROSE, Rougeur du visage. — Voir page 75.

522.— COUPURES, BLESSURES. — Laisser saigner un peu, laver avec de l'eau bouillie tiède ou de l'eau boriquée tiède, essuyer doucement, rapprocher les bords de la plaie et les maintenir avec une petite bandelette de sparadrap, couvrir avec de la gaze antiseptique et du coton hydrophile et fixer avec une bande; la blessure guérit rapidement sans aucune inflammation ni fièvre si la plaie est bien nettoyée et comprimée avec un bon pansement antiseptique. Voir *Plaies*, page 384.

523. — COURBATURE. — Extrême lassitude et sensation de

fatigue. Survient à la suite d'un surmenage, d'un excès de travail; est souvent le symptôme précurseur d'une maladie. Le malade éprouve des douleurs dans les membres, a un peu de fièvre, mal à la tête, le sommeil est agité, l'appétit manque.

524. — Traitement. — Se mettre au repos, garder la chambre, frictions avec le *liniment Soker*, boire de la *Tisane Orientale*, de la bourrache, grands bains tièdes. Le *lumbago* est une courbature du bas des reins provoquée par le froid. En frictionnant les reins avec le *liniment Soker* et en les recouvrant ensuite avec de la flanelle ou un linge chaud, on obtient rapidement un résultat radical. S'il y a fièvre, prendre matin et soir un cachet de cinquante centigrammes de quinine.

525. — COXALGIE. — Maladie de nature lymphatique qui affecte le système osseux et qui atteint l'articulation de la hanche. L'enfant éprouve une douleur à la hanche dans le pli de l'aine jusque dans la fesse et boite en marchant. L'enfant traîne la jambe malade qui paraît raccourcie étant toujours dans une attitude de flexion, le poids du corps étant supporté par l'autre jambe.

La coxalgie se complique des abcès froids et est très longue à guérir. Elle laisse souvent une infirmité, la claudication. On reconnaît si l'enfant est atteint de coxalgie de la manière suivante : plier la cuisse malade, après avoir couché l'enfant et la faire rapprocher et écarter de l'autre cuisse; on éprouve une certaine résistance dans l'exercice de ces mouvements et l'enfant accuse une douleur très sensible.

526. — Traitement. — Immobiliser le membre au moyen d'un appareil plâtré, modifier l'état général de l'enfant avec de l'huile de foie de morue, de l'iodure de fer, et surtout le *Sirop Leber* iodo-tannique phosphaté, qui est très efficace; séjour au bord de la mer, surtout à Berck-Plage. Régime très fortifiant. Après la guérison faire des massages pour combattre les raideurs de la jambe et lui rendre ses mouvements.

527. — CORYZA, Rhume de cerveau. — Inflammation de la muqueuse pituitaire qui tapisse les fosses nasales, le plus souvent provoquée par un refroidissement, l'aspiration de poussières ou de gaz irritants : se manifeste par des maux de tête, des picotements dans le nez, éternuements répétés et un écoulement de sérosités jaunes ou verdâtres par les narines. Il y a perte presque complète du goût et de l'odorat.

528. — Traitement. — Lavages du nez et de la gorge avec de l'eau boriquée. Priser souvent la poudre coryzaline (acide borique 10 grammes, menthol 1 gramme), graisser les narines avec de la vaseline boriquée ou mentholée. Voir page 132.

529. — CORYZA du nouveau-né. — Survient à la suite d'un refroidissement. Coucher l'enfant sur le dos et introduire dans chaque narine deux gouttes d'huile mentholée à l'aide d'un compte-gouttes, trois fois par jour.

Envelopper les jambes avec une bonne couche d'ouate et couvrir avec du taffetas gommé. Si l'enfant a les narines bouchées et suffoque en tétant, le nourrir à la cuiller. Éviter tout refroidissement. En hiver ne pas sortir l'enfant trop jeune.

530. — CRACHATS. — En se desséchant, les crachats peuvent transmettre, par leurs poussières qui volent dans l'air, plusieurs maladies, telles que la phtisie, la pneumonie, etc. On ne doit jamais cracher par terre, mais dans un mouchoir, un crachoir en verre ou en porcelaine. Le crachoir doit être lavé à l'eau bouillante, le contenu doit être brûlé ou jeté dans l'eau bouillante.

531. — CRACHEMENT DE SANG. — S'il provient des gencives ou de la bouche, il faut faire usage de la *pâte dentifrice Rodol* et de l'*Elixir dentifrice Rodol* pour tonifier les muqueuses et les rendre antiseptiques. S'il a pour cause le mauvais état de l'estomac et du tube digestif, soigner ceux-ci par l'*Elixir Spark* et les *cachets Polydigestifs Soker* (voir *Maladies d'estomac*). Si le crachement de sang survient après avoir toussé, il dépend des bronches et des poumons et est l'indice d'une maladie de poitrine. Garder le repos, rester couché, parler le moins possible, prendre des bains de pieds sinapisés, appliquer des sinapismes sur le thorax et les membres et suivre le traitement indiqué aux maladies des bronches et des poumons.

532. — CRAMPES. — Ce sont des contractions involontaires accompagnées de douleurs passagères qui siègent principalement dans les muscles. Les crampes peuvent affecter tous les muscles, mais plus fréquemment les muscles des gros orteils, ceux de la main, du cou et de la mâchoire. Elles proviennent surtout d'une mauvaise position de la partie endolorie, pendant le sommeil par exemple. Pour faire cesser la crampe, il faut étendre fortement le membre et en frictionner la partie malade avec le *Liniment Soker* ou de l'alcool camphré.

Les crampes de l'estomac indiquent une maladie de l'appareil digestif et principalement la gastralgie; pour les calmer, il faut faire des frictions chaudes ou des compresses chaudes sur le ventre et l'estomac, donner un peu de sirop d'éther et suivre le traitement indiqué dans les maladies d'estomac.

533. — CREVASSES, GERQURES. — Coupures plus où moins profondes produites sur la peau par le froid ou certains eczémas. Appliquer de la vaseline boriquée, de la glycérine ou du glycérolé d'amidon à l'oxyde de zinc, de la pommade *Parnel* nº 1. Eviter d'exposer les crevasses à l'air froid lorsque les mains sont humides.

534. — GERQURES ET CREVASSES DES SEINS. — Lavages à l'eau boriquée chaude et appliquer un mélange d'une cuillerée à soupe de glycérine battue avec un jaune d'œuf, recouvrir ensuite avec un morceau de gaze boriquée. Faire ces lavages et applications après chaque tétée. Le résultat en est excellent. Si la tétée provoque des douleurs, il faut se servir d'un bout de sein artificiel avec lequel on recouvre le mamelon au moment de donner le sein à l'enfant.

535. — CRIS DU NOURRISSON. — Lorsque l'enfant crie, il exprime un besoin et appelle la nourrice à son secours. L'enfant pleure lorsqu'il a faim, lorsqu'il est trop serré, lorsqu'il a des coliques, lorsque quelque chose le gêne ou le pique, lorsqu'il éprouve des démangeaisons, des cuissons à la suite d'une irritation provoquée par le lange souillé, lorsqu'il souffre des dents, lorsqu'il est nerveux, etc. La nourrice doit rechercher les causes afin de secourir et soulager l'enfant. Un enfant qui ne souffre pas ne crie pas.

536. — CROISSANCE. — On observe pendant la croissance l'appauvrissement du sang, l'anémie, la chlorose, surtout chez les lymphatiques. Pour prévenir les conséquences graves qui peuvent en résulter (ostéite, ostéomyélite de croissance, exostose), il faut purifier le sang par un traitement dépuratif et combattre l'anémie par un tonique et reconstituant. Donner les *Pilules Antianémiques Ducase* avant chaque repas et le *Triogène For*, et le *Sirop Leber* comme tonique après les repas.

537. — CROUP, *Angine couenneuse, Diphtérie.* — Maladie de la gorge caractérisée par la formation de peaux ou de fausses membranes qui s'attachent dans la gorge et le larynx. La marche de cette maladie est très rapide. Les petites taches blanchâtres qui recouvrent d'abord les amygdales s'agrandissent et finissent par occuper toute la gorge, ce qui empêche l'air de pénétrer et provoque une asphyxie mortelle. Au début, le mal de gorge est accompagné de fièvre, les amygdales gonflent et les plaques se propagent jusqu'au fond de la gorge, la voix est rauque, l'inflammation gagne le larynx qui se couvre de fausses membranes, le calibre du larynx diminue de plus en plus, la voix se voile, les accès d'étouffement deviennent très fréquents et l'enfant meurt asphyxié.

Le *Serum antidiphtérique*, découvert par le professeur Behring et le docteur Roux, est très efficace et on doit l'employer avec confiance dès que l'enfant présente les symptômes du croup; mais, il ne faut pas confondre le vrai croup, qui est une maladie grave, exposant l'enfant à une mort presque certaine, si l'on n'intervient pas immédiatement, avec le faux croup qui est inoffensif. En attendant que l'on pratique les injections sous-cutanées, il faut badigeonner la gorge avec un antiseptique pour enlever les dépôts blancs qui s'y forment ; toucher fortement la gorge avec un pinceau trempé dans du jus de citron, de l'eau phéniquée ou dans le collutoire suivant : *glycérine*, 30 grammes ; *borax*, 4 grammes ; acide *salicylique*, 1 gramme ; badigeonner le plus souvent possible, même pendant la nuit. Pour chaque attouchement, faire un pinceau neuf au moyen d'un bout de coton roulé et fixé au bout d'un petit bâton de bois, le plonger dans l'eau bouillante avant de badigeonner et le brûler après l'attouchement, graisser les narines avec de la vaseline boriquée pour les préserver de la diphtérie.

Faire vomir l'enfant avec du *Sirop d'ipécacuanha* additionné de 1 gramme de *Poudre d'ipécacuanha* pour 50 grammes de sirop à donner par cuillerées à café jusqu'à effet. Faire vomir plusieurs fois par jour et même pendant plusieurs jours. Ne pas donner trop de liquide à boire avec le vomitif, sinon il se produirait un effet purgatif. Comme aliment, du bouillon, du lait et de la viande crue. Cette terrible maladie atteint surtout les enfants faibles, lymphatiques et scrofuleux et le meilleur moyen de les en préserver consiste à soigner leur constitution. Voir *Lymphatisme, Scrofule*, page 88.

Pour terminer, disons qu'il est quantité de précautions très utiles à prendre. Tout d'abord, et surtout en cas d'épidémie, examiner très souvent la gorge de l'enfant, même s'il ne se plaint pas. Ensuite, et lorsque l'on a chez soi un cas de croup, il faut passer dans de l'eau bouillante additionnée d'un antiseptique tout ce qui a été atteint ou au contact des crachats du malade ; les personnes qui le soignent doivent se laver souvent les mains et la figure avec de l'eau bouillie phéniquée et du savon au goudron ou au sublimé. Faire des fumigations dans la chambre du malade avec un vase dans lequel on mettra du goudron, de l'essence de térébenthine ou d'eucalyptus et de l'eau et on fera bouillir constamment le tout de façon à remplir la chambre du malade de ces vapeurs antiseptiques et qui sont très bienfaisantes.

538. — CROUTES DE LAIT. — Faire tomber les croûtes au moyen de cataplasmes de fécule de pommes de terre, combattre la constipation et purifier le sang avec le *Sirop Leber*, iodo-tannique phosphaté. Voir *Gourmes*, page 79.

539. — CRUDITÉS. — Les crudités, légumes verts non cuits, fruits verts, sont inassimilables, surchargent l'estomac et sont nuisibles ; il en est de même du vinaigre que l'on emploie pour assaisonner la salade et des épices qui provoquent une excitation nuisible de la muqueuse et déterminent des gastrites fort longues à guérir. Les fruits verts occasionnent des indigestions dangereuses, des dysenteries graves et chez les enfants de la cholérine et des vers intestinaux.

CIRRHOSE. Voir *Maladies du foie*, page 265.

CYSTITE. Voir page 147.

DANSE DE SAINT-GUY. Voir *Chorée*, page 240.

DARTRES, ECZÉMA. — Maladie chronique de la peau ; provient d'un mauvais fonctionnement de l'appareil digestif et de l'âcreté de sang. Voir *Maladies de la peau*, pages 65 et 69.

540. — DÉBILITÉ. — Etat de faiblesse de la constitution qui est généralement de naissance. Manger beaucoup de viande, éviter les excitants, donner le *Triogène For* ou le *Vin Galar* qui est un excellent réparateur des forces et le meilleur antidéperditeur. Régime Biologique.

541.—DÉFAILLANCE, ÉVANOUISSEMENT. — Moment de malaise pouvant aller jusqu'à la syncope. Le malade éprouve une faiblesse dans les membres, la tête tournole, la vue se trouble, les oreilles bourdonnent, le visage devient pâle, mais il n'y a pas de perte de connaissance.

542. — Traitement. — Pendant la défaillance, asseoir le malade, lui faire respirer des sels, du vinaigre, de l'éther, ouvrir les fenêtres et éventer le malade, donner un cordial, vin chaud grog, thé.

Ces accidents surviennent à la suite d'une émotion, d'un chagrin ; on les observe chez les anémiques, les convalescents, et ceux qui sont atteints d'une maladie d'estomac. Pour empêcher le retour de ces défaillances, en combattre la cause, prendre l'*Élixir Spark* après chaque repas et le *Triogène For* ou le *Vin Galar* comme tonique contre l'anémie.

543. — DÉGOUT. — Dans l'anémie et l'affaiblissement général, on observe souvent une répugnance et un dégoût pour la nourriture ; donner dans ce cas de l'*Élixir Spark* qui ouvre l'appétit et fait digérer. Combattre la constipation avec les *Pilules Spark*. Boire la *Tisane orientale Soker*. Voir *Appétit*, page 289.

544. — DÉLIRE. — Divagation par suite de la perversion des facultés intellectuelles, accompagnée de fièvres. Le délire indique un état grave de la maladie et s'observe dans ces cas aigus à la suite d'une congestion du cerveau ; il peut avoir pour cause, une lésion au cerveau à la suite d'une méningite, aliénation mentale.

545. — Traitement. — Ne pas laisser le malade seul, le surveiller attentivement ; enlever tous les objets à sa portée qui pourraient lui occasionner des blessures, tels que couteaux, fourchettes, etc.; au besoin l'attacher dans son lit pour éviter qu'il ne se jette par les fenêtres. Comme calmant, donner du sirop de chloral ou de morphine. Le *Sédatif Tiber* est un excellent calmant dans le délire des aliénés. Éviter tout excitant. Dans la convalescence, observer le Régime Biologique, et donner le *Triogène For* ou le *Vin Galar* pour combattre l'anémie.

546. — DELIRIUM TREMENS. — Folie furieuse procédant par accès et accompagnée d'hallucinations chez les buveurs d'alcool et d'absinthe. Pendant la crise, mettre le malade hors d'état de pouvoir nuire. Eau froide ou glace sur la tête. Acétate d'ammoniaque quelques gouttes, ou bi-carbonate de soude 5 gr. dans un verre d'eau, faire boire par gorgées. Sirop de chloral comme calmant. Le malade peut très bien retrouver la raison et la santé s'il renonce aux boissons alcooliques et suit le traitement par le *Sédatif Tiber* et le Régime Biologique. Voir *Alcoolisme* et *Ivrognerie*, pages 278 et 279.

547. — DÉMANGEAISONS. — Proviennent généralement de l'âcreté du sang. Pour les calmer, il faut en soigner la cause Voir *Maladies de la peau*, page 65.

Prendre des bains de son, d'amidon ou des bains alcalins pour les démangeaisons locales, lotionner avec de l'eau chaude, additionnée de vinaigre, sécher la place, et saupoudrer ensuite avec la *Poudre dermatique Jener*.

Les démangeaisons à l'anus sont produites par des *vers intestinaux* ou par des *hémorroïdes*; pour le traitement, voir à ces deux mots. Les démangeaisons dans les parties génitales chez la femme sont dues à un état nerveux excessif (et dans ce cas, il faut prendre le *Sédatif Tiber* qui est très efficace), ou à des pertes blanches. Voir *Maladies des femmes*, page 112.

548. — DENTITION. — La poussée des dents se fait généralement entre le sixième et le huitième mois pour la première dentition, qui comprend une sortie de vingt dents. La pousse se fait en plusieurs fois et est complète vers l'âge de deux ans. Les dents de la première dentition s'appellent dents de lait et ne sont pas définitives, elles sont remplacées par d'autres plus fortes entre la septième et la quinzième année. A cause de l'obstacle qu'oppose la gencive à la sortie des dents, la première dentition est presque toujours accompagnée de mouvements nerveux, quelquefois de fièvre et de convulsions, l'enfant bave et cherche à mâcher, il a la tête chaude, la salivation est épaisse; les gencives se gonflent et sont le siège d'une démangeaison douloureuse qui rend les enfants très irritables.

Pour calmer cette irritation et faciliter la percée des dents, donner à mâcher à l'enfant un bâton de racine de guimauve ou de réglisse, frotter les gencives avec le doigt trempé dans du sirop de dentition, du miel ou de l'eau salée. Veiller attentivement à l'alimentation de l'enfant. S'il y a diarrhée, donner une petite prise de bismuth dans un peu de lait pour l'arrêter, en donner deux fois par jour, et y ajouter quelques cuillerées à café d'eau de chaux; dédoubler le lait avec de l'eau de riz et changer le régime de nourriture de l'enfant. La diarrhée est rarement provoquée par la dentition, elle a toujours pour cause une inflammation provoquée par un régime alimentaire mal compris. Les bains tièdes sont excellents pour calmer l'irritation nerveuse causée par la dentition.

549. — DENTS. MAL DE DENTS. CARIE DES DENTS.

— Les dents contiennent une subtance animale, du carbonate de chaux et du phosphate de chaux, deux produits chimiques alcalins que les acides attaquent et peuvent dissoudre. Aussi faut-il éviter les acides qui à la longue abîment les dents. Pour conserver des dents belles et saines, il faut les nettoyer au moins une fois par jour et avoir soin de se rincer la bouche après chaque repas. La brosse à dents sera un peu dure. Il faut la tenir très proprement et la laver à grande eau après chaque usage et laisser sécher. Pour calmer le mal de dents, il faut se laver la bouche avec de l'eau boriquée chaude et appliquer une compresse ou un cataplasme chauds sur la joue. Le mal de dent se calmera de suite s'il est d'origine névralgique; si, au contraire, il provient d'une dent creuse, il faut se bien laver la bouche, nettoyer doucement la cavité et y introduire une boulette de coton trempée dans une mixture odontalgique, telle que : essence de girofles, éther sulfurique, teinture de benjoin, élixir dentifrice ou du chloroforme. Le meilleur moyen hygiénique pour se conserver de

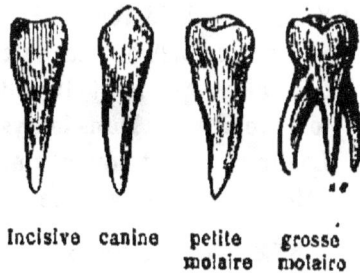

Incisive canine petite grosse
molaire molaire

FIG. 121. — Système dentaire chez l'homme.

belles dents est de se servir chaque jour pour leur entretien de la *Pâte* et de l'*Elixir dentifrice Rodol*. Ces deux produits, préparés avec des sucs de plantes et des antiseptiques puissants très agréables au goût, agissent de merveilleuse façon sur les microbes qui altèrent l'émail et détruisent les dents. Le régime alimentaire a une très grande influence sur les dents. L'alcool, le sucre, les fruits sont nuisibles. Lorsque la digestion se fait mal et dans toutes les maladies d'estomac, la salive est acide ce qui attaque les dents, provoque leur carie et même leur chute. Il est donc très important de soigner l'estomac avec les *Cachets Soker* et l'*Elixir Spark* pour détruire l'acidité de la salive et pour conserver les dents. Éviter les boissons glacées, les dents sont très sensibles au froid. Voir *Hygiène de la bouche*, pages 271 et 297.

Dents artificielles. — Lorsqu'on porte un râtelier, il faut l'entretenir très proprement et le laver et brosser très soigneusement le matin et après chaque repas. Pour la nuit, il faut l'enlever et le plonger dans l'eau bouillie. Pour éviter toute inflammation des gencives, il faut employer l'*Elixir* et la *Pâte Rodol*.

550. — DIABÈTE INSIPIDE. POLYURIE. — Diabète sans sucre. Cette maladie s'observe chez les hystériques; elle est produite le plus souvent par une congestion du foie à la suite d'une fièvre intermittente; on constate une émission considérable d'urine. Le meilleur traitement consiste à prendre avant les repas le *Dépuratif Parnel*, pour purifier le sang, et l'*Elixir Spark* après chaque repas, pour décongestionner le foie et rétablir la circulation. Comme calmant du système nerveux, prendre matin et soir une cuillerée à soupe de *Sédatif Tiber*.

DIABÈTE SUCRÉ. Voir l'article, page 217.

551. — DIARRHÉE. Dévoiement. Entérite. Dysenterie. — La *Diarrhée* est caractérisée par l'abondance et la fréquence des selles qui sont liquides, jaunâtres et glaireuses, quelquefois verdâtres. Dans la dysenterie, les selles sont sanguinolentes. La diarrhée est souvent accompagnée de douleurs de ventre, de coliques et de nausées.

552. — Traitement. — Calmer les coliques avec quelques gouttes de laudanum ou de l'*Elixir parégorique*; arrêter la diarrhée avec du bismuth à la dose de 1 gramme toutes les deux heures, lavements à l'amidon ou avec une décoction de ratanhia. Boire de l'eau de riz, tisane de ratanhia, éviter les fruits et les légumes verts, manger des potages épais, des panades, des soupes au riz. Voir page 194.

553. — DIARRHÉE DES ENFANTS. — Diarrhée verte des nourrissons. — Très fréquente pendant les chaleurs, elle a pour cause une alimentation vicieuse ou trop forte (lait pas assez frais, conservé dans des vases malpropres, absorption de boissons glacées, de fruits verts ou acides, une nourriture trop abondante pour leur âge) ; ou lorsqu'ils ont bu de l'eau froide ou en trop grande quantité. On doit accorder une attention particulière à la diarrhée des enfants, pendant les grandes chaleurs de l'été, parce qu'elle prend rapidement chez les nourrissons une allure terrible qu'il est impossible d'enrayer ; elle est la principale cause de la grande mortalité de ces nourrissons et fait beaucoup de victimes. Le plus souvent, la diarrhée survient à la suite d'une inflammation intestinale, les déjections sont vertes et contiennent des aliments mal digérés. Pour l'arrêter, il faut de suite supprimer toute nourriture et ne donner exclusivement que du lait très récent et bouilli coupé d'eau bouillie, y ajouter un peu de bicarbonate de soude ou une petite cuillerée à café d'eau de chaux, ou encore du lait très récent à faire bouillir avec un peu de riz. Par prudence mettre l'enfant à la diète pendant 24 heures et ne lui donner à boire que de l'eau bouillie alcalinisée avec du bicarbonate de soude 5 gr. par litre d'eau. Donner toutes les demi-heures ou toutes les heures suivant l'âge, une cuillerée à café de la potion suivante : *Eau bouillie* 100 gr., *acide lactique* 2 gr. Administrer la cuillerée de la potion toujours avant de boire ou de téter. Faire boire de l'eau de riz. Lavements astringents avec une légère décoction de ratanhia. Lavements à l'amidon bouilli ; graisser le ventre avec de l'huile camphrée et recouvrir avec une bande de flanelle, compresses chaudes pardessus. Pour calmer les démangeaisons et les cuissons que la diarrhée provoque, laver l'enfant après chaque selle et le saupoudrer avec de la poudre de talc ou la *Poudre dermatique Jener*. Voir *Allaitement* et *Entérite*, pages 281 et 336.

POUR LES GRANDS ENFANTS. — Donner des paquets de sous-nitrate de bismuth de 0 gr. 25 centigr. On donne trois paquets par jour pour un enfant de 3 ans ; quatre paquets par jour à quatre ans ; cinq paquets à cinq ans ; chaque paquet sera dilué dans de l'eau sucrée ou du lait bouilli ; supprimer tout aliment pendant un ou deux jours et ne donner que de l'eau albumineuse, eau de riz, citronnade, en abondance.

DÉRANGEMENT DE CORPS. Voir *Diarrhée*, page 191.

554, — DÉSINFECTANTS. — Produits capables de détruire

les mauvaises odeurs, tels que l'acide borique, l'acide salicylique, le chlorure de chaux, etc. Le plus employé est l'acide phénique, mais, par sa causticité, son emploi demande une certaine prudence; le *Balzanol* est le meilleur désinfectant et doit être employée pour tous les usages externes comme antiseptique et microbicide.

555. — DÉSINFECTION. — A pour but de détruire les agents pathogènes pour éviter la transmission des maladies contagieuses et infectieuses. Pendant le cours d'une maladie contagieuse, tous les objets dont se sert le malade et ses déjections doivent être désinfectés. Pour les mains, brossage et savonnages prolongés, rincer ensuite avec un peu d'*Eau résolutive Soker* ou *Balzanol*. Pour les crachats, le linge, les garde-robes, employer une solution de sulfate de cuivre à 40 ou 50 gr. par litre d'eau. Autant que possible, détruire par le feu les objets souillés. Pour le linge non souillé, on peut employer le *Balzanol* ou une solution de 10 gr. de sulfate de cuivre par litre d'eau. Les vêtements, linge et literie qui ont servi au malade doivent être passés à l'étuve ou bien les mettre dans une chambre bien close dans laquelle on fera brûler 100 gr. de soufre par mètre cube; avoir soin d'arroser le parquet avec beaucoup d'eau pour rendre l'air de la pièce très humide. Pour désinfecter les locaux, on y fait brûler du soufre, après les avoir bien clos, et on les laisse ainsi pendant 24 ou 48 heures au bout desquelles on les aère en ouvrant portes et fenêtres. On ne doit habiter le local que 5 ou 6 jours après la désinfection. Ce procédé détériore les tentures et les objets en cuivre, or ou argent qu'il faut avoir soin d'enlever au préalable. La désinfection par l'aldéhyde formique ne présente pas ces inconvénients : arroser les planchers avec une solution d'aldéhyde formique à un pour cent, en placer en outre une certaine quantité dans des vases en porcelaine ou en grès où elle s'évaporera et désinfectera le local d'une façon très suffisante. Le procédé suivant est aussi très employé : tremper des draps ou des serviettes dans une solution d'aldéhyde formique et les suspendre sur des cordes dans la pièce, laisser 24 ou 48 heures et aérer le local.

DIGESTIONS DIFFICILES. — Dyspepsie. L'*Elixir Spark*, en stimulant les organes digestifs, est souverain dans ces affections. Voir *Maladies d'estomac*, page 186.

556. — DIPHTÉRIE. — Cette maladie est caractérisée par la formation d'un dépôt blanchâtre ou de fausses membranes; elle est dite *angine couenneuse* si le dépôt est dans la gorge et *croup* s'il est dans le larynx et les bronches. Elle est causée par un microbe spécial, le *microbe de Klebs*, et constitue une affection grave et contagieuse. Voir *Croup, Angine couenneuse.*

557. — DIÈTE. — Suppression complète ou partielle de nourriture; est très utile dans certaines maladies : affections infantiles, affections gastro-intestinales, les vomissements et pendant la grossesse.

558 — DOULEURS. — Quantité de maladies sont accompagnées de douleurs. Pour calmer ces douleurs, qu'il s'agisse de douleurs névralgiques, de rhumatismes ou de douleurs de dents, il faut suivre les traitements indiqués dans les chapitres spéciaux de ces maladies. Le *Liniment Soker* est souverain pour calmer les douleurs vives et localisées, telles que *lumbago, maux de reins, douleurs* dans les *épaules*, dans le *dos*, dans les *genoux.*

DIFFICULTÉ DE RESPIRER. — Voir *Asthme, Emphysème.*

559. — DILATATION DE L'ESTOMAC. — A pour cause la quantité exagérée d'aliments et de boissons que nous introduisons dans l'estomac à chaque repas ; c'est l'augmentation de volume de la cavité stomacale. Le malade éprouve un clapotement lorsqu'il se retourne dans son lit ou lorsqu'il comprime le ventre avec les doigts. La digestion est généralement longue et laborieuse. Le meilleur traitement est l'usage de l'*Elixir Spark* et des *Cachets polydigestifs Soker*. Boire le moins possible aux repas.

560. — DILATATION de l'estomac chez les enfants. — — Très fréquente chez les enfants mal nourris, la dilatation de l'estomac peut avoir des conséquences très sérieuses: la digestion se fait mal, la nutrition devient insuffisante, d'où l'anémie et même le rachitisme.

Traitement : Donner du *Sirop Leber* iodo-tannique-phosphaté pour combattre l'anémie et le rachitisme, régler l'alimentation; aux repas, purées de légumes, des œufs, boire peu. Entre les repas, un peu de lait; donner régulièrement le *Sirop Leber* qui est précieux pour la croissance et guérit la dilatation.

561. — DOUCHES. — Les douches froides (10° à 12°) sont toniques et conviennent aux personnes jeunes et vigoureuses. Les douches tièdes (26° à 32°) sont sédatives. Les douches en pluie conviennent surtout aux enfants. Les douches écossaises sont des douches chaudes suivies d'un jet froid. Avant les douches, il faut se livrer à un exercice modéré, et, après les douches, à un exercice un peu violent, tel que la gymnastique, l'escrime, etc. Pour la douche en pluie, il faut se couvrir la tête avec un bonnet de toile cirée ou de caoutchouc.

562. — DYSURIE. — Difficulté d'uriner. La difficulté de la miction est généralement due à un rétrécissement du canal de l'urètre, à un calcul de la vessie ou à de la prostatite. Les bains tièdes prolongés et les lavements tièdes produisent généralement un très bon effet. Boire de la *Tisane orientale Soker* avec la *Poudre altérante Darvet*. Au besoin, et en cas d'urgence, faire usage de la sonde, mais avec beaucoup de précautions. Bien stériliser la sonde en la plongeant dans l'eau tiède, et en la graissant avec de la vaseline boriquée. Une sonde infectée peut provoquer diverses affections du canal Voir *Catarrhe de la vessie, Maladies des voies urinaires*, pages 141 et 149.

563. — DYSENTERIE. — Elle peut être aiguë ou chronique. A l'état aigu, la dysenterie peut être épidémique et contagieuse. Pour l'éviter, plonger dans de l'eau bouillante tout le linge souillé par les déjections du malade; toutes les matières rendues doivent être enlevées de suite. En cas de décès, désinfecter la literie au complet. La dysenterie est une inflammation du gros intestin et il ne faut pas la confondre avec la diarrhée qui se trouve décrite à la page 324.

Le malade atteint de dysenterie a des envies fréquentes d'aller à la selle : les matières expulsées sont formées le plus souvent par des mucosités accompagnées d'un peu de sang : les coliques sont plus ou moins vives. Cette affection a généralement pour cause les mauvaises conditions hygiéniques et climatériques et une alimentation défectueuse; aussi, est-elle très fréquente dans l'armée, parmi les agglomérations nombreuses et dans les pays bas et marécageux. Elle est de nature infectieuse et les jeunes enfants y sont également sujets; elle peut se déclarer à la suite d'un refroidissement du ventre et lorsque l'enfant absorbe un aliment malsain et indigeste.

564. — Traitement de la dysenterie pour adultes. — Dès le début, administrer un mélange vomi-purgatif composé de sulfate de soude et d'émétique pour obtenir un effet vomitif et purgatif; donner ensuite une préparation astringente à base de ratanhia. Lavement deux fois par jour avec une décoction de ratanhia. Boire de l'eau additionnée de bi-carbonate de soude, de l'eau de riz; calmer les coliques avec des cataplasmes chauds de farine de lin et quelques gouttes de laudanum; pour enlever les cuissons à l'anus, l'enduire avec un peu de vaseline boriquée. Soutenir le malade avec de *l'extrait de quinquina* et surtout le *Triogène For* ou le *Vin Galar* qui sont les meilleurs toniques et régénérateurs des forces.

Traitement pour enfants. — Donner une cuillerée à café ou à dessert selon l'âge de l'enfant, de la potion suivante : poudre d'ipéca 2 grammes, sirop de gomme 20 grammes, eau bouillie 60 grammes ; lavement d'amidon ou avec une légère décoction de ratanhia. Supprimer tout aliment, ne donner que du lait bouilli. Pendant la convalescence donner le *Sirop Leber* qui est le meilleur tonique et reconstituant.

DYSMÉNORRHÉE. — Règles difficiles. Voir l'article, page 114.

565. — DYSPEPSIE. — Digestion difficile. Affection très fréquente de l'estomac. Voir *Maladies de l'estomac.*

Pour bien digérer, il faut suivre notre Régime Biologique, supprimer toutes les boissons alcooliques, le vin, les liqueurs et ne boire que de l'eau bouillie. Éviter les élixirs à base de pepsine, de peptone, de pancréatine qui ont l'inconvénient d'irriter la muqueuse et sont sans aucune action sur la cause du mal. Tous ces ferments digestifs ont perdu leur efficacité pendant la préparation, leur pouvoir digestif étant annihilé par l'alcool. Pour guérir la dyspepsie, il faut faire disparaître l'inflammation gastro-intestinale, qui est souvent accompagnée d'ulcérations de la muqueuse de l'estomac et, pour ce faire, prendre l'*Élixir Spark*, à base de simples, d'une efficacité merveilleuse, et les *Cachets poly-digestifs Soker*, seul traitement qui se soit montré réellement efficace.

Les dyspeptiques, et tous ceux qui souffrent d'une affection de l'estomac, doivent se nettoyer les dents avec la *Pâte dentifrice Rodol* et se rincer la bouche avec l'*Élixir dentifrice Rodol* pour neutraliser l'acidité de la bouche et préserver les dents de la carie.

566. — EAU. — L'eau doit être pure, exempte de bactéries. La fièvre typhoïde, le choléra et quantité d'autres affections épidémiques proviennent d'eau infectée de ces microbes et que l'on ingère. Il est absolument indispensable de *faire bouillir et filtrer l'eau avant de la boire.* Pour filtrer l'eau on emploie des filtres en porcelaine.

Les **Eaux potables** sont les eaux de sources et les eaux de puits ; elles doivent dissoudre le savon sans le troubler et ne pas durcir les légumes pendant la cuisson. Elles doivent être sans odeur, fraîches et limpides et d'une saveur agréable.

Les **Eaux** crues ou **Eaux** séléniteuses contiennent du carbonate de chaux; elles sont impropres à la boisson, durcissent les légumes et dissolvent mal le savon.

567. — ÉCLAMPSIE. — On donne ce nom aux convulsions des enfants; surviennent à la suite d'une indigestion, d'une émotion trop vive ou d'une contrariété.

Surveiller l'alimentation, les bains tièdes sont très efficaces, ménager l'enfant, éviter tout excès de travail. Voir *convulsions.*

568. — ÉCLAIRAGE. — L'éclairage avec l'électricité ne présente aucun inconvénient et ne dégage aucune émanation malsaine; l'éclairage avec une **lampe à l'huile** est également très bon si l'on emploie l'huile de colza (les huiles de noix et de chènevis donnent des émanations irritantes). **Le gaz** présente l'inconvénient de dégager des produits de combustion qui sont nuisibles et peut produire des explosions, des asphyxies et autres accidents; le pétrole est également dangereux, il dégage des vapeurs irritantes et cause souvent des incendies.

569. — ÉCORCHURES. — Blessures, plaies, petites coupures de la peau qui surviennent par suite d'un frottement brusque, ou à la suite d'herpès, et se guérissent très vite. Appliquer un peu de vaseline boriquée, après les avoir lavées à l'eau boriquée tiède, couvrir avec un petit linge fin et bien propre, recouvrir de coton hydrophile et fixer avec une bande. Il faut toujours avoir soin de préserver les plaies du contact de l'air pour empêcher la pénétration des microbes et toute infection. Voir *Plaies,* page 384.

ÉCOULEMENT. — Échauffement chez l'homme et la femme. Voir *Blennorragie chez l'homme* et *Maladies des femmes*.

ECZÉMA — Voir *Maladies de la peau*, page 65.

570. — ÉDUCATION. — L'éducation est nécessaire et indispensable à tout homme même le plus instruit. L'éducateur doit enseigner la tenue, la propreté, la politesse, l'hygiène, afin que l'enfant sache plus tard se conduire dans la vie privée et publique. C'est par l'éducation que l'on arrive à adoucir les mœurs d'un être ou d'un peuple.

EFFORTS. — Les efforts musculaires peuvent amener des accidents très graves. Les plus fréquents sont la hernie, la chute de matrice, la chute de rectum, l'emphysème pulmonaire, etc. Voir ces maladies à leurs chapitres spéciaux.

ECTHYMA. — Voir *Maladies de la peau*, pages 65 et 88.

571. EMBARRAS GASTRIQUE. — Indigestion. Gastrite aiguë. — Survient à la suite d'un usage immodéré de boissons ou d'aliments indigestes. La langue est chargée, la bouche est mauvaise, la personne éprouve des envies de rendre, des maux de tête, un peu de courbature et de fièvre. L'appétit est nul.

Traitement. — Au début, prendre une purge, deux à trois *Pilules Spark*, tisane de camomille ou de tilleul. Ce traitement suffit lorsque l'indigestion est légère. Si le mal persiste malgré ce traitement, c'est une gastrite chronique qu'il faut traiter comme il est dit au chapitre traitant de cette affection.

EMBOLIES. — Obstruction d'un vaisseau sanguin par un caillot de sang qui arrête la circulation et peut provoquer la mort. Pour le traitement, voir *Maladies du cœur*, page 195.

572. — EMPHYSÈME PULMONAIRE. — Lorsque les accès de toux sont fréquents, les cloisons qui séparent les vésicules pulmonaires peuvent être rompues; leur nombre diminue, mais leur volume augmente : c'est cet état qui constitue l'emphysème. Cette maladie est fréquente chez les personnes âgées qui ont les vésicules agrandis et dilatés, parce que leurs cloisons en sont usées à la suite d'accès de toux opiniâtres, de rhumes fréquents ou de bronchite. Le malade est oppressé et respire difficilement.

Traitement. — Eviter les efforts, supprimer les excitants, fumer des *cigarettes Darva* ou la *poudre anti-asthmatique Darca*. Soigner la cause : bronchite, rhume, etc. Voir *asthme*.

573. — EMPOISONNEMENTS. — En cas d'empoisonnement, la première chose à tenter est de faire vomir. Boire la plus grande quantité d'eau possible pour diluer le poison, et provoquer les vomissements au moyen des doigts que l'on introduit dans le fond de la gorge. User alternativement de ces deux moyens : doigts dans la bouche et absorption d'eau tiède, jusqu'à ce que l'eau et les vomissements aient bien nettoyé l'estomac. Au début, et si l'on n'a pas d'eau tiède sous la main, boire de l'eau froide, afin de ne pas perdre de temps. Il est inutile d'administrer de l'ipéca ou de l'émétique dont l'effet vomitif serait trop long à se produire et, dans les cas d'empoisonnement, il importe avant tout de ne pas perdre de temps. Pendant qu'on provoque ces vomissements, préparer de l'eau albumineuse en battant 2 ou 3 blancs d'œufs dans un litre d'eau et, sitôt prête, l'administrer au malade en aussi grande quantité que possible pour neutraliser l'effet du poison. Lorsque l'empoisonnement est produit par des sels métalliques, gorger le malade avec de l'eau dans laquelle on aura délayé 5 à 6 cuillerées à café de *magnésie calcinée*, par verre d'eau, la magnésie étant un excellent contre-poison des métaux, ceux-ci sont précipités et neutralisés et le poison est expulsé avec les vomissements.

Lorsque l'estomac est bien nettoyé, donner une bonne purge avec 60 gr. de *sulfate de soude* ou de *magnésie* dissous dans un bon verre d'eau et pris en deux fois à 5 ou 10 minutes d'intervalle. Ne pas perdre de temps et, au besoin, administrer n'importe quel purgatif : huile de ricin, pilules purgatives, etc.; donner des boissons chaudes, du lait coupé d'eau avec un peu de *bicarbonate de soude*. En cas de douleurs, cataplasmes chauds sur le ventre; s'il y a fièvre, compresses froides sur la tête; si les extrémités des membres se refroidissent, les réchauffer avec des bouillottes ou des bouteilles remplies d'eau chaude.

Ces soins sont ceux à donner dans la généralité des cas; en outre, si l'empoisonnement est produit par l'*opium*, la *morphine* ou le *laudanum*, administrer une forte infusion de café.

Le contre-poison de l'arsenic est la *magnésie calcinée* délayée dans de l'eau.

Contre le phosphore, donner de l'essence de térébenthine; ici, le lait et l'huile de ricin sont nuisibles; dans l'empoisonnement par les acides, il faut administrer du *bicarbonate* de soude ou de la *craie* délayée dans de l'eau, ou de l'eau dans laquelle on fait dissoudre du savon.

Dans les empoisonnements par les champignons, le charbon de bois en poudre délayé dans de l'eau et administré après avoir fait vomir est un contre-poison recommandé; *purgatifs salins de sulfate de soude*, ensuite donner un cordial énergique, café, thé très fort, rhum ou cognac.

L'empoisonnement par les moules, les huîtres, provoque une éruption d'urticaire et donne des vomissements et de la diarrhée. Donner du *sirop d'éther*, du *bicarbonate de soude* dans de l'eau, des tisanes diurétiques, administrer un vomitif et une purgation.

574. — ENDOCARDITE. — Inflammation de la membrane qui tapisse le cœur. Provoque de l'oppression et des palpitations. C'est la cause la plus fréquente des maladies du cœur. Avec de bons soins, le malade peut guérir. Voir *Maladie du cœur*. L'endocardite survient aussi dans les rhumatismes, dans la fièvre typhoïde; elle peut déterminer une embolie mortelle. Voir *Rhumatismes articulaires*.

575. — ENFANTS. — Instructions concernant les enfants en bas âge. — Toute nourriture solide est nuisible et très dangereuse avant leur douzième mois parce qu'ils ne peuvent et ne savent pas encore mâcher. Ne pas gaver l'enfant sous prétexte qu'il ne pousse pas ou que le lait ne le nourrit pas suffisamment, car on expose l'enfant à de terribles maladies intestinales. Il faut au nourrisson du lait jusqu'à un an et rien d'autre si l'on veut lui épargner des souffrances et peut-être lui éviter la mort. Sa nourriture ne doit comprendre que du lait de nourrice ou du lait de vache ou de chèvre et toujours coupé d'*eau bouillie* légèrement sucrée jusqu'au quatrième mois. A partir du cinquième mois, on peut donner du lait pur; le *lait* et l'eau seront toujours *bouillis* quelques minutes seulement avant de les donner à l'enfant; faire bouillir le lait une seconde fois s'il a été conservé plusieurs heures. Employer un biberon en verre facile à nettoyer, et sans tube en caoutchouc; nettoyer et passer le biberon à l'eau bouillante avant et après chaque tétée. Pendant la nuit, donner le sein deux à trois fois. Les suçons de linge avec lesquels on cherche à calmer les cris d'un enfant sont dangereux et nuisibles. A partir d'un an, donner des potages de farine lactée régulièrement chaque jour pour préparer l'enfant au sevrage. Si le nourrisson digère mal, s'il est dyspeptique, on ajoute avec grand avantage quelques gouttes d'eau oxygénée qui agit comme antiseptique, eupeptique et calme les vomissements et la diarrhée. On prépare d'abord un litre d'eau dans lequel on mettra une cuillerée à soupe d'eau oxygénée à 12 volumes et ce litre servira à couper le lait de l'enfant. Si l'enfant est nourri au sein, on lui donne trois gouttes d'eau oxygénée dans une cuillerée de lait après la tétée; après le sevrage, on peut donner ces gouttes dans un peu d'eau bouillie.

Sevrer l'enfant lorsque celui-ci aura ses douze premières dents, mais s'abstenir, autant que possible, de le faire pendant la période des chaleurs, pour éviter la diarrhée infantile.

Ne pas faire sortir l'enfant avant quatre semaines; le coucher dans un lit composé de varech ou de paille fraîche; le berceau doit être entouré d'un rideau sans être complètement fermé; ne jamais coucher l'enfant dans le lit de la mère ou de la nourrice, ne pas bercer l'enfant. En cas de grossesse, la mère ou la nourrice doit cesser de donner le sein parce que son lait devient alors peu nourrissant.

On doit faire vacciner l'enfant dans les trois premiers mois de sa naissance.

Tous les matins, avant de donner le sein, on doit faire la toilette de l'enfant; laver tout le corps et surtout les parties génitales avec de l'eau tiède et un peu de savon. Un bain tiède de dix minutes. Nettoyer la tête et la maintenir toujours très propre. Pendant la première dentition, il faut combattre l'inflammation des gencives et les autres accidents comme il est dit à l'article *Dentition*.

La seule boisson permise en dehors du lait est l'eau bouillie, sucrée ou non. Ne jamais donner de fruits verts aux jeunes enfants.

Pour éviter les rhumes aux enfants, il faut les habituer progressivement au grand air. Dès qu'un rhume se déclare, il faut le *traiter très énergiquement et dès le début*, parce que l'infection des petites bronches et des poumons se fait très facilement. Dès que l'enfant éternue, qu'il a un peu de fièvre, le tenir à la chambre et au besoin au lit, faire prendre un bain tiède à 37° et d'une durée de dix à quinze minutes; après le bain, coucher l'enfant et le couvrir très chaudement. Faire boire de la tisane chaude des quatre fleurs, qui fera transpirer l'enfant et le rhume sera avorté. Si l'enfant est congestionné et a la face rouge, promener un sinapisme aux cuisses. Si la toux se déclare, lui donner un peu de *sirop de Desessartz* qui est le meilleur sirop pectoral pour les enfants.

Si le rhume persistait, tenir l'enfant au lit en maintenant la température de la chambre à 18°, et en renouvelant l'air. Envelopper les pieds séparément dans une bonne couche de coton cardé, couvrir de taffetas gommé et fixer avec une bande. Ces bottes ouatées provoquent une transpiration très bienfaisante; graisser la poitrine et le dos avec de l'huile camphrée et recouvrir avec une couche de ouate; dans les narines, mettre une ou deux gouttes d'huile mentholée (huile, 10 gr.; menthol, 0 gr, 10). Appliquer des cataplasmes sinapisés sur le dos et la poitrine trois ou quatre fois par jour et les y maintenir jusqu'à ce que la peau soit devenue suffisamment rouge.

Sirop de Desessartz additionné de un quart de sirop de codéine par cuillerées à café toutes les deux heures. Combattre la fièvre par des bains tièdes à 36° et d'une durée de quinze minutes toutes les quatre heures. S'il y a diarrhée, cesser toute médication et mettre l'enfant à la *diète hydrique* au moins pendant six heures et lui donner, toutes les deux heures, un paquet contenant: calomel, 0 gr. 01; sucre en poudre, 0 gr. 20.

Pour purger un enfant, on peut lui donner du sirop de chicorée ou, selon l'âge, une à deux cuillerées à café d'huile de ricin. S'il faut purifier le sang, et pour le fortifier on doit donner le *Sirop Leber*, à la dose d'une à deux cuillerées à café par jour, c'est le meilleur tonique et reconstituant des enfants indispensable pour la croissance.

ENGELURES. Voir l'article 101, p. 78.

ENROUEMENT. APHONIE. — Altération de la voix causée par l'inflammation du larynx; s'observe dans les maladies des voies respiratoires. Voir *Maladies de la gorge*, page 120.

576. — ENTÉRITE. — Inflammation des intestins provoquée

par le froid ou une mauvaise alimentation. Le ventre est ballonné, très sensible à la pression des mains; le malade est tantôt constipé, tantôt atteint de diarrhée et de coliques. Combattre la constipation et l'affection d'estomac avec l'*Elixir Spark* et la diarrhée avec du sous-nitrate de bismuth. Voir *Coliques intestinales et diarrhée*, pages 103 et 191.

577. — ENTÉRITE AIGUÉ OU CHOLÉRA INFANTILE.

— Se déclare surtout chez les nourrissons élevés au biberon à la suite d'une inflammation d'intestin. Cette affection est très grave et peut avoir des conséquences funestes. Le mal se déclare brusquement, la diarrhée est presque séreuse avec des grumeaux jaunâtres et fétides, le nourrisson rend tout ce qu'il avale; les extrémités sont froides, la respiration est lente, la température est de 36°. Le visage maigrit, le teint est terreux, le ventre mou, la peau ridée; la soif est ardente. Le traitement suivant est très efficace et peut sauver l'enfant: supprimer le lait et tout aliment, donner toutes les deux heures une tétée d'eau de riz sucrée et toujours bouillie (faire bouillir un litre d'eau avec 50 gr. de riz et passer). Laisser téter l'enfant autant qu'il le voudra. Le biberon sera plongé dans l'eau bouillante avant et après chaque tétée et tenu très proprement. Toutes les deux heures, donner un lavement (sel de cuisine, 5 gr.; eau bouillie, 1 litre) chaud à 36°, ou lavement d'amidon. Deux fois par jour, un bain tiède à 36°, d'une durée de cinq minutes. Relever les forces de l'enfant par des injections du sérum suivant: chlorure de sodium, 2 gr., eau bouillie, 300 gr.; et faire trois injections par jour, chacune de 25 à 30 gr., et à l'aide de la seringue de Roux. Pour calmer les cuissons à l'anus, l'enduire avec de la vaseline boriquée.

Lorsque l'enfant a plusieurs selles par jour, les unes vertes et les autres panachées, accompagnées de vomissements, lorsque la langue est sèche, la température à 39° et le pouls vers 108°, il faut employer en toute confiance le traitement suivant: supprimer le lait, diète hydrique; donner de l'eau bouillie chargée de bicarbonate de soude, 5 gr. par litre; de l'eau albumineuse faite avec deux blancs d'œuf pour un litre d'eau bouillie. Cataplasme chaud sur le ventre. Donner toutes les deux heures, comme désinfectant de l'intestin, un des paquets suivants: calomel un centigramme; sucre de lait, 50 centigrammes; *mêler et diviser en cinq paquets*. Le lendemain, continuer les paquets de calomel et

donner, toutes les demi-heures, par cuillerées à café si l'enfant
a moins d'un an, par cuillerées à dessert après un an, de la
potion suivante : acide lactique, 2 gr. ; tannin, 50 centigrammes ;
sirop de consoude, 15 gr. ; eau bouillie, 85 grammes. Cette maladie survient par suite de manque de propreté dans l'allaitement, lorsque l'enfant est sevré pendant les fortes chaleurs, lorsqu'on fait manger les enfants trop tôt, lorsqu'on donne à un
enfant trop jeune des aliments indigestes, des fruits crus. Il faut
entourer l'allaitement artificiel avec des soins de propreté
extrême si l'on veut éviter cette terrible maladie.

578. — ENTÉRO-COLITE. — Inflammation chronique du
gros intestin. Elle consiste en une diarrhée avec coliques et
douleurs dans les côtés du ventre. Lorsque l'inflammation occupe
la première portion du gros intestin, elle est désignée sous le
nom de typhlite. Dans l'inflammation du gros intestin que l'on
désigne sous le nom d'entéro-colite pseudo-membraneuse ou
muco-membraneuse, il y a évacuation de fausses membranes ou
de peaux épaisses ressemblant à des fragments de vers solitaires.

579. — Traitement. — Observer le Régime Biologique. Eviter
les boissons alcooliques et les aliments excitants ; combattre la
constipation avec l'*Elixir Spark,* mais éviter les purgations
violentes ; lavements adoucissants avec de l'eau de guimauve ;
calmer les douleurs du ventre avec des cataplasmes chauds et
prendre le *Sédatif Tiber.*

Pendant la crise, diète lactée. Dans la période d'accalmie, régime
mixte, potage au lait, bouillie à la farine lactée, œufs à la coque,
légumes bien cuits et toujours en purée, poulet rôti, fruits cuits
en compote. Supprimer le vin, l'alcool, les viandes non grillées,
épices, etc. Eviter les lavements et les purgations qui augmentent
la constipation, régulariser les garde-robes avec l'*Elixir Spark.*
Tous les jours prendre 80 à 100 grammes de nèfle (fruit du
néflier). Lorsqu'on peut avoir le fruit frais, on fait bouillir 80 à
100 grammes de nèfle fraîche bien pelée et sans les noyaux dans
du lait ; la nèfle fraîche sera choisie à l'état blet. Avec des nèfles
sèches on doit préparer une sorte de purée en faisant bouillir
1 kilo de nèfle sèche pelée et sans noyaux dans 1 litre d'eau avec
1 kilo de sucre, faire bouillir une heure et conserver dans des
vases bien bouchés. Pour empêcher les moisissures, on verse à

la surface quelques gouttes d'alcool ou bien on place un papier trempé dans de l'alcool.

La nèfle a la propriété d'agir assez vite et donne des résultats réellement merveilleux. En quelques jours l'amélioration est grande; ces effets remarquables se produisent dans les affections *chroniques* de l'intestin quelle que soit leur ancienneté. En cas de crise, compresses chaudes sur l'abdomen, repos au lit et diète.

580. — ENTORSES. FOULURES. — Lorsqu'à la suite d'un faux mouvement, les ligaments d'une jointure ont été distendus au delà de leurs limites naturelles, il se produit une luxation, une foulure ou une entorse.

Si le mouvement a été assez brusque pour provoquer la déchirure des fibres qui unissent les os, c'est la *luxation*; elle est très fréquente au pied et au poignet. Le meilleur traitement est le suivant : masser la partie malade avec de la vaseline; ensuite appliquer une compresse d'alcool camphré ou d'eau blanche; refaire le massage deux fois par jour, garder le repos jusqu'à la guérison.

581. — ENVIES. — L'envie de manger des choses difficiles à trouver, et souvent même des choses répugnantes, constitue une dépravation du goût : on l'observe pendant la grossesse et dans la chlorose. Pour combattre les envies de grossesse, prendre le *Sédatif Tiber*. Les envies des chlorotiques sont connues sous le nom de *Malacia* ou *Pica* et on les traite par les fortifiants et la persuasion. Les taches ou marques que les enfants ont en venant au monde sont attribuées aux envies pendant la grossesse; mais cette attribution est erronée.

582. — ÉPHÉLIDES. TACHES DE ROUSSEUR. — Très fréquentes chez la femme qui a la peau fine, les taches apparaissent sur les joues, le nez, le front et le dos des mains. Les taches, généralement petites et jaunâtres, se réunissent quelquefois et forment des plaques. Elles sont causées par le soleil ou le hâle à la suite d'un séjour à la mer. Les éphélides sont dues à la sécrétion irrégulière du pigment ou substance colorante qui se trouve sous l'épiderme. Le masque de grossesse peut être considéré comme une variété d'éphélide, ainsi que les taches hépatiques et les taches foncées qui se montrent aux jambes et aux cuisses.

Pour faire disparaître les taches de rousseur, il faut lotionner deux ou trois fois par jour avec l'*Ozonine fluide* et appliquer ensuite l'*Onguent Ozonine*. L'usage quotidien de ces produits constitue le moyen le plus efficace pour avoir la peau blanche, sans rides, et le teint clair.

583. — ÉPILEPSIE : Maladies nerveuses. — Les premiers soins à donner en cas de crise sont d'éloigner du malade tous les objets qui peuvent le blesser, après l'avoir étendu par terre sur le plancher ou sur un matelas si possible ; desserrer les vêtements et glisser entre les dents un mouchoir ou un bouchon pour l'empêcher de se mordre la langue. Le *Sédatif Tiber* est le remède souverain contre cette terrible maladie. Pour le traitement, voir *Maladies nerveuses*, page 246.

584. — ÉPISTAXIS. SAIGNEMENT DU NEZ. — Se produit souvent sans cause. D'autres fois, il est provoqué par de l'anémie, une faiblesse de sang, la migraine ou un exercice violent.

Traitement. — Pour arrêter le saignement de nez, comprimer avec le doigt la narine qui saigne, rester debout ou assis la tête levée pour que le sang ne coule pas dans l'arrière-bouche ; au besoin, renifler un peu d'eau froide. Compresses froides sur le front, le nez et dans le dos sur la nuque, lever le bras correspondant à la narine par où s'écoule le sang. Si ce moyen échoue, mettre des sinapismes aux pieds, boucher la narine avec des boulettes de coton hydrophile que l'on peut tremper dans une solution de perchlorure de fer, jus de citron, dans de l'eau oxygénée ou dans une solution d'antipyrine à 1 pour 10 grammes d'eau bouillie. Pour éviter le retour, graisser les narines avec de la vaseline boriquée.

585. — ÉPUISEMENT. — Est un affaiblissement général qui se traduit par la perte totale ou partielle de la vigueur et de l'énergie. L'épuisement survient à la suite d'anémie, de chlorose et pendant la convalescence. Le *Triogène For* ou le *Vin Galar* sont les plus puissants toniques et régénérateurs des forces perdues. Observer le Régime Biologique pour calmer l'inflammation de l'estomac et du foie. Mener une vie calme pour reposer le corps et l'esprit. Voir page 213.

586. — ÉRECTIONS. — Les érections involontaires peuvent

provoquer des pertes séminales, ce qui est excessivement grave à cause des suites qu'elles ont sur l'état général et le système nerveux. Les érections et les pertes séminales sont fréquentes lorsqu'il y a inflammation de la vessie, cystite, engorgement de la prostate, ainsi qu'à la suite d'une maladie du foie et de l'estomac.

587. — Traitement des érections. — Eviter toute excitation; observer le Régime Biologique qui est très salutaire; éviter la constipation en prenant de l'*Elixir Spark*, tonifier le sang avec le *Triogène For* ou le *Vin Galar*; matin et soir, prendre le *Sédatif Tiber*. Toutes les semaines, un ou deux grands bains. S'il y a une maladie des voies urinaires, suivre le traitement indiqué pour cette affection. Voir chapitre spécial, *Pertes séminales*, page 173.

588. — ÉRUPTIONS. — Apparition de boutons ou taches rouges sur la peau. S'il y a fièvre, il faut supposer une fièvre éruptive, rougeole, scarlatine, variole; s'il n'y a pas de fièvre, l'éruption est due à de l'âcreté ou de l'impureté du sang, une maladie des humeurs, à une maladie de la peau ou à une affection du foie et du tube digestif, à de l'eczéma. Voir à ces mots.

L'éruption peut également être provoquée par l'usage d'une substance irritante, par le froid, par la chaleur; dans ces derniers cas, le traitement externe suffit à la faire disparaître; faire usage de la *Pommade Parnel* ou de la *Poudre Dermatique*.

589. — ÉRUCTATIONS. — Lorsqu'on est atteint de gastrite, lorsque la digestion est mauvaise ou à la suite d'une indigestion, on rend des gaz par la bouche. Si l'indisposition est passagère, boire la tisane d'anis étoilé ou badiane, si elle dépend d'une affection de l'estomac, il faut prendre les cachets *Polydigestifs Soker* et l'*Elixir Spark*. Voir *Maladies d'estomac*.

590. — ÉRYSIPÈLE. — Maladie contagieuse qui existe souvent à l'état épidémique, et consiste en une inflammation qui se développe spontanément lorsque la peau est entamée. La peau est rouge, douloureuse, vive, luisante et s'efface lorsqu'on la presse avec les doigts. Le malade a des frissons, des vomissements, des maux de tête, de la fièvre. Cette inflammation peut s'étendre et se déplacer pour aller occuper d'autres parties du corps.

L'érysipèle survient à la suite d'une opération, lorsque l'antisepsie a été négligée, elle se transporte quelquefois au cerveau et
détermine une méningite qui, compliquée d'albuminurie, peut
causer la mort. Le microbe qui occasionne l'érysipèle est connu
sous le nom de *streptoccoque*, mais, ce microbe ne devient mal-
faisant que lorsque l'organisme y est disposé par une mauvaise
santé ou un mauvais état du sang. En effet, on trouve chez
l'homme en bonne santé des streptoccoques qui se montrent
tout à fait inoffensifs.

591. — Traitement de l'Erysipèle. — Garder la chambre,
prendre tous les jours ou tous les deux jours une petite purgation d'huile de ricin ou de calomel, s'il y a maux de cœur,
prendre un vomitif. Toucher les parties malades avec une solution antiseptique de sulfate de fer à 4 pour cent; mais la meilleure eau à cicatriser est l'*Eau résolutive Soker*, appliquée en
compresses légères; à l'intérieur sulfate de quinine 2 ou 4 fois
par jour, potion à l'*extrait de quinquina*, *Triogène For* ou *Vin
Galar* comme tonique, fébrifuge. Boire des infusions de bourrache, de camomille, de *Tisane Orientale Soker*, nourriture très
légère, bouillons, potages. Après guérison, purifier le sang avec
le *Dépuratif Parnel*.

Les personnes dont le sang n'est pas en bon état sont prédisposées à contracter des érysipèles assez fréquemment, aussi
doivent elles souvent purifier et renouveler leur sang avec le
Dépuratif Parnel. Il faut suivre un traitement pendant deux
mois au moins et le reprendre un mois à chaque changement
de saison.

592. — ERYTHÈME. — Rougeurs sur la peau, sans fièvre,
survient à la suite d'un coup de soleil, par suite d'irritation : le
contact de l'urine ou de linge un peu dur suffit pour le produire
chez les nourrissons. Laver avec de l'eau boriquée tiède, essuyer
doucement, graisser avec de la vaseline et saupoudrer avec de
la poudre de talc ou de la *poudre dermatique Jener*.

593. — ESCARGOTS. — Ces mollusques se nourrissent des
plantes vénéneuses et peuvent occasionner des empoisonnements. Avant de les manger il faut les faire jeûner longtemps.

ESSOUFFLEMENT. — Est occasionné par l'asthme, l'emphysème, la bronchite, s'observe également dans les maladies du

cœur, l'anémie, la chlorose. Traiter la maladie qui en est la principale cause. Voir à ces maladies.

ESTOMAC. — Le bon ou le mauvais fonctionnement de l'estomac exerce une influence sur l'état général de la santé, et sur le caractère; celui qui digère bien est gai et d'humeur égale, celui qui digère mal est triste et mélancolique. Voir : *Maladies d'estomac*, page 186.

594. — ETAT NERVEUX. — **Névrosisme.** Se traduit par un caractère irascible, une impressionnabilité exagérée, des faiblesses, des crises, des étouffements. Le névrosisme a généralement pour cause une grande anémie ou certaines affections chroniques, telles que goutte, rhumatisme, maladies du foie, des nerfs ou de l'estomac. Eviter les toniques à base de fer qui sont nuisibles. Donner le *Vin Galar* ou le *Triogène For* qui sont les meilleurs toniques dans les cas nerveux; comme calmant prendre le *Sédatif Tiber*. Reposer le corps et l'esprit, éviter tout surmenage. Régime Biologique. Voir *Neurasthénie*, page 243.

595. — ETERNUEMENT. — Est causé par un rhume de cerveau ou une grippe à l'état naissant. S'il se produit fréquemment après le repas, il est dû à un mauvais état de l'estomac ou du foie. Régulariser la digestion par l'*Elixir Spark* qui est le plus précieux reconstituant de l'estomac.

596. — ÉTOURDISSEMENTS. — *Éblouissements. Vertiges.* — Les étourdissements se produisent lorsque la circulation du sang est irrégulière. Il peut alors affluer brusquement vers le cerveau ou diminuer d'une manière subite, ce qui provoque des vertiges; ce phénomène s'observe lorsque le sang est appauvri ou lorsqu'il se trouve en excès. Si le vertige se produit chez une personne faible et pâle, il est dû à la faiblesse du sang, à de l'anémie et à de la chlorose. On l'observe également pendant la convalescence et les maladies graves: Dans ce cas suivre le traitement anti-anémique. Voir *Anémie*. Si au contraire les étourdissements se produisent chez une personne forte, à visage rouge, on doit craindre une congestion ou une apoplexie cérébrales. Les étourdissements peuvent dépendre d'une maladie nerveuse; d'autres fois, ils proviennent de l'estomac, et quoique d'origine nerveuse, on les désigne sous le nom de vertiges stomacaux; l'inflammation du foie peut aussi les provoquer.

597. — Traitement des étourdissements. — Éviter les purgations qui congestionnent et troublent la circulation du sang, prendre le *Dépuratif Parnel* qui agit lentement, et sûrement en décongestionnant les principaux organes et l'*Elixir Spark* qui régularise la circulation. Combattre l'anémie et la faiblesse par le *Triogène For* ou le *Vin Galar*, les plus puissant des toniques reconstituant. Quand les étourdissements sont d'origine nerveuse, prendre le *Sédatif Tiber*.

Au moment de l'étourdissement, faire respirer de l'éther ou du vinaigre, donner à boire une à deux cuillerées à café de sirop d'éther, mettre des sinapismes aux mollets et faire prendre un bain de pied sinapisé et très chaud.

Pour les personnes qui y sont sujettes, il leur faut éviter les excès de table, les émotions, surveiller l'alimentation, ne pas s'exposer à la trop grande chaleur du soleil, habiter un appartement bien aéré et peu chauffé. Éviter les mauvaises digestions; activer la digestion et provoquer plusieurs selles par jour en prenant pendant quelque temps l'*Elixir Spark* à dose un peu forte, deux à trois cuillerées à café par repas.

598. — EXERCICE. — Le manque d'exercice physique amène l'anémie, l'étiolement ou l'obésité. Le jardinage, l'escrime et le jeu de billard sont des exercices très favorables. L'exercice en plein air et assez fréquent est tout à fait salutaire. Les enfants doivent pouvoir choisir le jeu selon leur goût et leur préférence et l'on ne doit pas imposer le même jeu à tout un groupe d'enfants. Le cyclisme est un sport qui ne convient pas à tout le monde; les personnes prédisposées aux maladies de cœur doivent l'éviter, comme étant très dangereux. Cet exercice développe les muscles des jambes et des cuisses, mais laisse les autres presque inactifs; aussi les courses à pied et les autres jeux en plein air doivent être préférés.

599. — EXOPHTALMIE. GROS YEUX. — Se reconnaît par la saillie du globe oculaire. L'œil est si saillant que les paupières peuvent à peine le recouvrir, ce qui donne au regard et à la physionomie une expression étrange. Le *Sédatif Tiber* et le *Triogène For*, comme tonique anti-déperditeur, sont très recommandés. L'exophtalmie est souvent d'origine syphilitique. Traiter la cause. Voir *Syphilis*.

Si la maladie occasionne des troubles nerveux, perte de sommeil, etc., prendre le *Sédatif Tiber* le soir en se couchant qui agit comme tonique anti-nerveux.

600. — EXOSTOSES. — Excroissances qui naissent sur un os. Ces tumeurs, par leur compression sur les parties voisines, peuvent provoquer de graves maladies. Généralement, ces affections des os ont pour origine la syphilis.

Traitement des exostoses. — *Pour Adultes : Dépuratif Parnel* et *Pilules spécifiques Leber* aux repas. Après les repas et dans la journée le *Vin Galar* où le *Triogène For.* Sur la grosseur, appliquer la *Pommade fondante Darcet* où un morceau d'*Emplâtre fondant Darcet* que l'on laisse plusieurs jours sur place.

Pour enfants. Même *Emplâtre* ou *Pommade fondante Darcet* sur la grosseur. Donner à chaque repas le *Sirop Leber*.

ÉTOUFFEMENTS. Voir *Oppression*, page 379.

EXTINCTION DE VOIX. Voir *Maladies de la gorge*.

601. — ÉVANOUISSEMENTS. — Mettre le malade dans la position horizontale, défaire les vêtements, faire respirer de l'éther ou du vinaigre ; lotionner le front, les tempes et la région du cœur avec du vinaigre ou de l'eau sédative. Compresses vinaigrées ou sédatives au cou et aux poignets. Voir *Défaillance*, page 321.

602. — FAIBLESSE GÉNÉRALE. — Résulte le plus souvent d'un appauvrissement du sang à la suite d'une maladie ; le malade maigrit et il en résulte une diminution des forces. Donner le *Triogène For* et le *Vin Galar* comme toniques et anti-anémiques. Les personnes qui se sentent faibles, toujours fatiguées, sont souvent dyspeptiques. Elles ont une digestion laborieuse, une forte constipation et de la dilatation d'estomac. Il faut combattre ces malaises avec l'*Elixir Spark* qui les fera promptement disparaître et redonnera les forces perdues.

FAIBLESSE D'ESTOMAC. TIRAILLEMENTS. — Ces malaises sont souvent accompagnés de constipation et dépendent d'une gastralgie. Voir *Maladies d'estomac*, page 186.

603. — FAUSSE COUCHE. — Terme employé pour désigner l'accouchement avant le septième mois. Elle peut se produire à la suite d'un effort, d'une chute, le cahotement d'une voiture. En cas d'accident, pour prévenir une fausse couche, il aut garder un repos absolu au lit, prendre un lavement pour débarrasser l'intestin, et appliquer un cataplasme chaud sur le ventre. Manger peu. Boire de la tisane de tilleul ou de camomille.

604. — FAUX CROUP. — Laryngite striduleuse. — Cette affection est fréquente chez les jeunes enfants. Le faux croup éclate subitement et le plus souvent la nuit. L'enfant est pris de suffocation accompagnée de toux rauque et sifflante. Faire vomir avec du sirop et de la poudre d'ipecacuanha et, à défaut, en mettant le doigt dans la bouche. Linges chauds autour du cou. Donner du *Sirop de Desessarts*. Faire garder la chambre à l'enfant. Voir page 132.

605. — FEMME. — Être épouse et mère de famille, tel doit être le rôle de la femme. Ce rôle est assez noble et beau et doit remplir toute son existence; la femme ne doit donc pas envier l'homme parce qu'il est électeur et chercher à descendre dans l'arène politique où elle risque de perdre sa grâce et son charme; la vanité de posséder un diplôme s'acquiert souvent au prix du bonheur que lui aurait donné la famille, et transforme la femme en un être sans sexe et par là inutile.

606. — FÉTIDITÉ D'HALEINE. — Est due au mauvais état des dents ou à de mauvaises digestions. On peut la faire disparaître en suivant un bon régime, le Régime Biologique, par exemple. Prendre après les repas de l'*Elixir Spark* qui tonifie l'estomac et régularise la digestion. Nettoyer les dents avec l'*Elixir Rodol* et la *Pâte dentifrice Rodol*.

607. — FIÈVRE. — La fièvre accompagne toutes les maladies aiguës. Toute inflammation externe ou interne, tout ce qui congestionne le sang donne la fièvre. La fièvre est caractérisée par l'élévation de température du corps. Le malade éprouve alternativement de la chaleur et des frissons. Le battement du pouls est plus vif et irrégulier. L'intensité varie selon le cas. Chaque fois que la température du corps dépasse 38° centigrades, on est atteint de fièvre. Dans les maladies aiguës, la fièvre est continue et varie d'intensité; dans les fièvres intermittentes, il y a une interruption d'une durée variable entre les accès. La fièvre débute ordinairement par des frissons, lassitudes, mal de tête, ensuite survient une forte chaleur; la soif est vive, la langue est sèche, brûlante, le sommeil est troublé.

608. — Traitement de la fièvre. — Garder le lit, boissons rafraîchissantes et tièdes avec du citron, tisanes diurétiques, un ou deux cachets avec 50 centigrammes de quinine et 50 centigrammes d'antipyrine ou bien un cachet de 50 centigrammes de pyramidon; surtout ne pas manger, soutenir le malade avec des potages légers ou du lait. Pour les enfants, matin et soir, un suppositoire avec 5 centigrammes ou 10 centigrammes de quinine, selon l'âge. Si l'inflammation n'est pas très prononcée, ce traitement guérira en quelques heures; dans le cas contraire, soigner les organes qui, par leur état d'inflammation, ont provoqué la fièvre. Voir aux chapitres suivants.

609. — FIÈVRE SCARLATINE. FIÈVRE ÉRUPTIVE. — Cette maladie est caractérisée par la fièvre et l'apparition d'une éruption cutanée au cours de l'affection. La fièvre est toujours précédée ou suivie d'une angine assez douloureuse. On voit dans la gorge une rougeur et des petits points jaunes sur les amygdales. Une sécrétion purulente dans la gorge et le nez donne à l'haleine du malade une odeur fétide insupportable. Cette angine peut se compliquer de diphtérie et donner naissance à des peaux qui adhèrent fortement à la muqueuse. Elle peut également se compliquer d'un engorgement des ganglions du cou et former des bubons scarlatineux pouvant suppurer. Cette maladie est contagieuse et, quelquefois, épidémique. L'éruption de la scarlatine est caractéristique: elle *ne* commence *pas* par la *figure* mais apparaît d'abord sur la poitrine, les plis du coude, sur le dos, à l'aine, ensuite sur tout le corps et puis sur la figure. (Dans la rougeole et la variole l'éruption commence à la figure). L'éruption débute par des petits points rouges qui s'unissent et le corps de l'enfant est envahi par une rougeur générale, sans aucun intervalle blanc comme cela se voit dans l'éruption de la rougeole; ici la rougeur est étendue à toute la surface du corps. L'éruption qui se forme en quarante-huit heures disparaît au bout de cinq à six jours; la peau se met à peler et se détacher. Cette période de *desquamation* dure environ quarante jours. ces affections produisent une altération profonde du sang; elles sont plus fréquentes chez les enfants que chez les adultes.

610. Traitement de la fièvre scarlatine. — Tenir le malade au lit et lui éviter tout refroidissement qui pourrait avoir des conséquences très graves et provoquer une néphrite albuminouse. Faire boire beaucoup de tisanes de bourrache, de mauve, de queues de cerises qui facilitent la transpiration et l'éruption. Lavages et pulvérisations de la gorge avec de l'eau boriquée tiède. Ne donner d'autre aliment que du bouillon et du lait coupé; s'il y a constipation, un peu d'huile de ricin ou de sulfate de soude. Combattre la fièvre avec du sulfate de quinine et des bains ou avec des draps mouillés qu'il faut changer deux à trois fois. Garder la chambre pendant un mois. Lorsque la fièvre est tombée et l'éruption sortie, et pendant la convalescence, il est bon de boire de la tisane de queues de cerises. Lorsqu'on quitte une maison où il y a un malade atteint de fièvre éruptive, on doit faire une petite promenade au grand air pour bien aérer les vêtements avant de pénétrer dans une autre maison. Voir, page 397.

611. — FIÈVRE INTERMITTENTE, FIÈVRE PALU-DÉENNE. — Cette fièvre est fréquente dans les pays chauds et marécageux, et elle est occasionnée par des miasmes, produits microscopiques, qui se développent dans les endroits humides et partout où il y a des végétaux en décomposition dans de l'eau. Ces miasmes sont transportés par l'air et pénètrent dans notre corps (surtout par les piqûres des moustiques, insectes, mouches) où ils produisent un empoisonnement du sang. Le malade est pris de frissons qui vont en augmentant, il grelotte, claque des dents et n'arrive pas à se réchauffer; il a un malaise général, mal à la tête et quelquefois des vomissements. Une heure ou plusieurs heures après, le malade est envahi par une chaleur brûlante et une soif ardente; ensuite survient une transpiration abondante qui amène un soulagement. Après cette réaction, le malade ne ressent plus rien jusqu'à une nouvelle crise. Les accès de fièvre reviennent régulièrement par intermittences, le plus souvent à la même heure, tous les jours, tous les deux ou tous les trois jours.

La crise est très variable en intensité; les accès peuvent être très faibles ou atteindre une violence extrême et causer la mort en quelques heures : c'est la fièvre *pernicieuse*, qui demande un traitement énergique; le sulfate de quinine à haute dose peut sauver le malade.

La fièvre intermittente occasionne un engorgement du foie et de la rate qui persiste fort longtemps après l'accès; le malade est affaibli et a le teint terreux.

612. — Traitement de la fièvre intermittente. — Le sulfate de quinine est le meilleur médicament spécifique ; comme préservatif, en prendre tous les jours un cachet de vingt-cinq centigrammes. Pour couper l'accès, il faut prendre tous les jours un gramme de quinine en deux fois et cela plusieurs heures avant l'accès. Contre l'anémie et la cachexie, qui surviennent à la suite de cette maladie, prendre le *Triogène For* ou le *Vin Galar*, deux excellents toniques. Pour se préserver et se mettre à l'abri d'un nouvel accès, il faut observer une hygiène sévère, éviter les alcools et tout excès. Ne jamais boire de l'eau sans l'avoir fait bouillir. Eviter les piqûres de mouches, moustiques, insectes.

613. — FIÈVRE JAUNE, VOMITO-NÉGRO. — Maladie spéciale aux pays chauds. Elle frappe les Européens, mais les nègres y sont réfractaires. Le moustique est considéré comme le propagateur de la fièvre jaune, mais elle peut également être transmise par les objets ayant appartenu à un malade ; aussi, tous les effets et vêtements doivent-ils être désinfectés ou détruits.

L'abus des excitants, de l'alcool, ainsi que le mauvais état de l'estomac, y prédisposent. La fièvre est accompagnée de frissons, vomissements bilieux et même de sang pur. La jaunisse gagne de plus en plus le malade. Cette affection est plus ou moins grave, selon le pays, et peut entraîner la mort.

Le traitement de la fièvre jaune le plus efficace est l'administration de la quinine à haute dose, des frictions chaudes, sinapismes. Prévenir toute inflammation du foie par l'*Elixir Spark* et le Régime Biologique. Les Européens, qui ont observé ces conseils, se sont toujours préservés de la fièvre jaune.

614. — FIÈVRE HECTIQUE. — S'observe le soir dans les maladies chroniques et, principalement, dans les maladies du foie, le cancer, la tuberculose, etc. *Vin Galar* ou *Triogène For* comme tonique, *Elixir Spark* pour combattre l'inflammation du foie et de l'estomac.

615. — FIÈVRE TYPHOIDE, FIÈVRE MUQUEUSE. — La maladie débute brusquement. Le malade éprouve une lassitude, une faiblesse générale, de l'abattement, l'appétit manque ; il a le sommeil agité, des maux de tête qui sont de plus en plus violents et très tenaces, des frissons et saigne un peu du nez. La fièvre est continue et va en augmentant ; le malade peut

avoir le délire avec perte complète de connaissance. La diarrhée
survient, le ventre est douloureux et ballonné, la langue est très
sèche et chargée, elle est rougeâtre sur les bords et presque
blanche au milieu, la soif est vive. On observe des taches rouges
sur les membres et le ventre. La fièvre typhoïde peut être très
violente et occasionner des complications graves : péritonite,
hémorragie, ulcérations de l'intestin grêle qui en provoquent
la perforation; les autres complications fréquentes sont la méningite, la perte de l'ouïe ou quelques graves désordres au cœur
et au poumon. Toutes ces complications, ainsi que la terminaison
funeste, surviennent dans les premiers vingt jours; mais, le plus
souvent, vers le huitième ou le dixième jour, la fièvre diminue,
ainsi que les maux de tête, l'appétit revient et, vers le vingt et
unième jour, le malade entre en convalescence; il est alors très
faible et l'amaigrissement est grand.

616. — Traitement de la fièvre typhoïde. — Le malade
sera nourri avec des aliments liquides : lait, bouillon sans légume,
œufs à la coque, jus de viande; éviter tout aliment solide qui
pourrait perforer l'intestin, aucune boisson acide. Donner de la
tisane de riz ou d'orge bien passée, par petites quantités et souvent. Soutenir les forces avec une potion à l'*Extrait de quinquina*. Combattre la constipation par des lavements évacuants.
Contre l'élévation de la température, compresses d'eau froide
sur le front et surtout bains froids; ces bains seront suffisamment prolongés; ils seront de 10 minutes au moins et plus si la
température n'est pas assez abaissée; en donner un toutes les
3 ou 4 heures et chaque fois que la température est élevée. Avec
les bains donnés dès le début on obtient des résultats merveilleux. Combattre l'hémorragie avec de l'*Extrait de ratanhia* ou
du *Perchlorure de fer* en potion. Pendant la convalescence,
donner des toniques, *Triogène For* ou *Vin Galar*. La fièvre
typhoïde se contracte en buvant de l'eau impure et malsaine qui
contient des matières animales en décomposition, en mangeant
des huîtres qui renferment de l'eau impure; elle est due à un
microbe spécial, le *Bacille d'Eberth*. Le seul moyen d'éviter la
contagion, c'est de faire bouillir l'eau destinée à la boisson.
Éviter tout contact avec les objets souillés par le malade et
procéder à des soins minutieux de désinfection.

617. — FILTRE. FILTRATION. — L'eau contient souvent

des microbes qui sont la cause de plusieurs maladies infectieuses Pour s'en préserver il faut filtrer l'eau destinée à l'alimentation. On emploie pour cet usage des filtres en porcelaine; mais ce filtrage ne constitue pas une gara..ie suffisante et pour priver l'eau de microbes et de toute substance organique, il faut la faire bouillir. La pratique de vouloir assainir l'eau par l'addition d'un médicament ou du goudron n'offre aucune garantie, seule l'ébullition est capable de détruire tous les microbes.

FISSURES. GERÇURES. — Ce sont des petites crevasses qui apparaissent sur la peau et les muqueuses et provoquent des démangeaisons. Voir page 318.

618. — FISSURES A L'ANUS. — Sortes de crevasses ou déchirures qui apparaissent dans les plis du fondement, qui provoquent une douleur assez vive pendant et après chaque selle. Pour le traitement voir aux articles 149-150, p ge 102.

619. — FISTULES. — On appelle fistules toutes ouvertures ou canaux, qui ne sont pas naturels, qui se forment à la suite d'une maladie et par lesquels un organe enflammé laisse écouler de l'humeur. La fistule est complète lorsqu'elle a deux orifices : un à l'intérieur et l'autre à l'ext ˙eur. La fistule est dite borgne lorsqu'elle n'a qu'un orifice. Voir article 151, page 103.

FISTULES A L'ANUS. Voir *Fissures*, page 103.

FISTULES LACRIMONIALES. Voir *Maladies des yeux.*

620. — FLATULENCE. — Gaz intestinaux qui se forment lorsque le tube digestif fonctionne mal et principalement lorsque les aliments subissent un séjour trop prolongé dans l'estomac ou l'intestin, y fermentent et forment des gaz qui s'échappent ensuite par la bouche ou par l'anus. Ces gaz produisent des bruits fort désagréables et pour le malade et pour l'entourage. Pour se guérir, il faut suivre le même traitement que pour la gastrite et observer le Régime Biologique. Ni vin, ni excitant, avoir soin de bien mastiquer les aliments et user avec beaucoup de modération des aliments gras et des féculents. Voir *Maladies d'estomac.*

FLUEURS BLANCHES. — Voir *Maladies des femmes.*

621. — FLUXIONS. — Gonflement de la joue qui survient à la suite d'un mal de dents. Ordinairement, la douleur cesse lorsque la fluxion se forme. Appliquer un peu de coton hydrophile ou des cataplasmes de farine de lin après avoir graissé la joue avec de la vaseline boriquée ou de la pommade camphrée. Laver la bouche avec de l'eau boriquée chaude.

622. — FLUXION DE POITRINE. PNEUMONIE. — Elle est toujours provoquée par un refroidissement et s'annonce par des frissons, maux de tête, douleur au côté, courbature, fièvre et même des vomissements. Le visage est rouge, les narines dilatées, ce qui donne au malade un aspect particulier connu sous le nom de *Facies pneumonique;* la toux est suivie de crachats visqueux couleur de rouille ou de jus de pruneaux et très adhérents au vase; c'est le sang qui se trouve mêlé aux crachats qui leur donne cet aspect particulier. La pneumonie infectieuse en est une complication très dangereuse. Lorsque la pneumonie est accompagnée de bronchite, elle constitue la *broncho-pneumonie.* La *pleuro-pneumonie* est une pneumonie compliquée d'une pleurésie.

623. — Traitement. — Garder le lit et maintenir la chambre à une température douce. Faire boire beaucoup de tisane de mauves, de quatre-fleurs, de bourrache et d'orge pour augmenter la sécrétion urinaire et faire transpirer. Eviter les vésicatoires qui sont nuisibles. Les bains froids peuvent rendre un très grand service. Combattre les douleurs de côté par des compresses chaudes pour ramener la circulation du sang. Soutenir le malade avec de l'*Extrait de quinquina, Vin Galar. Triogène For* Eviter le refroidissement.

624. — FOLIE, ALIÉNATION MENTALE. — Elle est causée par l'abus de l'alcool et les inflammations chroniques qui troublent ou suppriment complètement les facultés intellectuelles. Combattre les crises par le *Sédatif Tiber;* supprimer les boissons alcooliques et observer le Régime Biologique, seul capable de prévenir et de faire disparaître toutes les inflammations.

625. — FORMATION. — Période pendant laquelle les organes atteignent leur complet développement. Le passage de l'enfance à l'adolescence peut être accompagné de troubles digestifs, d'anémie, de chlorose, etc. Combattre les mauvaises digestions par l'*Elixir Spark*; s'il y a nervosité, crises nerveuses, donner le *Sédatif Tiber.* Soigner l'anémie avec le *Vin Galar* ou le *Triogène For.*

626. — FRACTURES. — Les os peuvent être brisés à la suite d'un accident; la fracture est quelquefois accompagnée d'une plaie. Placer le membre d'aplomb, éviter tout mouvement, tout choc; appliquer des compresses d'eau froide, immobiliser la fracture au moyen d'appareils spéciaux en fil de fer ou en plâtre, appelés gouttières; en cas de transport immédiat, glisser sous la fracture une ou deux planchettes en bois et les fixer avec une bande. Le massage et même la mobilisation bien comprise activent la consolidation des fractures.

627. — FUMIGATIONS. — Ont pour but de répandre dans l'atmosphère des gaz ou des vapeurs antiseptiques qui sont très efficaces dans les maladies des voies respiratoires, surtout la phtisie. Les fumigations au goudron se font de la manière suivante : trois ou quatre fois par jour et pendant une demi-heure, on fait bouillir dans la chambre du malade un mélange de 200 grammes de goudron et de 200 grammes d'eau.

FOULURES. Voir *Entorses*, page 338.

628. — FURONCLES, CLOUS. — Petites tumeurs en forme de boutons rouges et chauds contenant de l'humeur et qui apparaissent sur la peau, soit à la suite d'une maladie d'estomac ou de diabète, soit parce que le système pileux ou la peau ont été en contact d'impuretés. Chaque bouton contient de l'humeur et un petit germe nommé *bourbillon*. La réunion de plusieurs clous constitue l'*anthrax*. Pour faire avorter et arrêter l'évolution des furoncles, laver la place à l'eau boriquée chaude, frictionner avec de l'alcool camphré et l'isoler en le recouvrant avec un morceau de diachylum. Pour hâter la maturité, faire des compresses chaudes avec de l'eau boriquée ou mieux avec une solution de sublimé, 25 centigrammes pour un litre d'eau bouillie. Lorsque le clou est mûr, presser dessus pour faire sortir le pus et laver avec de l'eau phéniquée chaude ou de l'*Eau résolutive Soker* coupée d'eau. Pour se préserver, faire usage d'un savon antiseptique et tenir la peau bien propre. Traiter la cause avec le *Dépuratif Parnel* et l'*Élixir Spark*. Voir *Abcès*, page 272.

629. — FRISSONS. — Sensation de froid avec tremblement et claquement de dents. En cas de refroidissement, prendre un cachet de quinine, de 25 à 50 centigrammes, et boire des tisanes chaudes. Si le frisson revient à intervalles fixes, c'est la fièvre *intermittente* (Voir à ce mot, page 317). S'il est nerveux et survient à la suite d'une émotion ou d'une frayeur, boire une tasse de camomille et au besoin prendre un peu de sirop d'éther.

630. — FROID (Coup de froid). — Survient généralement à la suite d'un changement brusque de température du chaud au froid. Boissons chaudes, thé, café; s'il y a frisson, donner un cachet de quinine de 25 à 50 centigrammes.

631. — FROMAGE. — On fabrique les fromages avec du lait. Le fromage est un aliment azoté très nourrissant, principalement composé avec ce qu'on nomme la *caséine* du lait ou le *caillé*. Peut remplacer la viande, mais il faut éviter le fromage trop avarié; le fromage blanc, le fromage frais est très utile à cause de l'acide lactique qu'il contient; légèrement rafraîchissant, il a une action bienfaisante et débarrasse les intestins des mauvais microbes qui y pullulent.

632. — FRUITS. — Les fruits ne sont pas un aliment, mais une gourmandise qui flatte. Presque tous contiennent des acides qui, à la longue, causent des inflammations de l'estomac, du foie et des intestins. Pendant les grandes chaleurs, il est prudent de ne manger que des fruits cuits. Les fruits crus peuvent provoquer une diarrhée d'autant plus grave que le sujet est jeune.

633. — GALE. — Cette maladie parasitaire est occasionnée par un animalcule nommé **acarus**, de la classe des arachnides, qui se localise dans les sillons de la peau où il se propage très vite. Cette maladie se contracte facilement par le contact avec les objets ou les vêtements d'un galeux. La gale débute par des démangeaisons qui s'exaspèrent la nuit. L'acarus provoque une éruption de petits boutons et une démangeaison très vive qui augmente par la chaleur du lit. Les signes caractéristiques de la gale sont les sillons que l'on observe dans les régions préférées par le parasite, entre les doigts par exemple. Le sillon se présente sous la forme d'une petite ligne grise, droite ou courbe, de deux millimètres à deux centimètres de longueur.

634. — Traitement de la gale. — La gale guérit très vite avec la pommade soufrée légèrement alcaline connue sous le nom de *Pommade soufrée d'Helmerich.* Il faut procéder de la manière suivante. Frictionner tout le corps, sauf la tête, avec du savon noir, laver à l'eau tiède, éponger l'humidité et enduire tout le corps avec la pommade soufrée; garder cette pommade le plus longtemps possible, une journée par exemple, et le lendemain prendre un bain et changer de linge et de vêtements. Le linge de corps et les vêtements que l'on quitte, les draps de lit seront désinfectés dans une étuve ou dans une chambre où l'on brûle du soufre pour tuer les insectes de la gale qui pourraient s'y trouver. Si la friction a été assez énergique, une seule application suffira pour se guérir; dans le cas contraire, et pour éviter toute récidive, il faut recommencer la même opération le lendemain.

635. — GANGRÈNE. —Lorsque le sang cesse d'arriver dans une partie de notre organisme, cette partie se refroidit, se décompose et meurt : c'est la *gangrène*. Si c'est une artère qui se trouve bouchée et ne laisse pas passer le sang, c'est la *gangrène sèche*; si c'est une veine, c'est la gangrène *humide*. Les artères peuvent être oblitérées par suite d'un âge très avancé, et à la suite d'une *artério-sclérose* qui survient surtout par suite des excès de boissons. Les veines sont oblitérées par une *phlébite*. On ne connaît pas de traitement efficace pour la partie gangrenée. On doit donc chercher à séparer et à sauvegarder les parties saines par des pansements antiseptiques et soutenir le malade par des toniques et des reconstituants.

636. — GASTRALGIE. Crampe d'estomac. — Maladie nerveuse de l'estomac dont les douleurs peuvent revêtir une violence extrême. La digestion se fait difficilement, le malade a des tiraillements, des douleurs, des gaz, il est constipé et se sent envahi par le découragement et la tristesse. La douleur siège au creux de l'estomac et s'étend vers le milieu du dos. La crise dure longtemps et revient tous les deux jours ou tous les mois.

637. — Traitement. — Pendant la crise, pour calmer la douleur et activer la digestion, boire une infusion chaude de camomille, de tilleul, d'anis étoilé et, au besoin, un peu de sirop d'éther; appliquer une compresse chaude sur le creux de l'estomac. Pour éviter la crise et se guérir d'une gastralgie, il faut prendre les *Cachets polydigestifs Soker* et l'*Elixir Spark*. Voir *Maladies d'estomac*, page 186.

GASTRITE. Inflammation d'estomac. Voir *Maladies d'estomac*.

GASTRO-ENTÉRITE. Voir *Entérite, Diarrhée*, page 336.

GERÇURES. — Petites fentes peu profondes de l'épiderme. Voir *Crevasses, Engelures*, pages 78 et 318.

638. — GASTRORRAGIE. Hémorragie de l'estomac. — Peut être occasionnée par une maladie grave telle que le cancer, la suppression des règles ou une violence. Donner de l'ergotine ou du perchlorure de fer en potion pour arrêter l'hémorragie. Une fois l'accès passé, Régime Biologique et, autant que possible, des aliments mous, surtout si l'hémorragie est due à une maladie d'estomac.

639. — GAZ, VENTS, FLATUOSITÉS. — Très fréquents dans les maladies d'estomac : gastrite, inflammation d'intestins et du foie, provoquent des ballonnements du ventre, crampes d'estomac, vertiges. Voir *Flatuosités* et *Maladies d'estomac*.

GENCIVES. — L'inflammation des gencives est souvent causée par leur malpropreté ou l'usage de médicaments à base de mercure. Cette inflammation amène toujours la carie et la chute des dents et provoque la fétidité de l'haleine. Voir *Gingivite*.

640. — GINGIVITE. Inflammation des gencives. — Elle est souvent produite par le tartre qui se dépose sur les dents et irrite la gencive ou par le mauvais entretien des gencives et des dents, ce qui provoque leur chute. La muqueuse est rouge et douloureuse, les gencives sont sensibles et saignent facilement, les dents se déchaussent, l'haleine devient fétide. La gingivite est fréquente dans les maladies de l'estomac, le diabète et les professions où on emploie du plomb et du mercure.

641. — Traitement de la Gingivite. — Si l'inflammation est très avancée par suite de négligence, toucher les gencives avec de la teinture d'iode à l'aide d'un pinceau plusieurs fois par jour. Passer également le pinceau trempé dans la teinture d'iode entre les dents; se rincer la bouche plusieurs fois par jour avec de l'eau additionnée du *Dentifrice Rodol;* nettoyer les dents deux fois par jour avec la *Pâte dentifrice Rodol*, qui préserve les gencives de toute inflammation. Pour les maladies d'estomac, suivre le traitement indiqué page 180. Dans les gingivites chroniques, laisser fondre chaque jour dans la bouche 6 à 8 *Pastilles antiseptiques Jener*.

642. — GLACE. — La glace alimentaire doit être fabriquée avec de l'eau très pure. Il faut éviter l'eau des étangs et de rivière qui renferment des germes morbides. La glace a une action nuisible sur les dents, elle fend l'émail et cause des caries dentaires; son usage peut occasionner des gastralgies et des entérites. On ne doit jamais prendre une boisson glacée lorsqu'on a trop chaud, les boissons glacées doivent toujours être avalées par petites gorgées. Il faut préférer la glace fabriquée à celle des lacs ou étangs, qui est souvent cause des maladies infectieuses.

GLAIRES. — Sont sécrétées par les muqueuses de nos organes. Indice d'une irritation. *L'Élixir Spark* élimine les glaires et fait disparaître l'irritation.

GLANDES. Engorgement des glandes. — L'engorgement des glandes qui survient pendant la croissance se dissipe facilement si l'on en soigne la cause, c'est-à-dire l'état scrofuleux qu'il dénote. Voir *Adénite*, page 91.

GLYCOSURIE. — Est caractérisée par la présence du sucre dans l'urine. Voir *Diabète*, page 217.

GOITRE, GROS COU. Voir article, page 270.

GOITRE EXOPHTALMIQUE. Voir article, page 313.

GOURME, IMPETIGO. Voir article, page 79.

GOUTTE, RHUMATISME. Voir article, page 226.

643. — GRANULATIONS. — Ce sont de petits points saillants qui se produisent sur la muqueuse de la gorge, des paupières, du col de l'utérus, etc.

Pour les paupières, laver à l'eau tiède, entretenir une grande propreté, cautériser avec un crayon de sulfate de cuivre, ou de nitrate d'argent, ensuite laver avec le *Collyre végétal Soker*.

Pour la gorge. Voir *Maladies de la gorge*.

Pour le col de la matrice, suivre le traitement indiqué, *Maladies des femmes, Métrite*.

644. — GRAISSE. — La graisse fraîche n'irrite pas les intestins et se digère facilement. Les graisses de mouton, de veau ou de bœuf, peuvent être employées sans inconvénient; seule la graisse d'oie est lourde et indigeste. Les personnes qui digèrent mal les graisses, prendront les cachets *Polydigestifs Soker* et l'*Élixir Spark* qui facilitent la digestion.

GRAVELLE, CALCULS. Voir l'article 236, page 143.

645. GRIPPE, INFLUENZA. Bronchite épidémique. --
Débute par un malaise général, courbature, mal de tête, vertige,
nausées, toux sèche avec ou sans fièvre. Il se produit un affaiblissement, le malade a des frissons; s'il y a fièvre, elle est
irrégulière. Les accès de toux deviennent fréquents, la muqueuse
des narines est irritée et provoque des éternuements. Généralement bénigne, elle guérit en quelques jours, mais elle peut
prendre une forme plus grave, se compliquer de *broncho-
pneumonie* et causer souvent une grande mortalité. La grippe
est épidémique et infectieuse.

Le meilleur traitement est le suivant : garder la chambre,
prendre de suite un purgatif, 30 grammes de sulfate de soude,
manger peu, boire beaucoup de tisane; matin et soir, un cachet
de quinine de 25 à 50 centigrammes; calmer la toux et se mettre
à l'abri d'une pneumonie par l'usage du *Sirop Merol phéniqué*,
le plus puissant antiseptique et calmant. Pour se préserver de la
contagion, éviter les excitants, épices, alcools et toutes les boissons alcooliques. En cas d'épidémie prendre chaque matin en se
levant 10 centigrammes de sulfate de quinine. Voir page 214.

Pour les enfants. Combattre la fièvre avec des petites doses de
sulfate de quinine et surtout des bains. Administrer un purgatif.

646. — GROSSESSE. -- Lorsque les règles ne paraissent
pas, s'il y a vomissements, maux de cœur, si les seins deviennent
sensibles et se gonflent, si l'auréole qui entoure le mamelon
brunit de plus en plus, on peut supposer un commencement de
grossesse, mais le seul signe certain est le bruit du cœur de
l'enfant, que l'on peut constater dès le quatrième mois. A partir
du cinquième mois, le ventre grossit, la grossesse devient de
plus en plus apparente; le nombril s'efface de plus en plus. La
fin de la grossesse est souvent accompagnée de constipations,
d'hémorroïdes, de varices, de vergétures sur le ventre et surtout des envies fréquentes d'uriner. Par le toucher vaginal, on
constate que le col de l'utérus s'efface de plus en plus; vers le
sixième mois, l'orifice se ramollit assez pour laisser pénétrer la
première phalange du doigt; vers la fin de la grossesse, le col
de l'utérus est complètement effacé. C'est vers le quatrième
mois que l'on peut constater des mouvements en appliquant la
main sur un côté du ventre et percevoir les battements du cœur

de l'enfant. Les vomissements sont fréquents pendant les premiers mois de la grossesse, mais ils cessent le plus souvent sans médicaments. S'ils sont très fréquents, il faut boire de l'eau gazeuse, du champagne, ou de l'*Elixir Spark* qui est souverain contre les vomissements rebelles.

Eviter les émotions, les fatigues, les exercices violents qui peuvent être la cause d'une fausse couche. Les exercices modérés sont très recommandés et rendent l'accouchement plus facile. Une nourriture substantielle, tonique et fortifiante est indispensable, mais il faut éviter les excès de table, les excitants, le vin, les liqueurs, le café. Boire de l'eau bouillie ou de la bière non alcoolisée. Eviter les rapports sexuels qui peuvent causer l'avortement. Il est utile de porter une ceinture ventrière pour soutenir sans les serrer les parois du ventre. La femme enceinte prendra du phosphate de chaux afin d'assurer un bon système osseux à son enfant. La meilleure préparation phosphatée est le *Triogène For* ou le *Vin Galar*, qui est en même temps un excellent tonique. Combattre la constipation, mais en évitant les purgatifs qui sont irritants et dangereux pendant la grossesse. Régulariser et faciliter la garde-robe avec des lavements ou de l'*Elixir Spark* à la dose d'une cuillerée à café au repas ou le soir en se couchant. Porter des vêtements larges pour éviter toute gêne ou obstacle ; faire des promenades ; prendre un à deux grands bains par semaine ; boire de la *Tisane Diurétique, Tisane Orientale Soker*, stigmates de maïs ; faire des injections antiseptiques avec le *Spyrol Leber*. En cas de démangeaisons, saupoudrer avec la *Poudre dermatique Jener*. Contre les taches et masques de grossesse, on fait des lotions avec l'*Ozonine Fluide*.

647. — HALEINE FÉTIDE. — Elle est généralement occasionnée par le mauvais fonctionnement de l'estomac ou par une dentition défectueuse. Le traitement le plus efficace consiste à faire des lavages de la bouche et à nettoyer les dents avec le *Dentifrice Rodol* qui purifie l'haleine et fait disparaître toute inflammation et mauvaise odeur. Combattre le mauvais fonctionnement de l'estomac avec l'*Elixir Spark* et les *Cachets polydigestifs Soker*.

648. — HÉMATOCÈLE. — Hémorragie de l'enveloppe séreuse des testicules qui survient sans cause apparente ou à la suite d'un coup. Repos au lit, *Pommade Fondante Darvet*, cataplasmes chauds sur les parties malades.

649. — HÉMATURIE : Pissement de sang. — L'urine est sanguinolente et laisse un dépôt rougeâtre, la muqueuse est gonflée. Cette affection survient à la suite d'une cystite, d'une maladie des reins ou après l'emploi d'injections trop caustiques. Cesser l'injection, prendre des *Capsules de Santal Bline* et le *Saprol Morey*. Eviter les excitants, supprimer les boissons alcooliques, prendre à chaque repas un peu d'*Élixir Spark*. Voir *Maladies des voies urinaires*.

650. — HALLUCINATIONS. — Provoquées par une excitation nerveuse chez les personnes dont le cerveau travaille beaucoup. Le *Sédatif Tiber* est très efficace pour amener du calme dans l'esprit. Combattre l'anémie avec le *Triogène For* ou le *Vin Galar*.

HÉMIPLÉGIE : Paralysie d'un côté. Voir page 267.

651. — HÉMOPTYSIE : Crachement de sang. — Le sang peut provenir des bronches, de la bouche, de la gorge, du nez ou d'une hémorragie occasionnée par une maladie du tube digestif. Voir *Crachement de sang*, page 317.

Chez les tuberculeux, le sang vient des poumons à la suite d'une lésion pulmonaire; si l'hémorragie n'est pas abondante, elle ne présente aucun danger, mais elle est toujours grave lorsqu'elle se produit chez un tuberculeux atteint depuis longtemps de cette maladie.

652. — Traitement de l'hémoptysie. — Pour arrêter l'hémorragie, donner de l'ergotine, du perchlorure de fer, des boissons froides et glacées, à prendre par gorgées, mettre des sinapismes aux jambes. Repos absolu au lit, la tête un peu élevée, garder le silence, ne pas remuer les bras, manger froid.

Pour prévenir le retour, en combattre la cause en suivant le traitement des *Maladies des poumons*. Voir page 200.

653. — HÉMORRAGIE : Perte de sang. — Peut survenir à la suite d'une maladie grave ou d'une blessure. Si le sang provient des veines, on le reconnaît par sa coloration noirâtre; s'il vient des artères, il est rouge vermeil et jaillit avec force. Pour arrêter l'hémorragie à la suite d'une blessure, il faut, s'il s'agit d'une blessure légère, après avoir lavé la plaie, appliquer directement sur la blessure une compresse de gaze boriquee et recouvrir de coton hydrophile, fixer avec une bande qu'il faut serrer pour produire une compression assez sensible. Lorsque la blessure a atteint une artère, il faut de suite empêcher la sortie du sang en comprimant l'artère un peu au-dessus de la blessure et pour cela serrer le membre un peu fortement avec une bande ou serviette au-dessus et au-dessous de la plaie, ou presser directement avec le pouce. Appliquer des couches très épaisses de coton hydrophile, au besoin trempé dans une solution de perchlorure de fer, ou bien faire la ligature de l'artère. Pour arrêter l'hémorragie provenant d'un organe malade, on donne de l'ergotine en potion ou en injections sous-cutanées, des dragées de perchlorure de fer. Tisane de ratanhia, boissons froides, avaler des petits morceaux de glace, repos absolu. S'il s'agit d'une hémorragie utérine, faire des injections *chaudes* qu'il faut continuer jusqu'à ce que le liquide qui sort de l'utérus soit clair. La température en sera de 50°. Si l'hémorragie reparaît, il faut refaire ces injections chaudes.

HÉMORROIDES. Voir article **146**, page 99.

HÉPATITE. — Inflammation du foie. Voir article **889**, page 265.

654. — HÉRÉDITÉ. — L'enfant hérite dans sa santé, aptitudes, goûts, habitudes, non seulement de ses parents, père et mère, mais de ses aïeux. L'hérédité est sous la dépendance du système nerveux, qui enregistre les impressions et les sensations et les transmet, après les avoir gardé quelquefois pendant plusieurs générations, à l'état latent. Ainsi un enfant peut hériter des aptitudes de son grand-père, sans que son père les possède.

HERNIE. Voir article **161**, page 100.

HERPÈS. Voir article **97**, page 70.

655. — HOQUET. — Provoqué par une contraction spasmodique du diaphragme. On l'observe surtout chez les enfants et chez les adultes souffrant d'une affection gastrique. Il peut aussi se produire à des intervalles plus ou moins rapprochés, et à la suite de sensation brusque de frayeur ou par imitation. Dans les maladies graves, pendant l'agonie, le hoquet est le signe d'une fin prochaine.

656. — Traitement du hoquet. — Pour faire passer le hoquet, employer un des moyens suivants : Il faut boire un peu d'eau froide, l'avaler lentement et en retenant sa respiration ou en se bouchant les oreilles. Contre le hoquet persistant, prendre un peu de sirop d'éther ou de chloral, ouvrir grandement la bouche et tirer la langue le plus possible. Combattre la cause qui est une inflammation du tube digestif et prendre après chaque repas de l'*Elixir Spark*.

657. — HYDARTROSE. — Hydropisie des jointures. Très fréquente au genou, elle est caractérisée par une augmentation du volume et un gonflement de la jointure qui se trouve distendue par un épanchement d'eau dans l'articulation du genou, ce qui occasionne une gêne dans les mouvements.

658. — Traitement de l'hydartrose. — *Pommade fondante Darcet* sur la jointure malade, comprimer régulièrement le genou au moyen de genouillères élastiques. A chaque repas, une cuillerée à bouche de *Dépuratif Parnel*.

659. — HYDRARGIRISME. — Empoisonnement par le mercure et les préparations mercurielles ; provoque de la salivation, de la diarrhée, et même de l'albumine.

Traitement. — Cesser l'emploi du mercure, laver la bouche avec le *Gargarisme Jener*, sucer les *Pastilles antiseptiques Jener*, grands bains ; boire la *Tisane Orientale Soker*. Ensuite prendre le *Dépuratif Parnel* pour purifier le sang et le *Triogène For* ou le *Vin Galar* comme tonique.

660. — HUILE. — L'huile d'amande douce et l'huile d'olive sont les meilleures. On emploie également l'huile de noix, de colza, d'œillette, qui sont de bonnes huiles alimentaires. On doit choisir une huile fraîche, car en vieillissant les huiles se décomposent, deviennent rances et très nuisibles à la santé. Lorsque l'estomac est bon, les huiles se digèrent facilement. L'*Elixir Spark* facilite la digestion et devrait être employé par les personnes qui ne les digèrent pas.

661. — HUMIDITÉ. — Il faut éviter les habitations humides et le séjour des pays bas. L'humidité a une influence défavorable sur la santé et prédispose aux douleurs, rhumatismes, scrofules, etc. Pour se préserver, il faut porter des vêtements chauds, des caleçons de laine, des chemises en flanelle. Pour assainir les habitations on établit un courant d'air dans les caves et sous-sols, on fait du feu dans les appartements qui chassent l'humidité. Pour le sol, il faut faciliter l'écoulement des eaux et ne pas les laisser séjourner trop longtemps à la surface.

HUMEURS FROIDES. Voir *Scrofule*, page 88.

HYDROCÈLE. — Épanchement d'eau dans les bourses. Voir article **278**, page 171.

HYDROPISIE. Voir article **340**, page 220.

662. — HYGIÈNE. — Ce sont les soins et les précautions à prendre pour le bien-être de notre corps. Bien comprise et bien appliquée, elle empêche sûrement les maladies de se produire et permet de prolonger la vie humaine.

HYGIÈNE DE LA BOUCHE. Voir article **398** *bis* pages 271 et 297.

663. — HYGIÈNE DE LA TÊTE. — Pour entretenir la propreté du cuir chevelu, on se sert de peignes, de brosses et de lavages.

Les peignes et les brosses. — Il existe deux sortes de peignes : le peigne fin et le peigne à démêler. L'usage du peigne à démêler est sans danger, et d'ailleurs son emploi est indispensable ; quant au peigne fin, l'on ne doit en faire usage que le moins possible, car il irrite le cuir chevelu et il en résulte une augmentation des pellicules. C'est à la brosse que nous donnons la préférence pour cette opération, car on doit s'abstenir de tout ce qui peut irriter le cuir chevelu.

Tous les objets à l'usage de la chevelure doivent être rigoureusement personnels, car quantité d'affections graves sont propagées par des objets ayant servi à des personnes atteintes d'une maladie contagieuse du cuir chevelu.

Les lavages. — Les cheveux sont très sensibles à l'humidité. Il faut éviter de se laver la tête à l'eau froide, qui donne des névralgies et la migraine ; le fer chaud rend les cheveux secs et cassants. Pour enlever les matières grasses qui s'attachent au cuir chevelu par la sécrétion des glandes sébacées, pour détruire les pellicules, les lavages sont nécessaires. Nous conseillons pour les lavages un jaune d'œuf battu dans un peu d'eau ou 50 grammes d'écorce de bois de Panama que l'on fait bouillir dans un litre d'eau pendant quinze minutes ; on filtre et l'on opère pendant que le liquide est encore chaud. A la suite du lavage avec l'une ou l'autre de ces deux préparations, on fait un second lavage de tête avec de l'eau tiède et du savon blanc de Marseille. En dehors de ces lavages de propreté absolument nécessaires, éviter de mouiller les cheveux. L'eau de mer est particulièrement funeste.

Un bon traitement prophylactique est le complément indispensable de l'hygiène de la chevelure, car l'hygiène seule est souvent insuffisante au bon entretien et à la conservation de la chevelure.

Traitement prophylactique. — Il préserve le cuir chevelu d'un grand nombre d'affections, stimule la sève du cheveu, empêche la chute et la décoloration. Faire matin et soir une lotion avec le *Régénérateur Spark*, que l'on fait pénétrer dans la masse des cheveux à l'aide d'une petite brosse; après chaque lotion, appliquer un peu de *Pommade Spark*. Il est bon de graisser les cheveux avec la *Pommade Spark* avant de faire usage d'un fer chaud. On peut remplacer ce dernier par des bigoudis.

664. — HYPERCHLORHYDRIE ET HYPOCHLOR-HYDRIE. — La digestion des aliments se fait par le suc gastrique qui est acide, parce que l'estomac fabrique toujours des acides et surtout de l'acide chlorhydrique. Dans les maladies d'estomac, par suite des diverses inflammations, l'estomac fabrique tantôt beaucoup d'acide : c'est l'hyperchlorhydrie; tantôt l'acide se forme en très petite quantité : c'est l'hypochlorhydrie. Il ne faut jamais traiter les maladies d'estomac par une médication acide; la maladie s'aggrave de plus en plus. Le meilleur traitement à suivre dans les deux cas est celui des *Cachets polydigestifs Soker* et de l'*Elixir Spark* qui, par leur action tonique, équilibrent la formation de l'acide dans l'estomac et guérissent rapidement le malade.

665. — HYPERTROPHIE DU CŒUR. — Le cœur peut augmenter de volume, en se dilatant, à la suite d'une maladie de foie ou d'emphysème pulmonaire. On guérit très bien cette maladie, lorsqu'elle n'est pas trop avancée, avec l'*Elixir Spark* et le *Dépuratif Parnel;* si le mal est ancien, ce traitement fera obtenir un grand soulagement. Le *Dépuratif Parnel* active et régularise la circulation du sang; une cure sérieuse et suivie faite avec ce *Dépuratif* et l'*Elixir Spark* donne en peu de temps d'excellents résultats. Le Régime Biologique est aussi très utile. Voir *Maladies du cœur*, page 196.

666. — HYPOCONDRIE. — Maladie nerveuse caractérisée par la tristesse et la mélancolie. La principale cause réside très souvent dans le mauvais état du tube digestif. Le malade se croit atteint d'une quantité de maladies et interprète comme affection grave la moindre douleur. Le traitement par l'*Elixir Spark* pour l'estomac et le *Sédatif Tiber* pour les nerfs guérissent admirablement bien cette affection. Prendre un grand bain par semaine. Observer le Régime Biologique. Voir *Neurasthénie*, page 243.

HYSTÉRIE. Voir *Maladies nerveuses*, page 242.

ICHTYOSE. Voir, page 87.

ICTÈRE, JAUNISSE. Voir *Maladies du foie*, page 263.

IMPUISSANCE. Voir l'article **280**, page **172.**

INCONTINENCE D'URINE. Voir l'article **246**, page **150.**

INFLUENZA. — Toux, fièvre, mal de tête. Voir *Grippe*.

667. — INDIGESTION. — C'est la non digestion des aliments avariés et faisandés ou pris en excès; l'estomac refuse de digérer ces aliments et provoque de la gêne, de la pesanteur, des nausées et des vomissements. Les indigestions sont fréquentes chez les personnes atteintes de troubles digestifs ou d'inflammation du foie. Voir *Gastrite*, *Hépatite*, pages 188 et 265.

668. — Traitement. — Pour faciliter la digestion, boire des infusions très chaudes de thé, de tilleul, de camomille, de café ou d'eau sucrée très chaude avec un peu de vinaigre ou de citron. En cas de nausées, faire vomir avec un gramme de poudre d'ipéca, en buvant de l'eau tiède, ou en introduisant profondément un doigt dans la bouche. Se purger le lendemain. Après une indigestion, il est bon de se mettre à la diète pendant quelques jours et de boire du lait. Pour rétablir les fonctions digestives chez les personnes sujettes aux indigestions, elles doivent faire un traitement-cure avec l'*Elixir Spark*.

Chez les enfants, combattre l'indigestion en donnant un peu d'ipéca et de l'eau tiède pour faire vomir. Si les indigestions chez l'enfant sont fréquentes et accompagnées de vomissements sans qu'il y ait excès d'aliment absorbé, il faut craindre une méningite. Chez les nourrissons, l'indigestion provoque souvent des convulsions. Voir *Eclampsie*, page 330.

669. — INFECTION : Maladies infectieuses. — Maladies qui se propagent et se transmettent par des microbes. Les personnes qui ont le sang bien pur et observent une bonne hygiène sont plus réfractaires que les autres aux maladies infectieuses et les microbes ont peu ou pas de prises sur elles. C'est pourquoi, si l'on veut rester bien portant, avoir le sang riche et vigoureux, afin que le *terrain* ne soit pas accessible à l'action et au développement des microbes, il faut se nourrir avec des aliments sains en évitant tous les excitants, les épices, les boissons alcooliques, le vin, les liqueurs, les apéritifs qui sont toujours nuisibles. La meilleure alimentation est celle que nous indiquons dans le Régime Biologique. Ne jamais boire que de l'eau bouillie ou filtrée.

INFLAMMATION D'INTESTINS. Voir *Entérite et Constipation*, pages 256 et 336.

INFLAMMATION DES GENCIVES. Voir *Gingivite*.

INJECTIONS. Comment on doit les prendre. Voir l'article **266**, page 166.

INJECTIONS VAGINALES. Comment on doit les prendre. Voir l'article **277**, page 170.

670. — INOCULATION. — L'inoculation a pour but d'introduire dans l'organisme du *virus* très *atténué* d'une maladie telle que la variole, la scarlatine, la fièvre typhoïde, par exemple, afin de préserver la personne d'une maladie semblable. On emploie également cette méthode contre la fièvre jaune, le choléra et la rage.

INSOLATION. Voir *Coup de soleil*, page 314.

671. — INSOMNIE (Manque à peu près total de sommeil). — Le mauvais sommeil est occasionné par des troubles digestifs, de l'irritation nerveuse, de l'embarras biliaire, les soucis, les préoccupations, les chagrins. L'insomnie amène une excitation fébrile et une exaltation cérébrale. Pour retrouver un sommeil calme et paisible, il faut rétablir la digestion par l'usage de l'*Elixir Spark* qui est le meilleur digestif et antibilieux. Si la personne est nerveuse, prendre deux fois par jour le *Sédatif*

Tiber dans une infusion de tilleul. Prendre un bain avant de se coucher ou faire des lotions avec de l'eau froide ou tiède. Le soir, ne faire qu'un repas léger en évitant tous les excitants, tels que le thé, le café, les liqueurs, etc. Si l'insomnie est accompagnée de grandes souffrances, on peut employer le sirop de chloral comme calmant.

672. — INTERTRIGO. — Rougeur et inflammation de la peau par suite du frottement de deux parties contiguës. Les personnes fortes et grasses y sont souvent sujettes. Se manifeste sous les aisselles, au cou, entre les cuisses et se complique parfois d'eczémas. Laver à l'eau boriquée chaude, et soupoudrer avec la *Poudre dermatique Jener.*

673. — IRITIS. Inflammation de l'iris. — Survient souvent à la suite d'une conjonctivite ; le pourtour de la cornée est rouge, il y a larmoiement ; cette maladie est très fréquente chez les rhumatisants, les arthritiques, les diabétiques, les syphilitiques et les tuberculeux. Éviter la lumière, et garder le lit en se soumettant à une diète légère. Laver l'œil à l'eau boriquée deux fois par jour et y introduire, après chaque lavage, à l'aide d'un compte gouttes, deux gouttes d'un collyre à base d'atropine ou du *Collyre végétal Soker;* ensuite appliquer une compresse d'eau boriquée et une couche de coton hydrophile, et fixer avec une bande. Poser aussi trois à quatre sangsues sur la tempe, du côté malade. Prendre deux ou trois purgations à deux jours d'intervalle ou les remplacer par des *pilules Spark* en se couchant ou de l'*Elixir Spark* aux repas, selon le cas. Combattre le rhumatisme ou la syphilis par le traitement indiqué à ces affections.

674. — IRRITABILITÉ. — Changement subit d'humeur qui provient d'une surexcitation du système nerveux ou de l'anémie. Comme calmant, donner le *Sédatif Tiber.* Combattre l'anémie par le *Triogène For* et le *Vin Galar;* la constipation et le mauvais état de l'estomac par l'*Elixir Spark.*

IVRESSE. — Voir *Alcoolisme,* pages 278 et 279.

JAUNISSE. — Voir l'article 337, page 203.

KÉRATITE. Inflammation de la cornée. Voir l'article 227, page 139.

675. — KYSTES. — Excroissances de chair formant poches qui

renferment des humeurs ou d'autres liquides, ils sont généralement indolores mais gênants par leur volume. Les kystes se
trouvent à la tête, au cou, aux épaules, ils peuvent aussi siéger
aux paupières, au foie, au genou, et aux ovaires chez la femme,
les kystes sur la tête portent le nom de *loupes*.

676. — Traitement. — Prendre le *Dépuratif Parnel* pour purifier le sang et agir comme fondant concurremment avec l'*Elixir
Spark*.

Si le kyste est aux ovaires, *emplâtre fondant Darcet* sur le ventre.
Pour les autres kystes, laver avec de l'eau aussi chaude que
possible au moyen d'une éponge, et appliquer ensuite la *Pommade
fondante Darcet*, surtout pour la nuit; recouvrir avec un tampon
de coton hydrophile. Essayer toujours ce traitement qui compte
quantité de guérisons avant de recourir à une opération. Voir
Loupes, Lipomes, page 369.

677. — **LAIT.** — Le lait contient en quantité et qualité variables des sels, du beurre, qui est un corps gras, du fromage ou
caseum, qui est une matière azotée, du sucre et de l'eau. Par
cette composition, il constitue un aliment complet. Le lait des animaux est plus concentré que le lait de femme, c'est pourquoi on
doit couper le lait avec un tiers d'eau pour allaiter des petits
enfants. Le lait contient souvent des germes infectieux et son
usage transmet la tuberculose et provoque la diarrhée verte
chez les nourrissons, s'il provient d'un animal atteint d'une maladie infectieuse. Pour se préserver, on ne doit jamais boire du
lait cru et ne faire usage que du lait bouilli. Le lait se coagule
dans l'estomac et s'y sépare en fromage et petit lait; il se forme
de l'acide lactique qui n'est pas toujours favorable et à la longue
donne une inflammation. Lorsqu'on boit beaucoup de lait,
lorsqu'on suit un régime lacté, on doit toujours prendre du
bicarbonate de soude ou de l'eau de chaux qui neutralisent
l'acidité et facilitent la digestion.

678. — **LARMOIEMENT.** — Survient à la suite d'une conjonctivite ou d'un rhume de cerveau. Laver l'œil avec de l'eau
boriquée tiède et ensuite avec un peu de *Collyre végétal Soker*.
Voir *Maladie des yeux*, page 139.

LARYNGITE. — Chapitre spécial, article 201, page 130.

679. — **LÉGUMES.** — Les légumes contiennent peu d'azote et a eux seuls ne peuvent constituer un aliment complet; il faut toujours les associer avec des œufs, de la viande ou du fromage les légumes farineux sont très nourrissants parce que la digestion transforme les farines en sucre et en graisse. Les légumes doivent être toujours bien cuits et mangés en purée; éviter les salades, les légumes verts et les légumes qui contiennent des essences aromatiques, parce qu'ils fatiguent l'estomac et le foie, en les irritant, et provoquent des indigestions.

680. — LÈPRE. — Maladie spéciale de la peau, de nature tuberculeuse causée par le *bacille de Hansen*. Cette affection, qui a sévi autrefois, est actuellement très atténuée et tend même à disparaître presque complètement.

681. — LÈVRES. — Le froid et les substances irritantes peuvent enflammer les lèvres et occasionner des gerçures. Comme toute muqueuse, les lèvres peuvent transmettre et contracter certaines maladies; aussi ne doit-on jamais embrasser quelqu'un ni se laisser embrasser aux lèvres; du reste, il est plus prudent de ne pas se laisser embrasser du tout; comme attouchement, le baiser est dangereux et peut communiquer la rougeole, la coqueluche, la scarlatine, la grippe, les oreillons, la variole, la dyphtérie, la syphilis; ne jamais manger ou boire en commun avec les mêmes verres ou les mêmes cuillères.

Pour empêcher les gerçures et les protéger contre le froid il faut mettre un peu de cold-crème ou de la pommade Rosat spécialement préparée à cet usage.

LÉTHARGIE. — Sommeil profond qui peut durer très longtemps. La léthargie a été souvent confondue avec la mort réelle.

LEUCORRHÉE. — Ecoulement muqueux et blanchâtre par le vagin. Voir *Flueurs blanches*, page 116.

LICHEN. — Maladie de la peau avec éruption de papules et épaississement du derme. Voir *Maladies de la peau*, page 87.

682. — LIQUEURS. — Les liqueurs agissent comme irritants et excitants par l'alcool et les essences aromatiques qu'elles contiennent. Elles sont très nuisibles et ont une action désastreuse sur l'estomac et la santé en général.

LITHIASE BILIAIRE. — Formation de calculs dans la vésicule biliaire. Voir *Maladies du foie*, page 263.

683. — LOUPES. LIPOMES. — Les loupes sont des kystes qui siégent à la tête; les lipomes sont des grosseurs qui se développent dans le dos et sur la nuque. Avant de recourir à une opération, il faut essayer de les faire disparaître avec le traitement suivant qui compte des résultats très satisfaisants et même des succès inespérés. Lotionner matin et soir la tumeur avec une éponge imbibée d'eau très chaude et appliquer ensuite la *pommade fondante Darvet* ou l'*emplâtre fondant Darvet*. A l'intérieur, prendre le *Dépuratif Parnel*.

684. — LIT. — Il doit être entretenu très proprement pour éviter le développement des punaises. Le matelas sera refait tous les ans; le sommier doit être élastique et nettoyé très souvent et sa surface ne doit pas être trop bombée, même si l'on fait usage d'un traversin. Il faut préférer les draps en toile, parce que l'air les traverse plus facilement que ceux de coton. On doit laver les couvertures de laine et de coton et les faire nettoyer tous les six mois. Après une maladie infectieuse, il faut toujours désinfecter la literie et laver le bois avec un antiseptique.

685. — LUMBAGO. COURBATURES. — Douleur brusque affectant généralement les muscles de la région sacro-lombaire. Se produit à la suite d'un coup de froid ou d'un effort violent, et occasionne quelquefois une impossibilité absolue de faire tous les mouvements du tronc. Cataplasmes très chauds sur la partie douloureuse, et frictions avec le *liniment Soker*. En cas d'insomnie, prendre une cuillerée de sirop de chloral.

LUPUS. — Voir *Maladies de la peau*, page 81.

686. — LYMPHE. — La lymphe est un liquide légèrement jaunâtre qui circule dans les vaisseaux lymphatiques. Alcaline comme le sang, elle forme, au contact de l'air, un caillot contenant de la fibrine et des globules blancs; le sérum ou la partie liquide se compose d'eau, d'albumine, de sels et de matières grasses.

687. — LYMPHATISME. — C'est la scrofule atténuée que l'on rencontre chez les enfants de parents rachitiques ou tuberculeux. La peau est bouffie, fine et blanche; les ganglions lymphatiques sont facilement enflammés ou engorgés. Les abcès froids, la carie des os, la suppuration des glandes, la gourme, les éruptions dartreuses, l'inflammation des paupières, les maux de gorge et quantité d'autres affections qui se renouvellent trop fréquemment sont la conséquence d'un état lymphatique.

688.—Traitement. — Vie au grand air, régime tonique, *Triogène For*, *Sirop Leber*, exercices physiques quotidiens sans fatigue, hydrothérapie; en cas de troubles digestifs, *Elixir Spark*. Régime Biologique. Voir *Scrofule*, page 88.

Chez *les enfants*, combattre le lymphatisme avec le *Sirop Leber*, qui remplace l'huile de foie de morue. Bains salés (500 gr. par bain), une à deux fois par semaine. Bonne nourriture, des œufs, des légumes en purée, des laitages. Aucun aliment épicé, aucun excitant, ni vin, ni café, aucun aliment ou fruit cru.

689. — MAINS. — La propreté des mains est indispensable pour éviter la transmission des maladies infectieuses. Pour avoir les mains propres, on doit les nettoyer plusieurs fois par jour avec une brosse et du savon; bien veiller à la propreté des ongles. Pour rendre les mains douces et blanches, il faut employer la *pâte Ducale* qui est une crème spéciale pour les mains. Pour combattre la transpiration des mains, il faut se laver avec le *Savon Janette*, passer les mains à l'eau de Cologne et saupoudrer avec la *poudre Janette*.

Pour se préserver les mains du froid, du soleil et les soustraire à toute impureté, il faut porter des gants.

MAL BLANC. Voir *Panaris*, pages 272 et 381.

690. — MAL DE DENTS. — Survient à la suite d'une inflammation de la dent elle-même ou d'une névralgie. Bien nettoyer la cavité avec du coton trempé dans le *dentifrice Rodol* et mettre dans l'oreille, du côté malade, un tampon de coton hydrophile imbibé de chloroforme ou d'éther. Si le mal de dents est d'origine névralgique, prendre un cachet d'antipyrine. Pour se préserver du mal de dents et les conserver saines et belles, il faut les nettoyer chaque jour avec la *Pâte Dentifrice Rodol* et se laver la bouche deux ou trois fois par jour avec l'*Elixir Dentifrice Rodol*.

691. — MAL DE MER. — Ne jamais s'embarquer à jeun, rester couché et allongé, prendre une ou deux tasses de café, boissons alcalines et glacées si possible, champagne frappé.

MAL DE GORGE. — Voir *Maladies de la gorge*, page 120.

692. — MAL DE POTT. — Infection tuberculeuse localisée à la colonne vertébrale et donnant à l'enfant une attitude spéciale et courbée, les os, creusés par le mal, se déforment et gênent considérablement les mouvements.

Traitement. — Traitement ordinaire de la tuberculose, séjour à la mer, toniques reconstituants, *Triogène For, huile de foie de morue, sirop Leber iodotannique phosphaté.* Immobiliser une partie du corps avec des appareils plâtrés.

MAL DE TÊTE. Voir *Migraine*, page 239.

693. — MALADIE D'ADDISON. — Débute par un affaiblissement général, perte de force et de volonté. Le malade souffre de l'estomac et est atteint de diarrhée et de vomissements; ensuite, survient une coloration bronzée de la peau, d'abord par taches, d'où le nom de maladie bronzée. Exiger un repos complet de très longue durée. Régime Biologique, toniques; les capsules surrénales du veau réussissent assez bien.

MALADIES DE CŒUR. Voir l'article 308, page 195.

MALADIES DE L'ESTOMAC. Voir l'article 296, page 186.

MALADIES DE LA PEAU. Voir l'article 82, page 65.

MALADIES DE POITRINE. Voir l'article 315, page 200

MALADIES VÉNÉRIENNES. Voir l'article 251, page 155.

MALADIES DES VOIES URINAIRES. Voir l'article 235, page 141.

MARASME. — Affaiblissement général et amaigrissement excessif qui survient à la suite d'une maladie chronique. Voir page 281.

694.—MARAIS, MARÉCAGES. — Les eaux stagnantes, les vases de marais donnent naissance à des microbes qui pénètrent dans le sang et provoquent la *fièvre intermittente* et les maladies paludéennes. Pendant les chaleurs, les plantes qui se trouvent dans ces eaux, se putréfient et dégagent des émanations fort désagréables et très dangereuses. Pour détruire les larves que les moustiques déposent dans les eaux stagnantes, il faut verser sur la surface de ces eaux une bonne couche de pétrole qui détruit ces larves et empêche leur éclosion.

695. — MASSAGE HYGIÉNIQUE. — Massage pratiqué sur tout le corps et consistant en frictions avec de l'eau de Cologne ou de la vaseline. Il doit se faire toujours dans la direction de la circulation du sang; les séances doivent être de cinq à quinze minutes.

696. — MAUX D'ESTOMAC. — Pour calmer les douleurs très vives de l'estomac, il faut y appliquer des cataplasmes très chauds; boire une infusion chaude de camomille, tilleul, thé, feuilles d'oranger et y ajouter un peu d'eau de mélisse ou de sirop d'éther. Manger peu, boire de l'eau en mangeant, observer le Régime Biologique.

MAUX DE REINS. — S'observent dans les maladies du rein, albuminurie, gravelle, dans le rhumatisme, lumbago. Voir ces mots.

697. — MALAISES. — Lorsqu'on est sujet à des malaises, il faut éviter le froid, prendre une nourriture légère. A chaque repas, prendre de l'*Elixir Spark* pour régulariser la digestion et activer la défécation.

MATRICE. — Dérangements, ulcérations, granulations, etc. Voir *Maladies des femmes*, page 112.

698. — MAUX DE CŒUR, NAUSÉES, ENVIES DE VO-MIR. — Dépendent en général de l'estomac et se dissipent avec une infusion chaude de café, thé, camomille ou une petite quantité d'eau-de-vie. Si les envies de vomir sont fréquentes, il faut prendre l'*Elixir Spark* qui est souverain; il débarrasse l'estomac de toute âcreté, humeur et bile qui provoquaient les nausées. Les vomissements et nausées, qui surviennent dans les premiers mois de la grossesse, se dissipent d'eux-mêmes; dans les cas rebelles, prendre un peu d'éther et boire du champagne avec un peu d'eau frappée.

699. — MAUX DE NERFS. — Spasmes, Hystérie, Vapeurs. — Souvent, sans qu'un sujet soit atteint d'aucune affection des nerfs, il souffre de mouvements convulsifs, il éprouve même quelquefois la sensation d'une boule remontant jusqu'à la gorge. L'anémie, la pauvreté du sang sont les principales causes de ces maux.

700. — Traitement. — Le *Sédatif Tiber* et l'*Elixir Spark* sont les meilleurs et les plus efficaces des médicaments ordonnés dans ces cas. Le *Sédatif Tiber* est un excellent calmant des nerfs et ce traitement produit des guérisons merveilleuses. Comme tonique et anti-anémique, donner le *Triogène For* ou le *Vin Galar*.

701. — MAUVAISES ODEURS. — Pour faire disparaître les mauvaises odeurs, on doit brûler du soufre, ou bien on les neutralise avec du chlorure de chaux, du permanganate de potasse ou du sulfate de fer. Voir *Désinfection*, page 326.

Les mauvaises odeurs du corps causées par la transpiration disparaissent lorsqu'on emploie les moyens conseillés à l'article *Transpiration*, page 406.

702. — MÉCONIUM. — Dans les premiers jours de la naissance, l'enfant doit avoir des selles noires (évacuation du méconium). En cas de constipation, donner des petits lavements tièdes avec une décoction de racine de guimauve pour faciliter l'évacuation.

703. — MÉNINGITE. — Inflammation des enveloppes du cerveau ou méninges. Très fréquente chez les enfants elle peut se compliquer de fièvre typhoïde. Le début est brusque ou lent, mais en général le malade devient triste et éprouve des maux de tête; ensuite surviennent les vomissements, la fièvre, le délire, les convulsions, le malade pousse des cris aigus. L'enfant est agité et maigrit; les maux de tête sont violents; le regard devient vague. Il a des convulsions. Cette maladie est très dangereuse quoique guérissable dans bien des cas; la cause la plus fréquente est la tuberculose, la scrofule, le lymphatisme.

704. — Traitement. — Il consiste en compresses ou vessies de glace sur la tête, purgatifs, calomel, frictions mercurielles; calmer l'agitation avec une potion au bromure, et des bains chauds. Pour préserver les enfants de la méningite, il faut les soumettre à un traitement efficace dès que l'on observe quelques manifestations de lymphatisme ou de scrofule. Éviter le surmenage, donner des préparations iodées, huile de foie de morue; comme tonique, le *Triogène For*, le *Sirop Leber* iodo-tannique phosphaté sont indispensables.

705. — MÉNOPAUSE. — Époque de la disparition des règles qui correspond généralement à la cessation de la fonction ovulaire. Cette cessation est accompagnée de malaises et de troubles divers qui prédisposent la femme à quantité d'affec-

— 374 —

tions. La *médecine végétale* renouvelle le sang et permet à la femme de subir facilement, et en toute sécurité, cette transformation. Il faut prendre le *Dépuratif Parnel* avant les repas et l'*Elixir Spark* après. Voir page 277.

706. — MENTAGRE, SYCOSIS, TEIGNE. Maladie du cuir chevelu. — Siège au menton, dans les poils de la barbe, à la lèvre supérieure. Le sycosis se développe au menton sous forme de boutons qui se transforment en croûtes. La teigne faveuse apparaît à la tête chez les enfants lymphatiques et mal soignés. Il se forme d'abord des petits boutons et ensuite des croûtes qui envahissent toute la tête. La pelade ou herpès tonsurant est également une maladie du cuir chevelu et se présente sous forme de plaques arrondies qui s'étendent en détruisant les cheveux. Toutes ces maladies sont contagieuses et produites par des parasites. Voir les articles spéciaux, pages 95 et 96.

Pour la *teigne des enfants*, faire tomber les croûtes avec des cataplasmes de fécule ou d'amidon, et frictionner ensuite avec un peu d'huile de cade ou de *pommade Parnel n° 2*.

MÉNORRHAGIE. — Hémorragie menstruelle exagérée. Voir *Maladies des femmes*, page 112.

MÉTRITE. — Voir *Maladies des femmes*, page 112.

MÉTRORRHAGIE. — Hémorragie utérine en dehors du flux menstruel. Voir *Maladies des femmes*, page 112.

MENSTRUATION. — Si elle est irrégulière, en retard ou douloureuse, prendre la *Viburnine Galar* ou l'*Apiol Darcet*. Voir *Maladies des femmes*, page 112.

707. — MICROBES. — Presque toutes les maladies sont causées par les microbes qui sont des corps vivants. Les microbes sécrètent des toxines qui agissent sur l'économie comme de véritables venins. Les microbes pénètrent facilement partout, dans la bouche, le tube digestif, les poumons, mais ils ne peuvent produire des désordres que lorsque le *terrain* leur est favorable, c'est-à-dire lorsque l'organisme est affaibli, par une maladie ou par toute autre cause, et se prête à leur développement et surtout à la sécrétion des toxines qui est une sorte de fermentation.

Lorsque l'organisme n'est pas affaibli, lorsque la composition chimique de nos organes n'est pas altérée, les liquides de l'économie possèdent, à l'égard des toxines des microbes, un pouvoir antitoxique qui neutralise leur effet nuisible.

708. — MIGRAINES, NÉVRALGIES. — Les personnes sujettes aux migraines prendront de l'*Elixir Spark* pour régulariser les fonctions digestives; la migraine étant presque toujours occasionnée par la mauvaise digestion et la constipation. Au moment de l'accès, prendre un à deux cachets de *Néragol* qui calme instantanément la migraine, infusion chaude de mélisse, de thé, de camomille; compresses froides sur le front et autour du cou.

709. — MORSURES, PIQURES. — Si la morsure ou la piqûre n'est pas venimeuse, laver la place avec de l'eau froide légèrement salée ou de l'eau boriquée, couvrir avec une compresse trempée dans de l'eau boriquée et fixer avec une bande. Pour les piqûres d'abeilles, de guêpes, de cousins et les morsures venimeuses occasionnées par une vipère, un serpent ou un chien enragé, il faut procéder ainsi :

Pour les piqûres d'insectes. Retirer le dard au moyen d'une aiguille, d'une épingle ou en tordant la peau de manière à faire jaillir le dard, laver à l'eau salée et mettre une compresse de la même eau.

Morsure d'un animal enragé. Cautériser de suite la plaie avec un fer chauffé au rouge : c'est le seul moyen d'éviter la rage. Enfoncer le fer rouge dans la plaie, ensuite faire un pansement comme pour une brûlure ordinaire.

Morsures de vipères ou serpents. Cautériser avec un fer rougi; mais le meilleur moyen est de sucer la plaie avec force et de la presser dans tous les sens afin de la faire bien saigner. Au besoin, serrer le membre mordu avec une corde ou un mouchoir un peu au-dessus de la blessure. Rentrer de suite à la maison, se coucher et boire des infusions chaudes de thé, de tilleul ou de camomille avec un peu d'eau-de-vie pour faire transpirer et faciliter l'élimination du poison. Faciliter cette transpiration en mettant dans le lit quelques boules d'eau chaude. Appliquer sur la blessure et sur les parties enflées des compresses trempées dans de l'alcool camphré, de l'eau de Cologne ou du cognac.

MOULES. — Empoisonnement par les moules. Voir l'article 573, page 332.

710. — MUGUET. — Maladie de la bouche chez les jeunes enfants, caractérisée par des petits dépôts blanchâtres et produite par un parasite végétal, le *saccharomyces albicans*, qui se développe sur la muqueuse buccale. Survient à la suite d'une mauvaise alimentation et du manque de soins. La maladie peut gagner les intestins et provoquer de la diarrhée et des vomissements.

711. — Traitement. — Laver la bouche toutes les deux heures avec de l'eau boriquée tiède, toucher les parties malades avec le collutoire suivant : borax 4 grammes; miel rosat 30 grammes. Purgatifs légers avec du sirop de chicorée, supprimer les mauvaises conditions hygiéniques, observer de grands soins de propreté, donner du bon lait coupé avec un peu d'eau de chaux. Si l'enfant est nourri au sein, donner un peu d'eau de chaux avant la tétée.

712. — MYÉLITE. — Inflammation de la moelle épinière, qui a pour cause les excès de toutes sortes, les fatigues, le rhumatisme, l'empoisonnement par le plomb et les maladies infectieuses. La maladie débute par de vifs élancements dans la colonne vertébrale, des fourmillements aux pieds et aux mains. La démarche devient difficile, puis survient la paralysie et souvent la mort à bref délai. On traite cette maladie par des pointes de feu, des vésicatoires. Éviter les rapports sexuels et tous les excitants. Voir *Neurasthénie*, page 243.

713. — MYOPIE. — Disposition spéciale de la vue, qui peut venir de naissance ou à la suite de lectures ou d'écritures assidues. La personne atteinte de myopie est obligée, pour voir un objet, de le rapprocher de très près. On peut corriger la myopie avec des lunettes, mais elle peut s'atténuer et même disparaître avec l'âge.

714. — MYXŒDÈME. — Maladie provoquée par l'atrophie ou le peu de développement du corps thyroïde, glande au cou. Elle cause un arrêt de développement physique et intellectuel et donne une bouffissure générale de la face et des membres. Le meilleur traitement consiste à faire manger le corps thyroïde du mouton.

NATATION. — La natation est un exercice hygiénique très

utile et l'on devrait apprendre à nager à tous les enfants à l'âge
de 8 à 10 ans.

NAUSÉES. — Envies de vomir. Voir *Maux de cœur*, p. 372.

715. — NÉCROSE. CARIE. — A la suite d'une inflammation ou d'une blessure, un os peut être attaqué et mourir en entier ou en partie : c'est la *nécrose*. La carie est l'inflammation
du tissu spongieux de l'os ; il se produit alors une suppuration
et le pus sort par une fistule en entraînant des débris d'os. La
guérison est très longue, mais la chirurgie peut en abréger la
durée. Si la suppuration a mauvaise odeur, laver à l'eau phéniquée ou mieux à l'*Eau Résolutive Soker*. Éviter les fatigues.
Purifier le sang avec le *Dépuratif Parnel*. Comme reconstituant,
le *Triogène For* ou le *Vin Galar*.

716. — NÉPHRITE. — Inflammation des reins provenant de
causes diverses, alcoolisme, calculs des reins, chutes, coups, etc.
Les urines sont rares et chargées. Douleurs de reins, nausées.
Régime lacté et végétarien, *Tisane Orientale Soker*, *Poudre
Altérante Darcet*. Voir *Maladies des voies urinaires* et *Albumi-
nurie*, pages 141 et 222.

NÉVRALGIES. DOULEURS NÉVRALGIQUES. — Dou-
leurs siégeant sur les trajets nerveux. Voir article 363, page 236.

NÉVROSES. MALADIES NERVEUSES. Voir article
spécial 365, page 238.

717. — NEZ. — Pour éviter les rougeurs du nez occasionnées par une mauvaise circulation du sang, il faut prendre de
l'*Élixir Spark* qui élimine du sang toutes les âcretés et en
active la circulation ; en cas de démangeaisons, mettre tous les
soirs un peu de *Pommade Parnel n° 1* et prendre le *Dépuratif
Parnel*.

718. — NOSTALGIE, MAL DU PAYS. — Tristesse et
abattement provenant du défaut d'acclimatement, du manque de
relations, et du changement des habitudes physiques et morales.
Retourner au pays et, si cela est impossible, donner des toniques,
Triogène For ou *Vin Galar*, chercher des distractions, prendre
le *Sédatif Tiber* comme calmant des nerfs.

NEURASTHÉNIE. — Voir l'article 373, page 243.

719. — NOURRISSONS. — Toutes les maladies intestinales

si fatales aux nourrissons ont pour principale cause une alimentation vicieuse. Il faut donc surveiller avec de très grands soins leur alimentation et suivre les conseils que nous donnons au chapitre *Allaitement*, page 281.

720.—NOURRICE. — On doit choisir une femme de constitution robuste, d'un caractère doux et ayant une bonne dentition. Avoir soin de la faire examiner, ainsi que son enfant, par un médecin Comme régime, la nourrice évitera tout excès de table et sa nourriture comprendra beaucoup de féculents, tels que haricots, pommes de terre, lentilles et peu de viandes. Eviter les boissons alcooliques et faire un usage très modéré du vin, du thé et du café. Supprimer les salades vinaigrées, choux, ail, asperges, oignons, carottes dont les principes passent dans le lait et le rendent désagréable. Les bains tièdes, mais courts, et les lotions froides sont permises.

Les rapports conjugaux sont défavorables à la sécrétion du lait et exposent la nourrice a une nouvelle conception qui ferait disparaître le lait; il est donc préférable d'éviter tout rapport.

721. — OBÉSITÉ. EMBONPOINT. — Le meilleur et le plus efficace des traitements est de boire le *Thé Mexicain du Dr Jawas*. Absolument végétal, à base de plantes dépuratives et amaigrissantes, le *Thé Mexicain du Dr Jawas* purifie le sang et fait maigrir sûrement et sans aucun danger ni inconvénient pour la santé. Voir l'article 377, page 248.

722.—ŒUFS. — L'œuf contient tous les éléments nécessaires pour former un aliment complet et convient à tous les tempéraments. On doit en donner aux malades, aux convalescents et jeunes enfants, mais on doit éviter les assaisonnements comme poivre, fines herbes, oignons, qui n'ont aucune qualité nutritive, mais sont toujours nuisibles à l'estomac.

723. — ŒDÈME, ENFLURE, ANASARQUE. — Sorte d'hydropisie qui consiste en un gonflement de la peau, par suite d'un épanchement d'eau dans les tissus cellulaires. Lorsqu'on appuie sur la peau avec le doigt, celle-ci garde l'empreinte ou le creux formé par la pression. Si l'œdème existe aux jambes, aux cuisses, il prend le nom d'*anasarque*. Si l'épanchement est considérable, la peau peut se déchirer et le liquide s'écoule.

L'œdème s'observe dans les maladies du foie, du cœur, l'albuminurie et toutes les maladies provenant d'une altération du
sang.

724. — Traitement. — Activer la circulation du sang en le
purifiant avec le *Dépuratif Parnel* ; éliminer toutes les toxines
et âcretés par l'*Elixir Spark* qui régularise les fonctions digestives. Dans les cas rebelles, ajouter les infusions de *Tisane
Orientale Soker*. Voir *Maladies du cœur, Albuminurie*.

725. — ONGLES. — On doit les tailler de temps en temps avec
un canif et ensuite polir à la lime à ongles. On doit nettoyer les
ongles plusieurs fois par jour avec une *brosse d ongles* et du
savon et ne pas laisser aucune impureté entre l'ongle et la chair,
ceci aussi bien pour son esthétique que pour l'hygiène. Dans
l'anémie, la syphilis, la scrofule, les ongles deviennent cassants
et se déforment. On remédie à cela en soignant la cause par le
traitement dépuratif qui combat les vices du sang et régénère
tout l'organisme.

726. — ONGLE INCARNÉ. — Inflammation de la peau des
doigts du gros orteil par suite de la rétroversion de l'ongle qui
rentre dans les chairs. Provient du défaut de soins des pieds
ou de chaussures mal faites. Il se produit une ulcération qui
suppure et des bourgeons charnus ; les chairs sont gonflées et
saignantes.

727. — Traitement. — Le traitement suivant a toujours donné
de bons résultats et évitera sûrement une opération. Laisser pous-
ser l'ongle ; mettre entre l'ongle et la chair une mèche de charpie
graissée avec la *Pommade Parnel n° 2*, graisser ensuite tout le
doigt avec un peu de pommade et recouvrir avec un petit linge.
Avoir soin de bien enfoncer la mèche entre l'ongle et la peau
en la poussant tous les jours un peu plus profondément. En
outre, il faut mettre chaque jour une mèche un peu plus grosse
que celle de la veille et toujours bien garnie de pommade *Parnel n° 2*, pour activer la séparation de l'ongle avec les chairs. Le
traitement et de grands soins de propreté réussissent toujours.

OPHTALMIE. — Voir *Maladies des yeux*, page 138.

728. — OPPRESSION. — Respiration difficile et pénible.
S'observe dans l'asthme, bronchite ; pour soulager, donner un

peu d'éther, faire brûler dans la chambre du malade un peu de *Poudre Anti-asthmatique Darcq.*

Activer la circulation du sang avec le *Dépuratif Parnel* et l'*Élixir Spark.* Soigner la cause. Voir *Asthme, Emphysème.*

729. — ORCHITE. Inflammation du testicule. — Survient à la suite d'une blennorrhagie mal soignée, de coups, etc.; la peau est rouge, le testicule est engorgé. Graisser avec la *Pommade fondante Darvet* et porter un suspensoir un peu grand garni de coton hydrophile. Si la douleur est vive, cataplasmes chauds et garder le lit. Pour faire fondre l'engorgement, il faut continuer l'usage de la *Pommade fondante Darvet* jusqu'à complète disparition de l'inflammation et prendre le *Dépuratif Parnel.* Voir page 168.

L'orchite mal soignée peut rendre l'individu impropre à la fécondation, surtout si les deux testicules ont été atteints.

730. — OREILLES. — La poussière de l'air peut s'accumuler dans l'oreille et provoquer des troubles sérieux, souvent même la surdité. On doit laver les oreilles à l'eau de savon et les nettoyer avec le *cure-oreille.* Chez les enfants, on lave les oreilles avec le lave-oreille. Contre le froid, on peut mettre dans chaque oreille un peu de coton qui protège bien.

731. — OREILLONS. — Inflammation et gonflement de la glande parotide et du tissu cellulaire qui l'entoure. Garder la chambre, repos au lit, envelopper les joues et le cou avec de la ouate; contre la fièvre, 10 à 20 centigr. de quinine deux fois par jour, laver la bouche avec de l'eau boriquée et un filet d'*Élixir Dentifrice Rodol.* Voir page 92.

732. — ORGELET. COMPÈRE-LORIOT. — Petit bouton qui pousse sur le bord des paupières, occasionnant des douleurs assez vives et finissant par suppurer. Lavages à l'eau boriquée chaude, cataplasmes chauds. Voir page 140.

733. — OSTÉITE. — Inflammation des os causée par les vices du sang ou par une violence, provoquant des douleurs assez vives et finissant souvent par suppurer ; peut se compliquer de périostite.

Traitement. — Bains locaux, appliquer la *Pommade fondante Darvet. Dépuratif Parnel* avant chaque repas; comme tonique :

Triogène For ou *Vin Galar*; s'il y a constipation ou que le cas soit rebelle, prendre l'*Élixir Spark*. Voir *Scrofule*, page 88.

Chez les enfants favoriser la croissance en donnant du *Sirop Leber* qui constitue le meilleur moyen préventif.

OTITE. — Inflammation de la membrane muqueuse de l'oreille. Voir *Maladies des oreilles*, page 136.

OVARITE. — Inflammation des ovaires. Voir *Maladies des femmes*, page 122.

OXYURES. — Petits vers se logeant dans l'intestin. Voir *Vers intestinaux*, page 412.

OZÈNE. — Odeur fétide des narines. Voir article 131, page 91.

784. — PALPITATIONS. — Battements de cœur, plus forts et plus vifs qu'à l'état normal, provoqués le plus souvent par un état nerveux, suite d'anémie et de la pauvreté du sang. Éviter les excès, le surmenage, les émotions vives, les excitants, le café, le thé. Donner le *Sédatif Tiber* qui est la préparation idéale pour calmer ce genre d'affection.

785. — PANARIS, MAL BLANC. — Inflammation des parties molles des doigts survenant dans la région de l'ongle à la suite d'un coup ou d'une piqûre. Commence généralement par une rougeur, des démangeaisons et une douleur vive, puis la peau se soulève, crève, et suppure autour de l'ongle qui finit par tomber si le mal n'est pas soigné à temps. Voir page 272.

786. — Traitement. — Pour le faire avorter, bains très chauds d'eau boriquée ; ensuite appliquer une bonne couche de *Pommade fondante Darcet* et entourer d'un cataplasme chaud. Si la suppuration se produit quand même, bains locaux chauds et compresses chaudes avec de l'eau boriquée.

787. — PALUDISME. — Fièvre infectieuse et propre aux pays chauds. Le traitement suivant nous a donné quantité de guérisons : faire le mélange des poudres de quinquina rouge 80 gr., rhubarbe 20 gr., crème de tartre 4 gr., bi-carbonate de soude 6 gr., et en prendre 2 cuillerées à café 3 fois par jour, le matin, à midi et le soir. Tous les jours, boire environ 1 litre de tisane de buis sauvage. Ce traitement est radical.

PARALYSIE. — Voir l'article 302, page 267.

738. — PARAPHIMOSIS. — Inflammation du prépuce survenant à la suite d'une blennorrhagie. Le prépuce, étant ramené à la base du gland, ne peut le recouvrir. Il faut faire la réduction du paraphimosis sans tarder, car cet état peut provoquer des ulcérations. On ramène facilement la peau du prépuce sur le gland après avoir graissé ce dernier avec un peu de vaseline. Voir page 156.

739. — PARASITES. — Les parasites se développent lorsqu'il y a manque de propreté et défaut de précautions.

Pour détruire les punaises, il faut badigeonner les boiseries et toutes fentes des murs avec du pétrole.

Contre les puces, on lave le parquet à l'eau de javelle, on bouche toutes les fentes du parquet avec du mastic et l'on passe à l'encaustique. Pour détruire les poux, le meilleur moyen est l'*onguent* gris ou une solution de sublimé.

740. — PAUPIÈRES. — Les bords des paupières sont souvent le siège d'une inflammation accompagnée d'humeurs chez les lymphatiques et les scrofuleux. Les paupières sont collées le matin et les cils finissent parfois par tomber.

741. — Traitement. — Laver les yeux matin et soir avec de l'eau boriquée chaude, et les tamponner ensuite avec un peu de coton hydrophile imbibé de *Collyre végétal Soker*. Donner matin et soir, aux repas, une cuillerée à dessert ou à soupe, suivant l'âge, de *Sirop Leber*, iodotannique phosphaté, précieux contre le lymphatisme et la scrofule.

742. — PATISSERIE. — On ne devrait manger que la pâtisserie faite chez soi et avec des substances de choix. La pâtisserie du commerce emploie des produits chimiques comme colorants et pour imiter les goûts de divers fruits. Tous ces produits sont des poisons, altèrent la santé et peuvent même amener des empoisonnements.

PEAU. — Voir *Maladies de la peau*.

PELADE. — Voir article 144, page 98.

743. — PELLICULES. — Principale cause de la chute des cheveux. Les pellicules proviennent souvent de causes locales. On les fait sûrement disparaître en faisant usage du *Régénérateur Spark*. La *Pommade Spark*, qui en est le complément, est un excellent tonique pour les cheveux et la barbe.

744. — PÉRICARDITE. — Inflammation du péricardc. Provoque une vive douleur à la région du cœur avec oppression et palpitations. Repos au lit, ventouses, glace sur la région péricordiale. Après l'accès, *Dépuratif Parnel* avant les repas; *Élixir Spark* après les repas.

745. — PÉRIOSTITE. — Inflammation du périoste occasionnée à la suite d'un coup, d'une chute, ou par une maladie, rhumatisme, syphilis. Occasionne un engorgement douloureux, compliqué souvent de suppuration et d'abcès. *Pommade fondante Darcet.* Cataplasmes chauds. *Dépuratif Parnel* et *Élixir Spark.*

746. — PÉRITONITE. — Inflammation du péritoine (membrane qui entoure les intestins); survient à la suite d'une blessure ou d'un coup ayant perforé les parois du ventre, ou, le plus souvent, à la suite d'une maladie, telle que la fièvre typhoïde, maladies du foie, de la matrice, de la poitrine, etc. Le ventre est ballonné et très sensible, il y a des maux de tête, de la fièvre, des vomissements. Maladie très grave se terminant souvent par la mort. Repos au lit, diète absolue s'il y a perforation de l'intestin. Pour calmer la soif, faire sucer des petits morceaux de glace; graisser le ventre avec de l'onguent napolitain belladoné. Lavements, cataplasmes sinapisés.

PERTES BLANCHES chez la femme. Voir *Métrite, Leucorrhée*, pages 116 et 118.

746 *bis*. — PERTES DE SANG. — Proviennent d'une maladie de matrice. Injections chaudes avec le *Spyrol Leber*. Suivre le traitement indiqué *Maladies des femmes*. Pour arrêter une forte hémorragie, garder le lit, rester couché, la tête plus basse que le tronc. Boire la tisane de ratanhia. Voir page 115.

PERTES SÉMINALES. Voir *Spermatorrhée*, page 173.

747. — PHIMOSIS. — Se dit lorsque le prépuce ne laisse pas découvrir le gland. Provient d'un vice de conformation ou à la suite d'une blennorrhagie; pour y remédier, il faut pratiquer la circoncision, petite opération inoffensive et d'une très grande utilité. Voir *Circoncision*, pages 156 et 308.

PHLÉBITE. — Inflammation des veines. Voir article 155, page 105.

PHARYNGITE. — Voir *Maladies de la gorge*, page 129.

PHLEGMON — Voir *Abcès*, page 272.

748. — PHOSPHATURIE. — Caractérisée par la présence de phosphates en quantité anormale dans les urines et due générale ment au surmenage, veilles, excès, albuminurie. Repos moral et physique assez prolongé, régime alimentaire reconstituant, mais en évitant les excitants. Le Régime Biologique est très recommandé. Avant les repas, prendre le *Triogène For* ou le *Vin Galar* comme tonique et reconstituant, l'*Élixir Spark* après les repas ou le soir en se couchant. Si les urines sont chargées, boire la *Tisane orientale Soker* avec la *Poudre altérante Darcet*.

PHTISIE PULMONAIRE. Voir *chapitre spécial*, page 200.

PIERRE, GRAVELLE. Voir l'article 290, page 145.

749. — PIEDS, Faiblesse, Fétidité, Ampoules. — Sont la conséquence d'une transpiration abondante des pieds. Bains de pied avec du sel de cuisine ou avec de l'alun, après le bain grais ser avec de la vaseline, et saupoudrer avec une poudre absorbante, talc, amidon ou *Poudre dermatique Jener*, qui est la meilleure poudre absorbante et antiseptique.

Éviter l'humidité et ne pas laisser les pieds longtemps dans l'eau, on contracte ainsi des douleurs rhumatismales. Il faut tenir les pieds propres, prendre des bains de pieds au moins tous les huit jours. Les personnes qui ont souvent froid aux pieds se trouveront bien en les saupoudrant légèrement avec de la farine de moutarde.

PIQURES. Voir *Morsures*, page 375.

750. — PITUITE. — Crachements et vomissements qui surviennent à jeun et causés par l'abus des boissons alcooliques ou par une inflammation chronique de l'estomac, principalement la gastrite. L'*Élixir Spark* et les *Cachets polydigestifs Soker* guérissent radicalement cette affection. Voir *Gastrite*, page 188.

751. — PLAIE. — Quand une plaie provient d'une affection, le traitement suivant donne d'excellents résultats. Laver d'abord la plaie pendant quelques minutes avec de l'eau boriquée bien chaude ; lotionner ensuite avec de l'*Eau résolutive Soker*, appliquer une compresse de cette même eau, recouvrir de coton hydrophile et fixer avec une bande. Purifier le sang avec le *Dépuratif Purnel*. Il faut toujours soustraire la plaie à l'action de l'air pour qu'elle se cicatrise plus facilement. Quand la plaie est d'origine eczémateuse, graisser les bords, matin et soir, avec la *Pommade Parnel n° 1*.

Quand la plaie est produite par une coupure ou par une blessure, laver avec un liquide antiseptique (eau boriquée), pour bien nettoyer la plaie, rapprocher autant que possible les bords avec du diachylon, appliquer une compresse antiseptique, couvrir avec du coton hydrophile et fixer avec une bande.

PLAIES VARIQUEUSES. — Voir *Varices*, page 101.

752.—PLAQUES MUQUEUSES.—Surviennent à la bouche, lèvres, vagin, dans la syphilis secondaire, elles sont contagieuses et transmettent la syphilis. Voir page 176.

Traitement. — Elles disparaissent avec le traitement antisyphilitique. Laver la gorge avec le *Gargarisme antiseptique Jener* et sucer des *Pastilles antiseptiques Jener*. Pour les autres muqueuses, il faut faire des lavages et des lotions avec de l'Eau Résolutive *Soker* coupée d'eau bouillie et tiède. Voir *Syphilis*.

753. — PLEURÉSIE. — C'est l'inflammation de la plèvre (membrane lisse et fine qui enveloppe les poumons) survenant à la suite d'un refroidissement ou d'une maladie, telle que bronchite, fluxion de poitrine, pneumonie, maladies infectieuses. La pleurésie est caractérisée par une respiration courte et oppressée, fièvre, toux, points de côté; ensuite survient l'épanchement d'un liquide séreux. La toux est sèche, les crachats ne sont pas couleur de rouille comme dans la fluxion de poitrine, le malade se couche du côté atteint. Prise au début et bien soignée, cette maladie guérit vite et la santé revient. Dans le cas contraire, l'épanchement peut se transformer en pus, ce qui détermine une pleurésie purulente avec des lésions qui peuvent mener à la bronchite chronique et même à la phtisie.

754. — Traitement. — Donner beaucoup de tisanes diurétiques, queues de cerises, bourrache, *Tisane orientale Soker*. Purgations avec de l'eau-de-vie allemande, garder le lit; si l'épanchement est considérable, une ponction est nécessaire pour retirer le liquide. *Régime lacté*.

Assurer une bonne évacuation par l'*Elixir Spark*, régénérer et tonifier le sang pendant la convalescence par le *Dépuratif Parnel* et le *Triogène For* pour activer un prompt rétablissement.

13

755. — PNEUMONIE, Fluxion de poitrine. —La pneumonie est l'inflammation du tissu pulmonaire survenant à la suite d'un refroidissement, ou chez les personnes atteintes d'une maladie déprimante, diabète, grippe, etc., la maladie débute par une violente fièvre accompagnée de frissons et tremblements, la face est rouge, les crachats sont rouges, couleur de rouille, abondants, gluants. Au bout de neuf ou dix jours, la fièvre cesse et le malade guérit vite.

756. — Traitement. — Garder le lit, régime lacté, donner deux à quatre bains par jour, dans l'intervalle appliquer des compresses d'eau froide (température de la chambre) sur la poitrine et couvrir avec du taffetas chiffon, donner un peu de quinine, de tisane diurétique, potion à l'acétate d'ammoniaque, ce traitement s'applique également aux enfants. Voir *Bronchites* et *Maladies du poumon*, pages 200 et 212.

POIDS DU NOURRISSON. Voir page 274.

POINTS DE COTÉ. — Indiquent une névralgie ou un rhumatisme. Frictionner avec de l'alcool camphré ou le *liniment Soker.* Boire une tisane chaude, queues de cerises, bourrache, *Tisane Orientale Soker.* Voir *Douleurs,* page 327.

POISONS et CONTRE-POISONS. Voir n° 573, page 332.

757. — POUSSIÈRES. — L'air est chargé par une foule de substances minérales et végétales et par des microbes ou germes desséchés, aussi plusieurs maladies se transmettent par les poussières répandues dans l'air. On doit éviter autant que possible les poussières et respirer un air pur.

758. — POLLUTIONS. — Se produisent souvent à la suite d'une excitabilité des nerfs et amènent toujours un grand affaiblissement, les forces s'en vont, l'individu est pâle, oppressé et devient irritable, triste et timide ; peu à peu l'intelligence faiblit, la digestion est troublée, le malade tombe dans le marasme, devient phtisique ou finit par une affection nerveuse.

759. — Traitement. — Éviter la constipation en prenant l'*Elixir Spark* aux repas. Douches ou bains froids, marches, fatigues, exercice au grand air ; matin et soir, une à deux cuillerées à soupe de *Sédatif Tiber.* Dans la journée, *Triogène For* ou *Vin Galar* comme tonique. Ce traitement s'est montré très efficace dans des cas où la santé était gravement compromise. Eviter le travail sédentaire, faire des marches, rechercher les fatigues, le lit ne sera pas trop mou, ni trop chaud.

POITRINE (maladies de). Voir page 200.

POUX. — On les détruit facilement par une friction avec de l'onguent gris ou de l'eau de Cologne. Observer les soins de propreté.

760. — PRESBYTIE. — Altération de la vue. La personne voit mieux les objets éloignés que ceux qui sont rapprochés. Cette anomalie disparaît souvent avec l'âge. On y remédie au moyen de lunettes spéciales.

PROSTATITE. — Voir chapitre spécial, page 151.

761. — PYROSIS. — Variété de dyspepsie qui se manifeste par une sensation de brûlure venant de l'estomac, souvent accompagnée de renvois, de gaz, de salive et de liquides acides. Au moment de la crise, une cuillerée à café de bicarbonate de soude dans un peu d'eau. *Elixir Spark* et *Cachets polydigestifs Soker* à tous les repas. Voir page 187.

PRURIGO. *Prurit.* Voir *Maladies de la peau*, pages 65 et 82.

PSORIASIS. — Voir *Maladies de la peau*, pages 65 et 84.

762. — RACHITISME. — Maladie de la nutrition amenant un ramollissement des os qui deviennent mous et se déforment. S'observe chez les enfants mal nourris ou auxquels on a donné prématurément une alimentation solide; débute chez les nourrissons mais peut persister plusieurs années. La taille reste petite avec déviation de la colonne vertébrale; l'enfant est maigre, d'humeur triste, maussade; l'appareil digestif fonctionne mal. Au début, réglementer soigneusement l'alimentation et l'hygiène.

763. — Traitement. — Donner une alimentation riche en phosphates, huile de foie de morue, le *Sirop Leber* iodotannique phosphaté est souverain. On le donne trois fois par jour, le matin au petit déjeuner et avant les deux principaux repas, dans la journée du *Triogène For;* frictions alcooliques tous les jours. Bonne alimentation, farine de gruau, d'avoine, œufs, laits, panades.

764. — RAGE. HYDROPHOBIE. — Maladie virulente généralement occasionnée par la morsure des chiens. Après la morsure, exprimer immédiatement la plaie pour faire sortir le sang et la bave, laver avec de l'eau salée, et cautériser avec un fer rougi à blanc, puis, le plus rapidement possible, traitement anti-rabique de Pasteur.

RAMOLLISSEMENT DU CERVEAU. — Survient chez les personnes âgées, à la suite d'excès et de surmenage. Pour s'en préserver, éviter les alcools et vivre sobrement.

RECOLORATION DES CHEVEUX. — Pour rendre aux cheveux leur couleur primitive, l'Eau Balta la *Levantine* est la meilleure préparation que l'on puisse trouver. Voir page 420.

765.—RECTITE. — Inflammation du rectum, qui occasionne des brûlures et des douleurs allant jusque vers les reins avec fausses envies d'aller à la selle, et douleurs pendant la garde-robe. Lavages prolongés à l'eau froide, additionnée de *Spyrol Leber*. Bains de siège. *Dépuratif Parnel* et *Elixir Spark* aux repas pour purifier le sang et guérir l'inflammation.

RÉTENTION D'URINE. Voir page 149.

RÈGLES. FLUX MENSTRUEL. — Voir article 165, page 112.

RÉTRÉCISSEMENTS. Voir article 264, page 161.

RHUMATISMES. Voir article 355, page 230.

766. — RHUMES. Toux, Bronchite. — Soigner dès le début ce qui évite une bronchite, un catarrhe et même l'asthme pour plus tard. Le *Sirop Mérol* est le plus efficace des sirops pecto-raux. Pour les enfants, il faut donner le *Sirop de Desessartz*. Dans la journée, sucer des *Pastilles de Mérol*. Eviter les refroi-dissements. Si la toux est rebelle, prendre en plus les *Pilules Norvégiennes*. Voir article 325, page 211.

RHUME DE CERVEAU. Voir Coryza, pages 132 et 316.

767. — ROSÉOLE. — Taches rouges sur la peau chez les personnes lymphatiques ayant le sang en mauvais état de pureté ou une inflammation du tube digestif. Garder la chambre, boire des infusions de tilleul, bourrache, *Tisane Orientale Soker*; il faut purifier le sang avec le *Dépuratif Parnel*.

ROSÉOLE SYPHILITIQUE. — Taches rosées sur la peau provenant de la syphilis. Voir à ce mot, page 176.

768. — ROUGEOLE. — Fièvre éruptive avec des taches rouges sur la peau qui apparaissent après quelques jours de fièvre. Peu à peu, les taches s'effacent et la peau se détache sous forme de poussière fine. L'éruption commence à la face et se généralise en un ou deux jours sur tout le corps; entre les taches on voit des places blanches formées par la peau saine. Les taches disparaissent assez vite, peu à peu la fièvre tombe, la toux devient grasse.

769. — Traitement de la rougeole. — Tenir le malade au chaud, lui faire garder le lit et le bien couvrir. Eviter tout refroidissement qui peut amener des complications graves, angine, fluxion de poitrine. Donner très peu de nourriture, du bouillon et du lait, tisane de bourrache, violettes, fleurs pectorales, soigner bien la toux, surtout à la fin de l'éruption; donner *sirop de Desessartz* mélangé avec sirop de codéine, faire garder la chambre de vingt à vingt et un jours, graisser les narines avec de la vaseline boriquée; gargariser la gorge avec de l'eau boriquée ou de l'eau de guimauve. Pendant la convalescence, ne pas négliger la toux, et donner du sirop de Desessartz. Si la broncho-pneumonie survient, donner des bains et mettre des compresses d'eau froide sur la poitrine; pendant la convalescence et après donner du *Sirop Leber* et du *Triogène For* comme tonique. La rougeole est une maladie de l'enfance contagieuse et épidémique, il faut donc éloigner les enfants sains.

770. — RÉGIME BIOLOGIQUE. — La base du Régime Biologique repose sur l'ensemble de nos études expérimentales sur l'alimentation. Il a pour but : 1° de fournir au corps une quantité de matières alimentaires liquides ou solides, proportionnée à la dépense journalière de force et de substance ; 2° de supprimer toutes les substances alimentaires qui peuvent irriter l'estomac et les nerfs, ou provoquer des inflammations, ce qui amène tôt ou tard une maladie; 3° d'éviter certains aliments qui exigent de l'estomac et des intestins une trop grande quantité de sucs digestifs pour les dissoudre et les modifier, ce qui fatigue le tube digestif et produit des complications gastro-intestinales.

Le régime biologique est le meilleur des régimes et convient aussi bien aux malades qu'aux personnes bien portantes. Nous mangeons trop d'aliments azotés et pas assez de farineux et même trop peu d'aliments sucrés. Le Régime Biologique corrige ce défaut conformément aux lois de la physiologie moderne, constitue la meilleure hygiène préventive des maladies chroniques et de toutes les maladies provenant de la nutrition. Il est facile à suivre et peut être observé par les personnes les plus délicates et les plus difficiles. Il facilite l'élimination de toutes les substances inutiles qui irritent le tube digestif en y provoquant des inflammations et des troubles. Toute personne qui veut conserver la santé et se guérir des affections d'estomac doit observer strictement les règles suivantes : Avoir soin de toujours bien mastiquer les aliments, c'est-à-dire de les bien diviser et triturer avec les dents pour les réduire en pâte molle avant de les avaler. Ne jamais manger trop à la fois, et quitter la table ayant encore un peu faim. Éviter presque tous les assaisonnements sauf le sel, parce qu'ils sont nuisibles ; supprimer les épices, les aromates, les herbes, fruits et légumes acides, les aliments à odeur forte, tels que certains fromages, parce qu'ils contiennent des essences très irritantes qui enflamment l'estomac et l'intestin. Eviter les boissons acides ou les boissons contenant de l'alcool ; le thé et le café en excès sont nuisibles aussi. Le vin sera toujours bu en quantité minime et coupé avec beaucoup d'eau bouillie, mais la meilleure boisson est l'eau pure bouillie et filtrée. Boire à sa soif, mais sans excès. Éviter les acides et le vinaigre qui irritent le tube digestif.

Il faut manger *peu* de viande, et *beaucoup* de légumes, surtout des féculents tels que pommes de terre, haricots, pois, lentilles, en un mot faire prédominer le régime végétal. La charcuterie est échauffante, les moules peuvent causer de véritables empoisonnements. L'excès de viande donne la goutte, le rhumatisme, l'arthritisme, fatigue le foie, les reins, le cœur. Les déchets de viande qui restent dans l'intestin forment un excès (matières azotées qui empoisonnent l'organisme. Les légumes et les fruits nourrissent mieux et ne fatiguent jamais. Les fruits et les légumes contiennent des essences digestives, des sels indispensables à la santé. En outre l'eau des fruits et des légumes possède une vitalité spéciale, une force que l'on peut comparer à celle des eaux minérales, prises à la source.

771. — CHOIX DES ALIMENTS. — Dans les légumes usuels les meilleurs sont les pommes de terre, les laitues, chicorées, épinards, choux, choux de Bruxelles, les salsifis, les haricots verts et blancs, mais toujours bien cuits et peu assaisonnés. Nous déconseillons la salade à cause des microbes que l'on y trouve en quantité considérable, mais on peut manger de temps en temps un peu de salade de feuilles de laitue, romaine, chicorée, mache, cresson, à condition de la laver à grande eau à plusieurs reprises (il est très utile de laver la salade avec de l'eau chaude) et de n'ajouter que peu de vinaigre et beaucoup d'huile ou de crème.

Le foie, les cervelles, les rognons, les côtelettes de veau et de mouton, sur le gril de préférence, sont permis, mais toujours en petite quantité et très bien mastiqués.

Les œufs sont d'une grande utilité. Quelle que soit la forme sous laquelle on les accommode : œufs à la coque, œufs brouillés, sur le plat, au beurre noir, œufs pochés, aux jus, aux épinards, dans du bouillon, etc., ils constituent une précieuse ressource de l'alimentation.

Éviter toutes les sauces, souvent très compliquées, et tous les condiments indigestes à odeur forte. Éviter les oignons, les navets, raves, moutardes, clous de girofles, poivre, raifort, ail, estragon, cornichons, piments, truffes, si souvent employés dans la cuisine au détriment de l'estomac et de la santé par nos Vatel modernes.

Il faut éviter les poissons de mer frais, salés ou fumés, surtout lorsqu'on est sujet aux affections de la peau.

Les huîtres et les moules sont défendues. On s'expose avec ces mollusques à se faire empoisonner ou à contracter la fièvre typhoïde. Éviter les homards, crevettes, écrevisses, langoustes ou n'en manger que très peu et rarement.

La charcuterie est plutôt nuisible. On peut manger un peu de porc frais à condition qu'il soit BIEN CUIT, mais il est préférable de s'en abstenir. On s'évite ainsi des indigestions et de l'âcreté dans le sang.

Tous les mets en conserve sont nuisibles et doivent inspirer très peu de confiance. Leur usage présente du danger, on s'expose à un empoisonnement du sang par les microbes de la putréfaction dont toutes les conserves sont menacées.

Les potages, consommés, bouillon dégraissé, bouillons de légumes, de vermicelle, de pâtes sont en général très bien tolérés. On doit les prendre en petite quantité et chauds.

S'abstenir et éviter les extraits de potage, les extraits de viande, les extraits de bouillon que l'on trouve dans le commerce et qui contiennent en général peu ou point de principes nutritifs. Leur usage, en outre, présente un réel danger, tous les extraits peuvent subir une décomposition, entrer en putréfaction et contenir des microbes très nuisibles. Le chocolat, cacao, thé ou café léger avec tartine de pain grillé et beurré ou du miel sont excellents comme petit déjeuner du matin. Le lait frais, la crème et le beurre ainsi que tous les fromages qui n'ont pas d'odeur forte et sont peu fermentés sont très recommandés.

Le sucre dans les tisanes, thé, café et tous les entremets, est très utile et précieux, sauf pour les diabétiques.

Comme boisson nous devons placer au premier rang l'eau pure qui est une boisson admirable et toujours indiquée. Il faut naturellement qu'elle réunisse toutes les qualités d'une eau potable : qu'elle soit toujours parfaitement inodore, fraîche, limpide et agréable à boire.

Ne boire que de l'*eau bouillie* ou filtrée si l'on veut éviter les microbes qui pullulent dans l'eau et ne pas s'exposer à une terrible maladie. On peut additionner l'eau d'un sirop agréable à boire tel que cerise, orange, framboise, citrons, groseille, capillaire, gomme, fraise, mais il faut toujours veiller à ce que ces sirops aient été préparés avec soin et soient faits avec du sucre et sucs de fruits et non avec du glycose ou d'autres matières et des essences artificielles.

Pendant les chaleurs et au moment de boire on peut préparer des infusions légères de tilleul, de thé, de mathé, de réglisse. Le petit lait préparé avec du lait nouvellement trait est très recommandé.

Les boissons doivent toujours être prises par petites quantités à la fois et renouvelées au fur et à mesure de nos besoins.

Le lait doit toujours être bu par petites gorgées, et en petite quantité, pour éviter qu'il ne se caille brusquement par suite de l'acidité de l'estomac, et il est alors très difficile à digérer; il est d'ailleurs utile d'y ajouter toujours un peu de bicarbonate de soude ou une cuillerée à café d'eau de chaux, ce qui évite de l'inflammation ou un dérangement de corps.

Le régime biologique doit être observé par tous les malades, et même par les diabétiques.

En peu de temps, avec ce régime qui est très simple à suivre, la digestion se fait mieux, le sommeil devient plus régulier et la personne éprouve un calme bienfaisant.

ALIMENTS RECOMMANDÉS

Agneau	Jus de viande.
Anchois.	Lait, mais toujours bouilli.
Anguille.	Langouste.
Artichauts.	Langue.
Beefsteck.	Lapin.
Betteraves.	Lentilles.
Beurre.	Limandes.
Brochets.	Macaroni.
Canard.	Marrons.
Carpes.	Melon.
Cervelle.	Merlans.
Chapon.	Mouton.
Cheval.	Nouilles.
Chevreau.	Œufs.
Civet.	Pain.
Concombre.	Panades.
Côtelettes.	Pâtisserie.
Crème fraîche.	Pois.
Dattes.	Pigeons.
Dinde.	Pintade.
Dindonneau.	Poissons doux.
Epinards.	Pommes de terre.
Eperlans.	Potages.
Esturgeon.	Poulets.
Flageolets.	Purées.
Foie.	Raie.
Friture.	Raisin.
Fromage blanc.	Ris de veau.
— de Brie.	Riz.
— de Camembert.	Rognons.
— de Gruyère.	Rouget.
— de Pont-l'Evêque.	Sagou.
— de Port-Salut.	Salsifis.
— Suisse.	Sardine.
Gigot.	Sel.
Graisse.	Semoule.

Grillades.	Tapioca.
Haricots blancs.	Veau.
— de Soissons.	Vermicelle.
Haricots verts.	Viandes de boucherie.
Huile.	Volaille.
Sole.	

Les sauces seront faites avec de l'huile, de la crème, de la farine, des œufs, du beurre, du sel. On évitera toujours les épices, les acides, le vinaigre, le poivre, la moutarde, les pickles, etc.

Comme boisson, de l'eau pure (qu'il faut faire bouillir et filtrer). On peut y ajouter un peu de vin. Boire à sa soif, manger à son appétit, mais sans excès.

ALIMENTS DONT ON DOIT USER MODÉRÉMENT

Alouettes.	Laitue.
Amandes.	Lièvre.
Asperges.	Mâche.
Aubergines.	Maquereau.
Bécasse.	Merles.
Beignets.	Morue.
Canard sauvage.	Noisettes.
Cerf.	Noix.
Chevreuil.	Oie.
Coq de bruyère.	Perdrix.
Crevettes.	Romaine.
Endives.	Sanglier.
Faisan.	Tête de veau.
Gibier.	Thon.
Grives.	Vanille.
Harengs.	Viandes fumées.
Jambon fumé.	

ALIMENTS, BOISSONS,
ET ASSAISONNEMENTS DÉFENDUS AUX MALADES
et qu'il est bon d'éviter même lorsqu'on est bien portant.

Ail.	Légumes acides.
Aromates.	Légumes ayant une odeur ou saveur forte.
Amer (apéritifs).	
Acides.	Liqueurs de toutes espèces.
Apéritifs.	Macis.

Bière.
Bitter.
Bonbons acides
Câpres.
Cannelle.
Capucines.
Carottes.
Cassis.
Céleri.
Cerfeuil.
Cerises.
Cervelas.
Charcuterie.
Choucroute.
Choux.
Choux-fleurs.
Cidre.
Clous de girofles.
Cognacs.
Cornichons.
Cresson.
Echalotes.
Ecrevisses.
Fromage de Gérardmer.
— de Roquefort.
Genièvre.
Kirsch.
Kummel.

Matelotes.
Moutarde.
Muscades.
Navets.
Oignons.
Oseille.
Pain d'épices.
Pêches.
Persil.
Pickles.
Pissenlit.
Poivre.
Radis.
Raves.
Ragoûts aux oignons, vin, vi-, naigre.
Rhum.
Sauces au vin.
— au vinaigre.
— fines herbes.
— moutarde.
— à l'ail.
Saumure.
Serpolet.
Thym.
Vermouth.
Vinaigre.

Toutes les substances ayant une odeur ou saveur forte.

Régime Biologique des Diabétiques. — Le Régime Biologique convient très bien aux diabétiques. Ils peuvent faire usage des aliments farineux et féculents ainsi que du sucre, mais doivent éviter la saccharine qui est nuisible.

771 bis. — RIDES. — Pour effacer les rides et empêcher leur apparition, il faut, matin et soir, lotionner le visage avec de l'*Eau Janette*, laisser sécher. Pour le jour la *Crème Janette*, pour le soir, faire un léger massage, avec la *Crème Châtelaine*; passer par, dessus un léger nuage de *Poudre Janette*.

Demander la brochure spéciale sur la beauté du visage.

772. — ROUGEURS DE LA PEAU ET DU VISAGE. — Ont pour cause l'âcreté du sang, mauvaises digestions, inflammation du tube digestif. Régulariser la circulation du sang en le purifiant avec le *Dépuratif Parnel,* faciliter la digestion par l'usage de l'*Elixir Spark* qui est le meilleur digestif et toni-régulateur du tube digestif. Eviter les substances irritantes. Voir *Maladies de la peau,* page 65.

773. — RUPIA. Ecthyma. — Maladie de la peau survenant chez les individus affaiblis, surmenés, malpropres, les syphilitiques et les scrofuleux. Il se forme des taches rouges : aux mains, aux pieds, aux fesses; taches qui se transforment en bulles laissant échapper un liquide séreux, et qui forment des croûtes brunâtres et ulcérées. Grands soins de propreté, lotionner les croûtes à l'*Eau résolutive Soker* et appliquer une couche de *Pommade Parnel n° 1. Dépuratif Parnel* et *Elixir Spark* à l'intérieur. Voir *Maladies de la peau,* page 88.

774. — SANG. — Le sang est un liquide rouge qui se coagule à l'air et se sépare en une partie solide nommée caillot et en un liquide appelé sérum. Le sang renferme des globules rouges et des globules blancs. Les globules rouges constituent un des éléments les plus importants du sang; ils sont infiniment petits et présentent l'aspect d'un disque aplati. Ils sont formés d'une substance nommée hémoglobine qui contient du fer et un peu de manganèse; les globules rouges absorbent l'oxygène de l'air et deviennent rouge vermeil, ce qui donne au sang cette couleur. Au contact d'un gaz nuisible ou privé d'oxygène, les globules rouges deviennent noirs ainsi que le sang lui-même. Les globules blancs sont plus gros et se transforment, par la suite, en globules rouges. Le sérum contient plusieurs sels en dissolution et rend le sang alcalin. Le sang se régénère de la façon suivante : les éléments nutritifs de la digestion arrivent au sang par les vaisseaux chylifères, s'y mêlent et se transforment en sang.

Le sang est l'élément vivifiant de l'organisme; s'il est envahi par des microbes ou des bactéries, il les dépose dans tous nos organes, d'où le commencement de presque toutes nos maladies. C'est pour se préserver de cet envahissement qu'il faut fortifier le sang, le consolider pour ainsi dire, afin de détruire les toxines et les bactéries et d'enrayer leur effet nuisible. Rien ne peut, sous ce rapport, se comparer à l'efficacité du *Dépuratif*

Parnel. Le sang est purifié, tonifié, régénéré, les microbes et les vices du sang sont expulsés et le malade, par l'emploi de ce merveilleux produit, renaît à la santé et au bien-être.

SAIGNEMENTS DE NEZ. Voir chapitre spécial 584, p. 339.

775.—SALIVATION.— Survient dans les maladies de la bouche et dans les maladies nerveuses. L'absorption des préparations mercurielles et les infusions de Jaborandi provoquent également une salivation abondante. Laver la bouche avec de l'eau boriquée tiède, sucer quelques *Pastilles antiseptiques Jener*. Prendre le *Dépuratif Parnel*. Cesser l'emploi du mercure.

776.—SALPINGITE.— Inflammation et douleurs dans le bas-ventre provenant des trompes utérines, occasionnant de la fièvre, des troubles gastro-intestinaux, et quelquefois la formation d'abcès dangereux. Voir *Métrite*, pages 118 et 122.

777.—LA SANTÉ.— Pour conserver la santé et se bien porter, il faut éviter tout excès, tout surmenage, et entretenir le sang dans un état de parfaite pureté. Il faut éliminer du sang toute âcreté, microbes, toxine, en neutraliser l'acidité et les fermentations, en un mot, purifier et régénérer le sang avec un dépuratif capable de le faire sans aucune fatigue. Le *Dépuratif Parnel*, à base de végétaux toujours bienfaisants, est le plus efficace; il convient dans tous les cas même les plus rebelles.

778.— SATURNISME.— Empoisonnement par le plomb et ses sels. S'observe chez les ouvriers qui manient ce métal. Le plomb a une action néfaste sur tout l'organisme et cette action se traduit par des coliques douloureuses et subites (coliques de plomb), de l'anémie, de la constipation et un amaigrissement rapide. Donner des purgatifs et soumettre le malade au régime lacté, ensuite purifier le sang avec le *Dépuratif Parnel* et rétablir les fonctions de l'intestin par un usage habituel de l'*Élixir Spark*. Comme tonique anti-anémique et reconstituant, donner le *Triogène For* ou le *Vin Galar*.

779.—SCARLATINE. Fièvre scarlatine.— Éruption fébrile contagieuse et épidémique, s'attaque surtout aux enfants de 6 à 12 ans. Au début, frissons, fièvre, mal de gorge, parfois nausées et vomissements; l'éruption commence vers le deuxième jour et atteint le cou, les bras, le tronc et en dernier lieu la face. La peau est couverte de petites taches très rapprochées ou de larges plaques irrégulières qui la colorent en rouge écarlate uniforme. Petits boutons sur la langue et dans la gorge qui occasionnent une angine. La fièvre est très forte et le cerveau est engorgé, ce qui donne du délire. Au bout de quelques jours, l'épiderme se détache par écailles au visage et par plaques ou lambeaux sur le reste du corps. La scarlatine peut se compliquer de convulsions, d'albuminurie, d'angine. Isoler le malade dans une chambre bien aérée, mais à température toujours pareille; éviter les refroidissements, prendre de grands soins de propreté. Le régime lacté est indispensable pour éviter une albuminurie souvent mortelle. Lavages antiseptiques de la gorge et des narines, vaseline boriquée dans le nez. Boire de la tisane de bourrache, camomille, mauve, potion à l'extrait de quinquina. Si la fièvre est forte, donner des bains froids. Pendant la convalescence qui est longue et dure quarante à quarante-cinq jours, garder invariablement la chambre sans sortir. Tonique *Triogène For* et l'*Élixir Spark*. Régime Biologique sans excitants. Voir page 346.

780. — SCLÉRÈME DES NOUVEAU-NÉS. — Cette maladie survient quelques jours après la naissance chez les enfants faibles, nés avant terme. La peau s'épaissit, se contracte et durcit; les mouvements du corps et des membres se trouvent gênés et presque empêchés; l'enfant a des convulsions, des vomissements, le corps commence à se refroidir et le petit malade peut succomber si l'on n'intervient pas avec un traitement efficace.

Traitement. — Soustraire l'enfant au froid et l'élever dans une couveuse, le tenir au chaud et le couvrir avec des couvertures chaudes, donner des bains sinapisés chauds, faire des frictions à l'alcool ou à l'eau de Cologne et des massages doux avec de l'huile d'amandes douces.

781. — SCOLIOSE. — C'est la déformation de la poitrine et du dos, survenant à la suite d'une inflexion anormale de la colonne vertébrale, s'observe principalement chez des enfants faibles, rachitiques, entre dix et quinze ans. L'épine dorsale prend la forme d'un S formant une saillie d'un côté du thorax avec l'épaule élevée, l'autre côté du thorax étant comme diminué et rentré en lui-même, plus fréquent chez les filles que chez les garçons. La scoliose est attribuée au rachitisme, surmenage, attitudes vicieuses et autres défauts de croissance.

782. — Traitement. — Porter un corset orthopédique, prendre des fortifiants et toniques : *Sirop Leber* et *Triogène For* alternés avec du *Vin Galar*. Ces toniques donnent des résultats très satisfaisants et l'on obtient la guérison assez vite.

783. — SCORBUT. — Empoisonnement dû à la mauvaise qualité des aliments et généralement occasionné par les conserves et les salaisons. Provoque une inflammation du foie et du tube digestif et une grande altération du sang. Les gencives sont gonflées et ulcérées, des plaques se forment sur le corps et dans la bouche, les dents se déchaussent et tombent. Changer les conditions d'alimentation. Donner des mets acides, oranges, citrons, cochléaria, raifort, oseille et une bonne nourriture. Toniques *Triogène For*, *Vin Galar*. Purifier le sang, *Dépuratif Parnel* et *Elixir Spark*. Rincer les gencives et la bouche à l'eau phéniquée (quelques gouttes dans un verre d'eau), brosser les dents avec l'*Eau* et la *Pâte dentifrice Rodol*. S'observe également chez les nourrissons lorsqu'on fait usage du lait stérilisé du commerce. On observe une tuméfaction des gencives, quelquefois des petites plaies et au niveau des extrémités des os (chevilles, genoux) une enflure assez douloureuse pour empêcher l'enfant de se tenir debout, la poitrine se déforme, les côtes s'enfoncent, les gencives saignent.

Traitement. — Supprimer le lait stérilisé, donner du lait frais bouilli, jus de légumes frais, du jus d'orange coupé d'eau, toucher les gencives avec du jus de citron, fortifier l'organisme avec du *Sirop Leber* qui est la meilleure préparation phosphatée pour remédier aux pertes de l'organisme. Pour éviter le scorbut donner du lait *fraîchement* stérilisé.

SCROFULE. LYMPHATISME. Voir pages 88 et 369.

784. — SCIATIQUE. — *Névralgie du nerf sciatique.* — Occasionne de vives douleurs dans la cuisse, la jambe et le pied. Friction avec le *Liniment Soker*, *Dépuratif Parnel* pour purifier le sang, *Elixir Spark*. Voir *Douleurs*, page 327.

785. — SEVRAGE, SEINS. — On peut sevrer l'enfant lorsqu'il a ses quatre premières dents, seulement *on ne doit pas sevrer brusquement l'enfant mais progressivement*. Commencer par déshabituer l'enfant du sein en espaçant les tétées et en donnant à l'enfant une nourriture de consistance liquide ou demi-liquide. Les aliments trop copieux déterminant presque toujours une inflammation de l'appareil digestif, commencer par de petites quantités de nourriture et ne les donner que longtemps après que l'enfant aura tété. Éviter de sevrer l'enfant en été, pendant les grandes chaleurs. Donner à l'enfant des potages à la farine d'avoine, de gruau, d'orge, des jaunes d'œufs, des panades, etc., donner du lait fraîchement bouilli que l'enfant boit au verre. **Pour faire passer le lait,** prendre des purgatifs légers tels que le sulfate de soude, ou le sulfate de magnésie, mais à petites doses; lorsque le lait diminue et que l'enfant s'habitue à une autre nourriture, ne plus lui donner le sein et continuer les purgatifs. Boire de la tisane diurétique, *Tisane Orientale Soker*. Graisser les seins avec de la vaseline boriquée, et les recouvrir avec une couche très épaisse de coton hydrophile qui doit rester en place jour et nuit. Fixer avec une bande qui fera plusieurs fois le tour du corps. Voir *Allaitement*, page 281.

L'allaitement et l'âge produisent l'affaissement et l'affaiblissement des seins et leur font perdre leur position naturelle. Pour les fortifier et les redresser, faire des lotions à l'eau froide additionnée *de Sève Janette.* Faire usage du *Triogène For*, tonique et reconstituant qui permet aux tissus de renouveler leur souplesse. Les *pilules antianémiques Ducase* dissipent les engorgements de seins et des organes.

786. — SOIF. — Pour se désaltérer, on doit boire par petites gorgées et doucement pour que le liquide puisse s'échauffer dans la bouche et pendant la déglutition, il faut éviter de prendre l'habitude d'ingurgiter une grande quantité de boisson à la fois, cette pratique amène fatalement une dilatation de l'estomac. La meilleure boisson pour se désaltérer est l'eau fraîche. Ceux qui font usage des boissons fermentées sont souvent tourmentés par la soif.

787. — SOMMEIL. — La durée du sommeil est variable selon les tempéraments, les professions, le climat et l'état de santé. On doit laisser les enfants dormir le plus longtemps possible et cela pour leur bien; certains enfants ont besoin de dormir dix à douze heures et même davantage.

788. — SOINS HYGIÉNIQUES EN CAS D'ÉPIDÉMIE. — Pour éviter la contagion, les personnes qui approchent les ma-

lades ou vivent au milieu d'eux doivent observer les précautions
suivantes. Se laver très souvent la figure et les mains avec un savon
antiseptique et de l'eau additionnée d'acide phénique ou de liqueur
de Van Swieten. Se rincer la bouche plusieurs fois par jour avec
de l'eau bouillie dans laquelle on ajoutera un peu d'eau phéniquée ou, mieux encore, une cuillerée à café de *Dentifrice Rodol*.
Changer souvent de linge de corps, brosser et aérer ses vêtements, éviter les excès et les fatigues, faire des promenades au
grand air. Les déjections du malade seront de suite jetées et les
vases lavés à l'eau phéniquée, thymolée ou autre antiseptique.
Après la maladie, désinfecter la chambre en y faisant des pulvérisations de formol ou d'eau thymolée. Les objets de literie, les
tentures et les tapis seront passés à l'étuve.

789. — SPASMES. — Convulsions internes par suite des con
tractions brusques des nerfs. Se produisent surtout dans l'estomac,
la poitrine, les intestins. Pour les dissiper, prendre une cuillerée
à café de sirop d'éther ou une infusion chaude d'anis, de camomille, de tilleul. Pour en prévenir le retour, prendre après le
repas de l'*Elixir Spark*, et matin et soir le *Sédatif Tiber*.

790. — STÉRILITÉ. — Chez l'homme, l'abus des boissons alcooliques, les excès vénériens, l'orchite double même guérie, l'impuissance et les maladies de langueur sont les principales causes
d'infécondité; mais c'est surtout chez la femme qu'il faut chercher les causes de stérilité si fréquente. Chez la femme, la stérilité peut être occasionnée par une maladie de matrice, ou par la
déviation du col, leucorrhée, métrite, vaginite, etc.; elle se caractérise par l'absence de sécrétions génitales. Traiter la cause par
de bonnes conditions hygiéniques et alimentaires, prendre des
tonique et des fortifiants, *Triogène For* ou *Vin Galar*. Contre
l'impuissance, chez l'homme, prendre les pilules de *Vigoline Kal*.
Combattre l'inflammation de la matrice avec des injections au
Spyrol Leber ou avec l'*Aronine Nel*, alterner ces deux produits.
Voir *Maladies des femmes*, page 112.

SPERMATORRHÉE. Voir *Pertes séminales*, page 173.

791. — STOMATITE. — Inflammation de la muqueuse de la
bouche avec ulcérations très douloureuses, qui rendent l'alimentation presque impossible. Provient du mauvais état des dents, de

boissons prises trop chaudes, du manque de soins de la bouche; survient aussi chez les ouvriers qui manient les préparations mercurielles, mineurs, miroitiers, etc.

Traitement. — Bien soigner la bouche par des lavages antiseptiques, avec le *Dentifrice Rodol* et la *pâte Dentifrice Rodol*; sucer quelques *Pastilles antiseptiques Jener*. S'il y a mauvaise digestion ou constipation, prendre après les repas de l'*Elixir Spark*.

792. — STOMATITE CHEZ LES ENFANTS. — Provient du contact avec un objet ou les doigts malpropres. La stomatite atteint la langue, les joues, les gencives et même la gorge. La bouche est enflammée et l'haleine très forte.

Traitement. — Laver la bouche avec de l'eau boriquée chaude ou la solution suivante: chlorate de potasse, un gramme; eau bouillie 250 grammes. Toucher les gencives et les parties malades trois à quatre fois par jour avec une boulette de coton imbibée du collutoire suivant: borate de soude 2 grammes, acide salicylique 10 à 20 centigrammes, glycérine 40 grammes.

793. — STROPHULUS. — Maladie de la peau fréquente chez les enfants qui digèrent mal. L'enfant est couvert de petits boutons rouges qui provoquent de vives démangeaisons.

Traitement. — Combattre la constipation avec des lavements; donner du sirop de chicorée comme laxatif; aux repas faire prendre à l'enfant, dans un peu d'eau ou du lait, la poudre suivante: bicarbonate de soude 30 centigrammes, magnésie calcinée 20 centigrammes, mêler. Laver l'enfant à l'eau tiède et savon au goudron, saupoudrer avec la poudre d'amidon, *Sirop Leber* matin et soir.

SUEURS. Voir *Transpiration*, page 406.

SUEURS NOCTURNES. Voir *Phtisie*, page 200.

SUFFOCATION. — Difficulté de respirer, voir page 214.

794. — SYNCOPE. — Evanouissement, perte de connaissance. Les battements du cœur et la respiration semblent suspendus, les extrémités sont froides, le malade est d'une grande pâleur et ne fait aucun mouvement. La syncope peut provenir d'une affection du cœur, d'anémie ou de maladie nerveuse; les contrariétés, le saisissement ou le séjour dans un air confiné peuvent également l'occasionner. Coucher le malade, la tête basse et les pieds élevés, desserrer les vêtements, donner de l'air, faire respirer des sels, de l'éther ou du vinaigre, jeter de l'eau froide sur la figure, lever les bras pour provoquer la respiration, frictionner le front et les tempes avec de l'eau vinaigrée. Comme traitement préventif, prendre le *Sédatif Tiber* et l'*Elixir Spark*. Voir *Evanouissement*.

SYPHILIS. Voir article spécial, page 176.

SURDITÉ. Voir *Maladies des oreilles*, page 135.

795. — SURMENAGE. — A la suite des excès de travail physique ou intellectuel, il se produit un affaiblissement général de l'économie qui a sa répercussion sur le cerveau, la poitrine, l'estomac ou tout autre organe et finit par rendre l'individu inapte à tout travail.

Traitement. — Repos, vie à la mer ou au grand air ; reconstituants, *Triogène For* ou *Vin Galar*. Boire la *Tisane Orientale Soker* pour éliminer toutes les âcretés et les toxines ; faciliter la digestion par l'*Élixir Spark*.

796. — TEIGNE-FAVEUSE. — Maladie contagieuse provoquée par un parasite végétal qui s'attache au cuir chevelu et forme des croûtes qui font tomber les cheveux. Les croûtes sont jaunâtres en forme de godets dont le centre creux est percé d'un poil ; l'odeur que dégagent les croûtes rappelle celle de la souris.

La teigne tonsurante se présente sous forme de plaques recouvertes de petites croûtes sèches, les plaques sont disséminées ou couvrent tout le cuir chevelu. Voir page 374.

Traitement. — Ces maladies, fréquentes chez l'enfant, sont longues à guérir ; on les traite avec des lotions antiseptiques, de la pommade soufrée au carbonate de soude ou de potasse ; mais en opérant de la manière suivante, on arrive plus rapidement. Laver la tête avec de l'eau tiède et du savon au goudron et panama, lotionner ensuite avec le *Régénérateur Spark* et pour la nuit appliquer une bonne couche de *Pommade Spark*.

797. — TÆNIA, VER SOLITAIRE. — Ver plat formé d'une

collection d'anneaux représentant chacun l'animal complet et soudés les uns aux autres pour former un long ruban blanchâtre d'une longueur de trois à quinze mètres. Le tœnia vit en parasite dans l'intestin de l'homme et des animaux, il a la tête très petite et armée de crochets qui lui servent à se fixer sur les parois de l'intestin. Ceux qui sont atteints de ver solitaire éprouvent des troubles gastriques, nausées, coliques, démangeaisons à l'anus. On reconnaît sa présence aux anneaux dans les selles.

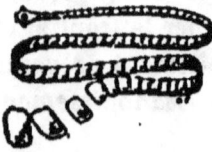

Fig. 125. — Tœnia ou ver solitaire.

798. — Traitement. — Pour se débarrasser du ver solitaire, il faut prendre un tœnifuge suffisamment efficace pour expulser le tœnia tout entier avec la tête, car, quelle que soit la longueur rendue, si la tête n'a pas été expulsée, le ver se reproduit.

Le *Tœnifuge Rexall* est très efficace et expulse le ver en entier avec la tête. On le prend de la manière suivante : la veille au soir, faire un très léger repas, ou mieux ne boire que du bouillon ou du lait; le matin en se levant, prendre le *Tœnifuge Rexall* dont on avale une capsule toutes les cinq minutes. Attendre une bonne heure pour être sûr que toutes les capsules ont été dissoutes et prendre un léger purgatif, huile de ricin, une tasse d'infusion de séné, ou un peu de sulfate de soude. Surveiller les évacuations jusqu'à expulsion de la tête.

Après ce traitement, il est très utile de purifier le sang avec le *Dépuratif Parnel*.

799. — TARTRE DES DENTS. — Dépôt pierreux qui se forme sur les dents qui ne sont pas bien nettoyées. Le tartre déchausse les dents et les fait tomber; pour en empêcher la formation, il faut brosser les dents avec la *Pâte dentifrice Rodol* et une brosse un peu dure. Rincer ensuite la bouche avec le *Dentifrice Rodol*.

800. — TEMPÉRATURE. — A l'état de santé, la température normale de l'homme est de 37° centigrades. A l'état de maladie, elle peut s'élever et même dépasser 41°. On prend la température sous les aisselles au moyen d'un thermomètre construit pour l'usage médical.

801. — TÉNESME. — Besoin d'aller fréquemment à la selle sans résultat. Lavement émollient à l'eau de guimauve. *Élixir*

Spark pour régulariser les fonctions de l'intestin. Pour le ténesme de la vessie. Voir *Maladies des Voies urinaires*, page 141.

802. — TERREURS NOCTURNES. — Les enfants qui ont peur la nuit sont ordinairement nerveux et digèrent mal. Ces accès peuvent arriver chaque nuit ou seulement par intermittences.

Dans une sorte d'hallucination, l'enfant voit des monstres, des voleurs, des animaux qui l'effrayent; il pousse des cris et se réveille brusquement.

Traitement. — Calmer les nerfs avec le *Sédatif Tiber* à la dose d'une cuillerée à café ou à dessert selon l'â, , combattre la mauvaise digestion et régler son alimentation. Donner un peu de bicarbonate de soude à chaque repas: le soir ne pas surcharger l'estomac et faire faire un repas léger.

Supprimer le thé, le café, le vin, les mets épicés, etc. Voir Régime Biologique.

803. — TISANES. — Boissons qui renferment les principes des plantes que l'on épuise soit en les laissant séjourner dans de l'eau froide ou chaude, soit en les faisant bouillir avec une quantité d'eau déterminée.

804. — TORTICOLIS. — Déviation très douloureuse des muscles du cou à la suite d'une mauvaise position, d'un coup de froid, d'un courant d'air, et souvent accompagnée de fièvre. Le malade ne peut remuer la tête sans éprouver une souffrance. Il garde instinctivement cette mauvaise position pour éviter la souffrance.

Traitement. — Faire des frictions avec un linge chaud imbibé de *Liniment Soker* et laisser ensuite ce linge en place comme compresse recouverte d'une bonne couche d'ouate. A l'intérieur, prendre le *Sédatif Tiber*.

TOURNIOLE. Voir *Mal blanc*, page 381.

805. — TOUX. — Irritation de l'appareil respiratoire provoquant une expiration brusque, forte et bruyante. Elle est quelquefois simplement nerveuse, mais provient le plus souvent d'une affection de la gorge ou des bronches à la suite d'un refroidissement. Le *Sirop Mérol*, donné à la dose de deux à quatre cuillerées à bouche par jour dans une infusion de mauves ou de fleurs pectorales, guérit vite la toux. Dans la journée, sucer les *Pastilles Mérol* qui sont très efficaces. Cataplasmes sinapisés sur la poitrine. Pour la toux nerveuse, prendre matin et soir une cuillerée à bouche de *Sédatif Tiber*. Pour calmer la toux des enfants, il faut leur donner, suivant l'âge, par cuillerées à café, du *Sirop de Desessartz* seul, ou mélangé avec du *Sirop Mérol* ou avec du sirop de codéine. Voir *Bronchite*, page 211.

806. — TRANSPIRATION, SUEURS. — La transpiration profuse est fréquente dans plusieurs maladies graves, et pendant la convalescence ; il faut dans ce cas avoir soin de se bien couvrir pour éviter tout refroidissement. Quand on veut provoquer la transpiration après un refroidissement, il faut se mettre au lit, se couvrir bien chaudement, et boire quelques tasses de tisane chaude de bourrache, de tilleul ou de camomille. Pour combattre la transpiration exagérée que l'on observe chez quelques personnes sous les aisselles, à la paume de la main et à la plante des pieds, il faut user du traitement suivant : pour les pieds, les tremper chaque soir dans un bain dans lequel on aura fait dissoudre de l'alun ou un peu de permanganate de potasse et les saupoudrer ensuite avec la *Poudre dermatique Jener*. Sous les aisselles, laver avec de l'eau additionnée de bi-carbonate ou de borate de soude et saupoudrer avec la **poudre dermatique**; en user de même pour la paume des mains. Cette infirmité étant d'origine arthritique, c'est par un traitement externe et interne qu'il faut attaquer le mal et pour cela faire prendre matin et soir une cuillerée à bouche de *Dépuratif Parnel*.

807. — TREMBLEMENT. — Le tremblement provient de causes diverses : il peut survenir à la suite d'une frayeur, lorsqu'on a pris froid, lorsqu'on est atteint de fièvre ; l'abus des boissons alcooliques, des apéritifs, de l'absinthe est également la cause du tremblement et peut occasionner le *Delirium tremens*. Eviter l'usage de l'alcool, *Triogène For* ou *Vin Galar* comme tonique pour combattre la faiblesse. *Sédatif Tiber* comme calmant et anti-nerveux.

808. — TRICHINES. — Petits vers qui se trouvent dans la chair musculaire de certains porcs. Lorsqu'on mange la viande de ces animaux, même salée ou fumée, les trichines passent dans l'intestin, se multiplient et vont se fixer dans les muscles où ils

produisent des accidents graves et quelquefois mortels. On ne connaît aucun remède pour combattre le développement et l'action néfaste de ces vers. Le seul moyen de s'en préserver est de faire cuire la viande.
de porc que l'on doit manger.

TRISTESSE, IDÉES NOIRES. — Fréquentes chez les personnes atteintes d'anémie, de chlorose et de faiblesse. En traiter la cause par des toniques anti-anémiques, tels que le *Triogène For* ou le *Vin Galar.* Voir *Anémie,* page 259.

TROUBLES MENS-TRUELS. — Ces troubles sont généralement occasionnés par l'anémie, la

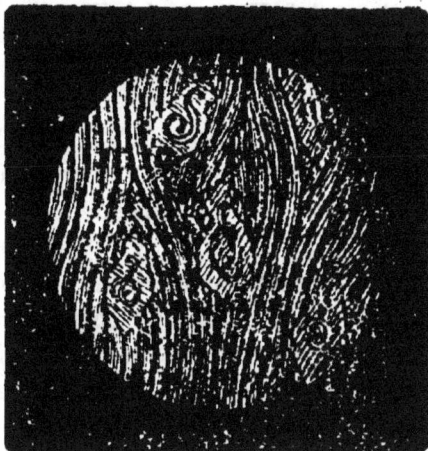

Fig. 126. — Trichines dans la chair du porc.

chlorose, l'appauvrissement du sang ou par une maladie de matrice. Voir *Menstruation*, page 112.

TUMEURS. — Grosseurs qui se produisent anormalement à la surface ou à l'intérieur du corps. Voir *Cancer, Lipome.*

809. — TUMEURS BLANCHES. — D'origine tuberculeuse, les tumeurs blanches affectent surtout les jointures où il se forme des abcès qui suppurent; elles se produisent à l'épaule, au coude, au poignet, mais surtout aux genoux et aux pieds; la tumeur blanche à la hanche porte le nom de *Coxalgie.*

En général elles débutent par des douleurs sourdes, puis la peau et les chairs se gonflent, s'enflamment, l'articulation et les tissus voisins sont très douloureux, le moindre mouvement de la jointure ou une légère pression sur les os provoquent une douleur extrêmement sensible; on constate une sorte d'empâtement entre les surfaces articulaires, quelquefois même l'épanchement d'un liquide; et la tumeur aboutit par la suppuration. On constate alors que l'os est carié et la surface de l'articulation est couverte de fongosités tuberculeuses. Cette maladie est très longue à guérir et laisse une ankylose de la jointure. Le malade peut devenir tu-

berculeux si le mal n'est pas combattu par un traitement énergique. La scrofule, le lymphatisme et la syphilis en sont les
principales causes.

Traitement. — Immobiliser la partie malade dans un appareil spécial. Huile de foie de morue, *Dépuratif Parnel*, *Triogène
For* ou *Vin Galar*, *Sirop Leber*. Vie au grand air et séjour à la
campagne.

**810. — TYPHLITE, PÉRITYPHLITES, APPENDI-
CITE.** — Inflammation du péritoine, du cœcum ou de l'appendice.
Le fond du cœcum se termine par un petit sac allongé; c'est l'inflammation de ce petit appendice qui porte le nom d'*appendicite*. Cette inflammation est due le plus souvent à l'accumulation,
au séjour prolongé de corps étrangers dans l'appendice; mais
surtout à la constipation et au régime alimentaire trop riche en
viande et en mets excitants. Le traitement consiste à éviter et à
combattre la constipation et pour cela ne jamais prendre de purgatifs qui sont trop irritants; faire usage de l'*Elixir Spark*, remède absolument végétal et qui donne des résultats surprenants
dans ces affections. Voir *Appendicite*, page 288.

811. — TYPHUS. — Maladie infectieuse, contagieuse et épidémique qui se déclare quand une grande agglomération est
placée dans de mauvaises conditions hygiéniques. Débute par
des frissons, maux de tête, douleurs, suivis d'une éruption de
taches rosées, puis plus foncées sur tout le corps, délire violent,
perte de connaissance, ensuite hémorragie, qui peuvent se terminer par la mort. En cas de guérison, la fièvre tombe rapidement.

Traitement. — Au début, administrer des purgations et des
vomitifs, ensuite du sulfate de quinine, des toniques, *Triogène
For*, *Vin Galar*, extrait de quinquina. Améliorer les conditions
hygiéniques.

ULCÈRES, PLAIES. — Plaies survenant aux jambes, à la
suite de varices. Voir *Plaies*, *Varices*, page 104.

812. — URÉMIE. — Insuffisance dans la sécrétion de l'urine
qui est épaisse et très foncée. Provient généralement d'une néphrite des reins et constitue une complication grave de l'albuminurie; c'est un véritable empoisonnement du sang par les

déchets et résidus organiques qui devraient être éliminés par les urines si les reins fonctionnaient normalement. Ces produits toxiques n'étant pas éliminés, envahissent l'organisme et leur présence provoque divers symptômes, le malade est pris d'étouffements et d'accès de suffocation très graves, la respiration est irrégulière, d'abord très précipitée, ensuite lente et comme suspendue. On désigne cette respiration irrégulière sous le nom de rythme de *Cheyne Stokes*. Elle annonce souvent un danger imminent; les troubles atteignent les fonctions digestives, le malade a des vomissements et des diarrhées, le cœur est dilaté, le foie est malade; les pieds, les jambes, les cuisses sont enflés, le malade n'urine presque pas ; mais les plus graves des accidents sont les accidents cérébraux : le malade à des maux de tête violents, des convulsions dans les membres et peut être emporté par le coma.

Traitement. — Sangsues derrière les oreilles, supprimer l'alimentation ordinaire et ne boire que des tisanes diurétiques. Prendre chaque jour plusieurs tasses de *Tisane Orientale Soker* et trois paquets de *Poudre altérante Darcet, lavements froids, purgations, ventouses, caféine ou théobromine en potion.*

URINES. — L'urine peut être plus ou moins chargée ou plus ou moins abondante selon l'état général de la santé. Trop chargée, elle indique une maladie des reins. Voir *Maladies des Voies urinaires*, page 141.

813. — URTICAIRE, FIÈVRE ORTIÉE. — Éruption particulière de la peau qui se manifeste par une démangeaison et l'apparition de taches blanchâtres ou rougeâtres analogues à celles que provoquent les piqûres d'orties, d'où le nom d'urticaire donné à cette affection. Provient de troubles digestifs ou de l'absorption d'aliments pour lesquels la personne n'est pas disposée : moules, huîtres, poissons, fraises, framboises, charcuterie.

Traitement. — Éviter tous ces aliments, prendre un purgatif (si le malade a absorbé des moules, donner un vomitif d'abord et une purgation ensuite), calmer les démangeaisons par des lotions vinaigrées et soupoudrer avec la poudre d'amidon ou *poudre dermatique Jener*, prendre 1 ou 2 grands bains alcalins chaque semaine. A chaque repas 1 ou 2 cuillerées à café d'*Élixir végétal Spark.*

VAGINITE. Inflammation du vagin. — Voir article spécial, *Maladies des femmes*, page 117.

814. — VACCINATION. — Pour se préserver de la variole, la vaccination constitue le seul moyen efficace d'éviter la contagion. Elle immunise la personne contre la variole et cette immunité dure environ dix ans. La vaccination doit donc se faire tous les dix ans. On vaccine le nouveau-né à trois mois, au bras, au mollet ou à la cuisse; pour les filles, il est préférable de le faire au mollet. La vaccination ne présente aucun danger et peut être pratiquée en n'importe quelle saison. On ne doit employer que du vaccin de génisse, le vaccin humain pouvant transmettre diverses maladies. L'inoculation du vaccin amène une légère fièvre pendant vingt-quatre ou quarante-huit heures. Lorsque le vaccin a pris, il se forme à la place de la piqûre, au bout de trois à quatre jours une petite rougeur arrondie quelques jours après, elle a l'aspect d'une pustule renfermant un liquide. Huit à douze jours après, la pustule se dessèche et forme une croûte qui tombe au bout de 25 à 27 jours. Il reste une petite cicatrice indélébile.

815. — VARICELLE. Petite vérole volante. — Maladie contagieuse sans gravité, caractérisée par une éruption, sur le corps et la face, de petites vésicules contenant un liquide. Ces vésicules au bout de deux ou trois jours sèchent et se couvrent d'une petite croûte. Donne un peu de fièvre et de courbature.

Traitement. — Repos au lit, régime lacté, saupoudrer les petites ulcérations avec la *Poudre dermatique Jener*. Purgatifs légers. L'éruption dure quinze à vingt jours. Ne pas exposer le malade au refroidissement.

Avant la guérison complète, ne pas mettre en contact avec l'enfant malade des enfants bien portants, la maladie étant contagieuse.

816. — VARICOCELE. — Varices des veines du testicule qui, en se développant, forment une sorte de tumeur ou de bosselure occasionnant de la gêne et même des douleurs. Très souvent provoquée par la constipation, un mauvais bandage herniaire ou des hémorroïdes. Porter un suspensoir, prendre l'*Élixir Spark* à chaque repas, boire de la *Tisane Orientale Soker* et purifier le sang avec le *Dépuratif Parnel*, voir p. 108.

817. — VARICES. — La dilatation et l'engorgement des veines constituent les varices; elles proviennent de tout ce qui met obstacle à la libre circulation du retour du sang au cœur. Porter un bas à varices en tissu élastique, pour produire une compression régulière, favoriser la circulation du sang et se préserver d'une blessure. Les *ulcères variqueux* sont des plaies produites sur les varices à la suite de leur éclatement. Purifier le sang et activer sa circulation par le *Dépuratif Parnel* et l'*Elixir Spark*. S'il y a plaie, pansement avec l'*Eau résolutive Soker* et la *Poudre spécifique Rock*. Pour les bas à varices, voir page 104.

818. — VARIOLE. PETITE VÉROLE. — Fièvre contagieuse et épidémique produisant une éruption de boutons au visage, au tronc et sur tous les membres. La maladie débute par une forte fièvre, violents maux de reins, courbature, maux de tête, vomissements. Les boutons apparaissent trois à cinq jours après. Ces boutons se transforment en pustules suppurantes, donnant des croûtes qui tombent et laissent une cicatrice appelée *marque de petite vérole*. Dans quelques cas les pustules sont teintées en rouge violacé ou noir par suite d'un épanchement de sang qui se produit à la suite d'une petite hémorragie dans l'interstice des tissus, c'est la *variole noire* ou variole hémorragique qui est très grave. La vaccination est le seul moyen pour se préserver de cette affection. En cas d'épidémie, on doit faire vacciner les enfants dès les premiers jours de leur naissance.

Lorsque la variole est déclarée, le malade doit garder le lit dans une chambre chaude et bien aérée, garnie de larges rideaux ou de vitres rouges. Donner du bouillon, des potages légers, tisane de bourrache, de mauve, etc., combattre la fièvre avec du sulfate de quinine et de l'antipyrine, calmer les douleurs avec du sirop de chloral. Pour éviter les cicatrices, lotionner la face avec une solution saturée d'acide picrique, enduire les pustules de collodion iodoformé, et surtout ne pas arracher les croûtes en se grattant. Eloigner les enfants. On emploie également des pulvérisations deux fois par jour et pendant une à deux minutes avec du sublimé dissous dans de l'éther. Ce procédé donne de bons résultats. En outre, donner des bains antiseptiques (un gramme de sublimé par bain). Si la fièvre est excessive donner plusieurs fois par jour des grands bains. Pour combattre la *cartole noire*, donner du chlorure de calcium.

819. — VÉGÉTATIONS. EXOROISSANCES. — Les excroissances vénériennes se présentent sous différentes formes, crêtes de coq, choux-fleurs, etc.; elles se trouvent sur les parties sexuelles et à l'anus et se gagnent par le contact. On les fait disparaître avec de l'alun calciné, ou en les cautérisant avec un crayon de nitrate d'argent; lotionner avec l'*Eau résolutive Soker* et saupoudrer avec la *Poudre cicatrisante Leber*.

820. — VÉGÉTATIONS ADÉNOIDES. — Excroissances qui poussent au fond du nez et qui bouchent presque complètement ses orifices qui s'ouvrent au fond, au-dessus de la gorge. Les enfants atteints de ces végétations éprouvent une gêne pour respirer par le nez.

La nuit, ils dorment la bouche ouverte, ronflent fortement et paraissent toujours atteints d'un rhume de cerveau.

Traitement. — Les végétations paraissent chez les enfants lymphatiques; on peut les guérir avec du *Sirop Leber* qui est la meilleure préparation iodotannique phosphatée. Graisser les narines avec une pommade au menthol, faire inspirer cette pommade plusieurs fois par jour comme une prise de tabac pour la faire pénétrer jusqu'aux orifices. Au besoin, injection de vaseline mentholée. Ne faire opérer que lorsque les végétations sont très volumineuses et constituent une très grande gêne, voir page 133.

VER SOLITAIRE. — Voir *Tœnia*, page 403.

821. — VIE. — La durée normale de la vie doit être généralement de cinq à sept fois autant que notre organisme met à croître. La croissance normale étant de vingt ans, notre vie normale devrait être de cent ans au moins, si aucun accident ne vient en troubler le cours habituel, et si nous faisions un usage modéré de nos forces et de nos facultés en supprimant tous les excès.

822. — VERRUES. POIREAUX. — Excroissances arrondies, blanches ou grises qui siègent ordinairement aux mains. On les détruit en les touchant chaque jour avec le bout d'une allumette trempée dans de l'acide nitrique.

823. — VERS INTESTINAUX. — Les vers intestinaux que

l'on rencontre le plus souvent chez les enfants sont 1° les *asca-rides* ou *lombrics* qui proviennent des œufs que l'on avale avec les eaux de boisson non filtrées et non bouillies et dont l'évo-lution dans l'intestin des jeunes enfants provoque divers troubles; 2° les *oxyures*, petits vers filiformes que l'on rencontre dans tout le tube digestif, mais surtout dans le rectum et l'anus où ils occa-sionnent du prurit et des démangeaisons insupportables.

L'existence de ces vers se reconnaît par leur expulsion par l'anus et quelquefois par la bouche. Donner d'abord à l'enfant quelques lavements d'eau vinaigrée ou savonneuse, puis le purger doucement pour obtenir l'expulsion des vers; donner chaque jour un peu de sirop vermifuge. Se méfier de la Santonine qui est un vermifuge dangereux.

824. — VERTIGES. ÉTOURDISSEMENTS. — Le malade a la sensation que les objets tournent autour de lui, et il étend les mains ou s'asseoit pour se préserver d'une chute; quelquefois la perte de connaissance est complète. Souvent aussi, le malade éprouve des troubles dans la vue, de l'embarras dans le langage ou un manque de mémoire. Les vertiges sont occasionnés par des lésions du cerveau, des troubles digestifs ou des maladies nerveuses. Prendre le *Sédatif Tiber* matin et soir. A chaque repas, l'*Elixir Spark* et le *Triogène For.*

825. — VOMISSEMENTS — Spasmes de l'estomac qui fait rejeter violemment par la bouche tout le contenu gastrique, aliments, bile, boisson, ou suc gastrique. Provient généralement d'une indigestion, mais aussi de coliques hépatiques ou néphré-tiques, d'une maladie d'estomac ou au moment de la grossesse. Contre les vomissements, et les nausées constantes, le meilleur moyen est de prendre l'*Elixir Spark* et les *Cachets polydigestifs Soker.* Contre les vomissements à l'époque de la grossesse, sucer de petits morceaux de glace, donner du champagne frappé, repos au lit. Voir page 357.

VULVITE. Inflammation de la vulve. — Voir *Maladies des femmes*, page 117.

ZONA.—Affection de la peau. Voir page 94.

REMÈDES SPÉCIAUX
de la
MÉDECINE VÉGÉTALE

Renseignements. — Notices. — Mode d'emploi

ANTIGOUTTEUX REZALL. — C'est le véritable spécifique de la goutte et du rhumatisme. Il calme rapidement les douleurs et les accès de gouttes et de rhumatisme les plus violents. Sans aucune substance nuisible ni drastique, l'antigoutteux Rezall est l'analgésique et le sédatif le plus héroïque qui augmente la combustion intra-organique et élimine les déchets toxiques. Il favorise la formation de l'acide hypurique qui, étant plus soluble que l'acide urique, s'élimine plus facilement. Quelques jours de traitement suffisent pour se rétablir complètement.

Dose : pendant la crise 3 à 4 cuillerées à bouche suffisent pour arrêter instantanément et complètement l'accès le plus fort. On les prend à deux heures d'intervalle dans une tasse de tisane orientale Soker ou tisane diurétique.

A dose préventive; il empêche le retour des attaques parce qu'il élimine du sang toutes les concrétions, l'acide urique et les urates qui sont la principale cause de la maladie.

Prendre une cuillerée à soupe avant chaque repas.

Prix du flacon : 5 francs franco de port.

ARONINE NEL. — L'*Aronine Nel* est employée avec grand avantage pour la toilette intime et comme véritable spécifique dans toutes les maladies des femmes.

Antiseptique, astringente et préservative, ni toxique, ni caustique, elle fait disparaître les fleurs blanches, les écoulements de toute nature ; elle fortifie les muqueuses, tonifie les organes, resserre les tissus et constitue le meilleur préservatif de toutes les maladies de la femme.

Mode d'emploi : Faire une injection matin et soir avec deux cuillerées à café d'*Aronine Nel* délayée dans un litre d'eau tiède. On peut l'alterner avec le *Spyrol Leber*.

Prix de la boîte : 3 francs, franco de port.

AUDITINE ROCK. — Spécifique précieux de la surdité, des bourdonnements d'oreille et de toutes les affections du conduit auditif de l'oreille ; affaiblissement du nerf auditif, inflammation de la membrane ou écoulement purulent.

Mode d'emploi : Au moyen d'un compte-gouttes ou d'une allumette trempée dans le liquide, faire tomber 4 à 5 gouttes d'*auditine Rock* dans le conduit externe de l'oreille, et boucher ensuite avec un tampon de coton hydrophile. Faire cette opération deux fois par jour.

Prix du flacon : 3 francs, franco de port.

APIOL DARVET. — En capsules faciles à prendre, l'*Apiol Darvet* est préparé avec le principe actif absolument pur que l'on retire des véritables semences de persil. Emménagogue, très efficace et tout à fait inoffensif, il rend les époques régulières, empêche tout retard et favorise le cours du sang.

Dose : prendre 4 à 6 capsules par jour en 2 ou 3 fois, une heure avant ou deux heures après les repas. On les avale avec une tasse de tisane chaude, d'armoise, de camomille ou de séné. Reprendre le traitement le mois suivant au moment où quelques douleurs au bas-ventre font présumer le moment des époques. Les *capsules d'Apiol Darvet* peuvent être alternées ou remplacées par la *Viburnine Galar*.

Prix du flacon de 30 capsules : 4 francs, franco de port.

ATMOSEPTINE. — Constitue l'antiseptique le plus puissant et le plus efficace pour détruire les germes d'infection. Son efficacité est consacrée par de longues expériences bactériologiques. A base d'essences végétales dont la combinaison augmente leurs pouvoirs bactéricides, sans aucun danger toxique, l'*Atmoseptine* a été constamment employée avec un très grand succès pour la désinfection de l'air, l'assainissement des appartements, désinfection des crachats et des selles et purifier l'air chargé de miasmes. Antiseptique cicatrisant et hygiénique, il est employé avec le même succès pour la toilette intime, antisepsie des organes génitaux, injections vaginales, antisepsie de la bouche, du nez, de la gorge, etc. L'*Atmoseptine* est employée pure en pulvérisation et vaporisation.

Pour la toilette on l'emploie à la dose d'une cuillerée à soupe par litre d'eau.

L'*Atmoseptine* préserve des maladies épidémiques et contagieuses.

Prix du flacon : 3 francs franco de port en France.

BAUME ARTHRITINE DUCASE. — Très recommandé dans toutes les affections rhumatismales, arthritisme, goutte, douleurs, lumbago, etc., le *Baume arthritine Ducase* calme de suite les douleurs, fait disparaître la raideur, rétablit la circulation et rend aux nerfs et aux muscles toute leur élasticité.

Mode d'emploi : Etendre gros comme une noisette de *Baume Arthritine Ducase* sur un morceau de flanelle et faire une légère onction sur la partie douloureuse pendant quelques minutes 2 ou 3 fois par jour ; laisser la flanelle en place, recouvrir d'ouate et fixer avec une bande.

Prix du *Baume* : 3 francs, franco de port en France.

BAIN DU PÉROU. — Hygiénique, tonique, rafraîchissant très recommandé, se prépare avec le *Sel de Pérou*. Voir à ce mot.

CACHETS CURATIFS DARVET. (Cachets roses). — Constituent la principale base du traitement de la blennorragie ; ils ne fatiguent pas l'estomac et rendent au contraire de grands services au tube digestif par leur action antiseptique et antifermentescible. On les prend à n'importe quelle heure, avant de manger aussi bien que le matin à jeun ; leur composition est inoffensive tout en étant très efficace.

La guérison est certaine même dans les cas rebelles et très anciens. Ces cachets guérissent les maladies des voies urinaires, les maladies de la vessie, de la prostate et de l'urètre ; maux de reins, gravelle, néphrite, catarrhe de la vessie, cystite, etc.

Mode d'emploi : 4 cachets par jour à prendre en deux fois. On les avale avec un peu d'eau, deux cachets avant chaque repas.

Prix de la boîte de 30 cachets : 5 francs, franco de port.

CACHETS BALSAMIQUES VERDEL. — Spécifique précieux pour guérir sûrement toutes les maladies des voies urinaires, les maladies de la vessie, de la prostate et de l'urètre ; blennorragie, maux de reins, gravelle, néphrite, catarrhe de la vessie, cystite, etc.

Mode d'emploi : 4 cachets par jour à prendre en deux fois avec un peu d'eau avant les repas.

Ces cachets s'alternent avec les *Cachets curatifs Darcet.*

Prix de la boîte de 30 cachets : 5 francs, franco de port.

CACHETS POLY-DIGESTIFS SOKER. — Ces cachets conviennent dans toutes les maladies d'estomac. Par leur composition, ils évitent la formation des liquides acides et irritants, suppriment les gaz, renvois, éructations et donnent aux voies digestives une nouvelle vigueur, ce qui fait que le travail de la digestion se fait naturellement et sans l'aide d'aucun produit artificiel. Ils calment les crâmpes, le vertige, les douleurs de l'estomac et en empêchent la dilatation. Ces cachets excitent l'appétit et facilitent la digestion.

La dose est de un à deux cachets avant chaque repas.

Prix de la boîte de 30 cachets : 5 francs, franco de port.

CACHETS SÉDATIFS TIBER. — De même nature et composition que le *Sédatif Tiber* liquide, ces cachets ont aussi les mêmes propriétés, et sont spécialement préparés pour l'exportation et l'expédition dans les pays éloignés, car ils s'envoient facilement par la poste.

Mode d'emploi : 2 à 4 cachets par jour, 1 à 2 le matin au lever et 1 à 2 le soir en se couchant.

La boîte de 30 cachets : 6 francs, franco de port en France.

CIGARETTES DARVA. — Ces cigarettes antiasthmatiques et pectorales ont la même composition et même propriété que la *Poudre Darca.* Convient à ceux qui savent fumer. On fume ces cigarettes comme des cigarettes ordinaires ; il faut avaler la fumée pour qu'elle arrive dans les poumons. Ces cigarettes procurent un soulagement rapide et font cesser l'accès d'oppression très vite. Pour la guérison de l'asthme, voir l'article page 214.

Prix de la boîte : 2 francs franco de port.

COLLYRE HYGIÉNIQUE SOKER. — Très efficace dans toutes les maladies des yeux, ce collyre fortifie la vue, fait disparaître la rougeur et rend le globe de l'œil très limpide ; il guérit radicalement toutes les ophtalmies et maladies des paupières.

Laver les yeux deux ou trois fois par jour en mettant de ce collyre dans une œillère ou le creux de la main et y tremper l'œil, ou

14

en instillant quelques gouttes sous la paupière avec un compte-gouttes.

Prix du flacon : 8 francs, franco de port.

DENTIFRICE RODOL (Elixir et pâte). — Préparé spécialement avec des substances antiseptiques, le *dentifrice Rodol* est indispensable pour la propreté et l'hygiène de la bouche; il fortifie les gencives, blanchit les dents et rafraîchit l'haleine; il est aussi très utile pour préserver la bouche de toutes les inflammations provoquées par l'abus du tabac et des mets épicés. Par ses remarquables propriétés antiseptiques et astringentes, il assure à la bouche l'immunité contre l'invasion microbienne, préserve la gorge de toute contagion épidémique, assainit la surface et les cavités des dents et fait disparaître la fétidité de l'haleine. Son emploi laisse dans la bouche une sensation de fraîcheur des plus agréables. Il prévient la carie et calme les maux de dents.

Mode d'emploi : Matin et soir, nettoyer les dents avec une brosse trempée dans la *pâte dentifrice* et se rincer ensuite la bouche avec de l'eau, tiède, de préférence, et dans laquelle on verse quelques gouttes d'*Elixir dentifrice*. Pour calmer une rage de dents, introduire dans la dent creuse un tampon de coton hydrophile, préalablement trempé dans *l'élixir dentifrice pur*. Voir *Hygiène de la bouche et des dents*.

Le *Dentifrice Rodol* empêche la formation du tartre et communique aux dents un poli et une blancheur éclatante.

Prix de l'*Elixir Rodol*, le flacon : 2 fr. 50. le double flacon : 4 fr. la *Pâte Rodol*, la boîte porcelaine : 2 fr. franco de port.

DÉPURATIF PARNEL (liquide ou en pilules). — Le *Dépuratif Parnel* à base de plantes toniques et dépuratives est supérieur à tout ce qui a été employé jusqu'à ce jour pour purifier le sang et chasser les mauvaises humeurs. Il possède des vertus curatives remarquables et a une puissance antiseptique considérable pour détruire les virus, les microbes et leurs sécrétions toxiques, cause principale de toutes les maladies chroniques et constitutionnelles.

Son usage a donné et donne chaque jour des cures merveilleuses et des guérisons inespérées, dans des cas chroniques très anciens et rebelles à tous les autres médicaments. Le *Dépuratif Parnel* nous a valu des témoignages de reconnaissance et des attestations chaleureuses.

Le *Dépuratif Parnel* agit comme remède souverain lorsque le sang est chargé d'impuretés ; il empêche aux mauvaises humeurs de s'accumuler dans le sang et dans nos organes, il active leur expulsion, régénère et purifie la masse du sang, excite l'appétit, régularise la circulation générale, favorise la nutrition, et répare nos tissus sans jamais congestionner ni anémier aucun de nos organes.

Il régularise les fonctions du foie, de l'estomac, des reins et des intestins en débarrassant le sang des âcretés et des mauvaises humeurs qui sont nuisibles à la santé.

Le *Dépuratif Parnel* guérit radicalement toutes les maladies de la peau, parce qu'il s'adresse directement à la cause du mal. Il empêche le développement des germes qui engendrent toutes les maladies.

Le *Dépuratif Parnel* assure une guérison radicale dans toutes les altérations ou vices du sang, dans les maladies chroniques, dans les maladies contagieuses et spécifiques les plus rebelles ; il guérit les mauvaises humeurs, les plaies variqueuses et de mauvaise nature, les démangeaisons, dartres, eczémas, tumeurs et écoulements de toute nature, dans les affections herpétiques invétérées ; il fait disparaître l'inflammation dans toutes les maladies de la femme, les maladies de matrice, des ovaires, de la trompe, engorgement des organes ; régularise la circulation et empêche le sang de se charger de matières âcres chez la femme au moment du retour d'âge ; sous son influence, la santé devient florissante, le corps se trouve reposé et l'on éprouve un bien-être général.

Absolument végétal, sans arsenic, sans mercure, ni iodure, le *Dépuratif Parnel* est composé de sucs de plantes connues et expérimentées depuis des siècles et toutes inscrites au codex pour leur efficacité remarquable ; c'est le roi des dépuratifs, unique au monde ; ses remarquables propriétés, ses vertus curatives, furent successivement contrôlées en France, en Italie, en Angleterre et en Amérique et les résultats en ont toujours été satisfaisants, son action sur le sang vicié est certaine.

La sève vivifiante des plantes, qui en sont la base, détruit à jamais le germe du mal, c'est pourquoi il est précieux pour combattre avec succès toutes les manifestations *secondaires* et *tertiaires* de certaines affections parce qu'il agit directement sur le virus qui les occasionne.

A tout âge il rafraîchit la masse du sang et le régénère.

La dose est de une à deux cuillerées à bouche avant chaque repas, ou matin et soir.

Prix de la bouteille (le demi-litre): 10 francs; les 6 bouteilles· 50 francs, franco de port en France.

Pour faciliter le transport et l'expédition dans les pays éloignés, nous préparons le *Dépuratif Parnel* en pilules dont la dose est de 2 à 3 pilules avant chaque repas.

Le *Dépuratif Parnel* liquide et le dépuratif en pilules sont de la même composition.

Dépuratif Parnel en pilules : le flacon de 100 pilules, 10 fr.; les 6 flacons : 50 francs franco de port.

ECHTINOL REZALL est le plus puissant des médicaments dans les maladies consomptives. Il excite et fortifie la nutrition et l'assimilation languissante et possède une puissante action microbicide. Son usage donne des résultats excellents, surtout dans la bronchite, la phtisie, les pleurésies d'origine tuberculeuse et dans toutes les affections pulmonaires.

Dans l'état actuel de la science, l'*Echtinol Rezall* constitue le seul remède qui possède réellement une action curative éprouvée dans la tuberculose pulmonaire, bronchite chronique, emphysème, paludisme, asthme, neurasthénie, convalescence, etc. C'est le reconstituant le plus énergique pour tonifier les tissus. Sous l'influence de l'*Echtinol Rezall* le malade retrouve l'appétit disparu, l'assimilation se fait mieux, le malade se sent plein d'énergie, devient gai; l'oppression, les idées noires disparaissent, le sommeil redevient bon, les vomissements disparaissent, la fièvre tombe, la toux diminue pour cesser ensuite complètement, l'expectoration est plus facile, la purulence et la fétidité des crachats s'atténuent de plus en plus; à l'examen bactériologique, on constate une grande diminution des bacilles de Koch.

La dose est de deux cuillerées à soupe par jour pour adultes, et de deux cuillerées à café par jour pour enfants. On doit prendre une cuillerée avant chaque repas et continuer régulièrement pendant vingt et un jours sans aucune interruption; ensuite on se repose neuf jours pour recommencer le traitement. Prix du flacon: 4 fr. les 6 flacons : 21 fr., franco de port.

L'EAU BALTA LA LEVANTINE pour la recoloration des cheveux en toutes nuances. Complètement inoffensif, donnant des nuances naturelles, ce merveilleux produit n'est pas une teinture, mais une préparation spéciale connue depuis bientôt 20 ans par son efficacité absolument certaine. Sans aucun danger pour le cuir chevelu, l'*Eau Balta* la *Levantine* ne colle pas les cheveux, les rend légers et souples, facilite la frisure et leur donne la nuance désirée. Cette eau très fortifiante rend aux cheveux l'énergie vitale et l'éclat de la jeunesse. La nuance obtenue est d'une beauté parfaite et résiste longtemps.

L'emploi en est facile : Appliquer le liquide avec une brosse ou une éponge, en séparant les cheveux par petites portions afin de distribuer l'*Eau Balta* également partout ; insister un peu sur les tempes et aux racines et donner ensuite beaucoup d'air pour faire sécher rapidement. Une application, rarement deux ramènent les cheveux grisonnants ou blancs à la nuance désirée.

Il est utile auparavant de bien laver et dégraisser les cheveux pour obtenir une nuance nette. Une application aux racines tous les dix ou quinze jours suffit pour entretenir la nuance. L'*Eau Balta* la *Levantine* agit avec un égal succès sur la barbe, la moustache et les sourcils. Exiger la véritable Eau Balta la Levantine. Indiquer la nuance désirée.

Prix du flacon : 4 francs.

EAU RÉSOLUTIVE SOKER. — Solution antiseptique, cicatrisante, tonique et astringente, employée avec succès et depuis fort longtemps dans le traitement de toutes les maladies de la peau, acné, dartres, eczéma, démangeaisons; c'est le meilleur remède pour le pansement des plaies et des blessures; il nettoie la partie malade et supprime tout suintement ou suppuration. C'est le meilleur médicament antiseptique et non caustique connu.

S'emploie en lotions, en compresses, ou en lavages que l'on renouvelle suivant les besoins ou les indications.

Prix du flacon : 3 francs, franco de port.

EMPLATRE FONDANT DARVET. — Spécifique précieux de toutes les affections ou engorgements des glandes, tumeurs, fibromes, loupes, excroissances de chair, polypes, etc. Ne provoque aucune irritation ni plaies, n'exige aucun pansement.

S'emploie concurremment avec la *pommade fondante Darvet*.

Mode d'emploi : On coupe dans le rouleau un morceau dont la grandeur varie, suivant l'étendue que l'on veut couvrir. On l'arrondit aux ciseaux, on fait des entailles tout autour, on le chauffe légèrement et on l'applique sur la place voulue; couvrir avec un linge chaud pour obtenir une parfaite adhérence. Laisser l'emplâtre sur la partie malade de 10 à 15 jours. Cet emplâtre est absolument fondant et ne produit ni plaie ni douleur.

Prix du rouleau 5 francs, franco de port.

ÉLIXIR SPARK (*Élixir végétal*). — Tisane concentrée au jus d'herbes toniques, dépuratives, rafraîchissantes, laxatives et stomachiques. *L'Elixir Spark* est unique, par sa composition, dans la médecine moderne pour rétablir les fonctions intestinales et combattre les troubles de l'appareil digestif. Aucun produit, aucune poudre, pilules ou cachets ne peuvent être comparés à l'efficacité merveilleuse de cet élixir. D'une action très heureuse sur le système nerveux, il rétablit et active le travail de la digestion, en augmentant les sécrétions du foie, du pancréas et de l'intestin et régularise l'assimilation des substances nutritives. Très efficace dans toutes les maladies d'estomac, dyspepsie, gastralgie, mauvaises digestions, renvois, aigreurs, constipation, hémorroïdes, excès de bile, maladies du foie, congestion, migraine, et toutes les maladies provenant de l'âcreté du sang ou d'une insuffisance des sécrétions des glandes.

Son usage régularise les fonctions menstruelles, rend les règles plus abondantes quand le flux menstruel est insuffisant et clarifie le teint. Il évite le retour des accès de goutte et de rhumatisme et empêche les accidents de l'âge critique.

Absolument végétal, à base de plantes amères, toniques et rafraîchissantes, il fortifie les muscles et ramène les fonctions digestives à leur état normal en stimulant le travail intime des cellules; c'est le remède souverain et la plus heureuse préparation qui existe contre toutes les affections du foie, de l'estomac et des intestins; on l'emploie avec grand succès contre le diabète et les fièvres paludéennes qui toutes dépendent du foie et dans les maladies des reins.

L'Elixir Spark a guéri des milliers de personnes; son efficacité est merveilleuse, il *élimine de l'organisme toutes les mauvaises humeurs, tous les déchets de l'alimentation et de la circulation* que l'on trouve dans les intoxications d'origine intestinale, telle que l'appendicite. C'est le remède spécifique et souverain de la **constipation** quelle que soit sa provenance et de toutes les affections consécutives. Ce n'est pas un drastique qui irrite, mais un laxatif doux dont l'usage même très prolongé ne donne pas d'entérite ou inflammation du tube digestif. Son action est régulière, facile à régler et sans accoutumance dans la constipation habituelle. Il est indispensable dans le cancer, la tuberculose, le diabète, l'acné, l'eczéma, la gastralgie, la neurasthénie, les vomissements, la migraine, la goutte, la gravelle, le rhumatisme, l'anémie, affections hémorroïdales, mauvaises digestions, obésité, congestions, maladies des femmes, etc. Il désinfecte le tube intestinal, favorise la nutrition, empêche la déperdition, active et facilite la guérison de toutes les maladies chroniques. C'est le remède héroïque, indispensable dans tous les ménages, dans toutes les familles, c'est le digestif qui guérit, c'est le laxatif qui n'irrite pas.

Très efficace et absolument inoffensif, même s'il est pris pendant très longtemps, l'*Elixir Spark* exerce une influence très heureuse sur la santé et l'esprit et produit une grande sensation de bien-être.

Mode d'emploi : L'*Elixir Spark* se prend à la dose d'une à deux cuillerées à café mélangée avec un peu d'eau après chaque repas ou le soir en se couchant.

Prix du flacon : 8 fr. 50 ; les 6 flacons : 20 francs, franco de port en France.

ELIXIR DUCASE. — A base de véritable Hamamelis virginica associée à d'autres plantes spéciales, cet élixir constitue le meilleur remède pour les varices, plaies variqueuses et les hémorroïdes. Il rétablit et active la circulation du sang et guérit. La dose est d'une cuillerée à bouche avant chaque repas. Prix du flacon : 4 fr.; les 6 flacons : 21 fr., franco de port en France.

GARGARISME ANTISEPTIQUE JENER. — Spécifique des maladies de la gorge et du larynx, ce gargarisme est très efficace pour dissiper l'enrouement, les maux de gorge, l'extinction de voix, rendre la voix claire, tonifier les cordes vocales et cicatriser toutes les inflammations de la gorge et de la bouche.

Mode d'emploi : Se gargariser plusieurs fois par jour avec le gargarisme pur et tiède de préférence ; on peut en avaler une petite quantité.

Le gargarisme s'emploie concurremment avec les *Pastilles antiseptiques Jener*.

Prix du flacon : 3 francs, franco de port en France.

GOUTTES DE PALMI. — Ces gouttes sont souveraines dans la gravelle, coliques néphrétiques et hépatiques. Sous forme de capsules faciles à avaler, la dose est de 4 à 6 capsules par jour à prendre en deux fois matin et soir.

Prix du flacon de 20 capsules : 4 fr. franco de port.

INJECTION DARVET. — Préservatrice, antiseptique et légèrement astringente, cette injection annihile et détruit sûrement les microbes, gonocoques et autres. Absolument inoffensive et sans aucun danger, l'*Injection Darvet* ne fatigue pas les organes et n'occasionne jamais de rétrécissements. Expérimentée avec grand succès sur plusieurs milliers de malades, elle s'est montrée plus efficace que toutes les autres.

Mode d'emploi. — Il faut prendre 2 à 3 injections par jour; le matin, à midi et le soir, et autant que possible avec une seringue bien appropriée ou une poire en caoutchouc.

Uriner avant l'injection; remplir la seringue ou la poire de liquide, en introduire le bout de un centimètre environ dans le canal, comprimer le méat et presser doucement sur le piston de façon à faire pénétrer lentement le liquide. On retire alors la seringue en conservant l'injection une ou deux minutes, puis on la laisse sortir goutte à goutte.

L'Injection Darvet se prend de préférence assis.

Dans la période aiguë, s'abstenir de relations sexuelles, éviter toutes les excitations, les exercices violents, les boissons alcooliques et porter un bon suspensoir, la poche remplie de coton, de façon à bien maintenir les testicules.

Injection Darcet : 4 francs, franco de port.

INJECTION BLINE. — D'une composition plus concentrée et plus astringente, elle est employée avec grand succès pour terminer la guérison et combattre les écoulements chroniques, même les plus rebelles. On peut alterner l'injection Bline avec l'injection Darvet.

Prix de l'injection Bline : 5 fr. franco de port en France.

LINIMENT SOKER et BAUME ARTHRITINE DUCASE contre les douleurs. — Particulièrement recommandé pour la guérison rapide et radicale de toutes les douleurs, goutte-rhumatisme, lumbago, sciatique, névralgie, ce liniment adoucit la raideur et fortifie les membres.

S'emploie concurremment avec le *Baume Arthritine Ducase.*

Mode d'emploi. — Après avoir agité très fortement le flacon, imbiber un morceau de flanelle et en frotter deux ou trois fois par jour les parties malades. Il est bon de laisser la flanelle en place pour la nuit.

Prix du Liniment, le flacon : **2 fr. 50** ; prix du Baume, le pot : 3 francs franco de port.

LOTION VIVIFIANTE ROCK. — Cette lotion est employée avec succès pour guérir la pelade. Sa composition excitante et antiseptique constitue le meilleur remède pour détruire le microbe de la pelade.

Mode d'emploi. — Frictionner doucement la partie dénudée à l'aide d'une petite brosse matin et soir.

Prix du flacon : **5 fr.**, franco de port.

NERAGOL. — Véritable spécifique de l'élément douleur, calme la migraine, les névralgies, les maux de tête en quelques instants. Un cachet suffit.

Prix de la boîte de 10 cachets : **3 francs.**

OVULES LEBER. — D'une composition bien étudiée et d'une antiseptie absolue, ces ovules exercent une action bienfaisante sur les parties malades et sont indispensables dans toutes les maladies des femmes. En peu de temps, ils font disparaître l'inflammation, neutralisent les toxines et les rendent inoffensives· Grâce à leurs propriétés antiseptiques, ils favorisent la cicatrisation, assurent l'antiseptie de l'organe, et produisent une action décongestionnante, calmante et sédative très remarquable.

Mode d'emploi. — Avoir soin de mouiller légèrement l'ovule et l'introduire aussi profondément que possible le soir une fois couchée, ensuite se garnir soigneusement.

Prix de la boîte : **4 fr.**, franco de port.

PASTILLES ANTISEPTIQUES JENER. — Grâce à leur association et composition heureuses, ces pastilles constituent le véritable spécifique des maladies de la bouche, de la gorge et du larynx. Elles tonifient les cordes vocales et les muqueuses de la bouche; par leur action tonique, microbicide et antiseptique puissante, ces pastilles agissent par inhalation et exercent leur action curative sur la congestion des cordes vocales. Elles guérissent toutes les inflammations de la gorge et des gencives, gonflement des amygdales, aphtes, extinction de voix, enrouement, etc. Elles sont très employées par les chanteurs, orateurs, etc.

Mode d'emploi. — Laisser fondre doucement dans la bouche de six à douze pastilles par jour.

Prix de la boîte : 3 francs, franco de port.

PASTILLES MÉROL. — Ces pastilles, d'un goût agréable, calment en peu de temps l'oppression et la toux et facilitent l'expectoration.

Pectorales, anti-bacillaires et anti-épidémiques, leur action bienfaisante sur la gorge est rapide et d'une efficacité incontestable.

Deux ou trois de ces pastilles suffisent pour aseptiser complètement l'air inspiré, supprimer l'irritation, calmer la toux la plus opiniâtre et faciliter l'expectoration. Elles sont indispensables dans toutes les affections des poumons et des bronches, rhumes récents ou négligés, asthme, oppression, influenza, grippe, maux de gorge, etc.

La dose est de 10 à 12 par jour.

Prix de la boîte : 1 fr. 50 franco.

PILULES SPARK (Pilules laxatives). — Elles sont le meilleur et le plus efficace des laxatifs et des purgatifs. Remède souverain, inoffensif et qui n'irrite jamais, complète et active l'effet de l'*Élixir Spark*.

La dose est de deux à quatre pilules, le soir en se couchant ou le matin à jeun.

Prix de la boîte de trente pilules : 2 francs, franco de port.

PILULES ANTIDIABÉTIQUES SOKER. — Remède précieux et souverain qui supprime le sucre et guérit le diabète en fort peu de temps. Son usage vivifie le sang, tonifie les muscles et les organes, débarrasse le foie et en rétablit les fonctions normales. Empêche la dénutrition, en favorisant la combustion complète des aliments et du sucre.

A base de substances absolument inoffensives, ces pilules

agissent sur la fonction glycogénique du foie, la quantité du sucre dans l'urine diminue et devient nulle en fort peu de temps. Dans l'état actuel de la science, ce médicament est le seul qui possède réellement une action curative. Il détruit le sucre existant, arrête sa production et ne nécessite aucun régime. L'état général s'améliore, la soif diminue, les nerfs se calment, les muscles acquièrent de l'élasticité et le malade n'éprouve plus cette fatigue qui l'abat au moindre travail. Il devient aimable et son teint se rajeunit, l'impuissance disparaît ainsi que les maladies occasionnées par le diabète.

Dose. — Quatre à six pilules par jour, en deux ou trois fois autant que possible avant les repas.

Prix du flacon : 6 fr.; les six flacons: 32 fr., franco de port.

PILULES DUCASE *Antianémiques*. — Pour guérir l'anémie, nous conseillons ces pilules dont l'efficacité est prouvée par les guérisons très rapides de plusieurs milliers d'anémiques.

L'anémie, la chlorose, les pâles couleurs sont guéries en trois ou quatre semaines par ces pilules; elles sont bien supérieures à l'hémoglobine dont l'efficacité est nulle ou douteuse, et sont exemptes de tous ces ferrugineux dont l'efficacité est faible, et l'assimilation difficile, tels que les carbonate et l'oxalate de fer, fer réduit, fer dyalisé, etc. Les *pilules Ducase* sont à base d'un sel de fer éminemment assimilable qui agit comme fondant sur les mauvaises humeurs et en débarrasse le sang. Très faciles à digérer, n'échauffant pas, ne noircissant pas les dents, les *pilules Ducase* augmentent les globules rouges du sang et guérissent sûrement parce qu'elles régénèrent le sang et agissent d'une façon heureuse sur toutes les fonctions et sur l'organisme entier.

Faciles à prendre, d'une conservation assurée, les *pilules Ducase* constituent le véritable spécifique de l'anémie et de la chlorose.

La dose est de deux à trois pilules avant chaque repas.

Prix du flacon de 50 pilules : 3 francs, franco de port.

PILULES NORVÉGIENNES OIRCASSE. — Ces pilules constituent le meilleur spécifique contre les rhumes, bronchites et toux de toute nature. Par leur composition, elles agissent comme antiseptiques en neutralisant les toxines et l'action des microbes, la sécrétion muco-purulente des bronches est heureusement modifiée; la toux diminue ainsi que l'expectoration. Nous les employons avec un grand succès depuis plusieurs années, seules ou concurremment avec le *Sirop Mérol* dans les bronchites chroniques, toux, rhumes, maladies de poitrine, tuberculose, engorgements pulmonaires, etc.

La dose est de 4 à 6 pilules par jour prises en deux ou trois fois aux repas ou à jeun.

Prix du flacon de 60 pilules : 3 fr., franco de port.

PILULES DARVA. *Antiasthmatique.* — Ces pilules sont employées avec succès dans l'asthme, oppression, et leur usage donne de bons résultats. Il faut les continuer longtemps et persister même si le soulagement est très appréciable. La dose est de deux pilules avant chaque repas.

Prix du flacon de 50 pilules : 3 fr., franco de port en France

PILULES SPÉCIFIQUES LEBER. — Ces pilules, comme leur nom l'indique, constituent le remède le plus efficace que la science moderne possède contre l'avarie et ses suites.

Elles sont indispensables pendant toute la durée de l'affection et leur emploi peut être commencé à n'importe quelle époque de la maladie.

Ces pilules existent en deux degrés, les *Pilules n° 1* et les *Pilules n° 2*. Avoir soin de bien spécifier les numéros que l'on demande pour le traitement.

Prix de la boîte de 60 pilules n° 1 : 4 fr., franco de port.
— — n° 2 : 4 fr., — —

POMMADE KAL. — Pommade antiseptique spéciale employée comme préservatif avant ou après tout contact douteux.

Prix du pot : 3 francs, franco de port.

POMMADE PARNEL. — Cette pommade est recommandée comme la plus efficace et la plus énergique pour toutes les affections de la peau, boutons, dartres, eczémas, rougeurs, acné, démangeaisons, herpès, plaies variqueuses, qu'elle guérit sûrement et radicalement. Souvent une seule application suffit pour soulager et faire cesser les démangeaisons les plus insupportables.

Pommade Parnel n° 1: le pot, 4 fr., franco de port.
— — n° 2: — 4 fr., —

POMMADE PÉRUVIENNE BALTON (anti-hémorroï-dale). — Cette pommade, d'une efficacité certaine, soulage et calme de suite les douleurs causées par les hémorroïdes, et guérit celles-ci en peu de temps. Très recommandée, en même temps que les *suppositoires Kost*, cette pommade donne une guérison prompte et radicale, sans opération. Par son emploi méthodique, les hémorroïdes, les fissures, les fistules dispa-raissent, les douleurs les plus violentes cessent, le malade est rapidement soulagé et la guérison survient.

Mode d'emploi : Se laver à l'eau froide; ensuite, enduire les hémorroïdes avec gros comme une noisette de la *pommade péruvienne Balton* et garnir le fondement avec un peu de coton hydrophile; quand la douleur est vive, prendre un bain de siège froid. Faire ce traitement matin et soir. Pour la nuit, toujours introduire dans le gros intestin un *suppositoire Kost*.

Pommade péruvienne : le pot, 4 francs, franco de port.

POMMADE FONDANTE DARVET. — Spécifique pré-cieux de toutes les affections ou engorgements des glandes, tumeurs, fibromes, loupes, excroissances de chair, polypes, adénites, bubons, orchites, hydrocèle, varicocèle, etc.

S'emploie concurremment avec l'*Emplâtre fondant Darvet*.

Mode d'emploi : Onctionner la partie malade avec une fla-nelle sur laquelle on aura étendu un peu de cette pommade, et faire cette application deux fois par jour. Il est bon de laisser cette flanelle en place pour la nuit.

Prix du pot : 4 francs, franco de port.

POMMADE TONIQUE SPARK. — Spéciale pour les che-veux. Contre la chute des cheveux, pellicules, alopécie, calvitie, etc.

Cette pommade arrête sûrement la chute des cheveux et fait disparaître les pellicules. En fortifiant la racine, la *Pommade Spark* fait repousser les cheveux et les rend plus souples. Par les plantes toniques qui en forment la base, elle empêche la dé-coloration prématurée des cheveux.

S'emploie en onctions matin et soir, seule ou concurremment avec le *Régénérateur Spark*.

Prix de la *Pommade Spark :* le pot, 3 francs, franco de port en France.

POUDRE ALTÉRANTE DARVET. — Employée avec grand succès dans les maladies des voies urinaires, cystite, inflammation du canal, maladies de la vessie, maux de reins, gravelle, incontinence, prostatite, coliques néphrétiques et toutes les maladies dans lesquelles il faut neutraliser les acidités, absorber les âcretés, rendre les voies urinaires antiseptiques et rafraîchir les muqueuses.

Mode d'emploi : Prendre 3 paquets par jour en trois fois, chaque paquet dissous dans un demi-verre d'eau ou dans une tasse d'infusion de *Tisane orientale Soker.*

Prix de la boîte de 30 paquets : 4 francs, franco de port.

POUDRE DARVA ANTIASTHMATIQUE, pectorale. — D'une efficacité absolue contre l'asthme, l'oppression, l'emphysème ; la fumée et les vapeurs de cette poudre calment à l'instant les accès d'étouffements les plus prononcés. Son usage régulier amène toujours un soulagement très rapide ; mais pour se guérir de l'asthme, il faut suivre le traitement indiqué à l'article *asthme.*

Mode d'emploi : Il suffit de mettre sur une soucoupe la valeur d'un dé à coudre de cette poudre, l'enflammer et respirer la fumée. Voir *Cigarettes Daroa.*

Prix de la boîte : 3 francs, franco de port.

POUDRE CICATRISANTE LEBER. — Antiseptique précieux pour la cicatrisation des plaies, chancres, fistules, ulcères variqueux et en général toutes les affections qui suppurent.

Saupoudrer la place malade deux fois par jour après un lavage soigné.

Prix de la boîte : 3 francs, franco de port.

POUDRE DERMATIQUE JENER. — Absorbante, antiseptique. Cette poudre est très utile dans les maladies de la peau et inflammations de toute nature ; par ses propriétés antiseptiques et absorbantes, elle calme vite les démangeaisons. Saupoudrer les parties malades deux ou trois fois par jour.

Prix de la boîte : 3 francs, franco de port.

POUDRE SPÉCIFIQUE ROCK. — Composé précieux pour la guérison radicale des plaies, tumeurs, cancers, polypes et toutes les affections suppurantes.

Mode d'emploi : Saupoudrer la plaie après un lavage antiseptique à l'*Eau résolutive Soker.*

Prix de la boîte : 5 francs, franco de port.

RÉGÉNÉRATEUR SPARK. — Contre la chute des cheveux, pellicules, alopécie, calvitie.

Cette lotion arrête sûrement la chute des cheveux et fait disparaître les pellicules. En fortifiant la racine, le *Régénérateur Spark* fait repousser les cheveux et les rend plus souples.

Par les plantes toniques spéciales qui forment sa base, elle empêche la décoloration prématurée des cheveux.

S'emploie en lotions matin et soir, seule ou concurremment avec la *Pommade Spark.*

Prix du flacon : 5 francs, franco de port en France.

RÉNALGINE DUCASE. — C'est le véritable spécifique contre la gravelle, pierre, calculs. Elle calme rapidement les douleurs et les accès les plus violents. Son usage assure la guérison. Sédative, calmante analgésique, la *Rénalgine Ducase* est le remède le plus héroïque qui augmente la combustion organique et élimine les déchets toxiques.

La *Rénalgine Ducase* est le meilleur dissolvant des calculs et des concrétions uriques et arthritiques. Elle favorise la formation de l'acide hippurique qui, étant plus soluble que l'acide urique, s'élimine plus facilement. Son usage prévient les attaques et fait disparaître les graviers. Son emploi débarrasse le sang de toutes les humeurs nuisibles, toutes les concrétions, les urates, l'acide urique; il rend les mouvements libres et faciles parce qu'il fait fondre et élimine les dépôts qui se forment autour des articulations.

La *Rénalgine Ducase* se prépare en paquets; prendre quatre paquets par jour, le matin, avant les repas et le soir.

Rénalgine Ducase : la boîte de 30 paquets, 4 francs, franco de port.

SANTAL BLINE. — Spécifique véritable de la blennorrhagie et de toutes les maladies des voies urinaires. Le *Santal Bline* possède un pouvoir antiseptique certain et une puissance bactéricide incomparable. Son emploi détruit les microbes, gonocoques et autres, empêche leur propagation et leur développement. L'effet curatif du *Santal Bline* est immédiat et certain; dès le premier jour de l'emploi, une grande amélioration se manifeste, aussi bien dans les cas aigus que dans les cas chroniques. Supérieur à tous les anciens traitements, copahu, cubèbe, santal ordinaire, opiat, le *Santal Bline* guérit radicalement la blennorrhagie aiguë ou chronique, chaude-pisse, échauffement, écoulement, cystite, pissement de sang, maladies de la prostater engorgement, hypertrophies, catarrhe de la vessie, etc., et en général toutes les affections des voies urinaires. Le *Santal Bline* produit d'excellents effets dans la cystite compliquée de prostatite, lorsqu'il y a pesanteur douloureuse dans la région anale, dans la dysurie, l'hématurie, les cystites chroniques, etc. En quelques jours les phénomènes morbides disparaissent, les ténesmes deviennent moins fréquents, les urines s'éclaircissent, l'état général est amélioré et la guérison survient. Il est également très efficace dans la gravelle et les coliques néphrétiques. Le *Santal Bline* est souverain même lorsque le mal est très ancien. Il donne d'excellents résultats dans les cas rebelles et les plus invétérés. Il guérit vite, en secret, sans déranger ses habitudes, sans altérer la santé, et n'exige aucun régime pourvu que l'on évite tout excès.

Le *Santal Bline* ne provoque aucun trouble, ne donne jamais de maux de reins, de maux d'estomac, de coliques, de vomissements, de nausées, de renvois, d'indigestions, comme cela a lieu lorsque l'on prend de l'essence de santal ordinaire, du baume de copahu, du cubèbe.

Le *Santal Bline* communique à l'urine des propriétés antiseptiques et antiblennorrhagiques très remarquables et désinfecte les voies urinaires. La douleur cesse de suite, les érections nocturnes disparaissent, l'écoulement se modifie.

Le *Santal Bline* convient admirablement à ceux dont l'urine est épaisse et dépose, lorsque l'urine a une odeur forte ou mauvaise, lorsqu'on éprouve une douleur ou une cuisson au fond du canal, lorsqu'on se lève souvent la nuit pour uriner, lorsqu'on urine souvent et peu à la fois.

Dans la cystite, inflammation de la prostate, goutte militaire, blennorrhagie, le *Santal Bline* est très efficace et la guérison est rapide.

Dès la première journée, les urines deviennent claires.

C'est le vrai médicament héroïque efficace et inoffensif à la fois qui peut être employé avec confiance.

Se méfier des substitutions ou contrefaçons, et n'accepter aucune imitation; exiger le véritable *Santal Bline* qui guérit sûrement; la dose est de 10 à 12 capsules par jour, 3 avant chaque repas, les autres en se couchant.

Prix du flacon : 5 francs; les 6 flacons, 27 francs, franco de port.

SAPROL MOREY. — Spécifique des maladies des voies urinaires, cystite, écoulements, rétrécissements, irritation du canal, etc. Antiseptique puissant, neutralise les acides et les sécrétions microbiennes, absolument inoffensif.

Dose : Prendre trois paquets par jour en trois fois à n'importe quel moment de la journée, même en mangeant. Chaque paquet sera pris dans un peu d'eau ou dans une tasse d'infusion de Tisane Orientale Soker.

Prix de la boîte de 30 paquets : 4 francs, franco de port.

SAVON KAL. — Savon antiseptique employé comme préservatif.

Prix 3 francs franco.

SPYROL LEBER. — Spécifique, antiseptique, cicatrisant, tonique et hygiénique, indispensable pour le traitement et la guérison des maladies des femmes, inflammations, écoulements de toute nature, leucorrhée, flueurs blanches. Toute femme soucieuse de sa santé devrait faire des injections avec le *Spyrol Leber.* Il tonifie les muqueuses, fortifie les organes, resserre et empêche le relâchement des tissus et préserve de toutes les maladies. La dose est de une à deux cuillerées à bouche dans un litre d'eau chaude et prise en injection.

On peut alterner le *Spyrol Leber* avec l'*Aronine Nel.*

Prix du flacon de *Spyrol Leber :* 8 francs, franco de port.

SEL DE PÉROU. — Le plus hygiénique et le plus agréable des bains. Ce sel remplace les bains de mer, les bains alcalins et les bains sulfureux; il est précieux pour reconstituer les tempéraments affaiblis, relever les forces épuisées et maintenir le corps sain et dispos.

Le bain préparé avec le *Sel de Pérou* donne à la peau élasticité et souplesse en tonifiant le système musculaire et nerveux; il est très recommandé aux arthritiques, comme reconstituant et stimulant.

Mode d'emploi. : Faire dissoudre le contenu du flacon dans la baignoire remplie d'eau. Entrer dans le bain, et se tenir debout pour frictionner tout le corps excepté le visage, avec ce bain, à l'aide d'une flanelle, d'un gant de crin ou d'une éponge. Se plonger ensuite dans le bain pour y rester de vingt à vingt-cinq minutes. En sortant du bain, avoir soin de s'essuyer de suite avec un linge bien sec et se couvrir immédiatement après.

Prix du flacon : 1 franc; les 12 flacons : 10 francs. On n'expédie pas moins de 6 flacons.

SEL MEXICAIN. — Le *Sel Mexicain* du Dʳ Jawas pour bains est un bain fondant et amaigrissant, contre la corpulence et pour faire maigrir. Il empêche la déformation du corps et conserve la pureté des lignes. Il pénètre dans le tissu grais-seux, évite la formation des couches de graisse et les dissipe lorsqu'elles sont déjà formées.

Il réduit le ventre, amincit la taille et les hanches et conserve la sveltesse. On doit l'employer comme préventif pour ne pas grossir et comme curatif pour éliminer et faire fondre la graisse déjà formée.

Son usage donne toujours la souplesse, la grâce et l'agilité des mouvements, dissipe toute efflorescence cutanée et boutons, rend la peau veloutée, l'épiderme rose et frais et redonne au corps toute sa vigueur. Son usage assouplit les chairs, resserre les tissus, augmente la blancheur de la peau, assure la conser-vation et la durée de tous les attributs de la jeunesse. Antisep-tique hygiénique, le *Sel Mexicain* est indispensable à toutes les personnes élégantes pour ne pas grossir et rester toujours jeune et mince. Le résultat est réellement surprenant.

Mode d'emploi : Prendre 3 à 4 fois par semaine un bain tiède dans lequel on fera dissoudre une boîte de Sel Mexicain. Rester dans le bain une bonne demi-heure. Avant de sortir se frictionner avec un peu de liquide de la baignoire.

Chaque boîte contient la dose pour un bain.

Avis. — Les personnes qui ne peuvent prendre des bains doi-vent les remplacer par des lotions ou compresses au *Sel Mexi-cain* du Dʳ Jawas de la manière suivante :

Préparer une solution concentrée en faisant dissoudre 4 cuil-lerées à soupe de *Sel Mexicain* par litre d'eau. Tous les soirs en se couchant, lotionner et appliquer sur la partie que l'on veut faire maigrir, Hanche, Taille, Ventre, une compresse trempée dans cette solution concentrée du *Sel Mexicain*, couvrir cette compresse avec une large ceinture de flanelle que l'on enroule en serrant autour de l'abdomen et des reins afin de provoquer une active sudation dans ces parties. Le matin, après avoir enlevé la compresse, laver la peau avec de l'eau tiède et saupoudrer avec la poudre d'amidon ou mieux avec la poudre Janette.

C'est l'adjuvant précieux qui active et facilite l'effet amaigrissant du *Sel Mexicain* pour maigrir vite lorsque l'obésité est rebelle.

Prix de la boîte, 2 fr. 50; *les 6 boîtes* franco, 15 francs.

Au-dessous de six boîtes ajouter 1 franc pour le port.

SÉDATIF TIBER. — Pour la guérison absolument certaine de toutes les affections nerveuses : épilepsie, chorée, hystérie, névroses, névralgies, Danse de St-Guy, neurasthénie. Le *Sédatif Tiber* agit directement sur le système nerveux et le fortifie. C'est le meilleur tonique et calmant et il est employé avec un très grand succès dans toutes les maladies des nerfs.

La dose est de une à deux cuillerées à bouche, à prendre matin et soir pures ou dans un peu d'eau.

Dans l'état actuel de la science, aucun autre médicament ne saurait être comparé au *Sédatif Tiber* pour combattre les maladies nerveuses et l'épilepsie. Le succès immense de ce médicament tient au dosage mathématique de sels bromés, à leur pureté absolue associés dans un dépuratif d'une qualité supérieure.

Prix du flacon : 6 francs, franco de port.

Pour faciliter le transport et l'expédition dans les pays éloignés, nous préparons le *Sédatif Tiber* en cachets dont la dose est de 2 à 4 par jour : 1 à 2 le matin et 1 à 2 le soir.

La boîte de 30 cachets : 6 francs, franco de port.

SIROP CONVALLARIA KOST. — Il est employé avec succès dans les maladies de cœur, lorsque les palpitations sont trop fréquentes et fatigantes.

La dose est d'une cuillerée à bouche avant les repas.

Prix du flacon : 3 francs, franco de port.

SIROP MÉROL. — Sirop pectoral anti-bacillaire et antiépidémique dont l'action bienfaisante se fait sentir de suite. Quelques cuillerées suffisent pour supprimer l'irritation de la gorge, calmer la toux la plus opiniâtre et faciliter l'expectoration. Composé d'une manière scientifique le *Sirop Mérol* agit sûrement, énergiquement et sans aucun danger. C'est le meilleur médicament pour guérir les rhumes, grippes, etc. D'un goût agréable, il soulage de suite et procure au malade une bienfaisante accalmie et un sommeil réparateur. Il est employé avec un succès sans égal dans toutes les affections des poumons et des bronches, bronchites aiguës et chroniques, rhumes récents ou négligés, asthme, oppression, influenza, grippe, maux de gorge, catarrhe, des poumons, coqueluche, emphysème, etc. Toutes les maladies des bronches et des poumons sont sûrement et radicalement guéries par le *Sirop Mérol!*

En peu de temps l'oppression et la toux disparaissent et la respiration devient libre.

Mode d'emploi : 2 à 4 cuillerées à bouche par jour, pur ou dans une infusion chaude. Pour les enfants, 2 à 4 cuillerées à café ou à dessert selon l'âge.

Prix du flacon : **2 fr. 50**, franco de port.

SIROP LEBER iodo-tannique-phosphaté. — Le *Sirop Leber* dont l'efficacité est attestée par de nombreuses observations et guérisons est le meilleur succédané de l'huile de foie de morue ; c'est le tonique et le dépuratif indispensable aux enfants pour combattre la faiblesse générale, l'anémie, la scrofule, le rachitisme. Dans toutes les maladies de l'enfance, pour activer la croissance il est d'une efficacité incontestable.

A base de principes actifs de plantes marines et des phosphates, le *Sirop Leber* contient à l'état naturel les éléments iodo-phosphorés si efficaces et tout à fait nécessaires dans la formation des jeunes filles, contre les glandes, lymphatisme, etc., etc.

Mode d'emploi : Prendre une cuillerée à soupe ou à dessert suivant l'âge, avant chaque repas.

Prix du flacon : **3 francs**, franco de port en France.

SUPPOSITOIRES KOST. — Spécifique des hémorroïdes. Leur usage diminue le flux, calme les douleurs et guérit en peu de temps les hémorroïdes. Ces suppositoires s'emploient concurremment avec la *Pommade péruvienne du D*r* Ballon.*

Mode d'emploi : Tous les soirs en se couchant, introduire dans le gros intestin un suppositoire. Avant d'employer le suppositoire, il faut d'abord enlever le papier d'étain qui le recouvre.

Prix de la boîte de 10 suppositoires : **4 fr.** franco de port.

TANOLINE KAL. — C'est la plus efficace préparation indispensable pour la reminéralisation de l'organisme. La *Tanoline Kal*, en raison de son mode de préparation et de sa composition est d'un effet héroïque dans la lutte contre la tuberculose et pré-tuberculose.

La **Tanoline Kal** est très efficace dans toutes les affections chroniques des bronches et des poumons. Par ses propriétés toniques et antiseptiques cicatrisantes, elle prévient et guérit toutes les maladies de la poitrine et la phtisie.

L'effet bienfaisant se fait sentir de suite par la diminution des crachats qui se détachent sans effort. Les quintes de toux deviennent rares.

La **Tanoline Kal** guérit : rhumes, bronchites, phtisie, engorgements pulmonaires, toux, asthme, catarrhe, etc., etc.

La dose est de 4 cachets par jour à prendre 2 avant chaque repas ou en mangeant.

Prix de la boîte de 30 cachets **4 francs**, franco de port en France.

THÉ MEXICAIN DU Dʳ JAWAS. — Contre l'obésité, traitement infaillible et absolument inoffensif.

Le succès du *Thé Mexicain* s'explique facilement parce que, avant tout, c'est un *traitement hygiénique* sans aucun inconvénient pour la santé. Toute personne peut le suivre de confiance. Jamais dans aucun cas, à n'importe quel tempérament, il n'a fait aucun mal.

Son action est d'une sûreté absolue, parce qu'il s'adresse directement à la cause et la corrige. *Il favorise spécialement le développement du tissu musculaire au détriment de la graisse; et fait maigrir en fluidifiant le sang épaissi dans les veines sans l'échauffer.*

La santé est améliorée, la respiration est plus libre, on éprouve de la souplesse et de l'élasticité dans les mouvements et les membres.

Facile à prendre, d'un goût très agréable, le *Thé Mexicain du Dʳ Jawas* est vivement conseillé par tous ceux qui l'ont essayé pour maigrir.

Mode d'emploi et doses.

Il n'y a aucun régime à suivre. On peut manger et boire de tout.

Le *Thé Mexicain du D' Jawas* se prépare en mettant une cuillerée à bouche de thé, dans une tasse d'eau bouillante et laisser infuser pendant 10 ou 15 minutes. Au besoin, pour bien épuiser les plantes, laisser bouillir pendant 2 ou 3 minutes.

Passer à travers un linge ou une passoire, sucrer à volonté et boire chaud.

Le *Thé Mexicain du D' Jawas* se prend à la dose de 2 à 4 tasses par jour, dont *une le matin à jeun* et les autres soit au milieu ou après les repas, soit dans la journée ou bien en se couchant.

Nous insistons surtout pour qu'il soit pris une tasse le matin à jeun.

Prix du *Thé Mexicain du D' Jawas*, la boîte : **5 francs.** Les 6 boîtes: **28 francs**, franco de port.

TISANE ORIENTALE SOKER. — Diurétique et dépurative, cette tisane est indispensable pour laver l'organisme entier, éliminer les impuretés et dissiper les engorgements. Très efficace dans les affections de la vessie, cystite, gravelle, maladies des reins et toutes les affections des voies urinaires ; elle régularise les fonctions digestives, stimule l'action du foie et des reins, prévient sûrement les accidents du retour d'age, et se trouve indiquée dans toutes les maladies nerveuses et des voies urinaires; elle est aussi précieuse pour éliminer des urines tous les dépôts de sable, calculs, graviers, etc.

Mode d'emploi : La *Tisane Orientale Soker* se boit à n'importe quel moment de la journée, même en mangeant; il faut en prendre trois à quatre tasses par jour. Pour chaque tasse de tisane, il faut une mesure ou une cuillerée à bouche de plantes. Pour la préparer, verser de l'eau bouillante sur les plantes laisser infuser un quart d'heure à une douce chaleur, passer, sucrer et boire chaud ou froid.

Prix de la boîte : **3 fr. 50**, franco de port.

TÆNIFUGE RÉZALL. — Employé avec succès depuis longtemps, le *Tænifuge Rézall* détruit les tænias ou vers solitaires et les expulse avec la tête.

Le mode d'emploi se trouve sur l'étiquette. Prix de la dose : **6 fr.** franco de port.

TRIOGÈNE FOR. — Possède la même composition que le *Vin Galar* avec lequel on peut l'alterner; c'est l'idéal réparateur des forces chez les personnes âgées ou fatiguées par le travail et la maladie; c'est le reconstituant le plus énergique, le tonique le plus fortifiant, le régénérateur le plus puissant que l'on puisse formuler dans l'état actuel de la science ; il apporte une modification très heureuse dans les éléments figurés du sang et exerce une action physiologique considérable sur les actes chimiques de la vie en maintenant l'harmonie et empêchant tout trouble pouvant amener un état morbide.

Apéritif, stomachique, antidispeptique, le *Triogène For* est le tonique par excellence de toutes les maladies chroniques qui résultent de l'appauvrissement du sang et faiblesses générales.

Dans la convalescence, faiblesses, surmenages, épuisement le *Triogène For* est le plus puissant reconstituant pour enrichir le sang, pour refaire un sang nouveau et vigoureux et pour assurer une santé florissante.

Il relève l'appétit, régularise les fonctions de l'estomac et rend l'assimilation plus facile et plus complète.

Réparateur du système nerveux, excitant du système musculaire, le *Triogène* exerce une action directe et bienfaisante sur les tissus ostéo-musculaires et fournit au sang les principes nécessaires à la nutrition des organes.

Le *Triogène For* guérit l'anémie, la chlorose, les pâles couleurs, la débilité, la neurasthénie, favorise le développement de la croissance, augmente la circulation et les forces musculaires.

Le *Triogène For* ne fatigue pas l'estomac, ne constipe pas, et est très bien supporté par les personnes les plus délicates. Il est le véritable reconstituant des neurasthéniques, parce qu'il fournit à nos cellules l'élément vital et retarde le phénomène d'antophagie qui est la cause de la vieillesse.

En quelques jours, sous son influence, l'appétit revient, le visage et les lèvres reprennent leur coloration normale.

Le *Triogène For* peut être employé pendant très longtemps, son usage augmentera toujours les forces vitales.

Le *Triogène For* se prend à la dose de deux cuillerées à café dans un peu d'eau après chaque repas.

Prix du flacon : 4 francs, franco de port en France.

Le *Triogène For* peut être remplacé ou alterné avec le *Vin Galar.*

THUYALINE STAM. — La chirurgie est impuissante chez beaucoup de malades atteints de néoplasmes malins. De l'avis des chirurgiens eux-mêmes, toute opération de cancer expose à une réinoculation de la tumeur ; le mal récidive au bout de quelques mois et les malades se trouvent dans un état plus grave que s'ils avaient conservé leur tumeur primitive. Du reste, il est prouvé que la chirurgie est insuffisante dans le traitement du cancer et qu'elle ne peut être appliquée qu'à un très petit nombre de cas (professeurs Cornil, Doyen). Les résultats que nous obtenons avec la *Thuyaline Stam* sont très satisfaisants et les malades peuvent suivre ce traitement avec confiance. A base de *Thuya occidentalis* nommé arbre de vie à cause de sa puissance curative, la *Thuyaline Stam* constitue le spécifique des tumeurs et des cancers.

Mode d'emploi : Prendre avant chaque repas et le soir en se couchant une cuillerée à bouche de *Thuyaline Stam.*

Prix du flacon : 5 francs, franco de port en France.

VIBURNINE GALAR. — Emménagogue, très efficace et tout à fait inoffensif ; il rend les époques régulières, empêche tout retard et favorise le cours du sang. La *Viburnine Galar* est indispensable dans la menstruation difficile ou l'absence des règles, pour combattre l'aménorrhée et la dysménorrhée, et supprimer les douleurs au moment des époques.

La *Viburnine Galar* contient tous les principes actifs du *Viburnum Prunifolium*, c'est le dépuratif féminin qui assure santé et beauté.

Dose : A moins d'avis contraire du médecin, prendre quatre cuillerées à café par jour dans du vin ou de l'eau. Reprendre le traitement le mois suivant au moment où quelques douleurs au bas-ventre font présumer le moment des époques. La *Viburnine Galar* peut être alternée ou remplacée par les *capsules d'apiol Darvet.*

Prix du flacon de *Viburnine Galar :* 5 francs, franco de port en France.

VIGOLINE KAL, contre l'impuissance. — Sous forme de pilules, ce médicament absolument végétal, agit à tout âge et quelle que soit la cause qui ait produit la faiblesse de l'organe. Seule réellement efficace et sans aucun danger pour la santé, la

Vigoline Kal fait disparaître l'impuissance en fort peu de temps, le succès est absolument certain et le résultat infaillible.

Régénératrice du système nerveux, la *Vigoline Kal* est souveraine pour toutes les maladies qui proviennent de l'abus des plaisirs vénériens, elle fait disparaître l'impuissance chez l'homme en quelques semaines.

La dose est de 4 à 6 pilules par jour au moment des repas.

Prix du flacon de 50 pilules : 10 francs, franco de port.

VIN GALAR. — Le plus agréable et le plus efficace des toniques. Il active les forces cérébrales, donne de l'énergie au système musculaire et décuple la résistance. Par sa composition savante et son excipient spécial, le *Vin Galar* est le vrai tonique et régénérateur qui donne force, vigueur et santé florissante. Il est souverain et d'une efficacité remarquable dans tout état de langueur, d'amaigrissement et d'épuisement du système nerveux, dans l'anémie., la chlorose, neurasthénie, faiblesse, débilité, convalescence, diabète. Le *Vin Galar* est le reconstituant indispensable dans toutes les maladies qui résultent de l'appauvrissement du sang ; il guérit l'anémie, fortifie les poumons et empêche les troubles nerveux. Il est employé, avec un très grand succès, chez les affaiblis, les convalescents et les vieillards.

Le *Vin Galar* peut être alterné ou remplacé par le *Triogène For*, dont il a la même composition.

Mode d'emploi. — Le *Vin Galar* se prend à la dose d'un petit verre à madère à la fin de chaque repas et dans la journée.

Prix de la bouteille : 5 francs, franco de port en France.

ATTESTATIONS

---

*Le numéro qui accompagne chaque attestation est le numéro de ré-
férence sous lequel se trouve classée dans nos bureaux la lettre dont
il est question.*

1139. — Chamonat par Vègre (Puy-de-Dôme), le 5 mai 1903.
Mon ami pour lequel je vous priai, le 14 avril, de lui envoyer le traitement du Rhumatisme, se trouvant en voie de guérison, grâce à vos merveilleux médicaments végétaux, me charge de lui procurer un dépuratif.   **F. M. A.**

1140. — Cartieres par Domène (Isère), 5 septembre 1903.
Combien je vous remercie d'avoir été guéri par la *Médecine Végétale*, c'est merveil-
leux. On peut être assuré d'obtenir la santé, en prenant de temps en temps votre
Elixir Spark. Envoyez-moi, je vous prie, 2 flacons.   **C.**

1141. — Saint-Hilaire (Seine-et-Oise), 27 août 1903.
Je vous prie de m'envoyer le plus tôt possible un *Dépuratif Parnel* et deux pots de
Pommade Parnel. Nous sommes sur la voie de notre guérison complète.   **L.**

1142. — Loivre (Marne), 21 avril 1903.
Il y a 20 ans que je ne me suis trouvé comme je suis, enfin j'ai donc trouvé un
médicament vrai.   **C.**

1143. — Clarey.
Avec de la persévérance, le traitement a fait son effet et j'espère en quelques mois
être complètement débarrassé; j'ai indiqué votre traitement à plusieurs personnes et
notamment à une famille d'A.   **D. J.**

1144. — Castiglione, le 11 novembre 1903.
Il y a deux semaines à peine, que j'ai commencé votre traitement, et je trouve qu'il
m'a fait beaucoup de bien. Les douleurs des reins ont cessé, je ressens encore quelques légères douleurs au ventre, mais puisque le reste a disparu, j'espère que bientôt
la guérison sera complète.   **J.**

1145. — Lunéville, le 4 septembre 1903.
Veuillez me faire adresser un flacon de *Spyrol Leber* et un flacon d'*Auditine Rock*.
Votre produit a merveilleusement réussi à ma mère âgée de 84 ans et si une attes-
tation peut vous être agréable, je la ferai avec grand plaisir.   **D. Pharmacien.**

1146. — Saint-Florent (Cher), le 31 octobre 1903.
Je vous annonce que je vais bien mieux; j'avais des cuissons, des dartres, je ne pouvais plus marcher. J'avais toujours peur qu'on s'approche de mon ventre, tellement il
était douloureux; j'avais des tournements de tête, des faiblesses de cerveau, je me sentais perdu, je vous dois, Monsieur, tous les bonheurs.   **F. P.**

1514. — Villefranche, le 12 mars 1905.
Veuillez donc avoir la bonté de m'envoyer, un flacon de *Santal Blanc*, le plus tôt
possible, j'ai eu un très bon résultat du premier que vous m'avez envoyé et je vous remercie du bon résultat que j'ai eu et j'en suis complètement débarrassé. Ce flacon est
pour un de mes amis.   **B.**

1515. — Neuilly-sur-Seine, 27 décembre 1905.

Dernièrement, vous m'avez envoyé un flacon de *Santal Bline*, pour un cas très ancien survenu après une maladie que j'avais toujours négligée. Je reconnais que mon cas s'est amélioré, je viens donc par la présente vous demander de m'envoyer un flacon de *Santal Bline* et une boîte de *Saprol*. **A.**

1516. — Château-Renault, le 19 mars 1905.

J'ai l'honneur de vous adresser un mandat pour que vous m'adressiez, par retour du courrier, votre bienfaisant remède contre le diabète. Après avoir absorbé deux flacons et demi ou trois flacons que vous m'avez adressés à la fin de janvier, j'ai fait faire l'analyse de mon urine ce matin ; voici le résultat ·

Analyse faite le 23 janvier (avant le traitement) : 54 gramnes.

Analyse faite le 19 mars : 20 gr. 90.

Je ne puis donc que vous remercier de votre belle découverte. Ce résultat me donne espoir de me voir débarrasser de cette dangereuse maladie. Aussi vais-je continuer jusqu'à complet rétablissement et le propager tout autour de moi.

Recevez, Monsieur, avec mes remerciements bien sincères, l'assurance de ma profonde gratitude. **M.**

1517. — Paris, le 15 octobre 1905.

Ayant commencé votre traitement et étant satisfait, car je suis arrivé à un bon résultat, je vous prierai de m'envoyer par retour du courrier deux flacons de *Santal Bline*. **M.**

1518. — Bayonne, le 18 novembre 1904.

Les capsules de *Santal Bline*, m'ayant été efficaces, je vous prie de m'envoyer un autre flacon contre le mandat ci-joint. **L.**

1519. — Louvroie, 15 octobre 1904.

Veuillez m'envoyer, par retour du courrier, une boîte de *Saprol Mercy*, car je m'en suis trouvé très bien. **O.**

1520. — Lion-sur-Mer, 28 octobre 1904.

Ayant acheté un flacon de *Santal Bline*, j'ai déjà obtenu des résultats satisfaisants, je vous prie de m'envoyer une boîte de *Saprol*. **V.**

1521. — La Fouillouse, le 1er décembre 1904.

Auriez-vous l'obligeance de m'envoyer un deuxième flacon de *Santal Bline*, j'ai pu apprécier les heureux effets de ce médicament, je désire continuer jusqu'à guérison complète. **B.**

1522. — Neuville-sur-Saône, 28 janvier 1905.

J'ai pu apprécier les bons résultats que m'a procurés l'emploi de votre Tisane, veuillez m'envoyer deux boîtes. **B.**

1523. — Cosne, 29 octobre 1904.

Me trouvant un petit soulagement après avoir pris de vos *Capsules Santal Bline*, depuis trois jours seulement, veuillez bien m'envoyer un flacon de *Capsules*, une boîte de *Saprol*, et une boîte de *Tisane*. **A.**

1524. — Gevrolles, 26 janvier 1905.

Veuillez avoir l'obligeance de m'envoyer deux flacons de *Santal Bline*, je me trouve bien. **J.**

1525. — Compigny, le 21 janvier 1905.

Veuillez m'envoyer un flacon de *Santal Bline* et un flacon de *Saprol*, j'ai obtenu déjà de très bons résultats avec votre premier flacon. **L.**

1526. — Amiens, 23 janvier 1905.

Merci mille fois pour vos renseignements envoyés si gracieusement. Et comme vos produits m'ont donné un grand bien et me guériraient complètement, j'en suis persuadé, je les patronne auprès des personnes de ma connaissance à qui ils peuvent être utiles. **A.**

— 441 —

1527. — Duclair, 28 juin 1905.
La première bouteille du *Dépuratif* et la *Réxalgine Ducaze* ayant apporté du soulagement à mes douleurs, je n'hésite pas à continuer le traitement en vue de la guérison.
L.

1528. — Neuilly, le 28 octobre 1905.
Veuillez je vous prie avoir l'obligeance de m'envoyer un deuxième flacon de *Santal Bline*. J'ai pris un flacon et je me sens déjà très bien.
L.

1529. — Flers, 23 octobre 1905.
Je vous prie de bien vouloir m'envoyer un nouveau flacon de *Capsules de Santal Bline*, l'effet de votre premier flacon a été excellent jusqu'ici.
V.

1530. — Neufmanil, 11 novembre 1905.
Le flacon de *Santal Bline* que vous m'avez envoyé m'a produit un bon effet.
A.

1531. — Lyon.
Ayant entendu parler de votre nouveau produit le *Santal Bline* et un de mes camarades ayant été guéri d'un cas ancien, je désirerai que vous m'envoyiez....,.
A.

1532. — Gros-Theil, 15 mai 1905.
Je suis émerveillé du résultat du *Santal Bline*.
M.

1533. — Charmes (Vosges), le 23 mai 1905.
J'ai déjà éprouvé une grande amélioration de ma blennorrhagie, qui date de trois mois, depuis que j'emploie le *Santal Bline*.

1534. — Chateau de Ployras par Castelfranc (Lot), 20 mai 1903.
Veuillez m'envoyer cinq flacons de *Santal Bline*. J'ai été satisfait de cette préparation et désire la faire connaître à mon client.
Docteur T.

1535. — Vion (Somme).
Je suis content de votre flacon de *Santal Bline*. Le suintement a disparu, je ne ressens plus aucune douleur.
L.

1536. — Charbonnières, 13 mai 1905.
L'écoulement dont j'étais affligé depuis quelques semaines a cessé, mais pour plus de sûreté je prends encore un flacon de *Santal Bline*.
A.

1538. — Mayet, le 11 mai 1905.
Je me suis très bien trouvé de l'usage de votre *Triogène For*, je viens, par la présente, vous prier de m'en adresser un autre flacon.

1544 et 1545. — Mayet de Montagne, le 18 mars 1905.
Je me suis bien trouvé de votre traitement, un de mes amis en a usé également avec succès. C'est pourquoi je l'ai fait connaître à mon ami atteint depuis quatre mois d'un varicocèle.
J.

1549. — Guérande, 6 septembre 1905.
J'ai fini le traitement que vous m'avez envoyé, les deux bouteilles de *Sédatif* m'ont complètement guéri de mes pertes séminales.
P.

1550. — Chatenay-sur-Loire, 1er novembre 1905.
Je me trouve beaucoup mieux, plus de douleurs dans les régions péricardiale. Je suis très heureux d'avoir essayé votre traitement et vous pouvez être certain que je me ferai un devoir de le recommander dans le cercle de mes connaissances.
M.

1552. — Belin, le 2 mai 1905.
Je viens avec toute ma reconnaissance, vous remercier de l'efficacité de vos remèdes, car je suis très heureux de vous faire savoir que mes plaies sont toutes cicatrisées, et ne sais comment vous témoigner toute ma reconnaissance du grand service que vous m'avez rendu.
D. A.

1553. — Mondragon (Vaucluse), 10 avril.

Mon mari avait une petite bronchite Il y a trois mois, et depuis Il toussait; auparavant Il souffrait de son estomac, ses digestions ne se faisaient pas très bien, Il avait souvent des indigestions, bref l'estomac ne fonctionnait pas comme à l'état normal; depuis sa bronchite le mal avait empiré, on lui a fait prendre des amers et suivre le régime lacté, on lui a ordonné des pilules de l'Arrhénal et de la viande crue, mais l'état de mon mari ne s'améliorait pas. Depuis le traitement que vous m'avez envoyé, Il y a du mieux, je viens vous demander un autre et en même temps quelques conseils. **J. G.**

1554. — Mouteux (Vaucluse), 9 mars 1901.

J'ai l'honneur de vous faire connaître que votre *Traitement Végétal*, que j'ai suivi au mois de janvier dernier, a produit des résultats, très satisfaisants pour mon cas (Anorexie-Foie petit), alors que tous les médicaments que j'avais essayés antérieurement n'avaient apporté aucun soulagement. Voulant profiter du changement de saisons, reprendre, c'est-à-dire recommencer le traitement, je viens vous prier de bien vouloir m'expédier... **C.**

1555. — Bordeaux, le 27 août 1901.

Je suis heureux de vous faire constater que depuis si peu de temps que je suis votre traitement, je puis vous dire qu'il n'existe presque plus de rétrécissements. **B.**

1556. — Saint-Félix (Haute-Savoie), le 23 octobre 1901.

Il y a sept semaines que j'ai suivi votre traitement de la *Médecine Végétale*, je suis heureuse de pouvoir vous dire que je suis presque entièrement guérie, et ce miracle je le dois à votre précieuse *Médecine Végétale*. J'avais essayé inutilement de tous les produits préconisés pour les affections de la peau, pour guérir un sycosis qui ressemble à un eczéma qui me couvrait une partie du menton, de la figure, votre *Pommade* et le *Dépuratif* m'ont fait beaucoup de bien. **F.**

1557. — Autun, 13 février 1905.

Veuillez m'envoyer deux *Dépuratifs Parnel*, au sujet des coliques hépatiques du foie. Ma femme ne se ressent plus de rien et après ces deux *Dépuratifs* consommés, je crois, que la cure sera complète. Je vous remercie sincèrement, car sans vous elle ne serait plus de ce monde. **M.**

1558. — Caire (Egypte).

Malgré que ma santé est bien, je continue la cure pour l'asthme. Je désire faire mon devoir envers vous, et vous remercier de tout cœur pour le bien que vous m'avez fait, et de rendre ma santé parfaite avec vos bons médicaments. Je vous souhaite que le bon Dieu vous accorde une bonne santé et tout bien. **A. J.**

1559. — Senouches, le 13 janvier 1903.

Je vous serais obligé de m'adresser, une boîte de *Tisane orientale Soker*, une boîte de *Cachets curatifs Darvel*, une boîte de *Poudre altérante Darvel*. Cette médication a fait disparaître entièrement la cystite dont je souffrais au point que je ne souffre plus et que j'urine très bien. Je dors bien et mange bien; en un mot je suis revenu à mon état normal. Malgré cela, je vais continuer le même régime pour consolider ma guérison.

1560. — Autun, 23 décembre 1901.

Je vous remercie sincèrement des médicaments que vous m'avez expédiés, ils ont été très efficaces et cela a calmé la douleur instantanément. **M.**

1561. — Guillaumaux par Condat-Beaurgard (Dordogne), le 6 décembre 1901.

Ayant fait venir votre livre de la *Médecine Végétale* et en ayant étudié les produits de la première heure, j'ai eu confiance en leur efficacité et vous m'avez expédié un peu de tout, dont je n'ai qu'à faire éloge, tant pour moi-même que pour ma maison sans compter que beaucoup de personnes, à qui j'ai donné conseil et pour lesquelles j'ai fait venir de vos produits, ont été complètement satisfaites et complètement guéries. **J.**

1562. — Maison Meunier, par Saints (S.M.), 20 novembre 1901.

Vos excellents produits sont vraiment merveilleux, je ne puis encore dire que je suis radicalement guéri, mais combien est grand le soulagement que j'éprouve depuis une quinzaine de jours que je suis votre traitement végétal. Veuillez donc m'expédier, un *Sédatif Tiber*, deux *Tisanes orientales Soker*, un *Elixir Spark*. **L.**

1563. — Craon (Mayenne), 6 avril 1905.

Depuis la guérison éclatante que nous avons obtenue, comme je vous l'ai annoncé l'an dernier, ma maison devient un cabinet de consultations, je fais mon possible dans un but humanitaire, de renseigner ces personnes. Après avoir fait soigner un cancer, j'ai fait soigner une métrite qui a comme chez nous, bien réussi. L'an dernier une femme de 26 ans, presque désespérée a été guérie d'un épuisement elle pouvait à peine marcher et au bout de deux mois elle vaquait à ses occupations. Elle vient d'avoir un garçon et n'a jamais été malade en le portant.

1564. — Saint-Germain-en-Laye, 12 octobre 1904.

Lorsque je vous ai demandé le *Traitement Végétal*, mon mari a été atteint de laryngite depuis quatre mois, et a suivi plusieurs traitements sans aucun résultat. Je suis très heureuse aujourd'hui de vous dire qu'il a été guéri en quelques semaines avec la *Médecine Végétale*; sa voix est devenue claire. Je vais encore lui faire continuer son traitement pendant quelques jours par mesure de précaution. Il vous remercie sincèrement.   O.

1565. — Pontenx-les-Forges (Landes), 26 juillet 1904.

Ayant eu, depuis le mois de février, alors que j'ai eu besoin de vos soins pour une maladie qui m'a tenu alité pendant 25 jours, beaucoup de travail, il ne m'a pas été donné de vous remercier pour la guérison rapide que j'ai obtenue par l'emploi de vos médicaments. Par cette lettre, je vous adresse mes plus sincères remerciements, tout en vous faisant savoir qu'en reconnaissance je ferai connaître aux malades, autant que je pourrai, le chemin de votre maison. Maintenant je vous dirai qu'une de vos clientes, Mme M. que vous traitez pour un fibrome de la matrice, ne s'est adressée à vous qu'après mes conseils. Cette femme s'en allait tous les jours, très vite et elle désespérait de guérir, ce n'est que sur mon invitation qu'elle s'adressa à vous, et maintenant elle est bien rétablie et ne sait comment me remercier de lui avoir indiqué votre maison en même temps qu'elle vous garde une entière reconnaissance.   G.

1566. — Ypres (Belgique), 4 avril 1904.

Je suis à la fin de mes médicaments, je dois vous dire que mon état est très satisfaisant, les urines ne déposent plus de graviers ni de sable au fond du vase, les reins et le bas-ventre vont bien. Veuillez m'envoyer.....   D.

1567. — Coursan (Aude), 7 juillet 1904.

Je vous envoie ci-inclus un mandat pour continuer le traitement de ma fistule, traitement dont je suis très satisfait, je sens une amélioration très prononcée, ce qui me satisfait, car je vaque très bien à mon occupation journalière. J'ai tout lieu de vous féliciter pour votre traitement au sujet de la constipation et de l'anémie que j'ai expérimenté sur ma fillette âgée de huit ans. Je suis très heureux de pouvoir vous signaler l'heureux résultat obtenu.   J.

1568. — Nazaire (Ch.-Inf.) 1er mars 1904.

Je suis très heureux de vous annoncer que je vais très bien et mon testicule est presque complètement guéri. Je vous adresse mes remerciements.

1569. — Lancé, par Saint Amand-de-Vendôme (L.-et-Ch.), 10 mars 1905.

Depuis bientôt quatre semaines que je suis votre traitement, j'ai trouvé un grand soulagement, le rétrécissement va toujours de mieux en mieux et l'écoulement est à peu près passé.   G.

1570. — Montauban, 12 mars 1905.

Au mois de janvier 1904, j'ai reçu de votre part des remèdes qui ont apporté à mes maladies un assez bon résultat. Je me fais un devoir de vous annoncer surtout la guérison d'un eczéma au cuir chevelu que j'avais depuis longtemps et pour lequel j'avais employé plusieurs remèdes en vain. Croyez à mon éternelle reconnaissance et la confiance que j'ai en vous et la *Médecine Végétale*.   F.

1571. — Hostens (Gironde), 7 mars 1905.

Au mois de décembre 1903, je suis tombé malade comme je vous l'ai indiqué par ma lettre en date du 14 du même mois et j'étais si mal que l'on ne savait trop quoi en dire de moi. Si je suis rétabli et dans une santé parfaite dont tous ceux qui m'ont vu si malade et la figure si triste, sont étonnés de voir que je me suis sauvé la vie, je ne puis leur dire que la vérité qui est celle-ci. Que ce sont les médicaments de la *Médecine Végétale* qui m'ont sauvé après un mois seulement de traitement et dont je tiens à vous remercier. Quant au livre que vous m'avez envoyé, je l'ai prêté à beaucoup de malades qui ont dû vous demander comme moi, de les guérir.   P.

1572. — Bordeaux, 28 mars 1903.

Mes sincères remerciements pour ma guérison d'une blennorrhagie chronique obtenue par votre *Médecine Végétale*.

1573. — Saint-Emilion, le 5 mai 1904.

Je pensais vous écrire, Monsieur, pour vous donner des nouvelles de mon état et vous remercier infiniment de votre traitement par la *Médecine Végétale* qui est d'une grande efficacité; je crois que je peux me considérer comme guérie, d'une affection qui faisait mon désespoir, et grâce à votre médication, je suis revenue à la vie. Votre *dépuratif* et votre *Pommade* sont d'une efficacité vraiment merveilleuse et je vous prie de croire Monsieur, à ma plus profonde reconnaissance. Je travaille autant que possible à faire connaître autour de moi votre précieuse *Médecine Végétale* car elle est réellement la plus efficace et la plus sûre.   C.

1574. — Montbard (Côte-d'Or), le 26 janvier 1904.

Je vous envoie une lettre de remerciement car la *Médecine Végétale* a guéri mon eczéma radicalement.   C.

1576. — Beaucé par Varennes-sur-Allier, 5 mars 1904.

Je vous écris pour m'envoyer de suite un rouleau d'*Emplâtre fondant Darvet*, le premier rouleau a fait beaucoup de bien ; voilà la tumeur disparue, mais il reste encore une petite boule et je vous écris pour faire disparaître le reste, enfin je vais continuer votre traitement ; l'autre jour j'ai fait venir le médecin qui la traitait avant que je vous aie écrit pour me rendre compte s'il y trouvait du mieux ; il s'est trouvé surpris de voir que la tumeur était presque toute disparue... Je vous remercie de votre bienfait.   B.

1577. — Coignières, 6 mars 1904.

J'ai été très étonné du changement que votre *Elixir Végétal Spark* m'a apporté depuis quatre ans, je souffrais le martyre d'une constipation très opiniâtre. J'avais essayé beaucoup de remèdes, rien ne faisait, grâce à votre *Elixir Spark*, j'ai retrouvé la santé.   C. J.

1578. — Champayneux (Savoie), 17 mai 1903.

Votre traitement *Dépuratif Végétal* m'a complètement guéri d'une démangeaison dont je souffrais affreusement, surtout la nuit et je ne pouvais plus dormir. Je souffrais aussi de la constipation qui m'avait occasionné des fissures, grâce à votre *Elixir Spark*, je suis complètement guéri. Je vous écris maintenant pour mon voisin qui me charge de vous dire....   A.

1579. — Roubaix, 8 septembre 1903.

Je n'ai que des louanges à vous adresser de tous les malades que vous avez eus en traitement. Ils sont tous guéris. Pour la petite fille qui a la danse de Saint-Guy depuis 16 mois elle va assez bien, ses mouvements sont moins vifs. Veuillez joindre à l'envoi.... ceci est pour une fillette de 8 ans 1/2 qui commence à avoir des glandes.   Ch.

1580. — Seyssel, 9 juin 1903.

J'ai été réellement satisfait de votre *Médecine*... Je vous autorise à publier cette lettre par laquelle je vous manifeste mon entière satisfaction.   A.

1582. — Lisboa (Portugal), 12 octobre 1903.

Je suis heureux de vous faire part que vos médicaments sont merveilleux et sauveurs, car je leur dois la vie, étant maintenant presque rétabli de cette terrible maladie... Mes douleurs de reins ont disparu, les afflictions que j'avais si pénibles et qui me causaient des sueurs sur le corps m'ont quitté, ma faiblesse a disparu, ma peau jadis si pâle a maintenant sa couleur naturelle. Je dors parfaitement ce qui autrefois ne m'était pas possible; actuellement je passe les nuits merveilleusement, mon appétit est régulier et je sens un bien être et une joie, tout cela obtenu uniquement en un mois

1584. — Paris.

Je suis très heureux de mettre à votre connaissance que je suis radicalement guéri de la plaie variqueuse que j'avais à la jambe depuis longtemps, grâce à vos bons soins et à votre précieuse *Médecine Végétale* et votre *Dépuratif* et la *Pommade Parnel*, au bout de six mois, j'étais guéri radicalement sans laisser de trace de ma plaie et sans m'arrêter dans mon travail. Je n'espérais pas me guérir si vite vu mon grand âge, 76 ans.

M.

1585. — Le Havre, 18 janvier 1903.

Je suis heureux pour l'année qui commence, de pouvoir vous témoigner ma reconnaissance pour le bien que votre merveilleuse méthode m'a fait ; c'est du plus profond de mon cœur que je vous présente l'hommage de mes meilleurs vœux et je vous souhaite avec la santé tout le bonheur que vous méritez. Je continue toujours à prendre votre *Dépuratif Parnel* et je me trouve bien. J'ai constaté avec plaisir que depuis huit mois j'ai engraissé, je pesais à cette époque 70 kilogrammes et maintenant je pèse 77 k. 500. Je vous demande si je dois continuer régulièrement votre traitement ou tous les ans à certaines époques.

K.

1586. — Fontenay-le-Comte 23 janvier 1903.

Vous devez dire que je suis bien négligente à vous donner de mes nouvelles. Je vous dirai que mon kyste est guéri. Je ne me sens plus de rien il y a longtemps dans le ventre.

B.

1645. — Le Teil (Ardèche), 17 novembre 1903.

Je compte ma petite fille complètement guérie, je veux dire que c'est vous, qui me l'avez guérie; on devait l'opérer au mois de septembre. L'abcès froid qu'elle avait à la hanche a complètement disparu et depuis le mois de juillet qu'elle suit votre traitement, elle a augmenté d'un kilogramme par mois. Aussi pour une enfant qui a trois ans de mauvaise maladie, elle est aussi grande et aussi fraîche que les enfants qui se portent bien. Dès que je vois quelqu'un qui souffre depuis longtemps, je recommande votre *Médecine Végétale*. Recevez, Monsieur, mes sincères remerciements ainsi que ceux de mon mari et de notre famille, car si nous avions connu votre *Médecine* avant nous aurions évité beaucoup de tourments.

M.

1646. — Palisolles, Province de Namur (Belgique), 30 juin 1903.

J'ai l'honneur de vous informer que je me sens beaucoup mieux depuis que je suis votre *traitement dépuratif Parnel* et *Vin Galar* pour le sarcome que j'ai à l'os de la cuisse gauche. Il y a trois semaines que je suis vos conseils, et le dessus de la tumeur qui avançait jusque dans l'aine, est tout à fait dégagée..... Quant à ma santé elle a fait un grand pas depuis que je prends votre *Dépuratif Parnel*, mon teint qui était jaune est redevenu clair et mes forces augmentent chaque jour.

L.

1649. — Le Caire, 3 juillet 1903.

Le religieux X... avec une profonde reconnaissance nous racontait les merveilleux résultats qui lui furent assurés par l'emploi du traitement que vous lui avez administré, Cette reconnaissance, il voulut la faire connaître aussi à tout le monde et dans ce but il nous avait prié de faire insérer dans notre journal un acte de remerciements envers vous, son désir fut réalisé et en conséquence deux numéros du journal où cet acte a été publié vous ont été expédiés par la poste.　　Le Directeur-Administrateur M.

1643. — Bernay, 2 novembre 1905.

Le 25 septembre, je vous ai demandé des remèdes contre l'asthme, et j'en éprouve d'heureux résultats. C'est pourquoi je vous prie de m'envoyer encore le *Dépuratif Parnel* et le *Vin Galar*, j'avais demandé avec cela le *Sirop Merol* dont j'ai pris seulement deux cuillerées à café, et moi qui toussais jour et nuit, je ne sais bientôt plus ce que c'est que la toux, je me suis pourtant traité comme un enfant avec des demi-doses. Je vous remercie pour le bien que vous m'avez déjà fait.

E.

1648. — Saint-Emilion (Gironde), 26 novembre 1905.

Je viens aujourd'hui vous remercier de l'heureux résultat qu'a produit sur moi le *Traitement de la Médecine Végétale*. Ainsi que je vous l'ai déjà dit, j'étais atteint de furoncle autour du cou qui en dégénérant fut qualifié par le médecin de dermite suintante. Je n'avais rien épargné pour guérir un mal aussi terrible qu'effrayant et qu.

brava tant de remèdes ; levure de bière, ferment de raisin, iodure de potassium, iodure d'arsenic, rien n'avait pu, non seulement guérir, mais même arrêter le progrès de cette terrible maladie. J'étais devenu hideux. Tous m'ont avoué carrément qu'ils désespéraient de ma guérison, que j'avais consommé tous les médicaments connus et qu'il n'y avait plus rien à me faire absorber pour me débarrasser. C'est alors, en désespoir de cause, que je me suis décidé à suivre la *Traitement de la Médecine Végétale*, que je connaissais depuis longtemps. Dieu merci, je ne regrette pas mon argent, car je suis après exactement quatre mois de traitement complètement guéri. Mon état était tellement pitoyable lorsque j'ai commencé le traitement, que j'avoue franchement que ce n'est pas seulement une simple guérison qu'a opérée sur moi la *Médecine Végétale* mais bien un véritable miracle à mes yeux comme d'ailleurs aux yeux de tous ceux qui ont connu mon état. Ainsi donc encore une fois merci. Je vous autorise à publier ma lettre, ma signature et mon nom avec autant d'éclat qu'il vous plaira ; vos médicaments méritent qu'on chante leur louange.

ROYE, vigneron à Capdemourlins par Saint-Emilion (Gironde).

1650. — Lagavarre par Luxey (Landes), décembre 1903.

Je suis guéri de l'hématurie, grâce à vos bons remèdes.   J.

1651. — Marseille, 5 mars 1903.

Je suis fidèlement votre *Médecine Végétale* pour un léger eczéma que j'ai à la tête ainsi qu'une digestion difficile et une constipation assez rebelle qui parfois m'oblige à rester 3 à 4 jours, sans aller à la selle. Je dois et suis heureux de vous dire que depuis une dizaine de jours, que je suis exactement votre *Médecine Végétale*, je ne suis pas complètement guéri, mais il y a énormément de mieux.   J.

1652. — La Roche-sur-Yon, 25 février 1903.

Je viens vous donner des nouvelles de M...., atteint d'hémiplégie, de congestion cérébrale. Votre traitement l'a bien soulagé, le raisonnement est meilleur, la mémoire revient.   M.

1653. — Dijon, 6 avril 1903.

Ayant été frappé de la guérison obtenue par une personne de ma connaissance au moyen de le *Médecine Végétale*, je m'adresse à vous Monsieur, avec grande confiance,   C.

1654. — Les Petits Champs, commune d'Ourzay (Ch.-Inf.), le 5 avril 1903.

J'ai l'honneur de vous informer que mon fils suit votre *Traitement de la Médecine Végétale* depuis un mois et qu'il s'en trouve bien, surtout pour la constipation pour laquelle il n'y a rien de plus à désirer. Pour l'albumine dans les urines la quantité paraît sensiblement avoir diminué... Son état paraît satisfaisant avec votre traitement et ce régime.   A. A.

1655. — Paris, le 28 mai 1903.

J'ai de l'asthme, de l'emphysème des poumons et une hypertrophie du cœur, depuis 30 ans, je suis âgé de 73 ans. On m'a traité jusqu'ici à l'iodure de potassium, j'ai considérablement maigri, perdu le repos et le sommeil... J'ai commencé votre *Traitement Végétal* et je constate que je tousse moins, que je crache moins, à vrai dire que je ne tousse et ne crache plus. Il y aurait donc une amélioration, même une amélioration sensible.   V.

1656. — Poilly, 4 novembre 1902.

J'ai gardé le souvenir de votre souverain remède de la *Médecine Végétale* dans laquelle j'ai trouvé du mieux l'année dernière. Je vous remercie du bienfaisant remède *Elixir Spark*, je viens vous demander de m'envoyer un flacon.   L.

1657. — Mazières, 26 octobre 1902.

Depuis que je prends du *Dépuratif Parnel* et le *Vin Galar*, je vais mieux, je suis plus forte et j'ai engraissé ; je regrette de ne pas avoir connu cette *Médecine* plus tôt. Je vous remercie de cette bonne méthode et vous prie de m'envoyer deux *Dépuratifs* et un *Vin.* P.

1658. — Cirey (M.-M.), 11 juin 1903.

Je suis heureux de vous faire part d'une guérison absolument merveilleuse, grâce à

15

votre *Médecine Végétale*. Une personne âgée de 86 ans, n'entendait plus aucun son depuis près d'un an. Elle en était accablée de tristesse. Après trois semaines cette surdité a complètement disparu. Elle vous remercie. **P.**

1659. — Mons (Belgique), novembre 1902.

Vous recevrez par la poste un mandat afin que vous puissiez m'envoyer un flacon *Dépuratif Parnel*. Je suis émerveillé du bon effet de ce remède ; il m'a fait plus de bien en cinq jours que tout ce que j'ai déjà pris en seize mois. **R.**

1660. — Lyon 11 décembre 1903.

C'est avec une grande joie que je viens vous faire une nouvelle commande, car depuis que je suis strictement le traitement, je me sens très bien. Dès le début, j'ai ressenti une amélioration, mais à présent, je suis tout à fait bien l'appétit est bon et la digestion est facile. **L.**

1661. — Rethel, le 27 janvier 1906.

C'est avec plaisir que nous constatons tous les progrès accomplis par votre merveilleux *Traitement de la Médecine Végétale*... Les maux d'estomac et dans le dos qui la faisaient horriblement souffrir ont disparu, son embonpoint ainsi que ses couleurs sont revenus, en un mot elle est transfigurée. **F.**

1662. — Saint-Mont par Vesele (Gers) 22 février 1904.

Je suis très heureux de mettre à votre connaissance que le *Traitement de la Médecine Végétale* m'a débarrassé des accidents secondaires que j'avais depuis longtemps et qui avaient résisté à plusieurs traitements. **F.**

1663. — Carlières, 3 avril 1903.

Point de médicaments ne sont supérieurs aux vôtres. Ils sont très efficaces pour les maladies chroniques. **C.**

1664. — Valenciennes, le 1er novembre 1903.

J'ai reçu votre second envoi et j'en ai obtenu les meilleurs résultats, c'est vous dire que je suis complètement guéri et que je puis sans crainte rejoindre le.. chasseur à cheval où je suis incorporé, je vous remercie beaucoup de votre traitement à l'aide de la *Médecine Végétale* et je m'empresserai de le communiquer à mes amis et connaissance si l'occasion s'en présente. **S.**

1665. — Valensart. C. Jamoigne (Belgique), 2 avril 1903.

Depuis que je fais usage de votre *Elixir Spark* (élixir végétal), je m'en trouve très bien, son usage est beaucoup plus agréable que les drogues nauséabondes que j'ai absorbé depuis trois mois et qui n'ont servi qu'à prolonger la maladie. Oh ! si j'avais eu le bonheur de connaître votre *Médecine Végétale*. **Ch.**

1666. — Auffargis, 12 décembre 1903.

J'ai suivi votre *Traitement Végétal* pendant 15 jours, je suis complètement guéri des dartres que j'avais à la figure. Je vous remercie sincèrement. **R.**

1667. République de Panama section La Boca, le 29 février 1904.

J'ai le plaisir de vous informer que j'ai reçu sain et sauf les produits que vous m'avez expédiés le 28 décembre dernier. La malade a un grand mieux. L'*Elixir* et la *Pâte dentifrice* m'ont donné parfaite satisfaction, mes félicitations au compositeur. **R.**

1668. — Coulon, 18 mai 1905.

Prière de m'envoyer une bouteille de l'*Epuratif Parnel* et une bouteille d'*Elixir Spark*. Je reconnais votre remède efficace. **B.**

1669. — Montigny-sur-Loing, 30 mai 1905.

Je vous prie de bien vouloir m'expédier de suite, quatre flacons de votre *Elixir Spark* je vous adresse mes compliments, je suis beaucoup mieux, je dors mieux et je digère bien mieux... mes forces sont bien revenues **O.**

1670. — Saint-Béat, 8 juin 1905.

Ayant eu l'occasion de m'adresser à vous il y a quelques temps pour une maladie d'estomac, j'ai été très satisfait de votre traitement qui m'a guéri, car depuis lors je ne ressens plus rien, à peu près de ce côté-là. Vous ayant confié plus tard mon frère que les autres condamnaient et qui, grâce à votre *Médecine Végétale* se porte très bien à présent, je viens vous demander un petit renseignement qui me concerne. J. **J. M.**

1671. — Fond Leffe Dinant (Belgique), le 11 juin 1905.

Je suis heureux de vous faire savoir que mon fils qui était atteint d'une péritonite est complètement guéri, je ne saurais, M. le Docteur, vous remercier trop, car mon fils était condamné par les autres. **T.**

1672. — Paris, le 19 juin 1905.

Ayant éprouvé un soulagement énorme, presque une guérison en suivant le traitement que vous m'avez conseillé et ayant évité par vos sages conseils, une opération que je redoutais et que je n'aurais pu supporter. Je tiens à reprendre de temps en temps votre précieuse médication. Envoyez-moi... Veuillez en même temps, joindre un de vos livres, j'ai donné le mien à des clients. **M.**

1673. — Aix, le 3 octobre 1903.

Vous êtes en train d'opérer un miracle, mon mari presque agonisant, il y a dix ou douze jours (je craignais que les remèdes n'arrivent pas à temps, tant il était faible et souffrant) est maintenant pour ainsi dire hors de danger. Il ne prenait presque plus rien le feu du mal avait atteint la gorge, il ne pouvait presque plus parler! Il parle bien maintenant, il mange de bons potages et avale sans peine ce qu'il ne faisait plus qu'avec beaucoup d'efforts et non sans souffrances. **J.**

1674. — Saint-Georges, le 2 octobre 1905.

Depuis les deux mois que j'ai été vous voir pour ma maladie, j'ai bien fini mes remèdes et je m'en suis bien trouvé. Je suis assez heureux de vous dire que je ne me suis aperçu de rien depuis. **V.**

1675. — La Motte par Bussy (S.-L.) 28 septembre.

Veuillez m'expédier un flacon de *Régénérateur* et un pot de *Pommade Spark*. Ceci pour soigner un herpès circiné qui dure depuis des années. J'espère obtenir un résultat aussi merveilleux que pour moi-même, l'herpès génital que j'ai soigné d'après la recette de la *Médecine Végétale* a complètement disparu. **M.**

1676. — La-Sarraz-Vaud-Suisse.

Je vous prie de m'envoyer... L'enfant qui était perdu, abandonné de tous, est sauvé. Si vous désirez un certificat de sa bronchite, il vous sera envoyé. **P.**

1677. — Blainville-sur-l'Eau, 25 juillet 1905.

Je suis vraiment satisfaite de votre *Dépuratif*, plus de froid aux pieds, plus de rougeurs au visage, un teint frais... Je suis transformée et je me sens tout à mon aise. **M.**

1678. — Foissiat (Ain).

Votre *Dépuratif Parnel* est vraiment merveilleux, je m'en suis servi ; pendant près de quatre mois avec la plus grande satisfaction. Me trouvant fort mieux, j'ai cru devoir cesser pendant quelques temps. Toutefois pour expulser complètement le mal et l'empêcher de revenir, je vous serais reconnaissant de m'envoyer... **R.**

1679. — Linet d'Uriage, 12 juillet 1903.

Rien ne surpassera les produits de la *Médecine Végétale*. Toutes les personnes qui ont pris de vos médicaments sont guéries radicalement.

1680. — La Ferté-Gaucher, le 21 juin 1905.

Moi, ainsi que mes parents sont émerveillés de l'heureux résultat de votre méthode végétale. J'aurais été livrée à une mort certaine par agonie si je n'avais eu le bonheur de découvrir votre adresse. Je ne crache plus le sang, je ne transpire plus la nuit, je dors bien, la toux est beaucoup diminuée. Aussi veuillez avoir la bonté de m'envoyer les choses suivantes car ma provision s'épuise. **E.**

1681. — Juillé par Beaumont-sur-Sarthe, 15 juillet 1903.

Voudriez-vous s'il vous plaît, me renvoyer encore deux flacons d'*Elixir Spark*. Maintenant je suis complètement guéri de mon estomac, mais comme je vais encore difficilement à la selle, je crois qu'il vaut mieux en prendre encore un flacon. Je fais venir l'autre flacon pour une personne qui est également très constipée. Elle a déjà fait beaucoup de remèdes et aucun n'a réussi, je lui ai parlé de cet *Elixir*, et elle m'a chargé de lui en faire venir. J'en ai donné à plusieurs de Juillé et maintenant elles se portent beaucoup mieux.

1682. — Château-du-Loir, le 21 août 1903.

C'est avec plaisir que je vous donne aujourd'hui des nouvelles de ma santé, après trois semaines de traitement je vous dirai que j'entends très bien, que je vous en suis bien reconnaissante, après avoir essayé bien des remèdes.   A.

1102. — Asnières, le 17 mai 1903.

Je vous suis infiniment reconnaissante du bien que le *Thé Mexicain* me procure, maintenant je suis à peu près aussi mince que je le désirais... Je suis donc satisfaite d'avoir essayé ce *Thé*.   D.

1103. — Mansourah par Alexandrie (Egypte), 1er juin 1903.

Avant de connaître votre précieuse découverte, j'avais employé bien des produits très vantés par leurs inventeurs, et dépensé beaucoup d'argent en pure perte pour combattre un développement très disgracieux de l'abdomen. C'est avec un sentiment de sincère reconnaissance que je bénis le jour où j'ai eu l'heureuse idée de me servir du Thé Mexicain du Dr Jawas et grâce à vous j'ai pu enfin reprendre ma taille d'autrefois.   P.

1109. — Vendôme, août 1903.

Je vous prie de m'envoyer une seconde boîte de *Thé Mexicain*. Je suis très satisfaite du résultat obtenu. J'ai déjà diminué de plusieurs livres.   P.

1111. — Montreuil-Bellay (M.-et-L.) 15 décembre 1903.

Je vous prie de m'envoyer le plus tôt possible une autre boîte de votre excellent *Thé Mexicain* du Dr Jawas, qui me fait beaucoup de bien.   P.

1121. — Savigné-L'Evêque (Sarthe), 26 juillet 1903.

Je suis enchantée du *Thé Mexicain* du Dr Jawas qui m'a fait beaucoup maigrir en quelques mois.   B.

1132. — Sainte-Gemmes-sur-Loire (M.-et-L.), 4 septembre 1903.

Voici deux mois que je fais usage de votre *Thé Mexicain*, et je me fais un plaisir de vous faire part de l'heureux résultat que j'ai obtenu. J'en ai amincie de la taille et je suis beaucoup moins forte du ventre et des hanches.   M.

1683. — Les Coussières, le 21 août 1903.

Depuis un an, je suis atteint d'une maladie d'estomac et du foie, j'ai essayé bien des remèdes sans aucun résultat. J'ai essayé votre traitement parce qu'un ami qui souffrait comme moi en avait obtenu une guérison complète. Moi aussi à mon tour je commence à me sentir du soulagement malgré que je n'ai pris que deux flacons de votre *Elixir Spark*. Ma constipation a un peu disparu ainsi que la bile que j'avais en excès et j'ai de meilleures digestions.   O.

1684. — Troyes, le 8 janvier 1907.

Au cours des manœuvres au camp du Mailly, mon fils aîné actuellement brigadier-fourrier au 5me hussards a été atteint de la fièvre typhoïde et anémie consécutive. Le 5 septembre dernier je vous demandais des médicaments de la *Médecine Végétale* pour une durée d'un mois et j'ai l'honneur de vous donner ci-dessous le merveilleux résultat qu'ils ont produit. A son arrivée chez moi (5 septembre), mon fils pesait 56 kil. Il ressemblait plutôt à un squelette habillé; huit jours après son poids était de 60 kil., pendant les huit jours suivants son poids s'est encore accru de 5 kil., déjà les voisins ne pouvaient le croire, c'est un peu le motif qui nous faisait le peser aussi souvent; mais ce fut autre chose quand (le 2 octobre), deux jours avant son départ il emportait les poids de 7½ kil. 500 exactement soit, 16 k. 500 en vingt-huit jours de traitement, les bascules furent remuées et changées mais elles accusaient le même poids. Depuis, sa santé n'est ni plus ni moins que florissante.

Je vous autorise de bon cœur à publier cette attestation et en y inscrivant mon nom et mon adresse. Arthur Appert, brigadier sédentaire des eaux et forêts, 63, rue des Marotes.
Troyes (Aube) (*Voir* 1693).

1687. — Paris, le 26 décembre 1906.
Je vous écris cette lettre pour vous remercier, je suis très satisfaite du traitement de la *Médecine Végétale* que j'ai suivi pendant six semaines ; à l'heure actuelle, mes battements du cœur sont disparus et je dors très bien. Avec ma profonde reconnaissance.
R.

1688. — Saint-Germier (Gers).
M'étant trouvé il y a déjà quelque temps très bien de votre traitement et l'ayant recommandé à un ami, veuillez je vous prie envoyer deux *Cachets curatifs Darset* et une boîte de *Poudre altérante*.
E.

1689. — Nice, le 6 décembre 1906.
Je reconnais que votre *Elixir Spark* de même que vos cachets m'ont fait énormément de bien pour ma dilatation d'estomac, jusqu'à ce jour, je n'ai plus rien ressentie, ni pesanteurs, ni crampes.
G.

1690. — Silvarouvres, le 5 décembre 1906.
Ayant obtenu un merveilleux résultat par votre *Dépuratif Parnel*. Veuillez m'envoyer deux...
P.

1692. — Nancy, le 10 octobre 1906.
J'ai l'honneur de vous faire connaître que grâce à vos énergiques remèdes, je me suis bien remonté. En un mois j'ai atteint mon poids normal, augmentant ainsi de 12 kilogs. Je suis tellement satisfait que ce sera pour moi un devoir de faire une ardente propagande pour votre *Médecine Végétale*. Je vous autorise de grand cœur à faire de ma lettre tel usage que vous jugerez convenable. APPERT brigadier au 5e hussards à Nancy.

1693. — Rosendaël (Nord), août 1906.
Veuillez m'envoyer de suite deux flacons d'*Elixir Spark* et deux boîtes de *Pilules Spark*. Je me trouve très satisfait du *Dépuratif Parnel* du flacon d'*Elixir Spark*, et de la boîte de *Pilules* qui m'ont guéri entièrement de mon eczéma et dont je ne pouvais me défaire depuis un an qu'il me tourmentait, je ne ressens plus aucune démangeaison, vu qu'avant elles étaient insupportables. Je prendrais encore votre *Elixir* et vos *Pilules* pour le bon fonctionnement de l'intestin et de la constipation. Je vous suis fort reconnaissante pour vos bons remèdes.
V.

1694. — Gevincey (Jura) 12 septembre 1906.
Je vous prie de m'envoyer deux bouteilles de *Vin Galer* et un flacon de *Liniment Soker*. Votre méthode végétale m'a guéri d'une coxalgie à la jambe, mais je suis encore faible, le vin me donnera des forces, et le liniment assouplira les nerfs de ma jambe. Merci pour votre méthode. Vous pouvez affirmer ma guérison.
G.

1695. — Pontarlier, le 20 septembre 1906.
C'est avec beaucoup de satisfaction et mille remerciements à l'avance que je viens vous faire la commande de cet efficace remède qu'est le *Dépuratif Parnel* qui m'a coupé (comme par enchantement) ma névralgie dentaire dont je souffrais depuis quelques mois.
B.

1696. — Heidelberg (Allemagne), le 23 juin 1907.
Veuillez m'envoyer, immédiatement une bouteille de *Sédatif Tiber*, et quatre flacons de *Spyrol Leber*. Le *Traitement de la Médecine Végétale* donne de bons résultats. M.

1697. — Bruxelles, le 17 mai 1907.
Le *Thé Mexicain* nous donne entière satisfaction la personne en traitement est ravie, car ses malaises disparaissent, la digestion, très laborieuse autrefois, est facile maintenant et la diminution du poids est sensible.
M.L.

1698. — Mons (Belgique).
Je suis presque guéri grâce à la persistance que j'ai mise à prendre vos remèdes, je vous remercie de tout mon cœur et me ferai un devoir de recommander votre *Médecine Végétale* quand j'en aurai l'occasion, c'est un devoir que j'accomplirai.   B.

1699. — Serigny.
Veuillez, s'il vous plait, envoyer tout de suite à l'adresse... En même temps je tiens à vous remercier du bon traitement que j'ai suivi sur les conseils de votre livre. Toutes nos félicitations pour vos merveilleux remèdes. C'est pour un ami encore que nous vous adressons cet envoi.   F. à Belleine.

1700. — Les Roches Maulais par Thouars (Deux-Sèvres), le 13 juin 1907.
Je vous remercie beaucoup de vos précieux remèdes, mon psoriasis est disparu complètement sur le corps.

1701. — Ostende, 20 juin 1907.
Ayant maigri de 3 kil., je suis tellement satisfaite que je veux employer cet excellent *Thé Mexicain*, jusqu'au résultat voulu. Envoyez-moi...   M.

1702. — Sampigny (Meuse), 13 mai 1907.
Je suis heureux de vous faire savoir que ma maladie va très bien, même je puis vous dire que je suis guéri; pour éviter une rechute, je vais continuer encore une quinzaine de jours.   S.

1703. — Polande de Libourne (Gironde), 10 mai 1907.
Veuillez, je vous prie, m'envoyer un deuxième flacon d'*Elixir Spark* car il a produit son effet bienfaisant.   G.

1704. — Londres, le 26 mai 1907.
C'est avec une grande joie que je viens par la présente vous faire savoir que votre merveilleuse cure m'a fait un bien surprenant en très peu de temps.   K.

1705. — Blaye (Gironde), 10 mai 1907.
Je vous prie de bien vouloir m'envoyer un flacon de *Sirop Mérol* et une bouteille de *Vin Galer*. Depuis que je fais votre traitement, l'état général de ma fille est mieux, la toux a beaucoup diminué, l'appétit est revenu, la diarrhée a disparu.   B.

1706. — Menthonex-en-Bornes, par Cruseilles, le 1er juin 1907.
Ayant achevé votre flacon de *Santal Bliss* et me trouvant tout à fait satisfait de ce merveilleux médicament, car je me trouve presque guéri de cette blennorrhagie opiniâtre que je soignais depuis quinze mois et n'avais jamais pu me débarrasser complètement malgré plusieurs traitements que j'ai essayé, mais grâce à votre *Santal Bliss*, les picotements et les douleurs ont disparu, lorsque j'ai terminé ce merveilleux flacon.   L.

1707. — Ennery, près Pontoise, 23 mai 1907.
J'ai appris par une de vos clientes qu'elle a eu une cure merveilleuse par la *Médecine Végétale*, j'ai mon mari très malade.   T.

1708. — Fayet, 27 mai 1907.
Ayant fait usage de votre *Médecine Végétale* et ayant toujours eu un bon résultat, je viens par la présente vous expliquer un cas.   P.

1709. — Ensisheim (Haute-Alsace), 10 avril 1907.
J'ai à peu près terminé les médicaments que vous m'avez envoyés, ils m'ont fait du bien.   M. C.

1710. — Lyon, 11 février 1907.
J'ai suivi votre traitement et je crois qu'il complétera ma guérison, j'ai fait analyser mes urines, le docteur les a trouvées très bien, il ne me reste donc qu'à bien vous remercier de vos bons conseils. Quant à la parente qui suit le régime pour une angine de poitrine elle se trouve bien mieux.

1711. — Cettigné (Monténégro) le 27 février 1907.

Je suis heureux de vous annoncer que votre traitement m'a très bien guéri et comme j'ai fait part de votre traitement à des amis, ils me prient de me charger de vous demander un traitement ; adresser trois flacons *Santal B線*. **A.**

1713. — Marseille, 19 février 1907.

J'ai obtenu un très bon résultat avec les deux flacons de *Dépuratif Parnel* que vous m'avez expédiés, mes douleurs arthritiques ont à peu près disparu. Je compte en prendre encore pendant quelques semaines et j'en ferai prendre à ma femme. Par le résultat que j'ai obtenu, je suis encouragé à user de cet excellent dépuratif. Envoyez-moi trois *Dépuratif Parnel* et une brochure *Médecine Végétale* pour faire la propagande auprès des membres de ma famille et mes amis. **M.**

1714. — Chauffaud par Lac-en-Villers (Doubs), 19 février 1907.

En 1904, un jeune soldat atteint de rhumatisme articulaire et que les médecins du régiment avaient renvoyés chez lui après avoir fait plusieurs semaines d'hôpital en suivant le traitement de ceux-ci. Ce jeune homme souffrait énormément ; grâce à votre *Tisane Orientale Soker*, avec laquelle il a transpiré plusieurs litres d'impureté, il s'est trouvé complètement guéri et ne s'est jamais ressenti jusqu'à ce jour de cette terrible maladie. Il est retourné ensuite au régiment. Aujourd'hui, je viens vous prier de m'envoyer les mêmes remèdes pour un homme de 40 ans qui est également atteint de rhumatisme articulaire. **M.**

1715. — Bazoche-sur-Le-Betz.

Ayant déjà eu l'honneur de me servir de vos médicaments pour un eczéma que j'ai eu aux jambes et desquels j'ai été très satisfait puisque je suis complètement guéri. Je vous demande de m'envoyer encore un flacon de *Dépuratif Parnel*, pour une parente qui souffre d'eczéma aux oreilles. **D.**

1716. — Montfort (Ille-et-Vilaine), 17 février 1907.

Je prends votre *Médecine Végétale* pour une maladie d'estomac, je souffrais, de vertiges sans discontinuer et de maux de tête. Monsieur, je viens vous dire que depuis quinze jours les vertiges et les maux de tête ont disparu, je me trouve très bien, je peux monter à l'échelle et descendre dans les puits sans m'appercevoir des vertiges, je vais bien mieux pour travailler, je suis très content, mes genoux où j'avais une faiblesse qui m'empêchait de marcher, vont mieux, hier j'ai fait 9 kilomètres à pied sans être malade et il y a déjà longtemps que je n'avais pas marché autant. Si j'avais connu la *Médecine Végétale* avant il y a déjà longtemps que je serais guéri, car voilà deux ans que je suis malade et tout ce que j'ai pris avant votre traitement ne m'a rien fait. **F.**

1717. — Leas, par Collonges, 31 janvier 1907.

Depuis que ma femme a suivi le traitement par la *Médecine Végétale*, sa santé a continué de s'améliorer, quant à la petite fille, grâce aux produits de la *Médecine Végétale* elle va beaucoup mieux, elle n'a plus ces sifflements dans l'estomac, elle dort bien mieux. **M.**

1718. — Messia (Jura), 14 février 1907.

L'année dernière j'ai souffert très longtemps d'une coxalgie, j'ai suivi votre *Traitement Végétal* environ huit semaines ; dès la première cuillerée, mon mal disparaissait petit à petit... Monsieur, je vous affirme que seul votre *Traitement Végétal* m'a guéri. Donc, vous pouvez publier hautement les bienfaits de votre remède en même temps que ma guérison. **O.**

1720. — Paris, le 27 mai 1907.

Je viens une fois de plus vous remercier pour le résultat merveilleux que j'ai obtenu en suivant votre traitement de la *Médecine Végétale*. Si je suis bien portant à l'heure actuelle c'est à vous que je dois cette gratitude. J'ai tardé à vous remercier ayant été obligé de m'absenter un certain temps. A titre de reconnaissance je vous autorise à publier ma lettre en vous demandant toutefois de mettre mon nom en abrégé.

M. R. 35, rue de la Grande Truanderie.

1721. — Cerisy-la-Forêt, 10 juillet 1907.

Souffrant depuis très longtemps de douleurs intolérables dans le creux de l'estomac, les côtes et le dos ainsi que de gastrite en gastralgie et dyspepsie. J'ai le bonheur de vous faire savoir que grâce à l'*Elixir Spark* de la *Médecine Végétale*, je me trouve aujourd'hui presque complètement rétabli. Dans un but humanitaire, je vous autorise à publier ma lettre ainsi que mon nom et mon adresse.   G. RUAULT.

1722. — Revel, par Domène (Isère), 11 juillet 1907.

La *Médecine Végétale* m'a guéri d'une constipation opiniâtre datant de six ans. Aucun médicament ni traitement ne pouvaient me soulager. En six semaines votre méthode végétale m'a guéri. Je ferai connaître aux pauvres malades les produits de la *Médecine Végétale*. Je vous autorise à publier ma lettre.   CARRIES, boulanger.

1723. — Montmort (Marne), 18 juillet 1907.

La *Pommade Péruvienne du Dr Balton* a parfaitement réussi à un de mes malades qui avait essayé en vain quantité d'autres remèdes. Je vous autorise à publier cette observation et vous prie de croire à l'assurance de mes meilleurs sentiments.   Dr E. Tulasne.

1724. — Cortières, par Domène (Isère).

Quel bonheur pour les malades désespérés de retrouver la santé par la méthode végétale. Ma femme, qui ne pouvait presque plus bouger du lit, va mieux et commence à se lever. Moi, atteint d'une grande faiblesse, je commence à reprendre mes forces. En fin quelle chance de pouvoir obtenir la santé par votre méthode végétale.   C.

1725. — Fribourg (Suisse).

Je vous autorise à publier ce qui suit deux fois : Monsieur, je vous écris pour vous remercier de m'avoir guéri d'une maladie terrible dont j'étais atteint ; on n'arrivait pas à me guérir et le mal continuait toujours. C'est grâce à votre traitement que les pertes séminales ont cessé et je suis aujourd'hui d'une santé comme avant.

PERCE BLAISE, rue du Progrès, 3, Beauregard-Fribourg.

1726. — Boucoiran, le 21 juillet 1907.

Il y a 5 ou 6 ans ayant éprouvé une longue maladie de 6 mois de lit, je suis tombé dans un état désespéré, ne pouvant supporter même pas un peu de bouillon d'agneau dégraissé sans me trouver très fatigué. C'est alors qu'en lisant dans votre livre de *Médecine Végétale* quelques remèdes qui pouvaient m'être précieux, je vous fis une commande de *Dépuratif Parnel*, d'*Elixir Spark* et de *Tisane Orientale Soker*. Grâce à ce merveilleux traitement, après avoir essayé tous les remèdes proposés, j'ai été soulagé rapidement et j'ajoute que votre *Elixir Spark* est le réparateur de l'estomac par excellence.   FROMENTAL, garde champêtre.

1727. — Vitry-le-François, le 24 septembre 1906.

Je suis beaucoup satisfait des produits que vous me fournissez et je vous en fais bien des compliments.   C.

1728. — Veuillez m'envoyer un flacon de *Santal Bline* ça va déjà mieux. Je suis presque guéri.   E.

1729. — Versailles, 22 août 1906.

M'étant soigné moi-même, souffrant d'une grosseur que j'avais au sein gauche, j'ai mis un emplâtre *Fondant Derrel*, puis un deuxième ; me voici enfin débarrassée sans opération, aussi j'en garderai toujours une profonde reconnaissance et quand je vois quelqu'un souffrir je parle toujours de cette méthode avec confiance.   M.

1731. — Moulins, le 4 octobre 1906.

Ayant suivi votre traitement pendant 15 jours, je reconnais que votre remède est excellent, car vraiment dans l'état où j'étais je ne croyais pas m'en relever. Au bout de 3 jours mes crises syphilitiques ont disparues ainsi que mes crises de nerfs qui m'étouffaient. J'avais une jambe que je pensais réellement rester estropié, maintenant mes nerfs sont tendus et ma jambe peut se plier. Il est regrettable que je n'ai pas plutôt votre traitement car l'argent que j'ai dépensé en médicaments m'aurait servi à me traiter. C'est avec mes remerciements que je vous envoie cette lettre, soyez certain que je communiquerai la *Médecine Végétale* à mes amis qui souffriront.   P.

1732. — Mouchaux-Soreng (Seine-Inférieure), 13 novembre 1906.

Sur l'avis d'un camarade je me suis guéri avec les capsules de *Santal Bliss* et dont je suis très satisfait. Je conseillerai à tous mes camarades, ce remède comme étant le meilleur.   **M.**

1733. — Tournon-sur-Rhône, 17 octobre 1906.

Je me suis adressé l'hiver dernier à la *Médecine Végétale* pour soigner une affection des voies urinaires et m'en suis très bien trouvé. Après un mois de traitement à peine, toute trace du mal avait disparu.   **H.**

1734. — Nantes, le 16 octobre 1906.

Je dois vous remercier des produits que vous m'avez vendus pour un écoulement ancien que j'ai réussi à guérir grâce à votre traitement.   **G.**

1737. — Saint-Maurice-des-Térrens (Ain), le 9 novembre 1906.

Je connais une personne qui a été guérie par le *Dépuratif Parnel* et j'ai une parente qui se trouve dans le même cas, c'est pourquoi je vous prie de m'envoyer...   **J.**

1738. — Montségur, par Lavelanet, 6 novembre 1906.

D'après les renseignements que m'a donné M. X..., de ma commune auquel vous avez envoyé le remède pour sa femme qui avait un eczéma à la joue, le résultat a été satisfaisant. Je viens m'adresser à vous...   **J.**

1740. — Fontenay, Le château (Vosges), 11 septembre 1906.

Voulez-vous, s'il vous plaît, m'envoyer une bouteille de *Dépuratif Parnel* et deux *Elixir Spark*. Agréez, Monsieur, mes salutations et mes remerciements, car je vais beaucoup mieux, je vous suis très reconnaissan.. ar j'étais si fatiguée de souffrir et aujourd'hui je vais bien.   **J.**

1741. — Boysson-le-Bas, 11 novembre 1906.

J'ai l'honneur d'accuser votre traitement végétal comme le plus précieux de tous les remèdes. Après huit ans de souffrances, je suis enfin complètement guéri. Mes meilleurs remerciements.   **V.**

1742. — Lalande, le 22 avril 1907.

Ayant fait usage de vos remèdes préconisés par la *Médecine Végétale*, l'année dernière, nous en sommes très satisfait ; aussi je vous prie de renvoyer...   **G.**

1743. — Romantin, le 23 avril 1907.

Monsieur, m'étant servi dans beaucoup de cas de votre livre la *Médecine Végétale* et en étant très content je viens vous demander...   **V.**

1744. — Bourret (Tarn-et-Garonne), le 23 avril 1907.

Je suis heureux de pouvoir vous annoncer la guérison de cette terrible maladie et nous pouvons dire que c'est grâce à vos médicaments.   **P.**

1746. — Limoges, 4 avril 1907.

Je vous prie de m'adresser votre gros volume de *Médecine Végétale*. Mon père ayant été guéri à deux reprises, je tiens à titre de remerciements à faire de la propagande dans mon rayon et espère augmenter votre clientèle. Cela, à titre gracieux.   **V.**

1747. — Marsanix, par Saint-Pierre-de-Chignac, le 7 avril 1907.

Je viens aujourd'hui vous faire mes compliments de vos remèdes qui paraissent bien agir avec le peu de temps que j'en prends.   **A.**

1748. — Mons (Belgique), le 26 mars 1907.

J'ai commencé votre traitement le dimanche matin le 17 courant. Immédiatement un mieux considérable s'est fait sentir dans mon état général ; je me sentis mieux, plus alerte, plus dispos, moins vite fatigué, je mangeai de très bon appétit, je perdis ma teinte jaune et eu des couleurs, les yeux qui étaient clairs et brillants sont redevenus sains, bref, je dois vous dire que je ne me suis jamais si bien porté et tout le monde est d'avis que je n'ai jamais eu si bonne mine. Je suis très intimement lié avec M. L. chef de..., que vous avez guéri d'une maladie dont il souffrait depuis des années. C'est un chaud partisan de votre *Médecine Végétale* et c'est par reconnaissance qu'il m'a recommandé la *Médecine Végétale*.　　　　　R.

1749. — Azazga, par Tizi-ouzou (Algérie), le 17 mars 1907.
Je suis très contente, maintenant je suis en parfaite santé. J'ai très bonne mine et ne ressent plus aucune douleur et la constipation a disparu. Envoyez-moi un *Dépuratif Parzel* et deux flacons d'*Elixir Spark*.　　　　　A.

1750. — Louvroil, 25 mars 1907.
Envoyez-moi un flacon *Santal Bline*, comme je suis guéri, je tiens à en continuer le traitement un peu.　　　　　O.

1752. — Belly, 19 mars 1907.
Je suis à la fin du traitement. J'ai obtenu un bon résultat et ai la satisfaction de vous adresser tous mes remerciements. Je regrette de ne vous avoir pas demandé plutôt le traitement qui m'a si bien réussi.　　　　　M.

1753. — Saïda, le 11 mars 1907.
Veuillez avoir l'obligeance de me faire adresser par colis postal quatre bouteilles de *Vin Galar* (usage personnel). J'ai eu l'occasion, l'été dernier, de goûter votre préparation d'en user pendant quelques temps, je m'en suis fort bien trouvé. Fatigué par les chaleurs estivales, j'ai pu apprécier votre excellent vin et le recommander comme un tonique et un reconstituant des plus efficaces.　　　　　G. médecin-major.

1854. — Paris, le 2 mars 1907.
Vos produits sont réellement merveilleux puisque je suis presque guéri.　　　　　Ar.

1755. — Paris, le 3 août 1907.
Je suis heureuse de vous annoncer ma complète guérison, mon albumine a complètement disparu, j'ai suivi exactement quatre mois le traitement de la *Médecine Végétale*, à l'heure actuelle, je me sens aussi gaie que j'étais désespérée quand je suis allée vous trouver, il y a quatre mois. Je vous autorise à publier ma lettre en vous demandant toutefois de mettre mon nom en abrégé; j'ai fait et ferai encore l'éloge à mes amies de l'efficacité de votre traitement de la *Médecine Végétale*.　　　　　M. R.

1756. — Trémolat, 18 juin 1906.
Combien je manquerais à un devoir, combien je serais ingrate, si je ne venais vous donner de mes nouvelles. Vous remercier et à genoux du bien-être que vous m'avez rendu par vos excellents remèdes. Je suis rajeunie de dix ans, de plus même, je ne suis plus la même personne. Veuillez recevoir, Monsieur le Directeur, avec mes remerciements, ceux de ma famille qui ne peut en croire ses yeux ainsi que mes salutations bien respectueuses.
Votre excellent *Vin Galar* m'a beaucoup fortifiée.　　　　　J. M.

1757. — Montreuil-Bellay, 7 juin 1906.
Je suis bien mieux, je me sens plus de rien, aucune douleur dans le ventre ni dans l'estomac, j'ai le teint plus clair, je prends ma nourriture comme tout le monde et plus rien ne me fait mal. Aussi, Monsieur, je vous suis bien reconnaissante de votre *Médecine Végétale*.　　　　　M. B.

1758. — Bazoches-sur-le-Betz, 23 mai 1906.
J'ai déjà eu recours à vous pour me guérir de plusieurs eczémas aux jambes qui me faisaient souffrir depuis 3 ans et que je croyais incurables. Je vous récris pour vous remercier sincèrement et pour que vous m'envoyiez deux bouteilles de votre *Vin Galar* en qui j'ai grande confiance pour me guérir d'un affaiblissement qui me rend presque incapable de travailler.　　　　　C.

1759. — Louvroil, 1er mai 1906.
Veuillez m'envoyer un flacon de *Santal Bline*, je suis guéri, mais veux continuer encore un peu.　　　　　O.

1760. — Zal-sur-Cher, le 1er mai 1906.

Recevez, Monsieur le Directeur, mes sincères salutations ainsi que ma plus profonde reconnaissance, car mon père avait été abandonné et on lui disait qu'il n'y avait rien à faire, il s'en allait de jour en jour et depuis 5 jours, il travaille de son métier de cordonnier et se trouve très bien grâce à votre traitement qu'il a commencé depuis si peu de temps.   **X.**

1761. — Tournon, le 24 avril 1906.

J'ai la satisfaction de vous annoncer que la *Médecine Végétale* a produit dans mon état les résultats les plus satisfaisants. Au mois de mars quand je me suis adressé à vous, je souffrais ou plutôt je m'inquiétais de voir depuis plusieurs semaines consécutives mes urines troubles, épaisses de couleur rouge très foncée et déposant au fond du vase des matières tantôt grisâtres foncées, tantôt rouges. J'urinais toutes les deux heures et j'éprouvais une contraction assez pénible après chaque miction. Dès le 6e jour de la seconde quinzaine du traitement un mieux sensible se manifesta, les urines se clarifièrent de jour en jour et finirent par redevenir absolument normales, la douleur a disparue. Permettez-moi de vous exprimer toute ma reconnaissance pour vos bons conseils et vos excellents remèdes que je recommanderai chaque fois que j'en aurai l'occasion à ceux qui souffrent.   **H.**

1762. — Coudeville, par Bréhal, 17 avril 1906.

Ma mère va bien mieux et je vous en suis infiniment reconnaissante; depuis six semaines nous n'avons pas revu une goutte de sang et nous la croyons guérie. Je vous prie de nous dire s'il faut cesser les médicaments. Agréez notre sincère reconnaissance, Envoyez-nous trois flacons de *Spyrol Leber*.   **F.**

1763. — La Villeneuve-au-Chêne, 16 avril 1906.

J'ai l'honneur de vous féliciter de votre médecine et de vos progrès pour l'humanité. Toutes les crises violentes qu'elle souffrait de l'estomac depuis 15 à 20 ans sont disparues. Je vais encore lui faire boire de votre *Vin Galar* pour lui faire reprendre des forces.   **R.**

1765. — Roscoff, le 9 janvier 1906.

Je vois avec plaisir que vos médicaments me font un bien bon effet. Tout mon côté est très bien, je ne sens plus rien du côté de la figure. Je vais régulièrement à la selle depuis que je suis votre traitement, vos médicaments font aussi très bon effet à ma femme. La grosseur qu'elle ressentait dans la matrice a diminué, le point de côté du côté gauche qui existait depuis pas mal de temps a disparu ainsi que la constipation, grâce à votre traitement. Avant, elle avait de terribles maux d'estomac, une digestion qui ne se faisait pas et des vomissements.   **T.**

1766. — Bar-sur-Aube, 2 avril 1906.

Je suis on ne peut plus satisfait du résultat obtenu avec le *Dépuratif Parnel* (3 b.) que ma femme a déjà consommées, l'eczéma a complètement disparu. Avec mes remerciements.   **A.**

1767. — Hendaye, le 1er avril 1906.

Je vous dirai que j'ai le ventre presque tout à fait désenflé et dans les poumons je ne trouve plus le poids... C'est un miracle, les jambes sont bien dégagées, je marche plus à l'aise.   **E.**

1768. — Roscoff.

...Il me reste à vous remercier de vos bons médicaments qui m'ont guéris complètement.   **J.**

1769. — Carcassonne, le 3 mars 1906.

Ayant été guérie d'une métrite par votre bonne *Médecine Végétale*. Je viens vous demander des remèdes pour des hémorroïdes intérieures; malgré que je ne souffre pas beaucoup, je me suis décidé à m'en débarrasser; m'étant mise à relire votre livre voilà les remèdes tout trouvés pour ma guérison. Je viens vous prier de m'expédier de votre bonne *Médecine Végétale* un *Dépuratif Parnel*, un *Élixir Spark* et une *Pommade Péruvienne Ballon*.   **E.**

1771. — Saint-Emilion, 28 février 1906.

Ma guérison a fait un tel retentissement et a étonné tant de monde que plusieurs — et ils sont nombreux ceux-là — veulent me voir eux-mêmes et de près pour croire à ma guérison. Aussi beaucoup viennent à la maison me demander des renseignements et prendre connaissance de votre brochure que je prête bien volontiers. Que de malheureux qui souffrent et que vous guérissez et qui n'osent pas se faire connaître à la publicité ! J'en connais à Saint-Emilion.   C.

1772. — Thulin, le 26 février 1906.

Le *Dépuratif Parnel* fait un grand bien à notre malade. Depuis le 18 qu'elle en prend, elle qui était clouée presque inerte sur son lit, reprend visiblement des forces, se lève et ressent dans le côté malade (la malade est atteinte d'une pleurésie purulente et a été opérée le 15 juin) un grand soulagement. Le docteur l'a vue il y a huit jours et a constaté un grand changement dans l'état général de la malade. Avec le *Dépuratif Parnel* la malade se sent de jour en jour plus forte et ressent un soulagement énorme dans le côté.   A.

1773. — Les Caletes, le 17 février 1906.

Je vous écris ces deux mots pour vous faire mes remerciements car tout en lisant votre livre j'ai bien trouvé à me guérir, car depuis l'âge de 20 ans, je souffrais d'une grande inflammation d'intestins, mais aujourd'hui je suis bien guérie, je suis bien rajeunie de 15 ans. J'ai 52 ans, mais je vous assure que je suis plus gaie et bien plus libre de mon corps qu'à 30 ans. Je termine en vous serrant la main, car vous êtes aujourd'hui pour moi un sauveur.   M.

1774. — Bazoches-sur-le-Betz, 16 février 1906.

Depuis que j'ai suivi votre traitement végétal les eczémas dont je souffrais se sont beaucoup améliorés, presque passés et je vous ferai la meilleure réclame que je pourrai.   G.

1775. — Contrexéville, le 16 février 1906.

Votre dépuratif me fait beaucoup de bien, je ne souffre plus ou presque plus, mes rougeurs sont presque entièrement disparues, ma langue se cicatrise.   E.

1777. — Ambronay, par Priay (Ain), 12 février 1906.

Monsieur, c'est avec une grande confiance que je vous annonce la guérison de mon varicocèle, il a bien disparu ; je pense que c'est une guérison certaine par vos merveilleux médicaments, mais je ne sais pas s'il faut prendre le *Dépuratif Parnel* ; je veux donc vous demander un *Vin Galer* pour me remettre car je suis dans une grande faiblesse.   B.

1778. — Aux Petites Coulanges, commune de Saint-Agil (L.-et-Ch.), 26 janvier 1906.

C'est avec plaisir que je viens vous donner de mes nouvelles ; voilà tout à l'heure trois semaines que je suis votre traitement végétal et j'en éprouve chaque jour un bien-être de plus en plus satisfaisant, votre *Elixir Spark* a fait disparaître entièrement ma constipation.   D.

1779. — Saint-Germain, par Gimont (Gers) 7 janvier 1906.

Expédiez-moi les cachets *Curatif Darvel* et les cachets *Balsamique Verdel*. Je suis plus que satisfait de votre traitement.   E.

1780. — Moulins, 22 janvier 1906.

Expédiez-moi une caisse de médicaments, *Sédatif Tiber, Elixir et tisane Orientale*, mon malade va toujours mieux il n'a pris aucune crise depuis le commencement du traitement. J'ai donc espoir que cet envoi sera le dernier.   C.

1781. — Pied-des-Côtes, Champagney, le 21 décembre 1905.

Je suis très heureuse de mettre à votre connaissance que je vas beaucoup mieux ; cette démangeaison et ces boutons que j'avais à la vulve vont beaucoup mieux. Voilà 10 ans que je porte cette maladie et je pense qu'avec un traitement comme j'en ai suivi je serai guérie. Envoyez-moi...   A.

1782-1783. — Hem-Monacu (Somme), 23 décembre 1905.

Je suis très heureux de pouvoir vous annoncer que je suis guéri de la plaie variqueuse que j'avais à la jambe gauche, grâce à votre précieuse *Médecine Végétale* en moins de quatre mois j'ai été guéri et sans aucun arrêt dans mon travail.　　　**L.**

1784. — Châteauroux, 18 janvier 1905.

Je crois être bien guéri de la grave infirmité pour laquelle j'ai eu recours à la *Médecine Végétale*. Je prendrai les précautions que vous recommandez. Recevez l'assurance de ma reconnaissance envers vous et les auteurs de la *Médecine Végétale*.　　**E.**

1785. — Sorgues, le 4 janvier 1906.

Je vous remercie du bien et du changement que votre méthode végétale m'a fait et c'est du plus profond de mon cœur que je vous présente mes meilleurs vœux et tout le bonheur que vous méritez. A la réception de ma lettre veuillez envoyer... Le présent traitement que je vous demande est destiné pour mon petit neveu âgé de 4 ans il a aussi de la scrofule et le dessus de la tête couvert de croûtes. Nous espérons, par votre précieuse méthode végétale, le guérir radicalement. Voici l'adresse...　　**V. L.**

1786. — Volvic (Puy-de-Dôme), 15 janvier 1906.

Je vous remercie du bienfait que m'a procuré votre *Pommade et Dépuratif Parnel*.　**B.**

1787. — Vorget, par Aubronay, 15 janvier.

J'ai fini le traitement pour ma maladie de prostate et je me sens guéri.　　**C.**

1788. — Saint-Calais, 9 septembre 1907.

Veuillez m'expédier un *Dépuratif Parnel*, un *Elixir Spark*, un *Vin Gelar*, c'est pour la deuxième fois, je m'adresse à vous en ayant été très content une première fois.　**M.**

1789. — Groux (Morbihan), 11 septembre 1907.

Votre traitement végétal fait beaucoup de bien à ma fille. Depuis quinze jours qu'elle le prend je constate dans son état une amélioration qui ne fait que s'accentuer; la faiblesse est déjà moins grande, l'appétit est meilleur et les maux de tête ont disparu. Ma pauvre enfant qui était désespérée reprend confiance, elle prend les médicaments avec un plaisir évident et elle m'assure qu'ils la guériront. Cela me cause une joie extrême, car elle ne voulait plus rien prendre.　　**O.**

1790. — Varilhes, le 7 septembre 1907.

Dans ma lettre en date du 17 juin dernier, je vous disais que ma mère âgée de 75 ans, a une tumeur au sein et qu'elle avait trouvé dans l'espace d'une douzaine de jours un peu d'amélioration en suivant le traitement curatif de la *Médecine Végétale* de vos produits. Votre méthode est sûrement bonne et vos produits excellents. La tumeur de ma mère faisait au début du traitement une saillie de 4 à 5 centimètres et de la grosseur d'un gros œuf de poule. Aujourd'hui grâce à vos produits elle n'est guère plus que d'une saillie de 1 1/2 à 2 centimètres.　　**C. B.**

1791. — Aubigny, en Sologne, le 5 septembre 1907.

Nous sommes en manœuvres depuis le 2 septembre et malgré les fatigues qui en résultent pour mon ami, son écoulement n'est pas plus abondant que depuis son départ pour les manœuvres, j'attribue toujours ce succès à votre merveilleux *Santal Bline* dont les effets sont incontestables. Je vous prierai de me faire parvenir un flacon de *Santal Bline* à cette adresse.　　**H.**

1792. — Revel, 5 septembre 1907.

Votre *Dépuratif Parnel* a fait merveille à la personne qui avait des douleurs, elles ont complètement disparues et remercie beaucoup la *Médecine Végétale* de ses précieux médicaments. Envoyez-moi...　　**C.**

1793. — Vernloz, le 3 septembre 1907.

J'ai à vous remercier de m'avoir guéri d'une angine de poitrine, je vais très bien, merci mille fois. J'ai recours à vous pour ma femme. Elle est faible...　　**J.**

1794. — Givors, le 27 août 1907.

Je suis heureux le constater et de vous annoncer que votre traitement a, jusqu'à présent, produit un grand mieux chez ma femme. La roséole a complètement disparue, les maux de tête et les malaises qu'elle ressentait dans la journée se sont dissipés.   A.

1795. — Pontarlier, le 22 août 1907.

Vraiment votre *Médecine Végétale* jusqu'à ce jour m'a donné des résultats merveilleux, mon orchite a disparu comme par enchantement après un traitement d'une semaine. Je ne ressens aucune douleur. L'urine est claire à l'émission sans douleur et sans dépôt.   C.

1796. — Fribourg, 9 août 1907.

Je suis heureux de pouvoir vous affirmer encore une fois que je suis guéri de la maudite maladie dont j'étais atteint; mes chaleureux remerciements, maintenant j'ai ma femme qui souffre beaucoup d'une maladie nerveuse, etc..   B.

1797. — Pontivy, 21 juillet 1907.

Je suis heureux de vous dire que votre *Elixir Spark* a produit bon effet contre ma constipation.   L.

1798. — Les Toches Maulais, 22 juillet 1907.

Je suis très satisfait des résultats obtenus par votre méthode. Je n'ai presque plus de traces de mon psoriasis que je portais depuis environ 25 ans presque sur tout le corps excepté les jambes.   B.

1800. — Saint-Nazaire, le 17 juillet 1907.

Je vous écris au sujet des produits que vous m'avez envoyés. Ils sont épuisés et m'ont fait un grand bien, les forces me reviennent, le mal s'en va à grand train.   F.

1804. — Revel, 9 juillet 1907.

La *Médecine Végétale* est très bonne elle m'a guérie d'une constipation chronique que j'avais depuis 6 ans. Tous mes remerciements et je ne manquerai pas de recommander cette méthode afin que les pauvres malades en profitent.   Car.

1805. — Nolay, 13 juillet 1907.

Mon eczémateuse en est à sa deuxième bouteille de *Dépuratif Parnel* et nous constatons déjà une amélioration sensible. Je viens vous demander aujourd'hui de vouloir m'envoyer votre livre la *Médecine Végétale* à M... J'ai la confiance que votre précieux ouvrage sera utile dans cette maison comme il me l'est à moi-même.   C.

---

602. — Mme D., à Kiew (Russie), est atteinte d'un épithélium ulcéré du sein gauche.

Grâce aux merveilleux produits de la *Médecine végétale*, *non caustiques*, elle est *complètement guérie*; elle continue encore le traitement végétal interne pendant quelques temps pour se mettre à l'abri de toute récidive. Sa dernière lettre date du 31 janvier 1898, et sa guérison est toujours parfaite.

603. — Mme G., à Thierville, près Verdun (Meuse), était sur le point d'être opérée par un chirurgien de Nancy.

Recommandée par une dame guérie, par les produits de la *Médecine végétale*, d'une métrite, elle se soumet au traitement végétal le 26 février 1898. Au bout de trois semaines de traitement, elle est complètement guérie. Elle nous a confirmé sa guérison au mois de février 1898.

Mme D. S..., 43 ans, est atteinte d'un cancer au sein droit. Elle a déjà subi une opération, sans succès. Notre traitement végétal l'a guérie.

---

608. — Mme Villaume, 62 ans, à Epinal, est atteinte, depuis six mois, d'un cancer utérin ulcéré, avec pertes fétides et amaigrissement profond. Soumise au traitement végétal, elle a été guérie en trois mois.

Son état est toujours parfait.

614. — Je n'espérais pas une guérison com : 'e, malgré le bien qu'on disait de votre *Médecine végétale*.

Je comptais sur un soulagement seulement. J'ai vu tant de médecins que tout espoir de guérison était perdu pour moi. Heureusement que j'ai adopté vos précieux produits. En moins de quatre semaines, je voyais la tumeur changer d'aspect et je me sentais plus en santé. Actuellement ma tumeur du ventre est complètement guérie; j'ai pris votre traitement exactement pendant quatre mois et quatorze jours. Je continuerai encore quelque temps votre merveilleux *Dépuratif Parnel*.

Femme R., Vitry-aux-Loges (Loiret).

---

615. — Je suis très heureux de mettre à votre connaissance que je suis radicalement guéri de la plaie variqueuse que j'avais à la jambe depuis longtemps.

Grâce à votre précieuse *Médecine végétale*, au bout de six mois, j'ai été guéri radicalement, sans laisser de trace de ma plaie et sans m'arrêter dans mon travail. Je n'espérais pas me guérir si vite, vu mon grand âge, 76 ans.

Je suis votre humble serviteur.   M., passage D'Hier, Paris (17e arrondt). .

---

618. — Je déclare que j'avais sur le nez un cancroïde, selon les médecins spécialistes que j'ai consultés. Ils m'ont ordonné beaucoup de remèdes, des lavages et des pansements : finalement, ils m'ont déclaré qu'il fallait une opération. C'est alors que je me suis décidé de m'adresser à votre *Médecine végétale* et suis très heureux de proclamer que, trois mois après, mon mal a disparu et que je suis complètement guéri.

Julien B., à Nancy.

---

619. — Je vous ai adressé, il y a dix mois, la comtesse de F..., atteinte d'un cancer ulcéré au sein gauche; la malade refusait toute intervention chirurgicale. Maintenant, je suis chargé de vous exprimer notre admiration pour les excellents produits de la *Médecine végétale*, car la comtesse va très bien, et je la considère comme radicalement guérie. Je lui conseille encore pendant quelque temps votre précieux *Dépuratif Parnel*.

Dr D.

---

625. — Je suis heureux, pour l'année qui commence, de pouvoir vous témoigner ma reconnaissance pour le bien que votre merveilleuse méthode végétale m'a fait; c'est du plus profond de mon cœur que je vous présente l'hommage de mes meilleurs vœux et que je vous souhaite, avec la santé, tout le bonheur que vous méritez.

Je continue à prendre votre *Dépuratif Parnel*, *Vin Galar* et *Elixir Spark*.

Agréez, Monsieur, etc.   K., rue d'Arcole, Le Havre.

627. — Je vous remercie, cher maître, de l'intérêt que vous portez à notre malade et probablement à toutes celles qui se soignent à la *Médecine végétale*. Je suis très heureux de vous confirmer la bonne santé et la parfaite guérison de ma femme, vos précieux remèdes l'ont guérie en quatre mois d'une tumeur fibreuse.

Elle est tellement changée, son visage exprime une telle santé, que tous nos amis sont surpris de cet heureux changement; nous faisons une propagande acharnée, mais très méritée en faveur de la merveilleuse *Médecine végétale*.

H., à Coutures (Lot-et-Garonne).

---

628. — J'ai le bonheur de vous annoncer la guérison de mon eczéma que j'avais sur le corps et sur le cuir chevelu, après quarante jours de vos admirables remèdes de la *Médecine végétale*.   Mme G. G. L..., à Belfort.

---

629. — Ma guérison est complète; il n'y a plus de trace de ce maudit eczéma que je portais aux jambes depuis des années, malgré tous les traitements qu'on me faisait suivre. Votre merveilleux traitement végétal m'a guéri en deux mois, tout en continuant mon travail. Ma reconnaissance vous est à jamais acquise.

M. Jules B..., à Tours.

---

630. — Grâce à votre méthode végétale, mon psoriasis, que j'avais depuis l'âge de 11 ans, est radicalement guéri. Si je vous avais connu plus tôt, que de dépenses et d'ennuis vous m'auriez évité!

Veuillez accepter ma reconnaissance et compter sur moi pour propager votre méthode.   Julien K..., boulevard Magenta.

681. — Je vous annonce donc le bonheur que je suis guérie de l'acné que je portais à la figure depuis dix ans et pour lequel j'ai suivi plusieurs traitements sans aucun résultat.

Seule, votre méthode végétale m'a radicalement guérie en deux mois de traitement.

Mme D., à Cognac (Charente).

682. — Il y a exactement aujourd'hui un mois que j'ai commencé le traitement de la *Médecine végétale*, et je constate déjà une très grande amélioration dans mes douleurs. J'attends vos nouveaux conseils que j'appliquerai strictement.

Veuillez agréer, etc. ROUSSEAU, rue St-Jacques, Rouen (Seine-Inf.),

683. — Je vous serais bien reconnaissante de me prescrire un traitement à suivre pour éviter le retour de mon affection — couperose et acné — qui est actuellement complètement guérie grâce à votre admirable *Médecine végétale*.

Mlle B., à Auberive (Haute-Marne).

635. — Mon fils va très bien, sa *pelade* est presque guérie; les cheveux sont repoussés et la peau du cuir chevelu devient naturelle; les glandes de son cou ont disparu. Je compte lui faire suivre le traitement pendant une quinzaine de jours encore et tout sera terminé à cette époque. G., à Rouen.

636. — Mon bonheur ne connait plus de bornes, car je suis radicalement guéri de mon psoriasis, cette maudite et pénible maladie, pour laquelle j'ai fait tous les traitements imaginables, prescrits par les plus grandes célébrités de Paris, et c'est grâce à vos merveilleux remèdes de la *Médecine végétale*, si simple et si facile à suivre, que je me suis guéri en deux mois de traitement. Merci et toujours votre reconnaissant.

Me D. C..., avoué, à Paris.

637. — Le malade que je vous ai adressé va très bien, son *pityriasis de la barbe et du cuir chevelu* est complètement guéri. Je me propose de lui faire suivre votre précieux *Dépuratif Pernel* pendant deux à trois semaines, pour le mettre à l'abri de rechutes. Qu'en pense . vous? Dr X..., à Valence (Drôme).

638. — Je vous adresse une dame atteinte d'un eczéma; je suis persuadée que vous la guérirez aussi vite et aussi radicalement, comme vous avez guéri mon mari, il y a trois ans d'une affection analogue, avec vos précieux remèdes de la *Médecine végétale*.

Mme L. B..., sage-femme, à Saint-Etienne.

639. — Atteinte depuis cinq ans d'une affection à la figure, que les médecins ont appelée l'*acné et couperose*, j'ai fait divers traitements prescrits par des spécialistes les plus renommés; j'ai avalé un tas de dépuratifs et d'arsenic qui ont engendré des troubles digestifs et une gastralgie très prononcée; j'ai été très faible et anémiée au dernier degré.

Il y a trois mois, j'ai eu la chance de connaître votre méthode par M. P. R., que vous avez guéri d'un eczéma généralisé, il y a deux ans; votre merveilleux traitement m'a radicalement guérie et a rétabli mes forces. Votre reconnaissante,

Mlle S. L..., à Beauvais (Oise).

640. — Atteint d'un *sycosis* à la barbe, datant de quatre ans, je me suis adressé à vous sur le conseil du Dr Vasseur. On m'a traité par épilation et cautérisation, sans aucun succès; grâce à la *Médecine végétale*, je suis aujourd'hui radicalement guéri.

Ma reconnaissance vous est acquise. Albert S..., à Oran (Algérie).

641. — Atteint depuis longtemps d'un *ulcère variqueux* à la jambe, qui m'a cloué au lit pendant six mois, j'ai suivi divers traitements sans aucun résultat.

Grâce à un de vos malades guéris, je me suis adressé à vous et en trois mois, la *Médecine végétale* m'a complètement guéri. André N..., à Saint-Aubin,

près Montreuil-sur-Mer (Pas-de-Calais).

642. — Veuillez me faire adresser par colis postal un flacon de *Spyrol* et un petit flacon d'*Auditine Rock*.

Votre produit a merveilleusement réussi à ma mère âgée de 84 ans et atteinte de surdité.

Recevez mes salutations empressées.   L. D..., pharmacien, à Lunéville.

---

643. — Je suis très heureux de vous faire savoir que vos excellents remèdes m'ont guéri radicalement d'un eczéma que je portais à la main et aux doigts depuis six ans. Je continuerai encore quelque temps votre dépuratif.   D. R..., à Bordeaux.

---

644. — Le malade auquel nous avons prescrit vos précieux remèdes de la *Médecine végétale* au mois de septembre va de mieux en mieux et sa guérison complète n'est qu'une question de jours. Il a pris ponctuellement les spécialités de votre méthode végétale ; dès le troisième jour, il se félicitait déjà d'une grande amélioration. Lui qui souffrait horriblement depuis trois ans sans que nous ayons pu lui apporter le moindre soulagement! Il faut se rendre à l'évidence, votre médecine végétale, à laquelle je n'attachais aucune importance au début, — je l'avoue franchement, — est souveraine dans les maladies chroniques.

La vulgariser dans le monde entier serait faire un acte d'humanité. De mon côté, je crois de mon devoir de la propager par tous les moyens en mon pouvoir.

Dr A..., Paris.

---

645. — Admirateur de votre médecine végétale, je suis très heureux de proclamer une fois de plus la supériorité de vos merveilleux médicaments.

Voici encore deux observations de guérison à l'actif de votre admirable *Médecine végétale :*

1° M. L. D..., de Bordeaux, âgé de 58 ans, atteint d'un varicocèle, est complètement guéri de cette pénible infirmité.

Il a été soumis au traitement curatif de la *Médecine végétale*. Au bout de quatre mois il a été radicalement guéri ;

2° M. L..., de Remiremont, pâtissier, âgé de 49 ans, atteint d'hydrocèle, a été également guéri par la méthode végétale. La durée du traitement a été de trois mois.

Salutations confraternelles.   Dr B...,
Professeur de Pathologie externe.

---

646. — Je vous dois la vie, vous m'avez sauvé d'une maladie de la peau qui datait depuis huit ans et me tenait aux jambes et aux bras ; grâce à la nouvelle méthode végétale, je travaille et me porte bien. En quatre mois vous m'avez apporté la santé, je vous en suis reconnaissant.   C. T..., à Bourg-la-Reine (Seine).

---

647. — Je ne vous ai pas donné de mes nouvelles tout de suite parce que je voulais me rendre compte de votre méthode végétale et apprécier l'effet bienfaisant de vos excellents remèdes.

Depuis huit ans, j'étais atteint d'un eczéma qui me couvrait la figure et les jambes. Le mal m'empêchait de travailler et de marcher.

Les médecins que j'ai consultés m'ont bien fait disparaître un peu d'eczéma, mais il revenait presque tout de suite, malgré leur bon dévouement. J'ai dépensé beaucoup d'argent inutilement; dernièrement, le mal a augmenté. C'est alors qu'ayant lu votre méthode dans les journaux, je me suis décidé à prendre votre traitement végétal.

Je suis très content de ce traitement. L'ayant suivi régulièrement pendant quatre mois, je me suis entièrement guéri. Je n'ai plus d'eczéma, et ma peau est aussi nette qu'avant la maladie, vos merveilleux produits me l'ont fait passer sans laisser de trace ni sur la figure ni aux jambes. Je vous envoie, avec mes remerciements, l'expression de ma profonde reconnaissance.   Jules B..., à Rosoy-en-Brie
(Seine-et-Marne).

---

648. — Il y a près de deux ans que je vous ai demandé les remèdes de votre médecine végétale pour les maladies de la peau ; à ce moment, j'avais des boutons sur la figure et une plaie à la jambe. Avant votre traitement, j'ai essayé beaucoup de dépuratifs soi-disant préparés avec des plantes fraîches et une quantité de pommades et d'onguents. Tout cela ne m'a pas fait grand'chose.

Depuis que j'ai pris votre *précieux Dépuratif* et la *Pommade Parnel*, mon mal a disparu et je n'ai rien ressenti depuis deux ans, ma santé est meilleure, mon appétit est bon et je digère bien. J'espère que cela continuera grâce à votre nouvelle méthode végétale.

En fidèle apôtre, je fais mon possible pour faire lire votre livre et vous adresser des malades. Et ils sont nombreux, les malades du pays et des environs qui viennent me demander comment je me suis guéri. Tout le monde au pays savait que je souffrais d'un eczéma incurable. Songez combien a été grande la joie de ces pauvres malades qui ont appris que j'ai trouvé un remède qui m'a guéri et se charge de guérir toutes les maladies. Aussi j'ai toute la journée du monde auquel je ne manque pas de conter les bienfaits de votre traitement végétal. Je suis très heureux d'être guéri de cette terrible maladie et vous souhaite d'être aussi heureux comme vous le méritez.

R..., rentier à Saint-Germain-du-Plain
(Saône-et-Loire).

---

649. — Vos remèdes m'ont rendu aussi fort qu'à vingt ans malgré la cinquante-sixième année que je porte; vous m'avez guéri des humeurs froides que j'avais depuis mon enfance. C'est surtout votre dépuratif végétal que je trouve admirable. Je ne saurais exprimer le bien qu'il fait, quelques cuillerées suffisent pour vous faire sentir une nouvelle vigueur dans tout le corps. Aussi, dès que j'éprouverai un malaise, c'est à la *Médecine végétale* que je m'adresserai de confiance.

M. S..., gendarme retraité.

---

650. — La plaie variqueuse pour laquelle vous m'avez expédié les remèdes de la *Médecine végétale* est complètement guérie, l'inflammation a disparu au bout de dix jours et la plaie commençait à se fermer. Maintenant elle est complètement fermée et il reste une petite cicatrice à peine visible. Mais je veux suivre encore un peu de temps votre bienfaisant traitement. D'autant plus facilement qu'il ne dérange pas et que l'on peut travailler. Expédiez-moi encore deux *Dépuratif Parnel*. Ci-joint un mandat.

Georges J..., à Puylaurens, par Soual (Tarn).

---

651. — Depuis plusieurs années, je souffrais de faiblesses, les forces me manquaient, les jambes refusaient de me porter, j'étais obligé de porter des lunettes pour pouvoir lire. J'avais des dartres aux coudes, aux jambes et des bourdonnements d'oreilles, les médecins me disaient que j'avais le sang âcre et impur, mais n'arrivaient pas à me guérir. J'ai acheté tous les dépuratifs et pommades recommandés, mais ils ne me faisaient pas grand'chose. Ayant lu dans le journal les merveilleux résultats de la *Médecine végétale*, je vous ai écrit pour avoir les remèdes. Ma confiance, pardonnez-moi ma franchise, n'était pas grande. Mais bien m'en a pris, car dès le troisième jour, j'ai ressenti un bien très sensible, l'amélioration était tellement grande que j'ai continué avec confiance. Maintenant tous mes maux ont disparu. Je viens vous apporter mes remerciements et ma reconnaissance éternelle. C'est surtout le *Dépuratif Parnel* et l'*Elixir Spark* qui me font du bien; aussi vous demanderai-je encore un flacon de chaque. A. M..., à Quiers, par Bellegarde-Quiers (Loiret).

---

652. — Votre traitement dépuratif végétal a complètement guéri ma femme des dartres eczémateuses qu'elle avait depuis douze ans. Avec mes remerciements, je vous adresse ma profonde gratitude, parce que je suis très heureux et bien content que vous l'ayez guérie de son mal et des démangeaisons qu'elle avait.

Paul V..., de Germigny,
actuellement à Guengat (Finistère).

---

653. — J'ai tardé de vous écrire à seule fin de voir si la guérison se maintenait. Je m'empresse maintenant de vous dire que le *Dépuratif Parnel* est le meilleur de tous parce qu'il m'a guéri. En médecine, on ne doit pas regarder au prix et proclamer meilleur de tous le remède qui guérit. Qu'importe que les autres fabricants de différents dépuratifs prétendent que le leur est meilleur? Je les ai essayés. Eh bien, je déclare que votre *Dépuratif Parnel* est le plus efficace, parce qu'il m'a guéri de démangeaisons atroces en quinze jours de temps. Dès le deuxième jour, votre Dépuratif a calmé les démangeaisons, ensuite j'ai continué pour purifier le sang. Aussi vous fais-je une propagande dans tout le pays. Albert D..., Instituteur et Professeur libre, à Angoulême (Charente).

---

654. — J'ai été atteint d'une maladie de la peau, des dartres compliquées d'herpétisme et d'un état scrofuleux par hérédité. Je ne vous décrirai pas tout ce que je ressentais et les souffrances endurées. Il suffit de lire dans votre précieux livre le chapitre :

Maladies de la peau pour se faire une idée exacte de cette terrible maladie. Ceux qui sont malades en savent quelque chose. Ayant appris que vos excellents médicaments ont guéri cinq personnes de mon pays d'une même maladie, je me suis décidé à suivre votre méthode végétale. Je m'empresse de vous dire que j'ai été guéri radicalement. Aussi, au lieu d'une lettre banale de remerciements comme vous devez en recevoir tous les jours, j'ai tenu à vous remercier par une propagande féconde des adeptes à la nouvelle *Médecine végétale* le plus possible. Je me suis concerté avec les cinq autres malades guéris par vous et avons organisé une réunion publique. Plus de trois cent personnes assistaient à la réunion. Votre méthode végétale a été acclamée à l'unanimité, après avoir écouté nos guérisons que chaque malade a expliqué aux assistants.

Adrien C...., publiciste, à Saint-Jean-de-Bruel,
par le Vigan (Aveyron).

655. — Votre *Pommade végétale Parnet* est si efficace que je la recommande à tous les malades. Ce médicament a guéri mon père d'un grand eczéma compliqué de zona. J'ai déjà eu l'occasion de le conseiller à mes amis, maintenant je viens vous remercier pour la guérison de ma femme. Elle avait un acné depuis plusieurs années et malgré tout ce qu'elle faisait, le mal ne cédait pas. Elle était désolée surtout par l'aspect peu gracieux que ce vilain mal donne à la physionomie et au nez en particulier. Maintenant, après trois mois de traitement, tout a disparu et sa figure est plus agréable que jamais. La beauté ne nuit jamais. Elle vous remercie pour le charme que votre traitement a donné à son visage. Je joins mes remerciements à ceux de mes amis que le *Dépuratif végétal Parnet* a guéris.

V...., à Foncine-le-Haut,
par la Chaux-des-Crotenay (Jura).

656. — Je ne saurais vous exprimer ma profonde reconnaissance et gratitude. Atteint depuis plusieurs années de cette terrible maladie qui a le nom de lupus, vous êtes le seul parmi tous les spécialistes qui ayez pu me rendre la santé. Epuisé par le mal et les remèdes que j'avais pris jusqu'à présent, je n'osais plus entreprendre un nouveau traitement et attendais en désespéré la mort. Je suis heureux de vous dire que je vais beaucoup mieux, les dartres rongeantes commencent à se cicatriser, et, vu le résultat obtenu, j'espère que je ...... guéri. Envoyez-moi le traitement végétal pour pouvoir continuer.

Recevez, Monsieur le Dr, mes respectueuses salutations
Signé : D..., à Paris.

657. — Je suis heureux de pouvoir vous dire que je suis entièrement guéri et, ce miracle, je le dois à votre précieuse *Médecine végétale*. J'avais essayé inutilement de tous les produits préconisés pour les affections de la peau, pour guérir un eczéma qui me couvrait une partie de la figure et du front. Rien n'y faisait. Eh bien, je suis trop heureux de vous dire que vos remèdes m'ont guéri et que j'ai la figure aussi nette que si je n'avais jamais eu d'eczéma. Par prudence, je continue encore le dépuratif et la pommade. Je veux en prendre encore pendant trois ou quatre semaines. Envoyez-moi tout de suite trois bouteilles et deux pots de pommade.

B..., négociant, rue du Chemin-Vert, à Paris.

658. — La *Médecine végétale* a guéri ma fille d'une chute de cheveux et d'une mauvaise haleine accompagnée d'un abcès très gênant pour une jeune personne. Je vous remercie de tout mon cœur, je ne cesserai jamais de proclamer hautement vos bienfaisants remèdes, ce sont les seuls qui ont donné une guérison, tandis que les autres ne faisaient pas grand'chose. Je vous adresserai tous les malades que je connaîtrai, car vraiment votre traitement est le plus efficace de tous.

Recevez donc, M. le Dr, mes remerciements et ma reconnaissance.

Vve G...., rue d'Alsace, Paris.

659. — Vous avez sauvé notre fille qui était atteinte de phtisie pulmonaire à un degré très avancé. Elle était dans un état de consomption et de maigreur extrême. Elle crachait du sang et avait des sueurs nocturnes ; mais, grâce à la *Médecine végétale*, elle va très bien. Au nom de toute notre famille, je viens vous remercier pour le bien que vous nous avez fait en guérissant notre pauvre enfant que tout le monde croyait perdue. Puissent les autres phtisiques suivre notre conseil et adopter votre méthode !

Votre dévoué et reconnaissant serviteur.

Claude G...., à Loupiac, par Saint-Christophe (Cantal).

660. — J'ai entendu parler de votre méthode végétale. L'abbé L..., de Paris, qui est mon ami, m'a donné de très bons encouragements et m'a engagé à vous en demander; il m'a dit même qu'il a vu une de ses paroissiennes qui a eu sa fille guérie de la phtisie par votre merveilleuse découverte. Je viens donc, plein de confiance, vous confier le sort de mon malheureux fils. Il a 26 ans. Il y a trois ans, il a eu une bronchite, et, depuis ce temps, sa santé ne s'est jamais rétablie. Tous les médecins des environs l'ont abandonné. Nous vivons tous désespérés. Le hasard a voulu que je cause avec notre facteur, que vous avez guéri d'une bronchite chronique. J'ai prié mon ami, l'abbé L..., de se renseigner et de me donner un conseil, mais sa lettre est tellement encourageante pour nous tous, que nous prévoyons déjà une grande amélioration pour notre pauvre fils.
Auguste B..., ancien coiffeur, à Rouen (Seine-Inférieure).

661. — Ma bronchite va de mieux en mieux. La voix est très claire, et je ne tousse plus. Je vous remercie pour les bons remèdes que vous m'avez envoyés. Je me ferai un plaisir de propager votre découverte et la merveilleuse méthode végétale,
Louis C..., à Bourogne (Territoire de Belfort).

662. — Je ne vous dirai pas que je vais mieux. Je dirai que tout le monde n'en croit pas ses yeux, tellement je suis changé, mes amis ne me reconnaissent plus. « C'est vous? Nous ne vous remettions plus. À la bonne heure! Qui vous a donné le secret de ce bienheureux changement? » Telles sont les questions que l'on me pose, je crois que si je n'avais pas eu le bonheur d'adopter la *Médecine végétale*, je serais déjà mort, et ma pauvre femme serait veuve depuis longtemps. J'étais maigre, la toux ne me quittait pas. Je ne pouvais plus manger. La nuit, je transpirais beaucoup. Les médecins que j'ai consultés m'ont dit que j'étais pris de la poitrine, qu'il fallait prendre de l'air, mais qu'il n'y avait rien à faire. J'ai même consulté un Docteur sénateur; il m'a envoyé passer quelques semaines au pays, mais rien n'y faisait. Maintenant, après trois mois du traitement, j'ai engraissé de 24 livres et me porte bien. Comme j'ai peur d'une rechute à l'approche de la mauvaise saison, je vous prie de m'envoyer encore une provision de vos excellents produits. Ci-joint un mandat.
Émile D..., à Pau (Basses-Pyrénées).

663. — La bronchite qui m'avait atteint à la sortie du théâtre et qui avait pris un caractère de tuberculose est en bonne voie. Je ne transpire plus la nuit. Je n'ai plus de crachats mêlés de sang, qui m'effrayaient, ni de points de côté douloureux, grâce à vos remèdes.
Je reprends mes forces tous les jours. Envoyez-moi une nouvelle provision de médicaments.
Ch. D..., à Saint-Lacrouzette, par Castres (Tarn).

664. — Ainsi que je vous ai promis, je tiens à vous donner des nouvelles sur ma santé et sur le catarrhe que j'ai depuis plusieurs années. J'ai suivi votre traitement, et il m'a fait beaucoup de bien. Je n'éprouve plus d'oppression, ni suffocation et ma toux a complètement disparu. C'est pourquoi j'ai grande confiance dans la *Médecine végétale*.
J'ai mis toute ma confiance en vos précieux remèdes, puisque la médecine ordinaire ne peut pas guérir la tuberculose pulmonaire. Je viens vous annoncer une bonne guérison. Je me suis fait ausculter par le médecin du pays, il m'a déclaré que je n'avais plus rien aux poumons. Je viens vous demander de m'envoyer *votre vin Galer* pour me fortifier, car je suis encore faible.
Édouard M..., à Étréchy (Seine-et-Oise).

665. — Depuis que j'ai eu l'influenza, mes bronches sont devenues faibles et, à chaque mauvaise saison, je suis pris d'une bronchite. Ayant eu connaissance de vos découvertes, j'ai pris le traitement végétal pour les bronchites, et me trouve très bien. J'ai passé deux ans sans être enrhumé. L'état général est très bon, et j'ai bon appétit. Sans vos remèdes, je serais devenu poitrinaire.
Fils L..., à Abancourt (Oise).

666. — La *Médecine végétale* est très bonne, elle m'a guéri d'une hémiplégie compliquée de douleurs. Tous mes remerciements et croyez que je ne manquerai pas de vous envoyer des malades.
A. L..., employé, rue Condorcet, Paris.

667. — Votre traitement a très bien réussi à ma femme. Les étouffements et l'enflure ont vite cédé au merveilleux traitement dynamo-végétal. Auparavant, elle avait été traitée pendant six mois sans grand résultat. Aujourd'hui, grâce à vos remèdes de la *Médecine végétale*, elle peut vaquer à ses occupations; le sommeil est redevenu excellent et la respiration facile.   N..., boulanger, à Buganly, par Vouziers (Ardennes).

668. — Lorsque je vous ai demandé le traitement végétal des maladies du cœur pour ma femme, elle était atteinte d'hydropisie et d'une hypertrophie du cœur. Elle avait des aigreurs après les repas; les pieds et les genoux étaient glacés; les battements du cœur étaient violents et précipités. Son urine déposait beaucoup et le pharmacien y a trouvé de l'albumine. Je viens vous dire que ma femme va beaucoup mieux. Dès les premiers jours du traitement, elle a eu un soulagement très sensible. Les forces sont revenues et les accidents ont complètement disparu. Sa santé ne laisse rien à désirer, mais, comme vous recommandez de continuer pendant quelque temps le traitement, je viens vous demander encore un flacon de chaque remède. J'allais oublier de vous dire que le prompt rétablissement a surpris les médecins.   H. C.., pare Monceau, Paris.

669. — Je suis heureux de vous annoncer que ma santé continue à s'améliorer grâce au bienfaisant traitement de la *Médecine végétale*; l'oppression a disparu, la respiration est plus facile, l'enflure a complètement disparu. Je vous prie de m'envoyer encore un traitement.

Votre dévoué et reconnaissant serviteur.   Emile A..., rue de Lille, Paris.

670. — L'état général s'améliore de plus en plus. J'espère être guéri pour la fin du mois. Mes jambes ne sont plus enflées, mais je me sens encore un peu faible. Voilà trois ans que je souffre. Sans votre traitement, je serais déjà mort et je no renais à la vie que grâce à vos bons remèdes et à votre précieuse méthode végétale.   A. B..., à Ligny-le-Ribault, par La Ferté-Saint-Aubin (Loiret).

671. — Mon état s'est sensiblement amélioré le cinquième jour de traitement. Je me porte bien et me dirais même guéri radicalement si une petite enflure à la cheville ne venait troubler cet heureux changement. Mais, puisque le reste a disparu, j'espère que cette enflure ne persistera pas longtemps. Envoyez-moi encore un traitement.   S..., artiste, Maison-Rouge (Seine-et-Marne).

672. — Mon père, atteint de rhumatisme goutteux depuis plus de quinze ans, a fait usage de votre traitement végétal, qui lui a été chaudement recommandé par M. J. M..., son ami, qui habite Paris. Au bout d'un mois de traitement, les douleurs ont disparu et il peut maintenant vaquer à ses affaires, mais son estomac ne va pas bien. Je vous prie donc de lui envoyer six flacons de votre *Elixir Spark*, plus un traitement antigoutteux, que je veux donner à un pauvre voisin goutteux que la maladie a forcé de quitter sa place.   VAN DER V..., rue Fossé-aux-Loups, Bruxelles (Belgique).

673. — Au mois de mars, je fus atteint d'un violent accès de goutte. Mon poignet droit, le genou gauche et le pied droit étaient gonflés. Je suis resté cloué sur mon lit pendant deux mois. Mon médecin m'a prescrit beaucoup de médicaments; rien ne faisait. Pendant ce temps, les accès me faisaient souffrir à ne plus pouvoir les supporter. J'ai perdu l'appétit, le peu que je mangeais, je ne pouvais le digérer. Mon médecin m'a dit que j'avais des troubles digestifs très profonds. La dyspepsie était douloureuse. Je suis resté dans cet état jusqu'à la fin du mois de mai. A cette époque est arrivé de Paris mon ami qui connaissait la médecine végétale. Il a eu l'heureuse idée de m'engager à faire usage de vos précieux médicaments.

Je fus très heureux de constater que, dans la soirée, avec la troisième cuillerée, mes douleurs avaient diminué. J'ai passé une bonne nuit de sommeil bienfaisant qui me manquait depuis si longtemps. J'ai continué le traitement végétal pendant un mois. Les fonctions digestives sont revenues à l'état habituel, la douleur d'estomac a cessé et l'appétit est revenu. Maintenant, je suis complètement guéri et ne ressens aucun symptôme pour craindre un accès de goutte. Envoyez-moi encore quelques flacons pour avoir un traitement d'un mois. Je veux continuer votre médication végétale encore un ou même deux mois, parce que je sens qu'elle me fait du bien.   D..., à Saint-Rémy (Haute-Saône).

674. — J'ai été pris depuis quarante-cinq jours d'un rhumatisme qui continuait à gagner les articulations, l'une après l'autre. Je me levais à peine deux ou trois fois par jour. Je n'avais plus d'appétit et la fièvre me prenait le soir. J'avais des douleurs partout. Mon pied gauche et les épaules étaient enflés. J'ai pris votre traitement végétal, et, dès la première journée, j'ai senti un mieux sensible. Enfin, le sixième jour, j'ai pu marcher, les douleurs ont disparu. J'ai continué le traitement et le mal a complètement disparu. Voilà quatorze mois que je n'ai plus eu de douleur, tandis qu'avant, j'avais des attaques de rhumatisme tous les trois ou quatre mois. On ne saurait trop louer votre précieuse découverte et je considère la médecine végétale comme la plus efficace et la meilleure.   A. F...., à Margerie, par Saint-Romain-le-Puy (Loire).

675. — Votre traitement végétal m'a guéri. Voilà deux ans que je n'ai pas eu d'attaque de goutte. Ma mère, qui ne pouvait marcher depuis longtemps, se trouve bien. La raideur dans les articulations commence à céder. Envoyez-lui, je vous prie, le traitement pour trois mois. Votre *Elixir Spark* est très bon, il nous a guéri la dyspepsie.
                         R..., rue de Copenhague, Paris.

676. — Depuis longtemps, j'étais désespéré par de violentes attaques de goutte. Ayant entendu parler que les remèdes de la *Médecine végétale* soulageaient vite, j'ai essayé un flacon. Je ne saurais vous exprimer tous mes sentiments de gratitude pour le bien-être qu'il m'a procuré.

Ma goutte date depuis une dizaine d'années. Il ne se passait pas un an sans que j'éprouve des douleurs qui m'alitaient pour un, deux ou trois mois. Depuis que je fais usage de vos médicaments, je me porte à merveille.

En vous remerciant de nouveau, je dois ajouter que j'ai recommandé le traitement végétal à des amis aussi goutteux que moi, et ils me chargent de vous remercier chaudement.

Recevez, Monsieur, mes meilleurs sentiments.
                         Julien A..., rue de Provence, Paris.

677. — Je n'ai pas à me repentir de l'usage que j'ai fait de vos médicaments contre la goutte et les rhumatismes dont j'étais atteint. Ma crise a été calmée la première journée. Les accès sont devenus de plus en plus rares et maintenant, grâce à un traitement continu de trois mois, je me suis tout à fait guéri.

Votre dévoué malade qui vous doit la guérison.
                         M. P. C..., manufacturier, à Limoges.

678. — Je vous prie de m'expédier six flacons d'*Elixir Spark*, je me trouve très bien ; je veux en donner quatre flacons à mon ami qui souffre d'une gastralgie terrible avec vomissements. Il a essayé un peu de tout. J'espère que cela lui fera du bien.
                         Al. D..., à Meavres (Saône-et-Loire).

679. — Monsieur D... m'a donné quatre flacons de votre *Elixir Spark* que j'ai pris aux repas selon l'instruction.

Je viens vous remercier pour le bien qu'ils m'ont fait. J'ai souffert d'une gastralgie accompagnée de renvois et de vomissements, j'avais de la bile plein mon corps, maintenant je me porte bien et la digestion se fait très facilement.
                         Pierre G..., à Meavres.

680. — J'ai souffert d'une dyspepsie flatulente. La digestion était pénible. Depuis que j'ai pris votre excellent traitement, tout a disparu, je mange et digère très bien.
                         L. A..., à Beauvais.

681. — Votre méthode est de celles qui s'imposent à l'humanité. Aux souffrances, vous apportez un calme bienfaisant et une guérison radicale. Voilà ce qu'on peut dire de votre merveilleuse méthode. Mes névralgies qui me faisaient tant souffrir se sont calmées en 24 heures.   A. de B..., ancien notaire, à Paris.

682. — Grâce à votre médication, je me suis radicalement guérie de mes douleurs névralgiques qui me prenaient tous les deux ou trois jours. Voilà deux mois, je n'ai pas encore eu de migraine ni de névralgie. Je déclare que le traitement végétal m'a guérie d'une névralgie terrible qui me faisait souffrir depuis six ans.
                         Mme M..., à Sisteron (Basses-Alpes).

683. — Les produits de la *Médecine végétale* ont guéri en cinq mois d'une terrible épilepsie, sans aucun dérangement, mon cousin, pauvre orphelin qui est élevé par ma mère. Avant, nous avons essayé de tout. L'admirable et bienfaisant traitement a supprimé les crises qui étaient très fréquentes. Au début, il en avait deux à trois fois par jour. Peu à peu, les crises sont devenues rares et, à l'heure qu'il est, il n'en a pas eu depuis trois mois, mais je ne veux pas l'arrêter en si beau chemin. Malgré cet excellent résultat, je veux lui faire prendre votre traitement pendant quelque temps pour déraciner le mal et fortifier les nerfs.
A. F...,
à Sallebœuf, commune de Saint-Caprais-d'Eymet, par Bergerac.

684. — Je vous annonce que le traitement végétal m'a procuré un grand soulagement ; il y a dix jours que j'ai reçu les médicaments, et mon nez et mon oreille sont tout à fait dégagés. Je ne ressens plus les bourdonnements. J'entends beaucoup mieux, surtout après les injections et les lotions.
L. F..., à Paris.

685. — J'ai essayé toutes les préparations pour guérir le diabète, et je déclare que vos *Pilules Anti-Diabétiques* sont supérieures à tous les vins et autres préparations parce qu'elles m'ont complètement guéri d'un diabète qui durait depuis douze ans.
Docteur R...

686. — Envoyez-moi six flacons de vos *Pilules Anti-Diabétiques* du Dr Soker, je m'en trouve très bien ; j'en ai pris quatre flacons, la soif est moindre, le sucre dans les urines a diminué ainsi que la quantité d'urine. La dernière analyse n'a accusé que 20 grammes de sucre au lieu de 65 que j'avais avant. En outre, je trouve que les précieuses *Pilules* m'ont fait énormément de bien pour l'estomac. J'espère une complète guérison.
F..., à Versailles.

687. — J'ai donné les *Pilules Anti-Diabétiques* que vous avez bien voulu mettre à ma disposition à un de mes clients atteint de très graves complications de diabète. Je suis émerveillé du succès obtenu. J'espère obtenir une guérison complète. Envoyez-lui 6 flacons de ce précieux remède.
Docteur N..., de la Faculté de Paris.

688. — J'avais la jaunisse depuis deux ans ; grâce au traitement végétal, je suis guérie en neuf semaines. Je continue encore l'*Elixir Spark* parce que je trouve qu'il me fait beaucoup de bien.
Je vous remercie de vos conseils. Sans la *Médecine végétale*, j'aurais gardé la maladie.
Femme C..., à Pontoise (Seine-et-Oise).

689. — Je vous écris pour vous remercier de m'avoir guéri d'une maladie de foie. Le mal m'a fait beaucoup souffrir. J'avais des coliques hépatiques ; grâce à votre traitement, je me porte très bien, le teint jaune a disparu et je puis reprendre mon travail. Je regrette beaucoup de ne pas avoir eu plus tôt connaissance de la précieuse *Médecine végétale*.
L. N..., propriétaire,
à Bouillé-Saint-Paul, par Thouars (Deux-Sèvres).

690. — Mme S. L... a eu plusieurs crises de coliques hépatiques. Elle est atteinte de jaunisse depuis six mois. Les traitements ordinaires n'ont pas réussi. Elle a suivi le traitement végétal pendant trois semaines, guérison complète sans rechute.

691. — M. Firmin B..., de Lecosker, commune de Gurunhel, près Saint-Brieuc, âgé de 46 ans, souffre de la goutte héréditaire ainsi que son frère et une de ses sœurs. C'est la maladie de toute la famille. Nous les soumettons au traitement par la *Médecine végétale* : guéris en deux mois.
M. F. J..., ancien conseiller municipal, ataxie locomotrice d'origine syphilitique, souffre depuis six ans de crises d'incontinence d'urine et d'impuissance. Au bout de six mois de traitement il était complètement guéri.
M. A. L..., négociant, ataxie locomotrice, suite d'excès et d'abus de plaisirs ; guéri par la méthode végétale en trois mois.

692. — Je certifie que la *Médecine végétale* m'a guéri d'une paralysie grâce à ce bon traitement, j'ai éprouvé une très grande amélioration dès le deuxième mois. Trois mois après, j'avais les mouvements libres et ne ressentais aucune douleur.
A. P..., ancien crémier, à Vincennes.
D. J. D..., âgé de 49 ans, a été guéri d'un hydrocèle, sans opération, par la méthode végétale, en moins de trois mois.

693. — Je vous annonce que le varicocèle est complètement guéri. Vraiment, votre méthode est plus efficace que tout ce qui existe. Depuis quinze ans que je souffrais, aucun médicament ni traitement ne pouvait me soulager. En six mois, votre traitement végétal m'a guéri. A.-C. DE T..., Faubourg-Poissonnière, Paris.

M. L..., âgé de 60 ans, a été guéri d'une plaie variqueuse très ancienne à la jambe.

694. — M. X..., à Bustanico (Corse), est atteint de syphilis tertiaire, les gommes se sont développées en grand nombre. La gorge est sensible. Il y a commencement d'ataxie locomotrice avec complication dans les matières cérébrales. Guérison en quelques mois par la *Médecine végétale*.

M. X..., à Brassac-les-Mines (Puy-de-Dôme), est atteint de syphilis secondaire. A pris plusieurs remèdes. La gorge est très sensible, une éruption sur la poitrine est apparue depuis dix jours; deux mois après, tous ces malaises ont disparu. La santé est bonne.

695. — Les pertes séminales ont cessé. Je n'en ai plus eu depuis un mois et demi. Mes forces augmentent de jour en jour. La lourdeur de la tête a disparu et j'espère que la *Médecine végétale* me guérira de la syphilis en peu de temps. Je prends régulièrement le traitement; dès le sixième jour, la gorge s'est guérie et les plaques ont disparu. Je regrette de n'avoir pas connu la méthode végétale, elle m'aurait déjà guéri, tandis que les méthodes que j'ai suivies m'ont fait dépenser beaucoup d'argent sans aucun résultat. X..., à Toulouse.

696. — J'ai dépensé 600 francs en médicaments et je vois que je me suis adressé à des méthodes sans valeur. Votre *Médecine végétale* m'a de suite inspiré confiance et je ne le regrette pas.

Dès le cinquième jour de traitement, je sentais en moi une force nouvelle, mes jambes plus solides, ma tête sans lourdeur; mon mal de gorge a disparu. Voilà deux mois que je suis votre traitement, je suis heureux. J'ai confiance en vos spécialités végétales. Le dépuratif est excellent, il m'a dégagé l'estomac, a fait disparaître la constipation et m'a donné meilleur teint. A. C.

697. — Mᵐᵉ F... est atteinte d'une phlébite depuis huit ans, à la suite de couches. Une induration assez considérable est sur toute la jambe gauche. Après plusieurs essais infructueux, elle adopte le traitement végétal. Six mois après, la guérison fut définitive.

698. — M. L..., directeur d'un grand café, avait de fortes rougeurs au nez. Tous les traitements ont échoué. La *Médecine végétale* l'a guéri en six semaines.

699. — M. L. O... a été guéri d'une rougeur au nez, avec boutons, qui lui occasionnaient une démangeaison presque insupportable.

700. — M. Alexandre N..., officier de la Légion d'honneur, a été guéri d'un mal de nez, accompagné de démangeaisons et d'une forte rougeur.

Mᵐᵉ la baronne de V..., a été guérie d'un acné rosacé, en trois semaines.

701. — Mᵐᵉ D..., à Saint-Loubès (Gironde), était malade depuis plusieurs années. Elle présentait des symptômes très graves. L'amaigrissement était compliqué d'une faiblesse générale extrême; la voix était couverte, voilée; la vue s'affaiblissait; l'appétit était nul. Très souvent, dans la journée, elle tombait dans un état de défaillance tel, que l'on croyait qu'elle allait s'éteindre. Las des insuccès, son mari met toute son espérance dans la méthode végétale et son traitement. Le dixième jour de traitement, elle rend un calcul volumineux, qu'elle nous expédie, ainsi qu'une petite quantité d'urine. L'analyse prouve que la malade est atteinte de calculs biliaires. La malade continue le traitement pendant quatre mois. Dans ce laps de temps, elle a rendu plus de deux cents calculs, de différentes grosseurs, et la santé est devenue superbe.

702. — A la suite d'une attaque d'apoplexie, la paralysie a gagné le côté et la jambe gauches. J'ai suivi votre traitement végétal pendant deux mois et quelques jours, et ma terrible maladie est partie. Je continue encore votre dépuratif, parce que je trouve qu'il me fait du bien. D..., cultivateur à S.

703. — M. S. X...., banquier à Paris, est atteint de spermatorrhée et d'impuissance. Son médecin craint une paralysie générale. La méthode végétale l'a guéri en six semaines; les troubles ont disparu, l'esprit est sain et il peut s'occuper de ses nombreuses affaires.

704. — M. Ch. X...., banquier, est fatigué d'un surmenage intellectuel, le moral est atteint et il a des idées de suicide.

En quelques semaines, les remèdes de la *Médecine végétale* l'ont rajeuni, son sang est régénéré et il a recouvré la plénitude de ses facultés.

Ses douleurs, ainsi que l'affection de la vessie, ont complètement disparu et il se porte très bien.

705. — Après avoir suivi votre traitement pendant trois mois, je n'éprouve plus aucune oppression et la respiration est devenue facile. Vous m'avez bien soigné, je vous en remercie. Grâce à votre méthode végétale, je ne crains plus ces terribles suffocations. M⁰ˢ R..., à Vichy.

706. — Je suis atteinte d'asthme depuis plusieurs années. Les crises m'étaient très fréquentes et duraient environ deux heures. J'ai essayé plusieurs remèdes et mon asthme ne se guérissait pas. Enfin, j'ai eu le bonheur de lire votre méthode dans les journaux et je me suis soumise au traitement de la *Médecine végétale*. Dès le début, le mieux me faisait espérer une guérison.

En effet, quatre mois de traitement par la médecine végétale m'ont suffi, je me porte bien et je n'ai pas eu à souffrir d'aucune oppression, voilà bientôt dix-huit mois.

B..., rue de Lyon, à Paris.

707. — Lorsque je vous ai demandé votre traitement végétal, j'étais atteint d'un rhumatisme articulaire qui a envahi toutes les articulations; j'éprouvais des douleurs dans toutes les articulations; mes pieds étaient gonflés. Les uns me disaient que j'avais une maladie de cœur, d'autres, que j'étais atteint de goutte. Ayant vu dans les journaux la méthode végétale, j'ai fait venir votre livre. Les trois liniments et deux dépuratifs que j'ai fait venir m'ont radicalement guéri en cinq semaines, mais j'ai continué encore trois semaines parce que vous dites qu'il faut prendre les remèdes au moins six semaines, même si l'on est guéri.

L..., à Montalieu-Vercieu (Isère).

708. — 12 janvier 1893. — Ayant lu votre méthode végétale, je m'adresse à vous avec confiance pour le cas suivant : ma sœur, âgée de 23 ans, est atteinte d'une maladie nerveuse depuis l'âge de 6 ans, la maladie est survenue à la suite d'une peur qu'elle a eue. Nous n'avons pas de maladies héréditaires. Nous avons essayé de tous les médicaments sans aucun succès. Je viens vous demander votre traitement. L'exposé de votre méthode nous autorise à croire que nous venons enfin de trouver une méthode sérieuse. Les crises, je dois vous le dire, sont très fréquentes, quelquefois deux fois dans la même journée. Souvent aussi la crise survient le matin au réveil, lorsqu'elle est encore au lit. Elle est maigre, pâle, exangue; au moment des époques, elle souffre beaucoup. Le moral est atteint, et pensive, triste, elle passe des journées sans parler, sans lever la tête, ayant conscience de son triste sort et de sa malheureuse position pour elle et pour nous.

12 février. — Un mois s'est écoulé depuis que je vous ai écrit pour demander votre traitement végétal pour ma sœur. Elle a commencé la médication le 17 janvier. Pendant ce laps de temps, elle a eu des crises légères et plus espacées. Nous commençons à avoir confiance. La malade est plus gaie.

2 mars. — Un mieux très sensible s'est produit dans l'état général. La malade a meilleur appétit; elle est plus gaie et ne s'énerve plus si facilement. Depuis le 12 février, elle n'a eu que quatre attaques.

3 avril. — Je suis heureux de vous annoncer que les attaques ont disparu. La malade commence à aller de mieux en mieux. Son visage a un peu plus de couleur qu'avant; elle est plus calme, devient plus gaie. Un rayon de lumière commence à pénétrer dans notre maison, si triste depuis des années. Nous voyons tous les jours des progrès. Ma sœur m'a déclaré se sentir plus forte et plus disposée. Elle prend part à notre conversation, et nous nous efforçons de l'égayer par des récits divers. Enfin, nous pouvons vous le dire, le changement que vous avez opéré en notre chère malade est indescriptible.

9 mai. — La malade va de mieux en mieux. Nous voyons ce changement avec bonheur. Son visage exprime une santé florissante. Elle est gaie, souriante, cause beaucoup et est très heureuse. Nous vous devons le bonheur de toute une famille.

14 août. — Je suis heureux de vous confirmer la guérison de ma sœur. C'est une nouvelle vie que vous avez installée dans son corps. Je ne saurais pas exprimer la reconnaissance que nous vous devons et la joie qui règne dans notre maison, grâce à votre bienfaisant traitement.

A. de F., à Marseille.

709. — Il y a deux semaines à peine que j'ai commencé votre traitement, et je trouve qu'il m'a fait beaucoup de bien; les douleurs des reins ont cessé, et j'espère que bientôt la guérison sera complète.
Je vous prie de m'envoyer le traitement végétal pour pouvoir continuer.

Joseph P. préposé des Douanes.
Castiglione (Alger).

710. — Grâce à vos excellents médicaments, ma femme est complètement rétablie. Elle n'éprouve plus aucune douleur, l'hydropisie a complètement disparu. Les jambes sont complètement désenflées, le ventre a repris son état normal, le sommeil est bon. Dès le troisième jour, l'amélioration se faisait sentir et nous faisait prévoir une prompte guérison. Votre méthode est vraiment héroïque et c'est à elle que ma femme doit la vie et le bien-être ressenti.

M. F., marché des Capucins, à Marseille.

711. — Madame C..., à Soissons (Aisne), a été guérie d'une maladie de cœur qu'elle avait depuis huit ans, en quatre mois, par le traitement végétal.

712. — Je vous prie de m'expédier encore un traitement végétal. J'en ai encore, mais j'ai peur d'en manquer et les remèdes sont si précieux pour moi. Sans votre traitement, je n'aurais jamais pu marcher comme je le fais maintenant. Quand je songe que je suis resté au lit pendant deux ans, je bénis le jour où j'ai connu votre précieux traitement, car c'est lui qui m'a remis sur pied et j'espère me guérir sûrement.

O. peintre, rue Saint-Honoré, Paris.

713. — De tous les antigoutteux, c'est encore le traitement végétal qui m'a réussi le mieux. Envoyez-moi encore pour un mois à la fois. J'espère qu'avec cela j'obtiendrai la guérison complète.

Edouard D. représentant de commerce,
à Bavay (Nord).

714. — Voilà vingt ans que je souffre de la goutte et je n'ai pas encore eu un remède aussi efficace que le vôtre. Vous devinez bien que j'ai essayé, jusqu'à présent, un peu de tout. C'est mon ami, le capitaine B. qui m'a recommandé votre *Médecine Végétale*. Envoyez-moi deux flacons.

Prosper S., ancien ingénieur.

715. — Depuis plusieurs années, je souffrais de douleurs rhumatismales. Dans les dernières années, toutes les articulations ont été prises et mes doigts sont déformés. Les poignets et les coudes sont empâtés. Mes genoux sont gonflés. Je suis très faible et les médecins me disent que j'ai une grande anémie et la cachexie. Voilà neuf mois que je n'ai pas quitté le fauteuil. Mes poignets, mes genoux et les épaules sont tellement enflammés par l'acide urique, qu'ils sont devenus très gros et je ne puis plus me servir de mes membres. J'ai essayé des méthodes et médicaments en grande quantité. J'ai pris des bains de vapeur, j'ai mis des vésicatoires, des pointes de feu, des bains térébenthinés et des massages. Tout cela ne m'a pas rendu la santé. Pour me lever, il faut me servir de béquilles. J'ai entendu parler de votre traitement végétal. Si vous pouviez me guérir, je vous bénirais toute ma vie.

Espérant bientôt lire votre livre, recevez, Monsieur, mes salutations empressées.

Isidore S. à Villiers-le-Sec.

---

716. — Suivant votre livre, j'ai suivi régulièrement le traitement végétal. Je reviens vous donner de mes nouvelles. Je suis tellement surpris, tellement étonné du grand changement que votre bienheureuse méthode m'a apporté, que je ne saurais l'exprimer. Mes genoux, mes épaules, mes doigts, mes coudes, sont devenus flexibles, je puis m'en servir comme avant la maladie : je me peigne seul et puis marcher tout seul dans ma chambre.

Je vous prie de m'expédier des médicaments de la *Médecine végétale* afin de pouvoir continuer le traitement. Je vois qu'il est bon et qu'il me guérira.

Recevez, Monsieur le Docteur, l'expression de ma profonde reconnaissance.

Isidore S. à Villiers-le-Sec.

---

717. — Ma famille et moi vous devons beaucoup et même plus que ma plume est capable de l'exprimer. Sans [votre] précieux traitement j'aurais gardé cette terrible goutte. Souffrant depuis très longtemps, ne pouvant venir régulièrement à mon bureau, mon chef m'a averti que, malgré tous ses regrets, la maison ne pouvait pas souffrir toutes ces absences et qu'il se verrait bientôt obligé de me remplacer. J'allais donc perdre ma place et mon gagne-pain pour moi et les miens lorsque j'ai pris votre traitement végétal. Depuis un mois que je le prends, je me porte très bien et je puis continuer régulièrement mon travail. Je vous adresse mes remerciements.

Recevez, Monsieur le Docteur, l'expression de ma profonde gratitude et mon éternelle reconnaissance.

Léopold S. comptable à Lyon.

---

718. — J'ai essayé plusieurs médicaments contre mes atroces névralgies. Je n'en ai pas encore eu de si calmants et si efficaces que vos remèdes de la *Médecine végétale.*

Mme de M.-N., rue de Constantinople, Paris.

---

719. — Ma terrible maladie, l'épilepsie, m'a enfin quittée et je suis guérie grâce à votre *Sédatif Tiber.* Voilà bientôt trois ans que je n'éprouve plus rien. Je me porte bien, mon intelligence est beaucoup plus développée. Au début, lorsqu'une crise m'arrivait, je tombais comme foudroyée, sans connaissance, en poussant un cri, je me débattais dans des convulsions violentes, je me mordais la langue. Au réveil, je me trouvais très abattue, sans aucun souvenir. J'ai suivi un traitement antiépileptique, mais, voyant qu'il ne me soulageait guère, je n'ai pas hésité à l'abandonner et à adopter votre traitement végétal. Je l'ai suivi sans en manquer un seul jour pendant quatre mois ; dès le deuxième mois, mes crises sont devenues plus espacées, la durée plus courte et finalement je n'ai plus éprouvé de pertes de connaissance. Maintenant, voilà bientôt un an et demi que je n'ai pas eu de crise. Comme je veux me marier, je continue à prendre vos précieux remèdes afin d'éviter une rechute et de me fortifier.

G. à Saint-Ouen.

---

720. — Je vous ai dit dans ma première lettre que j'avais des bourdonnements d'oreilles et que l'oreille gauche était complètement sourde, je n'entendais même pas la machine à coudre qui se trouve près de moi. Je vous annonce un heureux changement au bout de quinze jours de traitement. Les bourdonnements ont disparu, l'oreille gauche commence à se déboucher et je commence à distinguer les bruits. L'oreille droite est tout à fait guérie. J'entends très bien et de loin le moindre bruit. Votre méthode végétale est précieuse, je puis vous assurer que j'en ai essayé plusieurs avant de vous écrire.

Recevez, les remerciements et la reconnaissance d'une sourde que vous avez ressuscitée.

Mlle Marthe de L., à Bourges.

---

721. — J'ai pris 12 flacons de *Pilules Anti-Diabétiques* Soker et je sens un mieux sensible. Le sucre est descendu à 2 grammes par litre et tous mes malaises ont disparu. Envoyez-moi 6 flacons.

Comte de O., à Pagny-sur-Moselle.

722. — J'ai obtenu plusieurs guérisons de diabète même très compliqué. Pas un seul insuccès depuis l'année dernière. Je vous engage à continuer à faire connaître vos *Pilules Anti-Diabétiques*. Quand à moi, je fais de mon mieux pour vulgariser votre précieuse découverte.   Docteur Pierre V.

723. — M⸪ J. H., a été guérie d'une maladie de foie qui avait résisté aux autres traitements pendant quatre ans. La *Médecine végétale* l'a guérie en deux mois.

724. — Je viens d'ajouter mon nom à tant d'autres guéris par votre méthode végétale. Je prenais, avant, le carbonate de lithine effervescent; ensuite j'ai changé pour le benzoate et le salicylate de lithine effervescent de la meilleure marque, mais les lumbagos et les coliques néphrétiques ne cessaient pas. En qualité de confrère, vous avez bien voulu m'expédier les précieux médicaments et je les trouve vraiment héroïques. C'est presque un rêve : en trois semaines, toutes mes douleurs ont cessé. Connaissant par expérience les rechutes, j'ai continué encore six semaines et me voilà sur pieds, robuste et alerte comme un jeune homme.
            Votre dévoué confrère B. L. à S., qui entre dans sa 67ᵉ année.

725. — Vos médicaments sont excellents pour la goutte. Je croyais rester estropié toute ma vie, et ils m'ont guéri.
                        Docteur A., à Penta-di-Casinca (Corse).

726. — J'avais le côté droit et la jambe, paralysés depuis trois ans, aucun traitement ne me réussissait. Un mieux sensible s'est produit en quelques jours. En quatre mois, vos médicaments bienfaisants ont vaincu le mal et je me trouve très bien. Je suis radicalement guéri.   M. T., à Tarbes (Hautes-Pyrénées).

727. — M. N... était paralysée des pieds et des mains depuis neuf mois. Le traitement végétal l'a guéri en deux mois. Maintenant que je puis me servir de mes mains, je vous écris moi-même ces lignes pour vous remercier. M. N.

728. — M⸪ X..., jeune femme de 20 ans, est atteinte de vaginite syphilitique communiquée par son mari, qui a été mal soigné avant le mariage. Les ganglions ont été engorgés. La chute des cheveux a commencé. Plaques dans la bouche et maux de gorge. Le traitement végétal l'a guérie en deux mois. Elle reprend quelques pilules et le dépuratif au printemps.

729. — Ma main va très bien; en quatre semaines, les croûtes ont disparu, et il ne reste qu'une légère rougeur. Je suis très contente de votre traitement végétal et je continuerai jusqu'à la guérison complète que je crois prochaine.
                                    X..., à P.

730. — Ma femme a mis au monde un garçon bien constitué, il y a huit semaines. Il n'a aucune trace de sang vicié. Le docteur qui l'a examiné m'assure qu'il n'a pas de trace de syphilis. C'est donc, à votre méthode végétale, que je dois le bonheur d'être père d'un si beau garçon et sans aucun vice de sang, tandis que j'ai été atteint de cette terrible maladie syphilitique.   X.

731. — J'ai songé à vous. Maintenant, je suis chargé de vous exprimer notre admiration pour cette méthode végétale et je vous dis que la sève vivante que vous employez est capable de supprimer la chirurgie dans plusieurs cas. La comtesse va très bien; le sein, de volumineux qu'il était, a repris l'aspect et le volume ordinaires. Je lui conseille encore le dépuratif pendant quelque temps, mais je la considère comme parfaitement guérie.   Docteur F.

732. — Depuis 1875, j'étais atteint d'une phlébite compliquée d'un ulcère cancéreux. Ma jambe gauche ne formait qu'une plaie et j'étais cloué sur un fauteuil. Malgré tous mes traitements, ma souffrance augmentait, la plaie est devenue énorme. Toute la jambe était enflée jusqu'à la cheville.
Découragé, je ne voulais plus rien faire, lorsque M⸪ D., m'a engagé à faire usage des médicaments de la *Médecine végétale* qui l'ont guérie d'un cancer. J'ai éprouvé un bien dès le premier mois. La plaie commençait à se cicatriser et les douleurs ont disparu. Trois mois après, j'étais guéri. Je me sers de la jambe comme si je n'avais jamais été malade.
                    Albert D., rue des Amandiers, Paris.

733. — M. P. T..., ancien employé de la préfecture, paralysie des jambes; guéri radicalement, en même temps que d'une incontinence d'urine. A suivi le traitement quatre mois.

---

734. — Je vous annonce l'heureuse guérison de mon psoriasis que j'avais depuis très longtemps. Le traitement végétal m'a procuré cette guérison au bout de trois semaines de médication. La place est légèrement rouge. Je veux continuer encore quelques semaines pour rafraîchir le sang.

A., Brassac-les-Mines (Haute-Loire).

---

735. — M. Fernand P., cocher chez le prince X..., est atteint d'asthme depuis 10 ans; a suivi sans succès plusieurs traitements. La méthode végétale l'a guéri en quatre mois.

---

736. — Monsieur. Je suis heureux de vous faire part d'une guérison absolument merveilleuse, grâce à votre *médecine végétale*.

Une personne de 86 ans n'entendait plus aucun son, et après trois semaines de traitement, cette surdité a complètement disparu.

P. P., à Cirey (Meurthe-et-Moselle).

---

810. — Paris, le 13 avril 1903 :

Monsieur, ayant essayé votre Thé Mexicain du D' Jawas, je me fais un plaisir de vous faire savoir combien je le trouve excellent. J'ai éprouvé une grande amélioration comme santé et toute ma personne s'en trouve bien. J'ai maigri de trois kilos en un mois et sans inconvénient, ma peau s'en trouve améliorée, tonifiée et raffermie. Veuillez me tenir prêt un pot de gelée. C**** de G.

1102. — Asnières, le 17 mai 1905 :

Veuillez avoir la bonté de m'expédier une boîte de Thé Mexicain. Je vous suis infiniment reconnaissante du bien qu'il me procure; maintenant je suis à peu près aussi mince que je le désirais... Je vous assure que je me trouvais très malheureuse d'être accablée de cette infirmité à l'âge de 23 ans. Je suis donc satisfaite d'avoir essayé ce thé.

M** D.

1103. — Mansourah (Égypte), 1** juin 1903 :

Avant de connaître votre précieuse découverte, j'avais employé bien des produits de parfumerie ou de pharmacie très vantées par leurs inventeurs et dépensé beaucoup d'argent en pure perte pour combattre un développement très disgracieux de l'abdomen.

C'est avec un sentiment de sincère reconnaissance que je bénis le jour où j'ai eu l'heureuse idée de me servir du Thé Mexicain, et grâce à vous j'ai pu enfin reprendre ma taille d'autrefois. M** P.

1104. — Alençon, le 28 janvier 1903 :

Veuillez me renvoyer une boîte de Thé Mexicain du docteur Jawas. J'ai maigri de 1 kilogramme en 8 jours. Cela m'encourage à continuer. M** G.

1105. — Trazegnies (Belgique), le 20 janvier 1903 :

Me trouvant très bien avec votre Thé Mexicain du D' Jawas, je vous prie de m'envoyer encore une boîte. M** C.

1106. — Pierrefort (Cantal), 12 janvier 1903 :

Veuillez m'expédier une boîte de Thé Mexicain du D' Jawas. Je suis très satisfait de son effet dépuratif. S. B.

1107. — Giraudière, lundi le 9 décembre 1901 :

Je vous prie de m'envoyer une boîte de Thé Mexicain du D' Jawas. Je commence à perdre un peu d'embonpoint aussi je ne veux pas interrompre le traitement; envoyez-moi la boîte de suite. M*** B.

1108. — Paris, le 25 décembre 1902 :

Connaissant la valeur de vos produits, puisqu'en ce moment j'emploie votre Thé Mexicain avec succès, je me décide à vous demander... M*** T.

1109. — Vendôme, le 22 août 1903 :
Je vous prie de m'envoyer une seconde boîte de Thé Mexicain. Je suis satisfaite du résultat obtenu. J'ai déjà diminué de plusieurs livres et je vais continuer à prendre de ce bienfaisant Thé...   Mᵐᵉ P.

1110. — Bourbon-Lancy, 3 décembre 1902 :
La personne pour qui je vous ai demandé les boîtes de Thé Mexicain du Dʳ Jawas au mois de septembre dernier, se trouve très bien et désire continuer... La dame qui suit ce traitement en avait déjà employé d'autres mais inutilement, aussi est-elle très heureuse du bon résultat et elle espère obtenir davantage. Sa santé est parfaite et elle a vraiment rajeuni.   Sʳ J.

1111. — Montreuil, le 15 décembre 1902 :
Je vous prie de m'envoyer le plus tôt possible une autre boîte de votre excellent Thé Mexicain du Dʳ Jawas, qui me fait beaucoup de bien.   Mᵐᵉ P.

1112. — Argenteuil, 5-5-1902 :
J'ai employé la boîte de Thé Mexicain que vous m'avez envoyé dernièrement. Je ne peux encore juger de l'effet que ça a fait, car une boîte est bien vite usée, seulement je juge de son action efficace, car étant très constipée, je ne puis jamais aller à la selle sans médicaments, et avec ce Thé j'étais totalement débarrassée, il est de plus très agréable à boire, et n'a aucun inconvénient...   Mᵐᵉ P.

1113. — Ancenis, 28 novembre 1902 :
Je vous remercie du bon résultat que votre Thé Mexicain m'a donné, mon essoufflement a disparu. Je marche et travaille sans fatigue, sans avoir encore maigri. Je me sens plus souple, daignez, s'il vous plaît, m'en expédier une autre boîte. Mᵐᵉ D.

1114. — Rennes :
Au mois de novembre dernier, je vous ai demandé 6 boîtes de Thé Mexicain; le résultat dépasse toutes mes espérances. Voudriez-vous m'en envoyer 3 boîtes, ci-joint un mandat... Prière de m'envoyer aussi 2 savons Beautéal Janette, 1 flacon d'Eau Beautéal Jannette, une boîte de Crème.   Mᵐᵉ A.

1115. — Saint-Cyr (Var), le 14 avril 1902 :
Expédiez-moi 6 boîtes de Thé Mexicain du Dʳ Jawas. Je vous assure que c'est un Thé extra; moi-même, je suis arrivée au résultat voulu, une dame de mes clientes qui est âgée de 42 ans, devenait empâtée et lourde dans ses mouvements, si vous voyiez cette taille maintenant, elle redevient comme à trente ans.   Mᵐᵉ E.

1116. — Le Mans, 6 octobre 1902 :
Je suis satisfaite de votre Thé Mexicain. J'ai eu le résultat annoncé dans votre brochure. Je ne suis plus constipée. J'ai même 2 à 3 selles par jour, cela m'a fait beaucoup de bien.   Mᵐᵉ P.

1117. — Balbigny (Loire), 6 novembre 1902 :
Veuillez me faire adresser contre remboursement comme la dernière fois, une boîte de Thé Mexicain du Dʳ Jawas. Ma cliente est satisfaite. En 15 jours elle a perdu 3 kilos, ce qui lui est on ne peut plus agréable.   X., pharmacien.

1118. — Auffrique et Nogens par Coucy-le-Château (Aisne), 5 septembre 1902 :
Veuillez m'envoyer le plus tôt possible une seconde boîte de votre Thé Mexicain si bienfaisant. Je n'ai pris que la première boîte et pourtant je m'aperçois que je maigris déjà.   Mᵐᵉ P.

1119. — Château de la Perrigne, Saint-Corneille, 8 août 1902 :
Monsieur, je suis enchantée du Thé Mexicain du Dʳ Jawas qui m'a fait maigrir beaucoup en quelques mois, tout en me faisant digérer et sans me donner aucun malaise ni trouble au cœur, alors que tous les produits similaires ne m'avaient fait aucun effet. J'ai donc recommandé ce Thé à plusieurs de mes amies qui l'ont essayé

et en sont très satisfaites. Je souhaite que cette attestation engage d'autres personnes à faire le même essai. Recevez, monsieur, mes salutations empressées.

Signature légalisée par le maire de Saint-Corneille.

P. S. — Je vous autorise à publier cette lettre, à la condition expresse de ne mettre que mes initiales F. D. comme signature et non mon nom en entier.

1120. — Grande Mulka (Russie) par Kamienitz Podolski, le 9 avril 1903 :
Je vous prie de m'envoyer encore 2 boîtes de Thé Mexicain, il me fait très bien.
M⁰ L.

1122. — Saint-Jean-d'Angély, le 28 juillet 1903 :
Je suis régulièrement mon traitement et m'en trouve très bien, aussi à cet effet je vous adresse un mandat de 5 fr. pour une autre boîte de Thé Mexicain de Dr Jawas.
M⁰ G.

1123. — Dax, le 23 avril 1903 :
Veuillez, je vous prie, m'envoyer par retour du courrier quatre boîtes de votre Thé Mexicain conforme à votre dernier envoi. J'ai essayé votre traitement et je commence à en ressentir les bienfaits.
G.

1124. — Paris, le 15 avril 1903 :
Je reçois une lettre d'un de mes clients de Lima (Pérou), qui me demande quelques renseignements concernant votre Thé mexicain. Copie de la lettre de mon client :
« Il y a quelques mois, j'avais lu dans un journal que le Thé Mexicain faisait maigrir sans altérer la santé et comme l'embonpoint me gênait beaucoup la respiration, j'en ai acheté 8 boîtes, comme je m'en suis trouvé très bien, car j'ai maigri de 8 kilog, j'en ai parlé à plusieurs personnes qui m'ont prié d'en faire venir... ».
G. de L.

1125. — Saint-Denis, 27 août 1903 :
J'ai essayé déjà l'excellent Thé Mexicain du Dr Jawas et m'en suis bien trouvé, veuillez donc m'envoyer...
M.

1126. — Paris, le 23 octobre :
Veuillez, je vous prie, avoir l'obligeance de m'envoyer 6 boîtes de Thé Mexicain. Monsieur, je suis heureuse de pouvoir vous dire que, depuis le 1er août à ce jour, j'ai maigri de 10 kilog. Je prends le Thé à jeun et en mangeant.
M⁰ P.

1127. — Charenton-le-Pont, 4 janvier :
Je suis très satisfaite de l'expérience que j'ai faite dernièrement, car en 5 jours ma taille a diminué de 4 centimètres et les hanches de 3 centimètres. J'en étais émerveillée. Aussi je m'empresse de vous en demander une boîte...
M⁰ L.

1128. — Chemillé-sur-Dome, le 6 novembre 1903 :
Envoyez-moi encore 2 boîtes de Thé Mexicain du Docteur Jawas pour finir ma cure. Je suis très contente, la première boîte m'a fait beaucoup de bien ; depuis que je prends le Thé, je digère mieux. Je vous félicite de cette précieuse découverte.
Mlle M.

1129. — Monfaucon du Velay, 27 juin :
Je suis très contente de ce Thé et grâce à lui et au régime sec en mangeant, je suis arrivé à perdre 8 kilos depuis le 23 mars dernier.
G. de Cl.

1131. — Champagny, le 19 juin 1903 :
Je ne sais comment vous exprimer ma reconnaissance envers le Thé Mexicain du Dr Jawas. Je me trouve bien. J'ai déjà beaucoup maigri, mais je mange et digère mieux. Je suis svelte, habile dans mon ouvrage que j'étais si lourde, si fatiguée et mal à mon aise. Ayez la bonté de m'envoyer...
M⁰ G.

1132. — Beau-Séjour-Sainte-Gemmes-sur-Loire, près Angers, M. L. :
Voici deux mois que je fais usage de votre Thé Mexicain et je me fais un plaisir de vous faire part de l'excellent résultat que j'en ai obenu. J'ai aminci de la taille et je suis beaucoup moins forte du ventre et des hanches. Tous mes compliments.
M⁰ P.

1133. — Garolles (Seine-et-Oise), 21 juin 1905 :
Je ne sais comment vous exprimer ma reconnaissance pour le bon résultat de votre Thé Mexicain. J'ai maigri de 16 kilos en 6 mois.   M. L.

1134. — Lisbonne, le 3 juillet 1905 :
Ayant obtenu un heureux résultat avec votre Thé Mexicain, je désire continuer votre ordonnance, alors je vous prie de vouloir bien m'envoyer 2 boîtes de Thé...
Mᵐᵉ A. S.

1135. — Monsieur, pour Sa Majesté la reine de... mon auguste souveraine, je viens vous commander 12 boîtes de Thé Mexicain du Dʳ Jawas que vous voudrez bien, monsieur, faire expédier à mon adresse.
Majordome particulier de S. G. M. la reine, Palais Royal.

1730. — Palerme, Sicile (Italie), 11 mai 1906 :
Je vous remercie du Thé Mexicain que vous m'avez envoyé, il m'a fait un très bon effet. Je vous prie de m'envoyer deux autres boîtes.

1739. — Schanis (Suisse), le 14 novembre 1906 :
Ayant bientôt terminé votre boîte de Thé du Dʳ Jawas, que vous m'avez envoyé dernièrement et voyant déjà le bien être qu'il cause sur tous les organes. Je me fais un plaisir de vous en demander une seconde. Veuillez m'envoyer au plus vite. Monsieur, je ne manquerai pas de conseiller votre Thé Mexicain aux personnes qui désireraient maigrir, car je commence à voir par moi-même que ce Thé fait du bien, non seulement qu'il fait maigrir, mais encore il agit sur tout le corps en rendant la circulation du sang plus facile.   D. M.

1701. — Ostende (Belgique), 20 juin 1907 :
Ayant maigri de 3 kilos, je suis tellement satisfaite que j'ai le plaisir d'employer cet excellent Thé jusqu'à résultat voulu. Donc, monsieur, envoyez-moi...   Mᵐᵉ V.

1712. — Paris, le 1ᵉʳ mars :
Votre Thé Mexicain est excellent à tous les points de vue. J'ai perdu en 10 jours un kilo. Tous mes remerciements. Je vous ai envoyé une cliente, Mᵐᵉ T.   M. C.

AVIS TRÈS IMPORTANT

La Médecine Végétale explique toutes les maladies.

La Médecine Végétale enseigne le moyen de se préserver des maladies.

La Médecine Végétale soigne toutes les maladies avec un très grand succès.

La Médecine Végétale guérit radicalement toutes les maladies même les plus chroniques.

La Médecine Végétale, c'est LE MÉDECIN chez soi et de soi-même.

Dans ce livre, chacun pourra rencontrer sa maladie et les instructions pour se soigner lui-même.

La Médecine Végétale n'a rien de *secret* ni de *surnaturel*, puisqu'elle est basée sur les *phénomènes* physiologiques et scientifiques vrais. C'est pourquoi elle obtient des cures merveilleuses dans toutes les maladies et toutes les affections.

Chaque maladie clairement expliquée est accompagnée d'instructions nécessaires et de sa meilleure médication. Il sera facile à chaque malade de suivre lui-même son traitement et de se guérir.

La dose et le mode d'emploi sont toujours indiqués sur les étiquettes de tous les produits.

DEMANDE DE RENSEIGNEMENTS RÉPONSES

Les malades peuvent nous écrire longuement et aussi souvent qu'ils le désirent.

Nous nous tenons à la disposition des personnes qui voudraient nous honorer de leur confiance. A toute demande de renseignements nous répondons par retour du courrier. Tous les renseignements et toutes les indications sont fournis gracieusement.

Aucun nom n'est livré à la publicité sans autorisation formelle.

La plus grande discrétion est toujours observée.

Toutes lettres, mandats de poste et demande de renseignements doivent être adressés à mon nom : M. NARODETZKI, *16, rue Vivienne Paris* (on n'est pas obligé d'ajouter le titre de Pharmacien), ou bien, si l'on préfère ne pas mettre mon nom, avec l'inscription suivante qui est suffisante : **Au Directeur de la Pharmacie Vivienne, 16, Rue Vivienne, Paris.**

MODE D'EXPÉDITION

Tous les médicaments de la **Médecine Végétale** sont expédiés contre mandat et *franco* de port pour toute la France.

Pour les colonies et les pays étrangers, tous les frais d'expédition sont à la charge du destinataire.

Au prix de la commande, il faut ajouter pour le port :

Pour les pays étrangers en Europe...   1 fr. 50
Pour l'Algérie et Tunisie............   1   »
Pour les autres Colonies françaises.   3   50
Pour l'Amérique...................   3   »

Les médicaments et articles désignés dans ce livre sont adressés franco et en secret à toutes les demandes. LES ENVOIS NE PORTENT AUCUNE ÉTIQUETTE, NI INDICE, de sorte que PERSONNE NE PEUT SE DOUTER DE CE QUI EST EXPÉDIÉ.

Pour recevoir ce que l'on désire, il suffit d'envoyer un mandat de poste pour la valeur de la commande.

Le prix de chaque médicament est indiqué. **Page 483.**

Prière de bien indiquer le nom de la gare et renouveler l'adresse sur chaque lettre.

Nos expéditions se font franco *à domicile si le service des colis postaux se fait dans la localité; sinon le colis est envoyé* franco en gare *qui dessert la localité.*

Les expéditions sont faites le jour même de la réception de la commande.

En cas de retard dans la livraison, il faut réclamer tout de suite le colis à la gare.

AVIS TRÈS IMPORTANT

La **Pharmacie Vivienne** est ouverte tous les jours de 8 heures du matin à 8 heures du soir.

Les jours fériés, la Pharmacie est ouverte de 8 heures à midi.

Fermé tous les dimanches.

TARIF GÉNÉRAL
PRIX DES MÉDICAMENTS

Franco de port en France.................................
Pour l'Étranger (Europe), ajouter pour le port..... 1 fr. 50
Pour l'Amérique, ajouter pour le port.............. 3 fr.
Pour les Colonies françaises (sauf pour l'Algérie et la
   Tunisie), ajouter pour le port.................... 3 fr. 50
Pour l'Algérie et la Tunisie, ajouter pour le port.... 1 fr.

Anti-goutteux Rezall	le flacon	5 »
Apiol Darvet	le flacon de 30 capsules	4 »
Aronine Nel	la boîte	3 »
Atmoseptine	le flacon	3 »
Auditine Rock	le flacon	3
Balzanol	le flacon	3 »
Baume arthritine Ducase	le pot	3 »
Cachets curatifs Darvet	la boîte de 30 cachets	5 »
Cachets balsamiques Verdel	la boîte de 30 cachets	5 »
Cachets polydigestifs Soker	la boîte de 30 cachets	5 »
Cachets sédatifs Tiber	la boîte de 30 cachets	6 »
Cigarettes antiasthmatiques Darva	la boîte	2 »
Collyre végétal Soker	le flacon	3 »
Dentifrice Rodol (élixir)	le flacon	2 50
— —	le double flacon	4 »
Dentifrice Rodol (pâte)	la boîte	2 »
Dépuratif Parnel	la bouteille demi-litre	10 »
— —	les 6 bouteilles	50 »
Eau Balta (La Levantine)	le flacon	4 »
Eau résolutive Soker	le flacon	3 »
Echtinol Rezall	le flacon	4 »
— —	les 6 flacons	21 »
Élixir Spark (élixir végétal)	le flacon	3 50
— —	les 6 flacons	20 »
Élixir Ducase	le flacon	4 »
— —	les 6 flacons	21 »
Emplâtre fondant Darvet	le rouleau	5 »
Gargarisme antiseptique Jener	le flacon	3 »
Gouttes de Palmi	le flacon	4 »
Injection Bline	le flacon	5 »
Injection Darvet	le flacon	4 »
Liniment Soker	le flacon	2 50
Lotion Vivifiante Rock	le flacon	5 »
Neragol	la boîte	3 »
Onguent Ozonine	la boîte	3 »
Ozonine fluide	le flacon	3 »
Ovules Leber	la boîte	4 »
Pastilles antiseptiques Jener	la boîte	3 »
Pastilles Mérol	la boîte	1 50
Pâte Ducase	la boîte	3 »
Pilules antianémiques Ducase	le flacon de 50 pilules	3 »

Pilules antiasthmatiques Darva	le flacon de 50 pilules	3 »
— laxatives Spark................	la boîte de 30 pilules..	2 »
— norvégiennes Circasse..........	le flacon de 60 pilules.	3 »
— dépuratives Parnel	le flacon de 100 pilules.	10 »
— —	les 6 flacons........	50 »
— spécifiques Leber n° 1	la boîte de 60 pilules..	4 »
— spécifiques Leber n° 2.........	la boîte de 60 pilules..	4 »
— antidiabétique Soker..........	le flacon de 60 pilules.	6 »
— — —	les 6 flacons..........	32 »
Poudre antiasthmatique Darva........	la boîte..............	3 »
— altérante Darvet	la boîte de 30 paquets.	4 »
— cicatrisante Leber............	la boîte..............	3 »
— Janette......................	la boîte..............	4 »
— dermatique Jener.............	la boîte....	3 »
— spécifique Rock	la boîte..............	5 »
Pommade végétale Parnel n° 1	le pot...............	4 »
— — n° 2	le pot...............,	4 »
— — fondante Darvet....	le pot...............	4 »
— — péruvienne Balton.	le pot...............	4 »
— — préventive Kal	le pot...............´	3 »
— — tonique Spark	le pot...............	3 »
Régénérateur Spark	le flacon........... .	5 »
Renalgine Ducase....................	la boîte de 30 paquets.	4 »
Saprol Morey.....................	la boîte de 30 paquets.	4 »
Sel du Pérou.....................	le flacon pour un bain.	1 »
— —	les 12 flacons........	10 »
— Mexicain du D' Jawas.........	la boîte..............	2 50
— —	les 6 boîtes franco....	15 »
au dessous de 6 boîtes, ajouter 1 franc pour le port.		
Savon préventif Kal................	le pain..............	3 »
— Janette................	le pain..............	3 »
Spyrol Leber.....................	le flacon	3 »
Sédatif Tiber....................	la bouteille..........	6 »
Santal Bline....................	le flacon............	5 »
— —	les 6 flacons..........	27 »
Sirop Convallaria Kost	le flacon............	3 »
— Leber....................	le flacon............	3 »
— Mérol...................	le flacon............	2 50
Suppositoires Kost	la boîte de 10 supposit..	4 »
Thé Mexicain du D' Jawas...........	la boîte..............	5 »
— —	les 6 boîtes	28 »
Tisane Orientale Soker.............	la boîte..............	2 50
Taenifuge Rezall	le flacon pour une dose.	6 »
Thuyaline Stam...................,	le flacon............	5 »
Tanoline Kal.....................	la boîte de 30 cachets..	4 »
Triogène For....................	le flacon............	4 »
Viburnine Galar	le flacon............	5 »
Vigoline Kal.!...................	le flacon	10 »
Vin Galar........	la bouteille..........	5 »

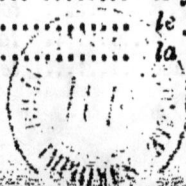

TABLE DES MATIÈRES

PAR

ORDRE ALPHABÉTIQUE

~~~~~~~~~~~~

Imp. PAUL DUPONT, 4, rue du Bouloi. — Paris, 1er Arrt. — 507.12.1907 (Cl.).

Paris, Imp. PAUL DUPONT, 4, rue du Bouloi. 507 *bis*.12.1907.

www.ingramcontent.com/pod-product-compliance
Lightning Source LLC
Chambersburg PA
CBHW050546270326
41926CB00012B/1932